兩種心靈

Tanya Luhrmann
譚亞・魯爾曼

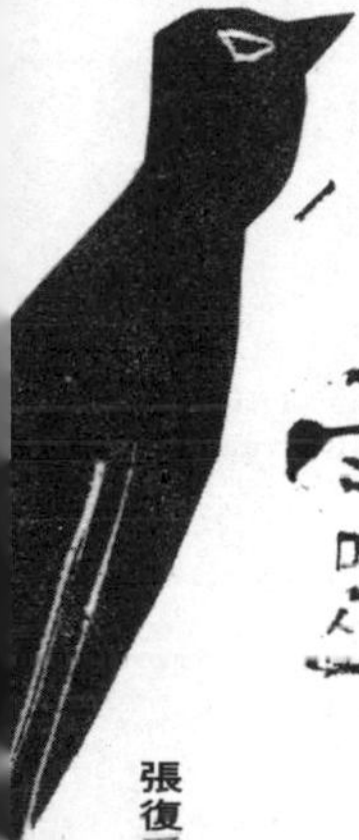

張復舜、廖偉翔　譯

目錄
Contents

3
文化及其矛盾……………………213
The Culture and Its Contradictions

有位資深精神科醫師曾經跟我說，痛苦可以透過三種方式代謝掉：憤怒、幽默，或是智慧。他說，很少有人能在精神層面的深度上達到智慧的程度，所以找到幽默感對我們來說很重要。

4
精神醫學科學家與精神分析師…273
The Psychiatric Scientist and the Psychoanalyst

這兩種模式對於卓越的理想典型截然不同。在一個領域裡有科學家，他們是無畏的真理調查員；在另一個領域裡有精神分析師，他們則是聰明的洞察巫師。這兩個理想典型表現出不同的道德感受力、不同的根本承諾，以及不同的重點。

5
分裂從何而來……………………343
Where the Split Came From

「你認為一個好的精神科醫師應該怎麼做？」我問一位新進住院醫師。「我知道，也不知道。」她說道。「我知道的是，在從事心理治療和使用精神藥物的工作人員之間有一道真實的裂隙。我看到有人很擅長其中一樣，而我想兩者兼得。但在醫護人員中有點難找到一個樣樣通的人。」

6
管理式照護的危機………………393
The Crisis of Managed Care

若精神科醫師認為病人尚未準備好出院，但保險公司拒絕給付進一步的治療，精神科醫師面臨必須在以下兩者間做出選擇：讓可能自殺的病人出院而使醫病雙方都冒著這個結果的風險；或是持續治療，但了解到每多住一天對病人的家庭都是沉重的財務負擔，他們可能永遠都付不出來。

導讀

從躺椅到藥丸：見證精神醫學的文化變遷

吳易澄

當我們情緒受困、睡眠困難，甚至感到精神折磨而必須尋求精神科醫師的協助時，醫生為什麼會說那樣的話、開那樣的藥？這些都是有其背後千絲萬縷的理由。人類因心靈受苦而求醫，在長遠的歷史中只是一個短暫的篇章，如今卻也成為某種主流；讀者也許會好奇，當代精神醫學的知識系譜與技術操作究竟是如何長成現在這個樣子？《兩種心靈》或許能提供一些答案。

《兩種心靈》是一本記述一九九〇年代美國精神醫學教育訓練與臨床實作的實況，以及其治療典範移轉與醫療系統變革的民族誌。本書所提到的「兩種心靈」，指的是精神醫學對精神疾病與心智狀態的兩種主要解釋模式：一種是以神經學理論，強調精神疾病源自於神經傳導物質的失衡，精神科醫師通常會採取「大腦生病了」的說法來解釋精神疾病；另一種則是精神分析，它源自於佛洛伊德解釋精神系統的理論，強調人的意識與行動往往受到潛意識或無意識所驅使，人們的精神行為往往與早期經驗相關。這兩種模式有著很不一樣的治療方法，前者著重在藥物治療，後者則是談話為主；它們曾在美國一度同時主宰了精神醫學界，可以說是相形益彰，但日後卻有所消長。

本書由美國人類學家譚亞．魯爾曼所著，她透過精神科醫生的訓練過程，逐步描繪九〇年代美國精神醫學實作與變遷的圖像。這本書不但是一本特殊的醫療／心理人類學著作，也是精神醫學近代史，更是精神醫學的文化研究。英文原書的副標是「一個人類學家看美國精神醫學」，即使它談的是美國的案例，對普世精神醫學界仍有重要的啟發。一方面原因在於，雖然本書是世界精神醫學史中的一小段地方誌，但其田野地美國如今早已成為向全世界輸出精神醫學知識與醫藥產業的重鎮；同時，本書細膩而淋漓地表達了醫療作為一種歷史文化與政治之體現，足以作為不同時空的醫療之借鏡。一開始，容我先從作者的學術歷程與關懷來旁敲側擊，回答本書的特殊性與重要性，並分述本書帶給台灣讀者的若干啟示。

探索精神症狀的文化形塑

譚亞．魯爾曼目前是美國史丹佛大學人類學系教授。她在英國劍橋大學取得社會人類學的博士學位，學位論文是研究當代英國的巫術，後來改寫出版成書《巫術的信念》（暫譯），[1] 該書研究居住在倫敦的中產階級高知識分子如何成為巫術的信徒，那些受過高等教育的人如何能同時接受不相容的、分屬於由科學與魔術所解釋的「兩個世界」。從那時候開始，魯爾曼一直對人類的心靈保持高度的興趣，並且了解到，只要透過信念與訓練，人的心智是能夠改變的。基於此，我們也能明白她後來為何對福音派基督徒如何感受上帝的話語感到興趣。而正因為對人類心理的高度興趣，精神疾病之後更成為魯爾曼的學術關懷之一。

當我還在杜倫大學修讀人類學博士時，該校受衛康基金會資助進行一個「聽見聲音」（Hearing Voice）的研究計畫。[2]這個跨領域的計畫涵蓋了哲學、醫學、心理學、人類學與文學的研究取徑，企圖將人類的幻聽經驗進行盤點與分析。魯爾曼受到該計畫的邀請，以「聽見上帝說話」（The Voice of God）為題進行演講。她以美國民權運動者馬丁・路德・金恩聆聽上帝話語的例子開場，進一步介紹她對信仰者聽到上帝說話的理論。[3]針對這種不尋常的聽覺經驗，魯爾曼不僅研究教徒，也研究精神病人。魯爾曼對精神病人的感受有敏銳的觀察。她曾在印度的清奈與迦納的阿克拉做研究，發現該處的精神病人的幻覺經驗較不那麼負面，而且那些幻聽的內容也是有文化差異的。無論從福音派基督徒的內在知覺，或是精神病人的幻聽，這些不尋常的身體知覺現象其實都共享了某種類似的社會形塑過程。無論「聽見聲音」的研究計畫，或是魯爾曼的研究，都顯示了人的經驗往往是本於社會與文化經驗，某些被視為幻聽幻覺的經驗，其實都是一種真實的主體經驗，也不一定有正常與疾病的分野。

1 Luhrmann, T.M. (1989). *Persuasions of the Witch's Craft: Ritual Magic in Contemporary England*. Harvard University Press.
2 參考杜倫大學 Hearing Voice: suffering, inspiration and the everyday 研究計畫網站 https://hearingvoicesdu.org/.
3 參考魯爾曼的書：Luhrmann, T.M. (2012). *When God Talks Back: Understanding the American Evangelical Relationship with God*. Vintage.

對臨床醫師來說，強調正視並尊重病人的主體經驗，是存在某種道德焦慮的，因為下一步可能就會被簡化成尊重病人而病人有權利拒絕治療的結論。但如果深諳魯爾曼的核心關懷，便知這樣的焦慮可能帶來誤解。對魯爾曼來說，她深知精神疾病讓人陷入困難處境的現實；她的研究，在在顯示她並沒有忽略深受疾病困擾而亟欲復原的渴望。舉例來說，她曾在美國衛生研究院的資助下研究芝加哥的遊民與精神病人的主體經驗。魯爾曼發現美國患有精神疾病的遊民拒絕治療，是因為美國的衛生政策將收容機構與精神疾病牽連在一起，這使得病人會因為拒絕示弱而拒絕被標籤。後來這也影響了某些地方諸如紐約的收容政策，能進一步與疾病脫鉤，反而改善了精神病人的處境。[4]

從這些研究的取徑便能了解魯爾曼的基本立場：她關切弱勢者的處境，卻也盡可能予以同理。從一名人類學家的視角來關切精神醫學，有時候與醫療工作者的邏輯有根本上的不同。以精神疾病來說，醫師可能必須先確立疾病本身的認識論再提供協助，但人類學家的進路則是將精神醫學這樣一個建制化的學科進行拆解剖析。醫療本身不只是一種工具，醫療實作本身就是一種文化實作的體現。

醫療作為文化之體現

過去在醫療人類學的分類當中，曾將大眾或民俗治療的形式放在民族醫療（ethnomedicine）的框架下來理解。民俗醫療的治療過程有其特殊的儀式與意義；但是那樣的理解顯然有些西方中心主義，忽略了所謂「現代西方醫療」也是某種文化的產物。後來有論者提及，當代醫療其實也可以被視為一種民族醫療。[5] 換言之，所有的醫學都有其文化與歷史，正如所有科學其實都有自己的文化與歷史。

醫療人類學始終關切著日常生活中的病痛與生命經驗，並將「文化」視為影響主體經驗一個相當重要的脈絡性因素。「文化」也常常被指向與特定的族群有關，因此也有些人發現在特定的群體之中會有特定的疾病表現。按照過去的想像，人類學研究似乎大多聚焦在那種小規模的、地方風土的、傳統民俗的框架。後來，醫療人類學研究逐漸轉向特別是以西方醫學為主體的現代醫學，並探究西方社會的健康信念或醫藥世界，原因在於過去西方現代生物醫學往往被視為是理所當然的普世科學，有學者稱這個轉向的過程為「將西方人類學化」（Anthropolizing the West）[6]；《兩種心靈》關切現代精神醫學，可以說是這個路徑下的研究。

魯爾曼從事了大約四年的田野研究才足以寫就《兩種心靈》這本民族誌（那幾乎也是精神科

4　參考魯爾曼針對精神疾病遊民的研究：Luhrmann, T. M., "The street will drive you crazy: why homeless psychotic women in the institutional circuit in the United States often say no to offers of help." *American Journal of Psychiatry*. 2008 Jan; 165(1): 15-20.

5　Pool and Geissler (2005: 28). "Approaches to medical anthropology", in Robert Pool & Wenzel Geissler, *Medical Anthropology*. McGraw-Hill.

6　DiGiacomo, Susan (1992). "Metaphor as Illness: postmodern dilemmas in the representation of body, mind and disorder", *Medical Anthropology*, 14, pp. 109-37.

住院醫師的訓練時間了）。這其中包括了十六個月在臨床場域中的觀察，其中很重要的一部分是觀察精神科住院醫師的各樣工作，包括查房、會議與教學場景。魯爾曼本著人類學家「成為當地人」(going native）的自我許諾，除了與醫療工作者進行深入的訪談，甚至自己也投入了分析取向的心理治療工作並接受督導。過去，人類學研究固然不乏對精神疾病的探討，但是像《兩種心靈》這樣將醫療從業人員當作主要的研究對象並不多，稱之為專業人員研究（practitioner research）的先鋒，應該不為過。然而，這樣的研究並不只是在探討專業人員的生涯實踐，反而是從他們的訓練過程來反映整個醫療文化的現況，這種聲東擊西的策略，算是一絕。

作為人類學研究，魯爾曼的田野蹲點不是聚落、家屋與祭場，而是醫師值班室、治療診間，乃至於精神醫學會的會議現場。作者與她的報導人（人類學家用這個詞彙來稱呼提供田野資料的關鍵人）——住院醫師們——窩在一起。作者透過幾位關鍵報導人來陳述他們在成為一名醫師的過程中如何思索、面對與病人的關係。她的田野筆記仍然充滿了各種「部落儀式」，這些「儀式」使得醫師成為醫師，病人成為病人。在這樣的研究之中，作者所記錄的並非只是醫病關係，也包括了醫療工作者之間的同儕關係。作者參與觀察的現場對臨床醫師而言並不陌生，但魯爾曼做得更多。她一方面能深入學科領域的核心探問精神醫學的知識建構，也能夠以抽離之姿分析學科的文化現象，甚至進一步討論影響精神醫學變革的外部因素。

《兩種心靈》也足以作為一冊醫學臨床教育的教案。作者透過住院醫師的訓練過程，反映出精神科醫生養成過程中的價值觀是如何被形塑。年輕醫療工作者將知識轉化為實踐的過程，往往充滿了道德困境與倫理思辨，比方說，菜鳥醫師常常在模糊的診斷邊界上躊躇，猶豫在什麼條件下必須將病人收治住院、何時應該給予藥物、在什麼時機終止治療。醫學訓練本身不同的理論基礎與知識權力也影響著終究身而為人的醫師的情緒與感受。這使我想起哈佛大學的醫療人類學者拜倫・古德與瑪麗-喬・古德在他們針對醫學教育的敘事研究中，透過現象學的角度來觀察醫學生如何進入一個高度專業化的生活世界。[7]他們觀察醫學生如何透過知識與技術的累積和實作，將自己形塑成一個專業工作者。醫學生在那個過程中被醫學的權力所吸納，換言之，醫學生的生活世界也被醫學所殖民。這同時意味著，年輕醫師在將醫學知識內化成為實踐的依據時，醫療專業訓練過程也是一個異化的過程；醫學的某些技術與信念（好比本書所提及的知識典範，或是醫療的治療指引），並非永恆而穩定。

看見醫療照護的結構性因素

探究醫學的發展與更迭，本來就沒有單一線性的史觀。本書推論「管理式照護服務」是使心

7 Good, Byron J. and Good, Mary-Jo DelVecchio (2000). "'Fiction' and 'Historicity' in Doctors' Stories: Social and Narrative Dimensions of Learning Medicine." in Cheryl Mattingly and Linda Garro, eds., *Narrative and the Cultural Construction of Illness and Healing*. University of California Press.

理治療消退的主要原因，或許稍嫌不足。畢竟，科學實作的變革必然涉及了諸多行動者的參與，若從當代科技與社會研究的立場觀之，需要對所謂的行動者網絡進行更縝密的盤點分析。但是，作者的推論並不是沒有原因的，畢竟她深入醫療實作的現場，她以田野研究之姿取得的資料（雖然人類學研究者往往不喜歡「資料」這個字），也足以成為無可取代的證據。事實上，對醫療照護系統的關切，正是當今探究醫療品質相當重要的取向。

所謂的「管理式照護服務」，其基本精神在於由雇主預先為員工付費的醫療模式，有點類似台灣民眾熟悉的健康保險制度，這也是美國健康商業保險的模型。換言之，這種透過付費在前而總體費用不變的付費邏輯，與案件事後收費的模式不同。美國的這項制度的確也常被拿來作為台灣健保節省開支的他山之石，包括透過論人計酬與審查的方法來控制成本。在作者的田野經驗中，無處不見專業工作者的立場衝突，那些致使醫生選擇藥物治療而捨棄心理治療的，確實來自醫療背後的經濟因素；此一制度也為美國的精神醫療帶來鋪天蓋地的影響。誠然，作者的觀察是悲觀的。但是一如作者所言，管理式照護本身並非邪惡，它讓醫療「科層化、理性化」，它希望花更少錢來照顧更多人，只是可能影響了治療的品質。如此雙面刃般的效應，足以作為我們思索醫療制度改革的借鏡。

本書說明了兩種醫療典範的差異，更說明了影響兩種醫療模式的消長來自醫療系統變革下的成本計算，而這進一步影響了治療的動機。換言之，決定醫療內涵與品質的，不再只是醫生與病人之間的關係，而是醫、病與醫療照護系統，亦即與國家政策的三角關係。近年來，美國醫學教育興起了一項呼籲，這是由身兼精神科醫師的社會學家強納森・梅索和人類學家海倫娜・韓森所提出的「結構識能」(structural competency)，[8]他們強調醫學訓練不光是要訓練醫學生的文化識能，同時更要認得形塑臨床互動的結構性環境，包括影響醫療決定的經濟的、社會的，乃至於政治的外部力量。回頭來看《兩種心靈》的書寫策略，尤其是透過新自由主義式的健康照護（雖然作者並無直接使用這個詞彙）來解釋醫療形式的典範移轉，可以看出作者對醫療系統的結構性因素有明確的洞見，而這也是今日探究醫療文化與品質的基本路徑，是討論醫療化議題不可忽略的面向。

超越身心二元之必要

如前所述，《兩種心靈》不但是近代醫學史的一小篇章，亦是精神醫學的文化研究。因此，本書的潛在讀者群必然相當多元，閱讀時肯定有不同的視角與關心的面向。筆者身為臨床工作者又身兼人類學的學徒，在此希望能特別強調這本書對台灣讀者的一些啟示。首先，這本書作為社會科學的研究範例，它提供了一種特殊的批判視角。相較於其他科別的醫學，精神醫學本身的學科特性時常讓人覺得「不科學」，也偶爾給人非人道待遇，或是行社會控制之實的印象。加上「精

8 Metzl, J. M. & Hansen, H. (2014). "Structural competency: theorizing a new medical engagement with stigma and inequality". *Social science & medicine*, 103, pp. 126–133.

神疾病」本身時常被汙名化，精神醫學被解構剖析的面向也大異其趣。但本書破除了討論精神疾病時，常落入的「病理化」與「去病化」的虛假對立。

魯爾曼深諳精神疾病之於個人的意義，了解疾病本身帶來的痛苦。正如她所言，「認為他們（病人）只不過是和一般人不一樣，是一種錯置的自由主義。」她並不挑戰疾病的本體論，但是將不同模式的醫療典範的實作視為文化並進行分析。她嘗試將精神疾病除魅，但是卻不採取批判醫療化的方式。如果從結構識能的角度來看台灣先前對於精神疾病的某些爭議，包括過動症的診斷與治療，以及強制住院的人權議題，許多論者強調醫療實作應該這麼做那麼做才對，其實都可能忽略了更前端的條件。換言之，健康照護系統的設計（比方說健保給付的限制），極可能從一開始就壓縮了某些社會心理介入的空間。而從病人端來看，人們對疾病角色的認同、對診斷的需求、資本主義體制下的生活處境、對治療的期待，也都影響了治療形式的變革。不過，魯爾曼點出「管理式照護」制度的影響，指出該制度解決了許多醫療現場中人謀不臧的財務管理，以及疾病的定義與治療缺乏標準化的問題。

再者，即使作者刻意將兩種醫療模式進行並排比較，我也不建議讀者直接將精神分析與生物精神醫學模式視為必須對等存在的治療策略；畢竟，它標誌的是一特定時期的文化現象。醫療人類學的研究者在過去半個世紀以來持續地提醒，人的身體痛苦，甚至是心理／精神症狀，難以單純從身心二元論的角度觀之。在本書中，作者一度提及精神醫學科學家討論「經前症候群」究竟是否該成為診斷的一個類屬（見第四章），當中其實充滿了生理事實、科學知識與性別權力的交織，這也是後續許多醫療人類學者不斷提點，人的受苦經驗不光是身體與心靈的，更是社會的、政治的加總體現。

本書章節架構與內容概要

人類學研究常會因為在田野中出現的意外而改變了原先研究的設定。一開始，魯爾曼不過是想要觀察精神科住院醫師的訓練過程，卻在研究中途目睹了醫療系統的改變。本書透過七個章節逐步鋪陳九〇年代美國精神醫學對精神疾病的理解與實踐的變革，循序閱讀下來，讀者應該可以感受這個跌宕的過程。

在第一章，作者描述了在精神醫學的訓練過程中，住院醫師透過學習特定的知識基礎來予以精神疾病特殊的定義。誠如書名「兩種心靈」，作者分別介紹了精神醫學理解人的不同取徑，一是藉由症狀來解釋人的精神病理，而引發疾病症狀的理由主要來自神經生物學上的生理功能變化；另一個路徑則透過人的情緒所引發的行為來詮釋，魯爾曼稱這個路徑為「情緒-動機-行為複合鏈」。作者描述了當一個人「成為病人」，醫生與病人兩端各自發生了什麼事情：病人如何通過住院程序這樣的儀式而成為一個有病的人，住院醫師又如何將精神醫療的知識體系內化成一種自己能夠熟練操作的技藝，包括生物醫學的邏輯與精神分析的理論。一方面，疾病化的邏輯在生物醫學知識體系的操作過程中被逐漸鞏固，但同時，精神分析的知識也影響了住院醫師觀看人的方式，因而形成一種特定的文化；這些年輕醫師在這樣的文化裡習於在社交互動中談論彼此的感受，並且解釋所有的行為反應與情緒動機。作者結論，無論採取怎樣的觀看方式，「兩種方式都會從一個不快樂的病人身上構想出一個不同的人。」

第二章描繪精神醫療的訓練過程中，醫師與病人之間的關係。作者在這章比較了兩種治療模式下，醫生如何感受、詮釋醫病之間的傷害。作者首先描述了醫院精神醫學的社會過程（social process），那樣的過程使得年輕的精神科醫師預測病人可能會對醫師造成的傷害。但另一方面，當年輕精神科醫師學習進行精神動力學取向的心理治療時，卻也感受到醫生可能會造成病人心理傷害的疑懼。由於情感的投入（以精神分析的行話來說，大抵為移情、反移情與各種投射的作用使然），原本醫生是被期待成為所謂的助人者，但是作者卻在此揭示了一個在醫界中隱而不宣的祕密，那便是醫生本身會有情感抽離的需求，甚至會有對抗病人的心態。簡言之，作者觀察到以生物精神醫學為主的醫院治療，醫生會擔心受到病人的傷害；在門診心理治療中，醫生反而擔心傷害到病人。醫生在行醫過程中需要保護自己，又要保護病人，兩種不一樣的治療模式致使醫生採取了與病人不同的互動態度。傷害的指向的差異，反映出不同的醫病權力關係。

作者在第三章描繪了兩種病房運作的方式，一種是以生物醫學為實作基礎的聖胡安醫院，特別收治弱勢病患的病房裡，有種清晰的階層文化，並以藥物治療為主。另一種則是精神動力取向的諾頓醫舍，有著權力去中心化的文化。在聖胡安醫院這樣的醫療機構中，權力關係取決於是否具備生物醫學的知識，以及科學的熱忱，而這也影響了醫生、護理師等各職系之間的權力與階序

（hierarchy）關係。作者同時記錄醫院裡的各種文化現象，例如醫護人員如何透過「開玩笑」代謝痛苦，也記述了精神科醫師如何拿捏疾病的角色，包括如何與病人協商、劃界，有其細膩卻有點荒謬的邏輯。比方說，醫師不斷告訴病人，醫護人員是如何認為病人病得太重而不能離開，以及解釋病人出院的欲望是疾病的一部分，而這些做法或許是出於一種不得不的保護立場。

而在諾頓醫舍——所謂的動力取向的病房中，醫病之間的權力關係截然不同。由於需要處理醫病之間某種緊張的互動（例如較多的移情、反移情關係），沒有人能成為真正的權威，這裡因而成為一種去權力中心化的場域。這樣的醫院裡也有較多有別於生物取向的心理社會介入。在這樣的醫院，每個人也都更加謹守規範，這就好像進行精神分析時，必須謹守治療的結構那樣。

作者指出了兩種病房不同的文化實踐，但事實上，兩間醫院收治的病人分屬不同的社會階層，他們的年紀、教育程度與經濟條件不同，甚至性別的組成也是有差異的。換言之，並非是醫生或病人有不同的文化信念而決定了兩種不同的治療模式，兩種治療其實各有其存在的社會條件。這也鋪陳了在後續篇章裡，兩種文化何以分裂的伏筆。

・・・

第四章魯爾曼描述了住院醫師的指導者，也就是科學研究者與精神分析師的差異；他們是美國九〇時代精神醫療工作者中兩種主要的角色，也在臨床醫師的訓練過程中各自扮演了崇高而理想的典型。本章的前半段描述的是科學家知識實踐的日常，這些科學家追求知識權力與財力，並用以建立他們的專業威信。他們的工作就是撰寫、執行計畫，繁複的審核工作，他們必須具備有條不紊的個人特質，也必須付出很多時間精力。相對於科學家，精神分析師則每日沉浸在思索他們與病人之間的關係。然而精神分析師在其專業社群中也有他們特殊的容身方式。由於分析本身有極其嚴謹的訓練過程，這個領域特特別注重治療的結構與關係，因此在這個領域的專業文化與道德世界也自成一格。

在作者的觀察中，她看到分析師縱使身為探究人們內心深處、在躺椅後面仔細聆聽的助人者，他們也有他們的焦慮。本章的後半段不但介紹了相當多的精神分析理論，並且生動地描述了分析師如何運用他們的技藝，在他們整個執業環境中如何自我定位。相較於藥物治療，分析師與受分析者有更多深入的言語互動，更多的情感張力，他們必須拿捏好維持專業能力的狀態，並維持情感表露的界線。相對於科學家，他們有他們自己的堅持與原則，並且承認自己無法作為一名全知者。在本章最後，作者不免對科學研究者與精神分析師分別予以相當主觀的評價，她認為科學家的道德權威來自知識，而分析師卻給予病人無私的愛。

•••

第五章則是描述了精神動力取向的心理治療被精神醫學排除在外的過程，包括精神醫學朝向科學化的實踐，而生物醫學與精神分析又如何產生緊張對立的關係。作者強調，無論藥物治療或心理治療都會帶給病人助益，但是在研究上，心理治療的研究無法像藥物治療那樣精確。在醫療更加強調理性化的前提下，心理治療的效益反而是模糊的；因此心理治療也逐漸被健康照護資源的分配所排除。精神分析在一九六〇年代受到美國社會的歡迎，甚至勢力龐大到有些誇張，然而精神分析本身較偏向服務社經地位較高的客群，也較難處理嚴重的病患，再加上反精神醫學運動的興起，精神醫學在那個時代必然需要改變。

作者指出，精神醫學的改革始於一九七〇年代，精神科醫師開始將自己定位為科學家，精神科醫師逐漸將追隨的典範從佛洛伊德轉向強調特定診斷準則的克雷普林。繼之於此的是一九八〇年代，《精神疾病診斷與統計手冊》第三版的出版，而這也更確立了克雷普林學派的主流地位。爾後，由於藥物工業持續興盛，藥物治療的效益加上一九九〇年代的健康照護革命，動力取向的心理治療在美國精神醫學中更找不到立足之地。在本章最後，作者更生動地描述精神科醫師必須花更多的時間精力在應付醫療保險公司的文件工作上，因而捨棄了心理治療的工作。

在**第六章**中，作者延續了心理治療式微的討論，進一步描繪了醫療系統變革對臨床實作的實際影響。其中最關鍵的因素，在於「管理式照護」制度的興起，這項制度起於一九七〇年代，在一九九〇年代蓬勃發展。「管理式照護」源於美國政府對醫療費用的管控，其運作邏輯是醫療透過自由市場競爭降低成本，並且追求以明確的數字呈現的治療成效。然而它卻對精神科的住院醫療帶來天翻地覆的改變，包括醫院逐漸捨棄了耗時費力的心理治療，病人被迫縮短住院的日數，醫院也開始裁員。這個過程使得心理治療遭到捨棄，藥物治療的效果也被打了折扣，醫病之間的互信關係更是受到傷害。雖然「管理式照護」的設計本身有延續醫療量能的立意，但是作者的觀察卻是悲觀的。特別是魯爾曼提到當她返回田野，目睹一家醫院三分之一的員工被解僱。除了工資被砍，資深醫生亦悻然離去。當她看著有病人在住院中自殺但保險公司只允許該病人住院兩天時，我們實在難以否定作者在此事上的評價。

第七章的關鍵字是「道德」。即使在上一章悲觀地點出心理治療式微、生物醫學當道的慘況，但作者文意並非褒此貶彼，而是呼籲創造一種負責任的文化。作者從一位病人約翰的主體經驗談起，由他對自身疾病的理解以及他對不同的精神健康倡議組織的看法，點出當代社會對精神疾病不同的疾病觀。生物醫學與精神分析對苦痛的理解方式有其邏輯上的差異，也決定了其對病痛同理的關係。作者企圖梳理病痛的屬性與意義，來解釋精神醫學處理受苦者的界線。當精神疾病被外部化為一種身體的疾患，那是一個去汙名的策略，但受苦者所期待的並不只如此。所謂負責任的文化，是需要一種了解自身極限的自我洞見。不僅提供醫療的一端如此，病人的一端亦如是。最後，作者以一位犯罪的思覺失調症患者為例，討論以疾病模式來理解精神病人的限制，她借用某疾病自救團體的倡議者所言，「我們是人，不是診斷。」指出人背負道德責任的複雜性。

小結：讓治療室持續穩定的存在

英國艾克斯特大學的醫學史教授馬克．傑克森在他的著作《醫學，為什麼是現在這個樣子》[9]中，做了這樣的結語：

我們可以從醫學史中學到什麼呢？首先，歷史研究揭示出醫學知識總是會引起爭議，也很少處於穩定的狀態。不論是在哪個時代、哪個地方，醫學知識和實踐總是以相互競爭的形式存在。每個時代的患者都能夠向不同主張的治療者徵詢，並且接受不同形式的醫療照護。在某

> 個時代或某個文明中，會出現具有主導地位的特定醫療保健方式，但它們從來沒有完全排除其他的療法。

這段文字，可以說是給了《兩種心靈》所記述的這段精神醫學變遷史，一段貼切的註解。《兩種心靈》不但適切地回應了這段文字，更透過作者在場的觀察，記錄在不同醫療形式的競爭消長過程中，醫療工作者的衝突與掙扎，以及如何直接影響仍受苦於疾病中的人。對本書作者魯爾曼來說，「管理式照護」的實施，是致使美國精神醫療轉向生物醫療模式「文化變遷」的主要原因。

然而，魯爾曼的觀點並非無懈可擊。歷史學者強納森・薩杜斯基在他近日出版的《憂鬱帝國》[10]中提出精神分析被生物醫學取代的原因，包括抗憂鬱劑的發明、基因研究的興起，以及*DSM-III*的改版，這些事件都遠早於「管理式照護服務」的興起。如果從美國的社會史來推敲，除了作者在書中也曾提到的反精神醫學運動以外，一九六〇年代的戰後美國也興起了一股公民運動，精神科醫師也關注街頭，對他們來說，醫學的實踐本身也必須是要被解放的，因此精神醫學也要從高貴小眾走向平民。同時，跨國的行動者，主要即世界衛生組織，也基於謀求人類社會和

9《醫學，為什麼是現在這個樣子？從宗教、都市傳染病到戰地手術，探索人類社會的醫病演變史》（*The History of Medicine*），臉譜出版。

10 Sadowsky, Jonathan (2020). *The Empire of Depression: A New History*. pp. 62–65, Psychoanalysis in the Time if the Broken Brain.

平的動機，萌發了將精神醫學與公共衛生結合的實踐模式，而這也順勢引領了診斷標準一致化與流行病學研究的興起。[11]

除此之外，也有其他論者嘗試解釋美國精神分析在六〇年代後沒落的原因，其中包括了女權與同志人權的興起，挑戰了精神分析過去被視為厭女與恐同的理論。[12]繼之而起的一些短期的、行為取向的心理治療也是原因之一。從另一個角度來看，精神分析也不見得是在精神醫學的轉向後「式微」。即使魯爾曼有提到精神分析輸入美國之後的改變（例如第四章討論精神分析師的部分），但對當時的社會脈絡的討論相形有限。其實在戰後，個人化的精神分析理論顯然不足以緩和當時美國社會的集體焦慮，因此精神分析在當時也有了某些新的創見，這使得精神分析在往後誕生更多新興學派，那恐怕需要更多篇幅才能將故事說完了。

從這些歷史過程看來，至少可以得知兩件事：首先，精神醫學從來就不是一成不變的，即使過去曾有一股看似反對的力量，但它也間接推動精神醫學的改變；再者，無論是朝向診斷標準化的醫療，或是精神分析本身，都萌發了更朝向社會醫學取向的理論與實踐。換言之，當我們將醫療化的批判對象放在新自由主義邏輯或藥物工業的興起，其實可能忽略了醫療化本身也讓精神醫學走向更親民、更社會化的境地。

《兩種心靈》成書至今，精神醫學又走了二十多年，並且在多元的社會文化中開枝展葉，也在相異的政治經濟條件與醫療系統中形塑出各種繁複的實作樣貌。不可否認地，在實證醫學被高度推崇的今日，當代精神醫療的訓練確實大幅倚重生物醫學的知識，現代人對自身的認同也逐漸接受了神經生物學的定義，借用醫療社會學家尼可拉斯・羅斯稱之為「神經化學之自我」（neurochemical selves）來說明，他認為：「這些用以治療精神疾病的新興藥物治療的浮現，其重要性不但只存乎於他們的效果，也在於他們如何重新形塑專家與一般人去看待、詮釋、言說與了解他們的世界。」[13]然而，精神科醫師也仍無庸置疑地受惠於精神分析，無論是在一般的門診診間或是在談話的治療室，都能應用相關的理論與技巧。但是，除了作者強調的兩種模式以外，當今的精神醫學實作中，包含了更多元的心理治療種類，亦有更豐富的安置選擇與心理社會處遇模式。

本書最後，魯爾曼以道德為題作結，但絕非說教。如同她在引言中所說的，「這裡所謂的『道德』，與其說是一種正確的行為準則，不如說是我們直觀地認為什麼是應該負責的、何時該咎責，以及如何打從內心確定我們的雄心壯志是正確且良善的。」罹患精神疾病所付出的代價是巨大的，助人工作者亦是艱辛的。臨床工作者在有限的條件下做治療的決定，往往面對繁複辯證過程。許多時候的可為與不可為，並非只是基於一種基本的疾病解釋模式與信念，也在於整體社會的結構性條件。

也許讀者在讀完此書後，不禁想問，在我們這個時代，什麼才是好的醫學？我們可以提供（或

11 可參考 Wu, Harry Yi-Jui (2021). *Mad by the Millions: Mental Disorders and the Early Years of the World Health Organization*. The MIT Press.
12 可參考 Herzog D. (2016). *Cold War Freud: Psychoanalysis in an Age of Catastrophes*. Cambridge: Cambridge University Press.
13 Rose N. (2003). "Neurochemical selves." *Soc* 41, pp. 46–59.

得到）最好的治療嗎？精神醫學需要的是尖端科技，還是古老技藝呢？其實，這些都不必然是衝突的。魯爾曼在寫這本書時，也嘗試成為一名心理治療師，在治療室中以身為度，如是我做。她毫不保留地推崇那種無私的大愛，正如她在第四章書寫精神分析師的特質時提到，「當我們有愛，我們就會信任他人並保護他們」，這顯然是作者對理想的治療關係的殷切期待。然而，同樣重要的是，治療效果必須取決於可以互相信任的基礎，也需要足以共量的文化信念，以及一種具有結構識能的道德責任。換句話說，好的精神醫療並不只是取決於治療者如何予以治療，還需要能夠維持治療室裡對等與互信的關係；更重要的是，醫療需要具有公共性的政治與社會承諾，來確保治療室能夠持續穩定地存在。

獻給我的父親

我要感謝我的妻子莎莉……沿著這幾條思路——我還要分別感謝惠氏實驗室和斯圖亞特製藥公司透過生產速悅和安米替林進一步擴大了通往快樂的狹窄通道；這些藥好到讓他們覺得它是違法毒品。

——湯姆．瓊斯，《寒流》

試圖理解既屬個人又存在文化性的經驗需要一種熱情的疏離（passionate detachment），我覺得要獨自一人維持這個狀態幾乎是不可能的。我的心理治療師蘇珊．羅伯森一直是我的情感支柱，以及思慮周詳的精神分析的源泉。

——凱瑟琳．達德莉，《窮途末路》

作者註
Author's Note

這本民族誌的材料來自數百小時的錄音整理、筆記，以及更隨意的對話。匿名之故，受訪者的姓名均已更改（某些人的工作性質相當明顯，故不再加以匿名）。為了保持連貫性，部分引用的對話在不更動內容的前提下加以編輯，使其更為順暢。同時，基於敘述和匿名的目的，故事中的一些角色雖然大致是以某個真實人物作為原型，但綜合了數個人的經歷，某些其他人的發言也改由他們口中說出。例如「葛楚」的故事就是綜合了三個不同女性生活中的各種事件。應該說，所有事件都是按照我所描述的方式發生，所有細節和對話在人類學筆記可以記錄的範圍內都有被精確地記錄下來，儘管其中足以標識的細節已被省略或更改。部分對話是透過錄音的方式記錄。其他的則是基於實際會面之後的田野筆記，並通常以第三人稱的方式呈現。

引言

Introduction

一九八九年的秋天，我成為人類學系的新任助理教授。[1]這個系所因為其悠久的心理人類學傳統而聞名。當時的我已經是個經驗豐富的民族誌學者，出版過一本關於現代巫術的著作，手上還有一本研究祆教的書正在進行。不過我在心理人類學領域相對是個新手，至少在美國的心理人類學領域是個新手（我是在英國完成訓練的）。我的同事建議我去聽一聽給新進精神科醫師的培訓課程，說這可能對我有幫助。

我之前的背景偏認知取向，美國心理人類學的發展則源自於運用精神分析觀念理解文化實作（cultural practices）的傳統，瑪格麗特．米德是其奠基者之一。[2]米德不太嚴謹地運用佛洛伊德學派對童年經驗的理解於不同社會中，以解釋其成人的行為。因此這幾年，系上的研究生都被安排參加開設給年輕精神科醫師的講座

1　譯註：作者當時任職於加州大學聖地牙哥分校的人類學系。

2　譯註：瑪格麗特．米德（Margaret Mead, 1901-1978），美國人類學家，是美國現代人類學成形過程中的重要學者，重要著作有：《薩摩亞人的成年》（一九二八）、《三個原始部落的性別與氣質》（一九三五）等。

課程，學習佛洛伊德和精神分析的臨床觀點。研究生們一直在抱怨這種講座課程和人類學根本沒有關聯，但當時我並不知道這件事。我只是懷著興奮又不安的心情前去上課，而這一年裡並沒有研究生與我同行。

我跟自己說，這些課程談的不會是我完全不熟悉的領域：我父親是精神科醫師，我自己也曾認真考慮過這個職業。只是我自認寫書比治療病人更適合我，所以最後才選擇讀人類學。就像我的一個同事說的，這個背景讓我成為一個「半在地」（halfie）的人類學家，[3]這種人類學家有大半輩子在他工作上所寫作的那個世界裡長大，這就好比一個父親是埃及人的人類學家跑去和貝都因人生活一樣。[4]現在有很多這樣的半在地人類學家。這樣的人會有一些優勢，因為他的成長過程中所說的語言，跟他後來試圖描寫的世界裡所使用的語言一模一樣。

所以，我開始參加星期四早上給受訓中新進精神科醫師的課程的時候，並沒有想到要寫一本民族誌。我想去學習精神病與憂鬱症、學習精神分析的操作，也想知道聖地牙哥的精神疾病跟我在西藏和婆羅洲看到的有什麼不一樣。在西藏和婆羅洲這些地方可是沒什麼人聽過佛洛伊德啊。六個月來，每個星期四早上我會去上兩堂課，深深著迷於這個複雜、矛盾又令人困惑的世界。然後，有一天早上，一位年輕的精神科醫師轉頭問我：「為什麼你不寫我們的事呢？這不是人類學家在做的事情嗎？」

當然啊，他說的很對（他對我如此認真看待他這句話感到有點驚訝）。我發現精神科醫師訓練的歷程——至少就當時可以觀察到的部分來說——讓人感到不安又困惑，卻也非常有趣。我知道自己開始用不同的方式觀看人，從他們控制情緒、擺姿態和瞥眼神的方式中尋找灰暗情緒的特徵。有一部分的原因是，我確實就字面意義上那樣開始看到不同的人了。在日常生活中，你不會看到最終要住進精神科病房的人，起碼你看不出來他們有生病。在一間有上百位學生的課堂裡也一樣，有幾個學生可能有精神方面的嚴重問題，但我很少看得出來；不是精神科醫師很難看得出來。當一個人有點太衝動、有點太悲傷，或有點太瘦了，你很容易解釋成他們只是剛度過糟糕的一週。他們還是正常的，還是跟「我們」一樣。（不過，有個徹底反對涂爾幹的學生在期末考那天早上把燒剩下的《宗教生活的基本形式》拿給我……嗯，她真的很不一樣。）

在這些精神醫學的課堂中，我看到有個男人被帶進來做治療，因為有人發現他在廚房裡雙手捧著妻子血淋淋的心臟，身旁的地板上還擺著一把切肉刀。我記得有個比較文學系的女研究生，

3 譯註：「halfie」原為「混血」、「混種」之意，人類學界主要使用這個詞彙始於一九九〇年左右，為人類學家萊拉・阿布－盧戈德（Lila Abu-Lughod, 1952-）所使用。阿布－盧戈德認為，「halfie」對於描述這樣的研究者的自我認同和經驗十分有用：這些研究者因為移民、海外留學、父母身分等等原因，造成其國家認同或文化認同是混雜的。因此，此詞最重要的意義是表明自己跟田野的關係並非完全的「在地人」身分，亦非完全的「外來者」。作者在此沿用了人類學的傳統，描述自己基於父親是精神科醫師，故自己對於精神科醫師已有一定的理解和認同，故將之譯為「半在地」人類學家。

4 譯註：貝都因人是以氏族部落為基本單位、在沙漠曠野過著遊牧生活的阿拉伯人，「貝都因」在阿拉伯語意指「居住在沙漠的人」。一般靠飼養駱駝和羊，以及狩獵和劫掠維生。貝都因人講阿拉伯語、使用阿拉伯文、信伊斯蘭教、有氏族部落組織，因為埃及人也是講阿拉伯語、使用阿拉伯文，故作者以此作為比喻。

留著一頭《霹靂遊龍》[5]裡的金色長髮，讀的是全國最好的大學。但是當她彎著腰、髮絲拂過臉頰，悲痛是如此明顯，我哽咽著幾乎要哭了出來。我記得有個男人極度焦慮，焦慮到連我都想要從椅子上跳下來跑走，但是那個房間裡充滿了觀看的學生，而那個男人來回掃視我們……沒有人敢動。我開始害怕上高速公路，因為有兩名患者說他們曾經想過在時速七十英里時閉上眼睛自殺。沒多久我遇到了一個處事練達、時髦漂亮、口齒伶俐又身材苗條的大學生。我還是大學生的時候會希望可以成為像她那樣的人，她就宛如來自中央公園以西上流社區的奧黛麗・赫本——她因為厭食住進了醫院，當時她母親正要和父親離婚，會從歐洲寄錢給她但不接她的電話。

幾個月後，我已經不再懷疑精神疾病（illness）在「那裡」是否存在了。鉅型社會理論（grand sociological theory）[6]宣稱精神醫學懲罰了那些只不過有點古怪且偏離常軌的人，這在我看來變得似乎有些荒謬。我開始在學生、朋友和超市袋裝員的身上發現我在個案討論會上所見到的，那閃爍著的一絲瘋狂。然後，我卻又開始擔心自己是否過度放大了實際情況。我變得深深著迷於精神科醫師眼中所看到的、他們是如何理解自己所理解的、他們是否是正確的，以及所謂正確究竟意味著什麼。

精神醫學具有無法遏止的吸引力，因為它一直在改變你理解人類經驗的方式。它讓你躲進常規行為後的密室，得以一窺日常生活有禮接觸背後，那些真實而古怪的人類情感。精神醫學帶來的絕望比你所能想像的更加嚴酷；精神醫學也把令人興奮又驚駭的狂喜及怪異的非理性展現在我們面前。用哲學家唐納德・戴維森[7]的話來說，我們大部分都是他人行為仁慈的翻譯者。我們會假設其他人就和我們一樣「正常」——直到他們變得明顯和我們不同為止。精神醫學更突然且咄咄逼人地迫使你學習人類學打算教導你的課題：我們就像《哈姆雷特》中的赫瑞修，人類思想與感覺的景觀比我們在自己的小世界裡所幻想的樣子更加蕭瑟荒涼、參差不齊，但也更令人驚嘆。[8]我當時在想，如果我可以描述自己怎麼學習觀看，意即精神科醫師被教導如何觀看的方式——那麼，我在做的即是每個人類學家原本要做的事，差別在於我只需要走進熟悉之處，而不用去到異域的彼方。

5 譯註：*Baywatch*為美國NBC電視台在一九八九年到二〇〇一年間播出、收視長紅的電視劇。《霹靂遊龍》為中視霹靂劇場於一九九〇年播出時的譯名，又譯為《海灘遊俠》。

6 譯註：Grand sociological theory，或Grand theory，可譯為「大理論」或「鉅型理論」，是美國社會學家賴特．米爾斯（C. Wright Mills, 1916-1962）在《社會學的想像力》（*The Sociological Imagination*）中創造的術語，指的是高度抽象理論化的形式，其中概念的正式組織和安排優先於理解社會世界。米爾斯的主要目標是帕森斯，他也是美國結構功能主義社會學家，在他看來，「大理論」不僅融合了社會學概念，還融入了心理學、經濟學、政治學、宗教學或哲學的組成部分。他試圖將所有社會科學納入一個總體理論框架。到了一九八〇年代，鉅型理論被重新闡述，以包含激進批判理論、結構主義、結構馬克思主義和結構化理論等理論。

7 譯註：唐納德．戴維森（Donald Davidson, 1917-2003）為二十世紀後半美國相當著名和活躍的哲學家，著作包含《論行動與事件》（*Essays on Actions and Events*）、《對真理和解釋的探討》（*Inquiries into Truth and Interpretation*）、《真理、語言、歷史》（*Truth, Language, and History: Philosophical Essays*）等。

8 譯註：此句是化用《哈姆雷特》中的句子。哈姆雷特對赫瑞修說：「There are more things in heaven and earth, Horatio, than are dreamt of in your philosophy.」（赫瑞修，大地間無奇不有，比你的哲學所能夠夢想得到的多更多。）

但是精神科醫師並不是只用單一的方式觀看。星期四早上的講座課程很明顯是多樣化的。某些早晨，男講者會穿著白袍走進講堂，他們會談論神經傳導物質和兒茶酚胺，並且在黑板上畫圖解釋生物化學的交互作用。他們在講一種我高中科學課之後就再也沒有聽過的語言。在其他早晨，男講者（幾乎總是男性）會穿粗花呢外套、戴著眼鏡來到教室，他們會坐下來，雙手交疊，跟我們講述失落、哀悼，和心理治療中最糟的時刻。他們講得好像我們的人生全都發生在腦子裡面一樣。有人會畫圖解釋思覺失調症患者多半在何時出生（他認為可能有一部分要歸咎於聖誕假期的暢飲），有人在做心理治療但並不相信無意識，還有些人在黑板上仔細地寫出艾瑞克・艾瑞克森提出的生命階段，但之後就不再討論它。我聽了關於酒精、戰爭、性虐待、睡眠疾患、癲癇，以及完整的精神藥物治療的課程。在所有這些專家意見、生物化學圖表和心理治療移情的評論背後，至少存在兩組截然不同的、關於「人是什麼」的概念：如何去感受、選擇、行善，以及如何擁有意義（have meaning）。沒有人明白指出這些深層的議題。他們會討論你應該要如何對待特定的病人，但圍繞這些實作課題（例如一通半夜的自殺電話）的是我們最古老的哲學難題。

為什麼我們會受苦？在古代經典戲劇中，我們看到偉大的人物遭受痛苦，然後對他們感到憐憫和恐懼——那是因為，在方興未艾的故事那不可阻擋的厄運之中，我們看到這些偉大人物在無意如此選擇的情況下被捲入某個情境，而在這樣的情境中，他們卻做出了摧毀自己的選擇。安蒂岡妮並未選擇挑起血統合法性與國家合法性之間的爭端：她的偉大之處在於她看到了埋葬她兄長的道德需要，而且沒有退縮，儘管她的國王命令她不能這麼做。作為她自己，她選擇了崇敬家人而非國王，並且為此而死。但換作另一個人也許就能活下去。執著的堅守承諾既是她性格上的缺陷，但也使她偉大。現今，我們用更平淡乏味的方式使用「悲劇」這個詞。我們用它來指涉我們個人真真實實地無法控制的情況：飛行途中爆炸的飛機、沖走夏季作物的洪水、毫無理由的隨機殺人事件。我說平淡乏味，但人生確實由這些小小的情境所組成，這些情境牢牢地將我們包覆，我們幾乎無法動彈。如果要了解到這些「情境」比我們在這些情境中做出的「選擇」更為重要，就必須看到我們對人類經驗理解層次的巨大差異。這種差異正是精神科醫師被教導如何觀看這個世界的主要張力所在。

精神科醫師承襲了笛卡兒二元論的觀點，而這已是我們心靈與道德地景中顯而易見的特徵。有時候他們談論精神痛苦的方式就像把它看作是心臟疾病：治療方式就是吃藥多休息，並會建議正確的飲食和生活方式。一個人在心臟病發作後將不再是原本的他了——他將會是個曾經罹患重病的人。但是，他不是他的心臟病。他的心臟病是在身體中，而不是在心靈裡。當精神科醫師是用這種方式來談論疾病，精神病和憂鬱症就會同樣地成為身體中的病。這種說法在過去的二十年間取得了優勢地位。它通常被稱為「生物醫學」精神醫學，為一種治療精神疾病的方式。它把精神疾病當作身體方面的疾病（illness of the body）治療，和其他身體疾病（physical illnesses）差不了多少。然而，有時候精神科醫師談痛苦的方式會複雜得多，會牽涉到你是什麼樣的人：你的意圖、你的所愛所恨、你凌亂複雜的過去。這種風格與精神分析和精神分析心理治療（psychoanalytic psychotherapy）有關，通常被稱為「精神動力學」，它在二十世紀中期主導了精神醫學，並且仍然是所有心理治療的根源。從這個觀點來看，精神疾病存在於你的心智以及你對他人的情緒反應之中。是你的「你」之所在（It is your "you."）。

當然，這是個假的二分法，大多數精神科醫師可能也都這樣認為。不過精神科醫師的確就是這麼被教育的。我很清楚，廣義來說有兩個主要的技能領域是精神科醫師在接受培訓時會被期待習得的：一個是診斷學和精神藥理學，這通常是住院精神醫學（inpatient psychiatry）的主要焦點；另一個領域則是精神動力取向心理治療，這種心理治療往往被視為門診的專業，與醫院精神醫學技能大相逕庭。和我花很多時間相處的精神科醫師及醫護人員自在地談論了心理治療與生物醫學精神醫學之間的差異。他們討論精神醫學的方式根本已把這種二分法視為理所當然。新進精神科醫師每週至少有兩堂培訓課程，通常一堂講精神藥理學和診斷學，另一堂講心理治療，這樣的培訓日程表清楚顯示，老一輩的資深醫師認為有兩個主要且完全不同的技能領域。他們分別學習了兩種不同的方式去辨認、理解和回應心理痛苦。年輕的精神科醫師被認為應該要學習到，如何在談話治療（心理治療）和藥物治療（生物醫學精神醫學）這兩方面都同樣地擅長；而美國精神醫學會認為，精神科的訓練計畫要教的正是這兩者的整合。精神科醫師應該將這些方式理解為放在通用工具箱裡的不同工具，卻被教導成它們是基於不同模式的不同工具，分別使用於不同的目的。有些精神科醫師的確在某種程度上將它們整合了。但那些必須整合這兩種的，從一開始就是使用不同方法的人，看待人的模式不同、對因果的解釋不同，以及關於一個人是如何隨著時間變化的預測也是不同的。

當然，真實的精神醫學實作非常複雜。精神分析師雖然主導精神醫學多年，卻從未獨占心理治療領域，不管在精神醫學專業之內或之外皆是如此。環境治療、團體治療、認知行為治療、人際取向治療——談話治療的多樣性就像個國家般寬廣遼闊。同樣地，生物醫學派的精神科醫師也不是只有一種類型。不同精神藥理學家的風格大不相同，臨床醫師和奠基於實驗室的精神醫學科學家對疾病的觀點也可能有天壤之別。社區精神醫學、老年精神醫學、文化精神醫學、物質濫用精神醫學，以及許多其他的精神專科，它們並非以心理治療為主要取向，但也肯定不能被歸類為「生物性的」。儘管如此，二十世紀下半葉的精神醫學形成背景是圍繞著精神分析掌權與新興的精神醫學科學，而繼之而來的健康照護革命則將精神分析的支配地位踩在腳下。

這兩種方法之間現在有著尷尬的聯盟關係。它們的存在相互矛盾，因為兩者看待受苦如何作用的模式是衝突的。年輕的精神科醫師就在這種矛盾中社會化，因而他們學會去相信並聲稱這些不同的模式都應該整合進精神醫學的實作之中。但是，即使主要期刊每隔一段時間就會發表嶄新的融合模式研究，卻沒有人真正知道真相在何方。作為一位人類學家，我不怎麼有興趣去回答「何種方式比較正確」的問題。我感興趣的是去理解這些方式如何作為精神科醫師的「文化」，從而也成了患者的「文化」。我想要知道這些不同的方式如何改變精神科醫師感知、感覺及思考的方式，還有是什麼讓他變得熱切並樂於接受挑戰，或者什麼會讓他感到無聊乏味。畢竟，精神動力取向和生物醫學取向這兩種方式源自西方最根本的身心二元論，即便這種二元論有著複雜的但書和前提，我們現今的社會仍然贊同它。我們仍然把身體視為無意圖的、被給定的某種東西，一種任何個體都不需要為之負責的事物。這就是為什麼我們對代謝設定點[9]、先天氣質、學習障礙，和注意力不足障礙症的遺傳基因這麼感興趣。如果某種事物是存在於身體之中，那麼個人將不會被咎責；身體在道德上總是清白的。不過，如果某種事物是存在於心智之中，那它就可以被控制和掌握，而沒辦法做到的人就會有道德上的責任。如果某人因為向食欲屈服而肥胖，我們會覺得自己可以嘲笑他；的確，這麼多年來，在這肥胖意識達到高峰的數十年中，那些身材肥胖的人不只自認道德有愧，很多人也如此看待他們。但如果某人是因為他的代謝機制出現不可改變的偏差而變胖，我們通常會佩服他的勇氣。如果有個孩子是由於學習障礙而成績不佳，她不應該因為不學習而受到懲罰，而應該給予特殊的協助，這是我們幫助那些有其他特殊生理需求的人的方式。如果我懶散是因為生下來就是這個樣子，那我不需要為自己的職業生涯走下坡感到愧疚和尷尬。生物學是我們這個時代的重大道德漏洞。這並不是說我認為這完全是不恰當的。作為一個良善的美國人，我認為要人們為自己無法控制的事情負責是錯的。不過，把身體當作是無法選擇、不能負責的，以及把心智當作是可以做出選擇、可以負責任的這種道德視角，對精神疾病的觀點影響深遠，使其不穩定地在兩極之間擺盪。

理解到一組觀點和實作如何能夠改變一個人，正是人類學家被訓練要做的事。而我作為一位人類學家，比這個「部落」中的成員有更好的位置去觀察這樣的改變。我經歷了大部分的正規學習過程，但我並不需要在專業上投身成為這個田野的一員。我的專業工作是看著我自己學習、看著他人學習，勾勒出一種關於「學習」這件事如何發生的解剖學，並且去理解那些未被有意教導卻已經習得的知識。我的工作是去了解一位非精神科醫師（一位前醫學生）如何進入精神醫學的文化，並且變成可以流利地操持這套語言的人。這種非正式學習顯然不會是受訪者在訪談中談論的那些東西，因為它發生得如此偶然，一點一滴地改變你，以至於人們甚至常常沒有注意到自己已經變得判若兩人。跟其他醫學專科一樣，精神醫學是一門技藝。它涉及一種知行並重的實踐知識（hands-on knowledge），這種知識援引了哲學家對於「知道如此」（knowing that）和「知道如何」（knowing how）的區別（它們也分別被稱作陳述性知識和程序性知識）。一名年輕的精神科醫師若是技巧嫻熟、能幹、能言善道，她將學會**做**精神醫學（*do* psychiatry），但並不會學到太多關於如何去描述自己所做的事。她學習精神醫學的方式就像年輕的小提琴手學拉琴一樣：聆聽一段音階中的音符、聽到音調後知道弦音何時會調和、為按弦手的手指指尖上的老繭自豪，並知道如何透過感受琴弓的重量來持弓。對於在自己的工作中勝任愉快的人來說，這些感知學習的方式埋得如此深，以至於當他們處在這個工作任務之中，他們就成了用此種方式行動、聆聽及觀察的人。為了要理解精神分析師和精神藥理學家的眼中所見，你必須要跟隨著年輕精神科醫師被教導的內容，並依循著他們學習的方式。你必須了解他們在執行任務時自然而然會開始做的事情。你必須了解他們如何

9 譯註：代謝設定點理論（metabolic set point theory）於一九七〇年代逐漸形成，該理論認為體重與體脂肪跟人體的體溫、心跳等等一樣，都是由身體自動控制在一定的恆定範圍內，這個恆定範圍就叫作設定點（set point），故體重過重或過瘦都跟設定點有關。設定點被認為是由身體的賀爾蒙控制，並被認為和基因有高度關聯性。

去思考、如何去感覺、立志追求什麼，以及因為什麼事情而退縮。你必須了解他們如何去處理為了做好這份專業所引發的焦慮。你沒有辦法透過「問」來理解，就好比你不可能只是坐在扶手椅上看書就能夠學會怎麼划獨木舟。

自從一九八九年以來，我已經完成了四年多的田野工作，其中包括超過十六個月全日密集式地投入田野之中。（我必須要說，我都是在參與者的同意下進行這些工作。我總是會問病患，我待在臨床會談的現場會不會讓他們感到不自在？如果他們婉拒，我就會離開，而有時候他們的確會這麼做；當精神科醫師對於我的出現感到不自在，我也會離開。）這個工作開始於一間地區醫院，我在那裡聽課、和住院醫師一起混（住院醫師是接在醫學院畢業及實習一年後的專科訓練，精神科的訓練需要三年），並參加醫療會議。我也在貴族私人精神專科醫院待了四個月；在社區醫院待了三個月；在精神分析醫院（psychoanalytic hospital）、科學研究機構、州立醫院和非學院式社區醫院的精神病房也分別待了一到兩週。我前往全國各地（包括堪薩斯州、路易斯安那州、紐約州、麻薩諸塞州、加利福尼亞州），與醫院管理人員、精神科住院醫師訓練計畫負責人，以及年輕的精神科醫師談話。我觀察了數百場住院醫師在三年訓練期間得上的講座課程；參加了超過一百次的巡房或團隊會議，醫師會在這些場合報告病人情況，有時候他們則會為了建立診斷和治療計畫跟病人會談；我曾在住院醫師白天蹲病房和晚上值班的時候「尾隨」他們，也花了相當多的時間待在精神動力取向、折衷取向，以及生物取向的病房；我觀察了無數場的入院會談；我連續三年訪問了一個培訓計畫中每一屆大部分的住院醫師，也在別的場合訪問了許多其他的住院醫師；我在一位資深的精神分析師的督導之下，為八名病患進行個別心理治療，其中一名是一週治療一次，三名是一週兩次，時間都超過一年；我自己也接受一位資深精神分析師一週兩次的心理治療，持續了三年以上；我與其他治療師共同帶領一個貧窮病人的團體，為期一年；我還參加了十五場重大的精神醫學會議。我跟精神科醫師一起吃飯的次數多到有一陣子我的朋友們都拿這取笑我，說我整個社交生活的開銷多到可以拿來扣稅了。

我就簡短地說吧，作為一名人類學家，我的角色是妥協的（或是說自由派的，端看你是從什麼角度來想），因為我相信不管是生物醫學還是精神動力學，這兩種取向對精神疾病的看法基本上都是正確的，而且同樣有效，儘管對同一個人來說並不總是如此。我很清楚人會有連自己都不明白的動機，我們經驗世界的方式受到個人成長經歷的深刻影響，而如何影響則往往無從捉摸。我也很清楚現在那些病得夠嚴重而住進精神科醫院的人，大多存在著某些器質性的問題。我不認為這兩種取向中的哪一種有辦法「鏡映」精神疾病的真實，而我也不認為有任何的知識領域「鏡映」了真實世界。對我而言，真正的問題是：一個人如何學習從不同的「透鏡」來觀察精神疾病，以及，用這些方法觀看精神疾病衍生出來的結果。

這些「透鏡」很重要，理解精神科醫師如何觀看也同樣至關重要，因為瘋狂的呈現既驚人又明顯，但難以捉摸。精神科沒有診斷性的測量工具（至少，對於「真正的」精神科疾病來說是如此：某些情況可能一開始看起來像是典型的精神科疾病，但事實上並不是，例如腦瘤就是這樣）。你沒有辦法透過抽血、核磁共振造影，或採用任何醫療檢驗的判讀，來明確告訴你這個人是否憂鬱。所以，精神科醫師是如何被教導去觀看精神疾病這件事就非常重要，因為「如何觀看」疾病與在疾病中「看到什麼」，並無法清楚地區分開來。要理解精神醫學的觀看方式，我們必須進一步了解到，被認為是「事實」的事物，不過是透過有色玻璃窗所看到的某個自己無法抵達的世界。

過去知識圈很流行一種說法：瘋狂其實根本不存在，它是我們在要求社會秩序的過程中，把某些人定義為不正常的人時所創造出來的。這種說法在一九六〇年代和一九七〇年代的反精神醫學運動中粗略形成，並進一步由米歇爾．傅柯加以完善。傅柯確實假定瘋狂總是存在，但他將瘋狂浪漫化（儘管他很有洞察力），非但沒有移除瘋狂的苦痛，反而造成可怕的傷害。他的論點是，十八世紀設立的那些庇護所正體現了中產階級的道德觀，就像是某種「巨大的道德桎梏」；他們打擊自由而不受控制的瘋狂，使其成為「責任令人窒息的痛苦」[1]。傅柯以充滿感情的口吻寫道，在庇護所的時代之後，真正的瘋狂天才只能在哲學家和詩人的著作中看到了。還有些人則是單純出於憧憬過往的情懷而提出了類似的論點，他們認為那些我們現在稱為精神病的（psychotic）患者，在過去會被尊為宗教專家。（有些抱持這樣論點的人會來到我的辦公室，他們希望可以寫關於「今日的思覺失調症患者，如何會是昔日的薩滿」這個主題的論文。）喬治．德弗羅是一位精神醫學人類學家，他的想法就不怎麼浪漫了。他認為他所考察的社會裡那些薩滿巫師非常古怪。他撰寫了一篇著名的論文，主張薩滿教為精神病患者提供我們社會中明顯欠缺的社會角色。「簡而言之，我的立場是，那些薩滿就是精神錯亂。」[2]他認為，公眾肯認的薩滿與「隱密」的精神病者（psychotic）之間的區別在於，薩滿能夠在該社會中運用儀式習俗來處理他的苦厄。這是一個複雜而重要的議題，因為顯而易見的是，症狀在一個文化中被詮釋的方式很可能會影響病人的預後。然而，在一九六〇年代和一九七〇年代，人們使用這個概念的流行版做出了這樣的解釋：我們的社會太過恐懼與焦慮，不能容忍豐沛的情感，因而宣判這些人生病了。例如，彼得．謝弗非常成功的劇作《戀馬狂》將一名男孩的經驗戲劇化地呈現出來。這個男孩的治療師將治療中的嘗試視為激情的毀壞以及某種道德上的狂妄自大。「『正常』是不可或缺又殘暴的健康之神，而我是他的牧師。」治療師說：「我曾靠談話幫助病患擺脫恐懼，並舒緩了許許多多的痛苦。但無可否認的是，我也削弱了他們身上所具有的，與這尊大神反抗的獨特性。」[3] 朗納．連恩以一種社會預言家的態度指出，思覺失調症患者只是一個太有創造性、太有洞察力的人，對我們的社會來說太有存在意識（too existentially aware）罷了。他暗示的是我們這些正常人不敢如此大膽。[4]

最近，蘇珊娜．凱森寫了本《遺失心靈地圖的女孩》[10] 描述她年少時住進精神科病房的時光。她在青少年的時候對她的父母大發脾氣，住進了精神科病房。那時是一九六七年，她穿得一身黑，到處和人上床，而且不快樂到極點。她去看醫生時，醫生把她塞進計程車，直接送到麥克萊恩，一家美麗雅緻的醫院，她在那裡待了近兩年。這本書出版之後，評論家譴責精神醫學將情緒強烈的女人特別描述成為精神不穩定的人，並且把青少年的不幸當作是失能家庭的代罪羔羊。蘇

10 譯註：*Girl, Interrupted* 為蘇珊娜．凱森於一九九三年出版的回憶錄，中譯版書名為《遺失心靈地圖的女孩》（皇冠，一九九五），一九九九年曾翻拍成同名電影，中譯版片名為《女生向前走》。

珊・奇弗在《紐約時報書評》中寫道：「什麼人會被這個社會視為瘋狂，什麼人又會被視為理智，這之間的界線實在太模糊了。」⑤然而，奇弗的憤慨可以理解，但有些事情顯然並不正確。在住院之前，凱森曾試圖自殺。她有高度自殺傾向。她寫道：「我會對一些紋樣感到不適——東方風格地毯、瓷磚地板、印花的窗簾等等類似的東西。超市更糟糕，因為它有會催眠人的棋盤式長走廊。當我看著這些東西，我在其中看到了些別的……現實變得太濃密了。」⑥她描述了她所謂精神錯亂的經驗，她說這種經驗以兩種形式出現：一種是黏稠，極為凝滯以致無法呼吸的黏稠；一種是快速，狂亂到她無法應付的快速。⑦

瘋狂是真實的，若將其視為浪漫的自由將會是種道德上的懦弱。大多數最終住到精神病院的人都非常不快樂而且身心嚴重失調，其中有許多人過著屈辱和痛苦的生活。為了保護慢性精神病患而說他們沒有生病，認為他們只不過是和一般人不一樣，是一種錯置的自由主義，對於患者、對於為家庭成員的困難而勇敢奮鬥的家人來說，這種看法簡直過分麻木。真正的思覺失調症患者大都病得太重而無法成為宗教專家。

甚至有人幻想無辜受害者被囚禁在庇護所內，在精神科醫師期望和社會拒絕的雙重壓力下慢慢地瘋掉——那就是個幻想。如今，在保險公司會盡可能拒絕給付精神科照護的壓力下，少數得以使用精神科服務的人通常都病得很重，嚴重到沒別的選擇。雖然狀況因州而異，但一般而言病人的權利都受到很好的保護。一個有能力解釋自己住在哪裡的患者，也許他身上有一點錢（可能就是有個二十美元），或者至少有地方可以待著，並且宣稱自己沒有意圖要自殺或殺人，那麼只要他想離開，他就可以離開。既然精神病（psychosis）的共同特徵之一是患者不會體會到自己處於生病的狀態，那些幾乎無法維持功能的病人經常會拒絕精神醫學的幫助。（「精神病」這個字描述的是一種對現實的明顯扭曲，比如相信中央情報局已經在你的腦海中植入了一個無線電廣播晶片。在本質上它不是精神疾病，而是一種精神疾病的症狀，就好比喉嚨痛是感冒症狀一樣。）我在醫院裡從來沒有見過我認為情況不公正，而被違反意願留置的病人。相反地，我的經驗是他們需要被治療的時候，卻得不到臨床照護。在我研究期間的某個時間點，有次我的一個精神科醫師朋友正被一名出現精神病性症狀又拒絕醫療介入的病人尾隨騷擾，我的自由派朋友則同時在對我闡述精神醫療監禁的罪惡。

你很難對從未見過瘋狂的人形容瘋狂往往多麼可怕和棘手。即使是第一手的描述也不總是有幫助，因為作者（現已康復的）要不是看起來過於理智不像生過病（如凱森這個案例），不然就是故事聽著太過刻意與離奇（就像《未曾許諾的玫瑰園》）。我們感知瘋狂的方式確實影響了我們所經驗到的瘋狂，但在這些疾病之中仍有一種頑固又難以忽略的存在。這麼多年來，至少在過去的幾個世紀裡（有些人認為思覺失調症是過去幾個世紀的產物[8]），某些古怪的苦難一再出現於瘋狂的歷史與文獻裡。過去的幾十年間，精神科醫師分類它們的方式不盡相同，但症狀及其嚴重程度則保持著一致性。如今，它們被歸類為憂鬱症、躁鬱症（也稱為雙相情緒障礙症）和思覺失調症。住院醫師稱他們為「三大症」（big three），因為它們在住院服務和精神科急診室中占了大宗。它們有著不容置疑的真實性。

在《看得見的黑暗》一書中，威廉．史泰隆能夠捕捉到重鬱症的嚴重性，直言不諱地詳述了當憂鬱如同帶爪的黑暗一般襲上他的時候，他心裡被迫一步一步地這樣想：

> 從一九六〇年代以來，每年美好的盛夏我都在瑪莎葡萄園島上待上好一段時間。但我漸漸開始對島上的美好失去興致。我有種麻木和無精打采的感覺，特別是有種奇怪的脆弱感……這一切讓人極其困擾，加深了至今我只要醒著就持續出現的焦慮……（然後）到了十月，在我的疾病的這個階段出現了令我無法忘記的狀況，在我的靈魂週期性地沉到最低點的時候，三十多年的舊農舍、我心愛的家，在那當下呈現給我的竟是強烈的不祥之感。某個輕快的日子，我遛著狗在樹林裡漫步，聽到一群加拿大雁於枝葉繁茂的樹梢上高聲嗷叫；正常來說這會是讓我感到雀躍的一幕，但鳥兒的飛行使我停下來，我充滿恐懼，我就站在那裡無助地顫抖，我第一次意識到自己已經不單單是因為退縮而受挫，而是由於一種嚴重的疾病，這下我終於承認了此種疾病的名字和真實性……食物……完全沒有味道……我的幾個小時的睡眠通常在凌晨三、四點時終止……。死亡……現在成了日常的存在，在寒風中呼呼地刮過我。⑨

那些患有重鬱症的人無法睡覺，吃不下飯，而且腦中盤踞著自殺意念。憂鬱對他們來說就像身體的疼痛。他們沒有辦法專注。他們無法運作平常該有的功能。他們有許多人無法下床。每六人就有一人會自殺。⑩史泰隆很幸運，即使他的症狀並沒有因藥物治療而改善。他非常接近要自殺的狀況。他毀掉私人筆記本（那標誌著作者的自我）、重寫自己的遺囑，並策畫了自殺。（他沒辦法寫好一封遺書；這位普立茲獎得獎作家找不到詞彙寫自己的遺書。）他寫道，他感覺到自己做了一個無法回頭的決定。然後，在深夜裡，正當他在醞釀死亡的時候，他聽見有音樂的聲音不知何故穿透了他的孤寒。他弄醒妻子，然後他的妻子打了幾通電話。他很快就發現自己處於醫院安全的環境之中，使他免受家用物品的傷害。那些於我們大多數人無害的家用物品——剃刀、樓梯、刀具、塑膠袋、繩索、伏特加、藥櫃——對想自殺的人來說卻都是致命的邀請。之後，時間慢慢地治癒了他。

精神科醫師表示，每五到十人中就有一人罹患憂鬱症。⑪思覺失調症罹病率則約為百分之一。最近的研究顯示，可能不止一種疾病的進程參與在思覺失調症的致病機轉之中（也可以說，不是單一一種身體的異常），但是帶著這個診斷的病人具有類似的特質。他們有嚴重的異常想法：像是會以為彼得．詹寧斯[11]是在特別對著自己說話，又或者以為自己的身體已經死亡，現在這個身體是塑膠做的。精神科醫師把這種脫離現實的症狀稱作「精神病」（psychosis）。此外，他們的表情看起來平板淡漠到了古怪的程度，而且他們的生活整個崩解了。思覺失調症患者的自殺率為十分之一。⑫雖然有三分之一的思覺失調症患者最後可能會康復，或是至少可以在某種程度上過正常生活，但這個疾病有著慢性化的傾向以及逐漸衰弱的病程。⑬在文學作品裡最著名的思覺失調

11 譯註：彼得．詹寧斯（Peter Jennings, 1938-2005），美國著名的新聞主播。

症患者中，有一位是真實存在的女性，她以希薇亞・弗姆金之名為人所知。她的生活被蘇珊・席恩按照時序逐一寫下並刊登在《紐約客》上，之後出版成書，書名為《這世上竟沒有我的容身之處？》。這本書描述了一名年輕聰慧的女性的痛苦，她曾住過幾回醫院，品質好的壞的都住過，但她的病基本上並未因藥物或心理治療而改善。不管對她自己或是她的家人來說，她的人生都充滿了混亂與痛苦。這本特別的書開頭是這麼寫的：

一九七八年六月十六日星期五的午夜十二點過後不久，希薇亞・弗姆金決定來洗個澡。弗姆金小姐，這個肥胖又笨拙的年輕女性，就住在紐約皇后區社區裡的雙層黃磚建築。她從二樓的臥房走到隔壁的浴室，然後在浴缸裡裝滿溫熱的水。幾天前，她剪了個頭髮，把它弄成碗的形狀，覺得這樣特別適合自己，也感到特別有精神。她用洗髮精和紅色的漱口水清洗自己的棕色頭髮。幾年前，她曾把頭髮染成紅色，而且很喜歡那個樣子。她後來放棄了紅髮，只因為她發現每六個星期需要重新染一次太過於麻煩。她想像紅色漱口水可以被頭皮吸收一部分，然後就可以讓自己的頭髮永遠地染紅了。弗姆金小姐非常喜歡她的新髮型，這讓她突然想到自己就是蘿瑞・勒曼瑞斯——在年代久遠的「超人」漫畫中，那個在大學裡與克拉克・肯特相識相戀的美人魚。她在浴缸的水裡吹著泡泡。⑭

希薇亞・弗姆金十分能言善道、十分迷人，也十分奇特。她在小學的時候已經測出智商有一三八。雖然老師認為她敏感纖細而且熱心，但她當時不太受人喜歡。同年紀的其他女生說她很奇怪。希薇亞進了紐約一所最好的公立高中，但在她十年級的時候，事情開始變得不對勁。當時她的精神科醫師這樣描述她：醜陋、骯髒、焦躁且多話；從哭到笑之間切換得太過快速；難以理解他人，而且解讀人的方式很怪異。她被診斷為妄想型思覺失調症。希薇亞似乎治療得不錯，變得更像是正常的青少年：她交到極好的朋友、聽流行音樂、喜愛披頭四，她修剪了頭髮，並且買了好看的衣服。但接著她出了車禍，被一名僅持有練習許可證卻獨自駕駛的青少年撞了。她短暫地失去意識，還出現了腦震盪。不久之後，她變得比以前更焦慮（她之前已經有些神經質了）。她會整晚熬夜不睡，每天抽三包菸、洗三次澡。她隨口說說的話聽起來越來越瘋了。治療師開始給她低劑量的抗精神病藥使得安靜。兩個月後，希薇亞變得高度激躁，而且開始要求別人收養她。之後，她第一次住進醫院。她被送進醫院的路上，堅稱保羅・麥卡尼[12]將會來帶她去英國。從那時起，她反覆出現精神病性妄想，並且屢次進出精神病院。

躁鬱症，或稱作雙相情緒障礙症，是這三大症中的第三種。它不像思覺失調症，而是跟憂鬱症一樣被分類為「情緒」疾患，這表示最顯著的問題在於病人情緒的調性，而不是他的思考方式。雖然躁鬱症患者在躁症發作的時候看似和急性精神病的思覺失調症病人一樣瘋狂。躁鬱症患者通

12 譯註：保羅・麥卡尼（Paul McCartney, 1942-），英國搖滾音樂家、創作歌手、多樂器演奏者以及作曲家，前披頭四（一九六〇～一九七〇）及羽翼合唱團（一九七一～一九八一）成員。

常會經驗到極度憂鬱的時期，而在其他躁狂的時期，他們會經驗到怪異的、不受抑制的欣快狀態：他們不睡覺、講話魯莽、變得自大，而且有時會呈現精神病狀態。凱．潔米森的躁鬱症回憶錄《躁鬱之心》（一九九五），描述了她願意服用鋰鹽之前的那幾年：

我是在高三的時候第一次遭受躁鬱症襲擊；當躁鬱一發作，我很快地就喪失了理智。一開始，每件事看起來都非常容易做。我像發狂的鼬鼠一樣到處亂闖，計畫汩汩地湧出，全身熱血沸騰。我長時間大量地運動，徹夜不睡且夜復一夜地跟朋友出門亂晃，閱讀所有沒有裝訂成冊的紙張，在草稿本上寫滿詩句和劇本的片段，並為未來訂下誇大而不切實際的計畫。（……）一切的事物不只顯得極為合理，而且還契合某種奇妙的宇宙關聯性（……）終於，我慢了下來。事實上，我的這些狀況戛然而止。第一次輕微的躁症來潮只是微弱而愉悅的淺嚐即止，不像幾年後出現極嚴重的躁狂發作是狂暴地節節攀升，全面精神失控。（……）然後，不眠不休的精力開始從我原先的生活和心智中褪去（……）每件事都不對勁（……）我的腦袋無法集中思考，而且反覆地想到死亡的主題。⑮

許多躁鬱症患者，或者經歷過幾段鬱症發作的病人，在沒有發病的情況下都功能良好，但是有些人則從未過上正常的生活。像是那些罹患「單極性」憂鬱症（他們從未有過躁症經驗）的人之中，平均每六人會有一人自殺。潔米森書寫了其中一位不幸的患者：「他讓我想到電影裡所見困於火場中的馬，牠們的眼神充滿了恐懼，身體卻因為驚嚇而無法動彈。」⑯她自己的生活於高中畢業後在兩個極端之間擺盪，故事扣人心弦。在她的第一份工作中，作為加州大學洛杉磯分校的精神醫學助理教授，她發現自己在職業派對上表現得精力充沛、才氣煥發，並且變得益加亢奮；她買了一長串令人匪夷所思的物品，其中包括三款昂貴的手錶、十二個毒蛇咬傷急救箱，最讓人震驚的是一個填充的狐狸標本；[13]之後她更亢奮，寫下一首詩，靈感來自她的香料收藏，她並把這首詩存放在冰箱裡，將其題名為「上帝是草食動物」。然後，隨著試管破碎四濺的幻視血染一片，她整個崩潰了。多年來，她的情緒時而衝高，又接著轉低。有次她買了一把槍，但之後她承認這件事並把它處理掉了。她抗拒鋰鹽也抗拒著服用它的需要，接著又過量地使用鋰鹽。最後她純粹靠著十足的幸運而得救。她將那時的狀況記了下來：「我無法平息這個簡直要將人燒毀的混亂。一小時前的偉大想法現在看來既荒謬又差勁，我的生命已經完全崩塌，更可怕的是它還具有破壞性（……）在鏡子裡，我看到了一個生物，我不認識它，但它一定存在於那裡，和我共用了同一個腦袋。」⑰

這些不是浪漫的疾病。它們也不是另一種形式的創造力和洞察力。每一種文化都可以辨認出

13 譯註：潔米森在《躁鬱之心》中，於躁症緩解後檢視自己在躁期購買狐狸標本一事的想法：「我不知為什麼向他訂購了一個狐狸標本，我生平喜愛動物，還曾想過以獸醫為業，怎麼會買一個沒有生命的動物標本呢？而且我從小就欣賞、愛慕狐狸，覺得牠們敏捷優美，我怎麼會成為殺死狐狸的幕後兇手呢？我此種可鄙的購買行為令自己感到驚恐和不齒。」

特定的人在某些特定的時間點上處於瘋狂的狀態，並且把他們當成不同的人。⑱（思覺失調症、躁鬱症、憂鬱症、藥物濫用和某些焦慮疾患，這幾項診斷被認為全世界都適用，而且有足夠的解釋力，但是正如我們將會發現的，各地的罹病經驗可能大不相同。）這些人不會因為很瘋很病就成了薩滿、女祭司和藝術家，儘管藝術家如果有點（輕度）躁鬱可能會更成功。（這是一個重要的區別。發瘋可能不會讓你變得有創造力，但是，如果你本來就很有創造力，那麼得以窺見人性深處的絕望，接著帶著無窮的精力達到高度自信的這種情況，確實有可能增強你運用既有天賦的能力。⑲）瘋狂的人生病時不能自食其力。他們在他人的慷慨及保護下掙扎求生。毫無疑問地，瘋狂是人類生活的內在特徵，它既非因庇護所而生，也不是宗教變革下的副產品。

與此同時，瘋狂確實與我們的社會結構有關。回到社會學的觀點，社會如何理解與想像疾病，似乎改變了個體去表達和經驗它的方式。的確，正如蘇．埃斯特羅夫在其經典的精神疾病個案民族誌中所寫的那樣：「在我們當中某些群體，已經將作為一個專業的瘋狂者當成一種職業。」⑳精神科的專業人員，以及我們其他所有人，都對精神病患者抱著某種想像或期待，我們使用各種方式，或隱微或明顯地將這些期待制度化，而這可能導致人們去模仿我們認為他們應該要呈現出來的症狀。如果一個無家可歸的老兵想要一張溫暖的病床過夜，他會學到什麼樣的言語和姿態能說服值班的精神科醫師好讓他能住進醫院。如果一名婦女因為有精神科診斷而每個月領到失能補助支票，那麼她將會學習到如何避免自己的補助被縮減。當厄文．高夫曼在《精神病院》一書中寫下一家機構「對自我的直接攻擊」，他正在描述這樣的現實：即無論是在醫院內還是在醫院外，精神病患者都要學會扮演我們社會為他們設計的角色。㉑社會援助的一個非意圖後果（unintended consequences）是，我們獎勵人們成為病人，並鼓勵他們持續生病。有的時候是我們使他們深陷於疾病之中。

這就是大多數好的精神醫學人類學一直在關注的事。這些人類學家已經向我們表明，「臨床醫師學習怎麼治療病患」與「患者學習如何接受治療」兩者是如何複雜地共舞。例如，艾倫．楊[14]描述了「創傷後壓力症」在受創越戰老兵的生活中一步步建構起來的過程，也描寫了臨床醫師如何使用診斷標準的方式，納入那些他們認為應該視為生了病的人，以及患者開始如何表現自己以適應這樣的診斷結構。㉒現在已經明顯為人所知的是，並非所有被診斷患有多重人格障礙的女性在進入精神科診療室之前都患有這種疾病。她們有許多人都有重大的情緒和行為問題，這點似乎很清楚。許多人似乎一直困於解離症狀並苦苦掙扎，這是童年時期遭遇到無法逃離的霸凌或虐待時，長期使用逃避機制的結果。這樣的孩子學會了一件事：在困境來臨時「登出」。她不會繼續待在那裡，就好比牙醫師開始旋轉鑽頭時，你也可以「登出」一樣。作為成年人，這些女性很難集中注意力或掌握時間，也很難有效地維持可靠的人際關係。有些人或從暢銷書（比如《勇氣可嘉的女人》）、或從支持團體，也可能從網路聊天團體，以及從那些特定的治療師（因女性主義而敏感於男性性霸權的危害），了解到他們因男性踰矩的罪行而引發的痛苦，並經驗到破碎的

14 譯註：艾倫．楊（Allan Young, 1938-），加拿大人類學家。

自我所導致的脫節斷線現象。解離是一項技能，而這種技能的運用是可以學習的。有些人是被迫學習，他們的解離是種病態：不需要的、侵入的、不可控制的。有些人則是自願去學習進入恍惚、著魔、靈魂出竅的狀態，或者通靈這一類的事情。而且，解離的內容是可以操縱的。有人可以透過出神達到解離，然後學習去體驗這種感覺，將它視作「切換人格」。在一九八〇年代，許多女性使用令人擔憂的方式去學習間歇性地切換多個人格，透過這種方式，她們學會處理她們的解離和日常的挫折。[23]在那時，有位治療師透過教導一位女性如何「稱呼」她的「分身」（其他人格）來幫助她去控制令人擔憂且並不想要的解離，在當時這是合適又有效的協助。但是這位治療師可能並沒有做到她認為的事情。

歷史塑造了人們的瘋狂體驗和發生的頻率。貧窮、戰爭和流離失所（dislocation）對人們有負面影響，這一點很明顯，但是如果你想把精神疾病看成是純粹的遺傳性疾病，這一點就變得很重要了。最近一項關於世界精神健康的調查顯示，在不同的年齡、性別，和各地不同的文化類別中，精神健康最重要的風險因子是社會混亂（social disruption）。[24]社會隔離似乎也要付出高昂的代價。一般來說，憂鬱症和情緒障礙症在二十世紀比以往任何時候都更為常見，因為在人類歷史的其他任何時期都沒有這麼多人如此被孤立。[25]（然而，要弄清楚哪些東西得以作為歷史證據極為困難——我們很難判斷早先幾個世紀精神疾病的盛行率。）現在美國獨居的人口高達四分之一，比以往任何時候都多——一九四〇年只有不到百分之十，在過去，我們的祖先可能幾乎沒有人獨居。有工作的母親將孩子長時間交給陌生人，不工作的母親獨自一人在家帶小孩。從人類演化的角度來看這是很怪異的。在狩獵-採集社會，兒童養育具有廣泛的社會性質，工作和生活一般來說也都是如此。在現代社會中，孤立是導致自殺的主要風險因子。[26]

歷史和文化條件似乎也顯著地影響了精神痛苦的內在經驗，以及如何在社會中將其表達出來。例如，非西方社會的人比較可能會報告身體症狀（疼痛、痛苦，這類身體上的問題），這是他們異常悲傷的主要苦處；而西方人則更容易呈現心理症狀（感到沮喪、內疚、想自殺、難以集中注意力）。他們遭受的精神痛苦是一樣的嗎？當凱博文在一九七〇年代以美國精神科醫師身分前去中國之際，他覺得來到診間抱怨疼痛和焦慮的中國人常常顯得很憂鬱。此外，他們大多數人符合美國精神醫學的重鬱症標準，但他們把自己的苦痛稱作神經衰弱，主要症狀不是憂鬱症那些，而且這種苦痛的意義和解釋相當不同。神經衰弱（被認為）是一種和神經有關的身體問題，而不是和悲傷相關的情緒問題。很明顯，「神經衰弱」這個診斷對於那些生活被文化大革命摧殘的人來說有著特殊的角色。文化大革命使一整代人感到恐懼和羞辱，然後又讓他們困在專業上完全無法與下一代競爭的困境裡面。這並不是說人們假裝患有神經衰弱症：他們確確實實經驗到神經衰弱，而且不是文化大革命的所有受害者都會罹患這個病症。但是凱博文（他在一九八六年的研究已經成為經典）開始相信，要理解這些患者，你必須把他們的苦痛理解為社會受苦（social suffering）的一部分、文化歷史的一部分，而不是一系列與其無關的個人抱怨。

人類學家已經學會透過區分「病痛」（illness）和「疾病」（disease）來解決這些模稜兩可的問題。[27]「疾病」是指身體器官和系統的結構及功能異常。例如醫生提到「致病途徑」（disease pathways），就是在說那些使病人來到診所的症狀背後的生理因素。相反地，「病痛」是指患者的經驗。一個人可以在沒有罹患疾病的情況下經驗到病痛（凱博文指出，半數的求診主訴可能沒有可治癒的生物基礎）。[28]罹患同樣一種疾病，不同人有不同的病痛體驗，這取決於醫病所處的文化、歷史環境和個人狀況。當差別很明顯時，例如我們觀察當地居民及世界衛生組織兩者對霍亂爆發處理方式的差異時，這樣的區別就會是有用的。但是這種區別往往更為含糊不清。例如，日本婦女的更年期經驗和美國人不一樣。日本婦女沒有感覺到垂頭喪氣和青春逝去，這可能是因為她們到了一定的年紀，會比年輕時得到更多的敬重和權力。她們也不會有熱潮紅的症狀。沒有熱潮紅的症狀是因為她們的文化對相同的「生理過程」產生影響（有人對於將更年期稱為「疾病」有所顧慮）？還是食用大豆及魚類的飲食習慣改變了她們的生物特性？或者，會不會她們的生物特性在一開始就是不同的呢？[29]在精神醫學裡面，「疾病」和「病痛」的區別是十分模糊的，因為儘管精神方面的問題通常明顯具有器質性的因素，但它們也通常纏繞於整個社會脈絡之中。而且不同於霍亂的情況，我們並不清楚精神疾病的「致病途徑」（disease process）是什麼。

沒有一個重大精神疾病有針對特定疾病病理學的醫學檢驗。你無法知道精神上的苦痛是否確實存在著「疾病」。沒有辦法一勞永逸地斷定一個人是否患有憂鬱症，也沒有理由假設我們很快就會有辦法這樣做（儘管偶爾會有相反的說法）。沒有人能宣稱華人的神經衰弱「真的」和美國人的憂鬱症完全相同。這很明顯，不管你如何切分研究細節，精神方面的問題涉及遺傳脆弱性、身體壓力、社會環境、文化詮釋、家族史和個人氣質。（有個冗長而笨拙的術語可用來概括這一點：「生物－心理－社會」。但即使如此，能夠含括的因子也還是太少。㉚）因此，理解精神科醫師如何看待這些疾病，以及我們如何回過頭來理解這件事就顯得尤其重要（精神醫學知識就像是紅色襯衫上的染料滲到熱水裡一般，滲透進流行文化之中）。我們理解這些病痛的方式不僅影響了患者被對待的方法，還影響到他們經驗的方式、治療結果，以及我們對那些受苦者的責任感。

這就是人類學家能夠觀察到的。畢竟，我當時正看著這群人，看著他們如何學習。他們以非精神科醫師的身分進入精神科住院醫師訓練，離開時已是合格的精神科專業人員。我可以看到那些被任命負責教導的人所明確教導的內容；我還可以看到每天與精神病患相處的經驗對他們造成的挑戰是什麼，以及他們如何相互學習以抵禦這些衝擊。我看到他們是如何學會在別人甚至沒有注意到的行為中尋找意義和價值，以及他們如何學會表達他們對這種行為的感覺——這些表達使用的是一般語言，他人卻不一定能夠理解，甚至有可能理解了句子中的每一個字，卻仍無法掌握整個句子的意義。所以我能夠觀察到現在人類學家所說的「主體性的轉變」（transformation of subjectivity）。你無法觀察到一個人的思考和感受，但如果有一群人，你可以看到他需要做什麼才能成為這個群體的一員。你可以看到他學會了如何應對、他是如何學會的、他是如何開某些事情的玩笑，還有什麼東西會讓他害怕。人類學家克利弗德．紀爾茲指出，人類學家透過田野可以發現的是人與人交往互動中那些公開的部分。這並不意味著我們仍然無法觀察心靈（psyche）。它意味著，你可以觀察到心靈是如何被實際的、世俗的事物所塑造。

例如，科學人類學家休．葛斯特森描述了勞倫斯利佛摩實驗室中，政治立場偏自由主義的年輕人如何變成了武器科學家。這些年輕人從菁英大學畢業，獲得了物理學博士學位。並非所有人的政治立場都是自由主義者，但很多人是。而且很多人對於是否要為核軍備競賽做出貢獻感到十分猶豫。但他們不相信有可能單方面裁軍，而且這些工作報酬豐厚，比起那些「非升即走」、大學終身教授職位的不穩定世界，這工作也顯得更有保障。因此，這些人接受了這份工作，幾年後他們發現自己帶著跟反核抗議者同等的熱情致力於使核武器更為強大和重要。為什麼會這樣呢？這位人類學家認為，透過他們在工作裡的生活實踐過程，他們消化了自己對輻射和毀滅的恐懼，並為自己的技能感到自豪，他們開始強烈而深刻地感到自己的工作對於人類的生存具有道德上的重要性及必要性。人類學家看到了他們日常環境的三個特點，對這種無意識的轉變至關重要。第一點是，人處在祕密組織裡會有一種興奮感，會覺得與眾不同，但也會有持續不斷被全景監視的感受，再加上這個隔離的祕密世界緩慢地腐蝕掉私人生活的親密關係，結果就是這個實驗室在科學家的自我意識中顯得更為巨大。接著是第二點，這些人以說笑的方式來處理他們的恐懼，在這些笑話中他們認同機器，而不是活生生的肉體——這些機器就像炸彈一樣具有力量，而不像是被炸彈燒毀的肉體那樣不堪一擊。對於爆炸的暴力，葛斯特森形容他們是如何從實驗室文化中學習感受那種快感，而非絕望。（至少留在這個實驗室的人如此。其他人就都出走了。）最後，當核試驗真正起作用時，他們感受到一切都在股掌之間的控制感，並且在做好一項工作的喜悅中，這些測試對科學家來說變得有趣，看來像是本就存在於實驗室正常運作的環節，既合理又再普通不過。[31]因此，這些柏克萊博士生們，最終變成了柏克萊激進分子要抗議的對象。

我會透過一個完整詳細的「解剖圖」，來描繪精神科醫師究竟如何將來到他們面前的人視為病人。這是關於精神科醫師如何同理病人的解剖圖，因為我越來越清楚，生物醫學和精神動力學的不同任務教導了年輕醫師用不同的方式同理病人。兩者都是同理，但它們不是以同樣的方式同理。同理是一個過程——**不是**一種柔軟可變、讓人感覺良好的情感，也**不是**一般人使用這個詞彙時所說的那種溫暖而模糊的狀態。在這個過程中，你，身為同理者，去想像成為別人——那個你所同理的人——會是什麼樣子。同理永遠不可能完全精確。一個人的經驗密度超越了觀察者所能掌握的，也因此同理就好比是人生，在這過程中存在著許多的事實，每件事實都是由特定的同理者和被同理者的結合中產生。不管你的同理心是多還是少，你同理的方式、你能夠同理一個人生活中的哪些內容，以及如何同理，很大程度都與你是誰、你在那個時空下如何設想自己的任務有關。[32] 教導學生執行同理任務時，觀察者可以觀察到部分同理的組成：如何感知被同理者、如何與他產生共鳴，如何與他恰當地互動，以及哪個人真正渴望與他相處。我們知道，所有這些都會在我們傾聽和回應彼此的過程中呈現出來：我們所看到的人，是以我們希望自己是的那個樣子去看，並且伴隨著過去自己被鼓勵採取的感覺和行為。

沒有人是簡單的。我們穿越自己閉塞的過往，穿越過往的眾聲嘈雜來聆聽他們的悲痛。我們能聽見的，往往只有能和我們共振的聲音。精神科醫師被教導用特殊的方式聆聽：他們會聽到我們大部分的人聽不見的訊號，他們會尋找我們大部分的人看不見的模式。他們的兩大任務——一方面是診斷與開立精神藥物，另一方面是精神動力取向的心理治療——教導他們用不同的方式聆聽和觀察。作為一名人類學家，我可以看見年輕的精神科醫師必須在診斷和心理治療中分別達到什麼目標，我也可以看見他們為了達到這些目標學了哪些事情。我可以看見他們為了完成他們的任務，如何學習去理解個案；我也可以看見他們所學到的那些將成為這些任務的本質，而不是基於這位醫師的風格或個性。我還可以看見精神科醫師如何在不同的任務環境中預測病人的狀況，他們是如何學習害怕、厭惡或愛他們的病人；而且我可以看到，一家醫療單位偏向生物醫療或偏向精神動力觀點，將會決定這些單位所認定的適當行為的樣貌。我要再次強調，這些差異是任務的一部分而非醫師的個性所導致，儘管不同的任務永遠肯定會吸引到不同類型的人。我能看出誰在這些不同的領域裡受到崇拜，所以當一位年輕醫師在病人旁邊，不僅可以問他在病人身上看到了什麼，還可以問他應該渴望成為誰來回應病人。根據這兩種不同的任務，上述所有都是年輕精神科醫師學習成為病人的醫師的一部分方式。這就是本書所要描述與剖析的。

這本書也做了一個讓人更為困擾的結論。無論如何，我們理解了精神疾病的可能原因，也提出許多證據，證明對大多數的患者和疾病來說，精神藥理學和心理治療合併使用的效果最好。當兩種方法可以串聯著用，患者可以更快有所改善，更能待在社區裡而不需住院。兩者都很重要，都不可或缺，而且大多數精神科醫師——無論其本身取向是哪一種——都同意這一點。但是社會經濟的力量和意識形態的結合將心理治療趕出精神醫學之外。對於住院醫師來說，要學習心理治療、或在醫院環境中看出心理治療的重要性，現在比以往任何時候都要困難；對於患者或醫生來說，現在也比以前更難向保險公司申請給付。[15]如果管理式照護公司（managed care companies）的損益中心（the bottom-line focus）策略把精神科給付項目裡的心理治療部分砍掉，將導致精神科醫師只能用生物醫學任務所教導的方式去觀察、思考和回應。這將是一個可怕的錯誤。即使具有某些心理治療背景，即使他們是在診斷和開藥，這個錯誤都對那些對患者更敏感的精神科醫師相當不利。這對我們的社會不利，因為生物醫學鼓勵一種思考精神疾病的方法，這種思考可能會剝奪精神疾病受苦者身上的人性。最重要的是這對患者不利，如果單純只從生物醫學角度進行治療，他們的治療會較差，效果會較不好。

還有一個更隱微的風險。精神醫學不可避免地與我們最深切的道德問題糾纏在一起：是什麼使一個人（person）得以成為人（human）、受苦意味著什麼、成為一個良善而關懷的人又意味著什麼。這裡所謂的「道德」，與其說是一種止確的行為準則，不如說是我們直觀地認為什麼是應該負責的、何時該咎責，以及如何打從內心確定我們的雄心壯志是正確且良善的。生物醫學和精神動力學方式透過不同的方法塑造出這些基本類型，孕育出兩種截然不同的道德本能。這些基本類型是證成我們對照顧受苦者有所責任的工具：誰是一個人（這不是個外顯的問題）、什麼構成了那個人的痛苦、我們究竟是誰而得以介入、什麼是好的介入。這兩種方式教導他們的治療者以不同的方式看待人。他們有不同的內在矛盾和不同的重點。兩者各有各的強項和弱點。而任何一邊都改變了醫師理解病人、社會感知病人，以及病人自我覺察的方式。諷刺的是，佛洛伊德可能認為自

15 譯註：美國的保險系統為給付制，即醫療服務提供者直接向被保險人收費，再由後者向保險機構申報費用。

己證明了人性被它自己的設計所束縛，但他的貢獻是創造了一種道德上的、對人類能動性和自決自主的期望——這是我們不該拋棄的東西。

那天早上，當那位住院醫師回頭並建議我寫出他正被教導要做的事情時，我想做的只是理解這些「知之型式」（ways of knowing）[16]是如何變得不同。我想知道這些年輕精神科醫師學會注意到什麼，以及他們如何注意到它。「透鏡」很重要；它使我們得以「看見」。但是，當我們用這個比喻來描述我們如何相互理解時必須記住，鏡片必要，卻也帶來扭曲，因為人類總是在極力對焦的時候滑開，越要看清楚就越變得模糊。現在，當我們甘願冒著完全失去其中一個鏡片的風險，我們的精神科醫師，甚或我們整個社會，所能看到的複雜性將比以往更少，也更為有限。

16 譯註：「知之型式」乃個體獲取知識之方式，涉及個體知識獲得之決定機制及可能途徑（含某一類型知識獲取途徑）之問題。

1

病人出了什麼問題？
What's Wrong with the Patient?

「病人出了什麼問題？」這是醫學裡最基本的問題。當新進的精神科醫師開始扮演精神科醫師的角色，從比較外顯的、與精神疾病相關的教學活動，到他們在這樣的環境框架中學習如何讓自己的舉止行為像個精神科醫師，在在都影響了他們對於「病人問題何在」的觀察與判斷。在醫院裡，精神科醫師學習如何收治病人住院，以及如何把他們報告給主責醫師。這些學習鼓勵他們把精神疾病視作器質性的疾患——它是種隱晦的「有形之物」，並由此產生症狀。但同樣的學習若是在門診，[1]則會鼓勵同一批精神科醫師從人際互動的角度思考病人過往如何學習與人相處。如此複雜的、初生的精神苦難，被結晶成兩種不同的思維。因為精神科醫師的訓練是在醫院開始的，我們的故事就從那裡起頭吧，之後再轉向門診精神醫學的經驗。

醫院裡的故事

葛楚是我一九九二年七月一日認識的九位新進住院醫師的其中一位。我們認識的地點是一個牆壁鑲有橡木的房間，醫院將這間房間保留給偶爾舉行的正式場合所用，例如董事會會議和住院醫師的新進員工訓練。她看起來很年輕而且謹慎，不讓自己露出任何一絲緊張的神色。這是她接受精神科訓練的第一天（醫療年度的計算是從七月份到隔年的七月）。一年前她從醫學院畢業，畢業後的第一年在一家綜合醫院實習，過的是那種強度極高、逼出人的極限，而且耗盡精力的學徒生活。有些準精神科醫師會在實習期間到不同單位輪訓，其中幾個月待在精神科或神經科。但是，實習單位若越是知名與優秀，就會帶來越嚴格、密集、且不眠不休的全方位醫科受訓經驗。葛楚曾經就是經歷那種過程的優秀實習醫師。她過去對於精神醫學的經驗僅來自於醫學生時期，當時的她在精神科病房待了幾個星期，在裡面基本上是個可有可無的存在。她當時被分配給只比自己少一點「菜味」的住院醫師，和同學們就像被遺棄的小狗一樣追隨其後。她有充分的理由焦慮。

醫界訓練醫學生的方式是，讓他們在工作的第一天就表現得像是一名稱職的醫師。雖然精神科住院醫師正在「接受培訓」，但他們也是從任職的那天起就以精神科醫師的身分在做事。葛楚就是以那家醫院其中一位精神科醫師的身分被分派到醫院的病房，而且馬上就有被分配的病患得照顧。隨著訓練年資增加，她需要的督導越來越少，但她仍然在做同樣的工作。這在醫界司空見慣——她就是要從做中學。在僅僅幾個星期之內，她被期待要能在值班時獨自處理醫院裡所有精神醫療服務：辦理緊急入院、在只有醫師才有權簽署的醫囑上簽名，或是為了讓那些突然躁動起來的病患鎮靜下來而開立緊急藥物。那個夏天，我和他們一起捱過了為期兩個月的新進員工訓練，也就是所謂的「暑期研討會」，全國的精神科住院醫師訓練都會舉辦類似的活動，以傳授精神醫療的基本技能。在暑期研討會上，葛楚和她的同儕接受了比他們大個一、兩屆的住院醫師指導。精神科住院醫師的培訓為期三年，[2] 資深的得訓練資淺的——這是一種內部輔導的方式，目的是要讓他們快速上手，得以儘快完全擔負照顧病人的重任，不再需要手把手的監督。住院醫師每天都有幾個小時的講座課程，其餘時間則是跟他們的病人一起工作。「這些是基本的課程，」在藥理學的第一堂課，總醫師這麼說（總醫師是負責其他所有住院醫師的年輕醫師），「當討論到伽碼二（gamma-2）層級的受體，那就是宗教而不是科學了。」他的意思是，精神科醫師的基本技能是要知道如何使用藥物，只有過度熱心的人才會關心藥物究竟是如何發生作用。大家會期待新進的精神科醫師能夠理解這一點，帶著務實的期望做好準備，重點是要避免搞砸事情，而不是追求完美。「我已經可以看出哪個住院醫師比較弱，」一個星期後總醫師跟我說，「那些比較弱的，就是太認真對待這件事的人。那些人就是會遇到困難的人。」

暑期研討會的目的是教葛楚和她的同學們如何避免嚴重錯誤，而不是如何成為優秀的精神科醫師。那麼，他們被教的這些東西正好就能夠告訴我們，要擁有什麼樣的基本能力才會被認為適任。課程表如下：

1 譯註：這裡的「醫院」是指「急診」和「住院部門」，「門診」則是專指「門診部門」。

2 譯註：截至二〇二一年，台灣精神科醫師的培訓期是四年。

第一週：留院值班；精神科急症；精神藥理學概論；歷程紀錄（process notes）[3]與督導。
第二週：抗精神病藥；高危險病患；精神狀態評估（mental status examination）；診斷學。
第三週：抗精神病藥；心理治療初步（一）；心理治療初步（二）；精神科照護中的醫療議題。
第四週：鎮靜安眠藥與興奮劑；物質濫用概論；會談概論；暴力患者。
第五週：三環類抗憂鬱劑；睡眠障礙症概論；精神醫療中的法律問題；自殺患者。
第六週：單胺氧化酶抑制劑（一種抗憂鬱劑）和新一代抗憂鬱劑；認知／行為治療概論；心理測驗（psychological testing）[4]；各式評分量表。
第七週：情緒穩定劑；神經科急症；精神醫療中的性議題；個案報告。
第八週：電痙攣治療；精神醫學史；個案整合陳述（case formulation）；個案報告。
第九週：第二軸診斷之精神藥理學[5]；課程總結。

前幾堂課是關於精神科急症和高危險病人，然後是收治住院的程序和各種藥物的概述，最後轉向心理治療，但是真正的焦點是醫院精神醫學。年輕的精神科醫師必須知道（而且是立刻就該知道）的是如何處理精神科急症和入院處置。新進學徒必須知道如何應對可能具有暴力傾向或強烈自殺風險的那些人、被警察或憂心如焚的家屬帶來的那些人，還有嘗試割腕或割頸，而且在七小時手術後再由救護車轉送精神病院的那些人。形式上，住院醫師的工作就是收治病人入院，並做出關於治療的第一個決定——是否開立處方藥物？藥物的種類？劑量？該住封閉病房還是非封閉病房？等等諸如此類的判斷。

新進住院醫師最不安的時候就是「值班」了。他們得在值班時（也就是當天傍晚到隔天早上之前）負責全部的精神醫療業務，此時資深精神科醫師已經離開了，只有夜班工作人員（一些護理師及護佐）留下來。在僅僅一個月的精神醫療訓練之後，值班醫師可能就是這間有著一百多名病患的醫院裡唯一的醫師了。（雖然可以用電話聯繫其他醫師，但你很難在半夜打電話給資深醫師，問他一個他認為你應該能自己回答的問題。）如果患者失控，護理師會需要醫師開鎮靜劑，或簽署醫囑讓他們能對患者進行身體約束。如果有病人抵達醫院——也就是說他曾經出現在一些市立醫院的急診室並被安排了轉院——醫師就要收病人入院，並簽署醫囑。如果有個人當場發狂，醫師必須馬上據此決定是否要讓他住院。如果患者突然對抗精神病藥物產生急性過敏反應，這位值班醫師必須知道該怎麼處理。根據預期工作量的多寡，可能還會安排其他住院醫師值班，協助辦理入院或讓緊張的新手有人可問。通常最初幾個月會有個比較資深的住院醫師留下來幫

3 譯註：歷程紀錄（process note）和常見的病程紀錄（progress note）有別。病程紀錄有一些常見的格式（SOAP，主訴、客觀資料、評估、計畫）去完整記錄疾病評估與治療計畫，而歷程紀錄則不一定直接跟治療相關，例如有可能是記錄一些對病人的評估，在精神科較常見的是跟督導討論的紀錄。歷程紀錄這個名詞在歐美比較常見，台灣的精神科比較沒有特別使用這個名詞，但實務上確實會有這樣的紀錄存在。

4 譯註：亦常譯為「心理衡鑑」。

5 譯註：《診斷手冊》第四版中有五個軸向的診斷設計，但在第五版已取消了五軸診斷系統。

忙，但並不是每次都會這樣。儘管對病人、各種狀況，甚至對住院醫師的工作都還不是很熟，他仍得表現得像是一名知識豐富的醫師。「所以當你值班的時候，」總醫師說，「有個人從入口處（一棟獨立的建築，遠離主要的病房大樓）走進來，然後他狂按緊急號碼到醫院的電話。你和卡特小隊長過去檢查（夜裡前往遠處建築查看都會有保全陪同），問這個傢伙為什麼打緊急電話。他說他大概有想要住院，但現在不是很確定。卡特小隊長對此感到十分厭倦。你問那個傢伙為什麼要進來，他說：『就只是……』然後聲音逐漸變小直至無聲。卡特小隊長說你似乎控制住了這件事，那他可以離開了嗎？你說『不可以』。為什麼？因為你不知道可不可以。你不知道。在這個傢伙陷入沉默的時候，他也許只是正在聆聽一個聲音，那聲音告訴他：『消滅這個傻瓜。』」

到了八月，我跟葛楚一起值班。她顯然十分不安。這個晚上是她第一次值班。她已經受訓了一個月，而且她得對自己做的每個決定負法律責任（即使有受到醫院醫療疏失計畫的保障）。她有得到一些幫助，比如晚上會有個比她大一屆的住院醫師跟她一起輪值部分時間，但大部分夜裡她都是獨自一人（除了我這個到處看的人類學家）在不同的大樓之間來回穿梭。她得拿著對講機讓總機接線員能找得到她、把入院手續分配給一或兩個還留在醫院的住院醫師、負責簽精神藥物和身體約束的相關醫囑、搞定得要她自己完成的入院手續，還要試圖爭取足夠的時間吃飯；然後，如果可能的話，換上白天醫師從來都不能穿但值班時被允許穿著的便服。

醫院到了晚上是個令人感到毛骨悚然的地方。這間醫院位於郊區，有許多「預排」的入院病患，也就是說他們的醫師會先來電安排住院治療，然後病人就在工作日的某個陰鬱午後來醫院住院。但是，除了那些預排的病患，有很多患者是在下班時間、無預警的狀況下來到醫院的。他們常常是被警察或絕望的親屬帶到市立醫院的急診室，然後因為市立醫院滿床而再被送往郊區醫院。即便是大型的市立醫院，在午夜之後也讓人感到陌生，因為當一個人都沒有的時候，空蕩蕩的長廊回音效果很明顯地改變了。這家醫院有著成排展開的建築物，每一棟都包含了不同的病房，使它像極了一座小型的博雅教育學院，這讓我在白天的時候得努力想辦法不把病患叫成學生。但到了晚上，這裡變得讓人害怕。空無一人，大樓間一片漆黑，只有一暈一暈的昏暗光線微弱地沖開黑暗。不管傍晚有多少住院醫師散布在醫院的各個角落，到了夜晚依舊顯得荒涼。保全告訴我，入夜後醫院裡最危險的生物是浣熊。但最讓人神經緊繃的是午夜時分獨自待在精神病院的黑暗森林。當我待在那裡，我發現我會不斷對自己堅決地重複保全說過的那些話。

而葛楚，她整夜平安無事地待在那裡。但是她的個性就像其他許多醫師一樣，對於要用自己不理解的方式來處理病人突發的狀況，她會感到相當的不安。她似乎總是什麼都能勝任，就像個負責任的姊姊，既能看好弟弟又會洗碗。她不喜歡「夠適任就好」的模式；她不會放任自己；她擔心如果自己在沒有充分了解的情況下還假裝有足夠的能力，她的病人就有可能會因為罹患古怪卻未被診斷出的疾病而死亡。葛楚是一個學習扎實而成功的大學生，她就是那種會獲得許多醫學院入學許可的人，然後透過努力直到成為班上最好的學生之一。就跟許多精神科醫師一樣，她很害羞，而且總是很含蓄。她喜歡派對，但也會在喋喋不休的團體裡覺得有些尷尬。她看起來似乎一切都打理得很好，但那是因為她完成了其他人要她去做的事情，這點使她有些憤世嫉俗且多疑。抄了這麼多的捷徑，而且還得仰賴別人給她的指引，才能勝任一份尚未被訓練到可以做得很好的工作，這點極度困擾著她。

「這都是政治，」她說得苦澀，「你所學到的——巡房的時候要怎麼說話，要怎麼跟病患說話，怎麼跟護理師說話，都是政治。你是透過錯誤和學徒式訓練來學習，而你學到的這些並不都是一致的。有時候不同的人會給你完全不同的建議。起初，你充滿理想，接著你就會開始避免持續犯錯。」

「因為護士會打電話來說：『我們已經把某某人約束起來了（用腳踝和手腕的約束帶），請開立醫囑。』或者會說：『我們剛剛給了某某人安定文（用於鎮靜激動患者的一種鎮靜劑），請開立醫囑。』」我剛來的三個月他們這樣做沒關係，因為我之後會更了解這些人，了解是不是可以相信他們的判斷。不過，現在我是承擔法律責任的人欸。我做事的合理性正當性在哪裡啊？若我是一名在這裡工作二十年的護理師，要在七月的某天打電話給新來的住院醫師去說服他做某件事……這是什麼感覺？他們不得不逼迫我去同意他們的做法，但是這亂七八糟的做法看起來就是很不對勁啊。這就像是在說，身為一個值班醫師，我必須成為一隻電話裡的看門犬。我需要去保護這些護理師，不收那些會讓他們覺得很難照顧的病人。但我也得保護醫院，不能讓醫院破產。根本不可能有辦法同時做到這些啊。」

這種實用、快速的學徒制仍然是整個住院醫師時期的主要教學方法（這在醫界是很典型的狀況）。為期三年的培訓期間，住院醫師第一年通常在學住院病房照護，第二年待在門診，最後一年則擔任行政職（作為掌管醫院各種服務的「總醫師」）或其他選修的職位：做研究，不然就是進一步的次專科培訓。住院醫師在第三年做的事情往往跟她第一年做的差不多，不同的是第三年多半會有督導他人的責任。第二年，也就是門診培訓的那一年，是比較特別的一年，因為這時候住院醫師不是在醫院工作，而是在診所，有些附設診所和醫院隔著好一段距離。住院醫師接觸最多心理治療的時間通常就是在那時候。

葛楚的培訓計畫主要是在一間大型的精神科專科醫院裡執行。在我去做田野的時候，這間醫院有九個病房，每個病房收治不同的病人群：有憂鬱的、有受到創傷的，或是有飲食障礙的患者等等。葛楚和她的同儕們會在三個病房輪調培訓，每個病房待四個月。同時，輪訓期間會從他們待的病房中指定一到數名病患作為他們的主責病患。葛楚會參加跟她病患有關的多數會議（討論病患治療的會議、與家庭成員討論的會議），以及這間病房大部分的會議。此外，她被要求每週有一個下午要在住院大樓（admissions building）工作，負責收病人；每週要值班一到兩個晚上；一週上四小時的講座課程；參加由一整屆住院醫師組成的團體治療；並開始跟至少一名門診病患進行心理治療。事實上，住院醫師在幾個月後就只會零星參與講座課程。在某個住院醫師的訓練計畫中，教學負責人拿出了出勤表，但是住院醫師們仍然拒絕出席；他們煩躁不耐地說，他們的責任是照顧現在手上的病人，而不是唯命是從地坐在課堂裡。住院醫師真正學到的東西是那些他們必須要做的：收病人住院、診斷、判斷給藥，並且（近來比較不那麼迫切需要）為病人做心理治療。

在葛楚必須掌握的所有技能中，最重要、最受考驗，也是最會被攤開來檢視的，是她收治患者入院的能力。「入院」(admission)是一個充滿各種儀式的過程，這個過程會將不健康的人(ill person)識別為病人(patient)，並且會產生出幾張紙，這幾張紙就是這個人作為一個病人，在整個住院期間(甚至延伸到出院之後)最一貫會被閱讀的單一文件。隨著住院治療持續進行，會被加上去的紙越來越多：護理紀錄、精神科醫師的病歷、職能治療師和社工師的紀錄，等等之類的東西。之後每一次住院都會增加更多的病歷。這個病人病歷夾(也就是一個寫著他名字的文件夾)的厚度很快就會增加到一英寸，接著可能是三英寸；比較老的精神科病房的病人，他們住院的時間長，病歷紀錄的量更大，病歷夾可以厚到一英尺。你會看到住院醫師駝著背或繃緊著肩，從病歷室拿出這些舊的病歷夾。醫護人員每看病人一次，醫師會診或護理師輪一次班，或者職能治療師來做一次治療，就會在病歷夾裡加上一份紀錄。要讀這些厚重又折了角的病歷之前，你要先找到這名患者的入院病歷：它是一份打字而非手寫的簡潔摘要，解釋了這名患者為何來到這家醫院，以及當時醫師對他的看法。為了寫出這份病歷，醫生會對患者進行會談並記下幾段文字，這些文字是患者在醫院就診的醫療及法律依據，並為疾病的識別提供了依據和論證。

這個夏天，在這座橡木鑲板的醫院，我看著葛楚準備書寫她的第一份精神科入院病歷。這花了她四個小時的時間。那年年底，她不用一個小時就可以會談完一個病人，並且把入院病歷聽寫[6]到那位病人的病歷夾裡面。但是這個下午，我坐在她旁邊，她整個人是癱倒的。她在頗富聲望的實習計畫完成實習，而她一直是個效率甚高的實習醫師。她說她知道怎麼處理胸痛。在實習的尾聲，她知道哪些病人會拉響當晚的「醫療警報」[7]——誰會陷入心臟或呼吸停止，而且需要做心肺復甦術。但是現在的她十分驚慌。

我對她的驚慌失措非常感興趣，因為她其實擁有所有她需要的知識啊。她曾和資深的住院醫師一同會談她的第一位病人，並對這個病人下了強迫症的診斷。她有一本官方的精神醫學診斷手冊可以查閱強迫症的相關內容，她手邊還有另一位強迫症病人的入院病歷複本。她為這位剛會談完的病人寫了大量的紀錄。但病人離開後，她站在桌子後面，僵硬緊繃的身體微微前後搖晃，乾淨整齊的正式服裝下滿是絕望和恐懼。

她知道自己必須在「現況病史」(History of the Present Illness)這個欄目下描述疾病發生的時間順序以及個案疾病的整體歸納。她需要詳細描述這些用來支持一個(或多個)診斷的證據，再用這些證據支持個案疾病的整體歸納。她說，入院病歷並不是患者所說的內容；它是在排除了大致無關的細節之後，醫師對病人說過的話的解釋。這份病歷應該要能夠展現該名病人符合強迫症的診斷準則。(之後可能會有更長的病歷，詳細說明病人整個病史過程。)這些準則基本上如下所述：

6 譯註：美國書寫病歷有不同模式，有自己書寫的選項，亦有將過程錄音，之後再行聽打的方式。作者在此處使用「dictate」一字，但並未描述細節，故推測是用聽寫的方式。

7 譯註：大型醫院都會有多種因應緊急事件的「醫療警報」(code)，例如廣播九九九就是有人需要急救。

一、病人必須有**強迫思考**（obsession），諸如反覆而持續的想法、衝動，它們突然闖入（intrusive），並造成明顯的痛苦；這種想法或衝動不只是針對現實生活問題的過度憂慮；此人會企圖壓抑它們；此人可以理解這些想法是由自己的心中所產生的，亦即它並不是精神病性的。或是有**強迫行為**（compulsion），比如像洗手、檢查門是否關好等重複的行為，或是像祈禱這類心智活動，此人覺得自己是被驅使去執行這些強迫行為；這些行為或是為了避免、減少痛苦，或是為了防止某些可怕的事件或情境，然而這些行為或心智活動與其期望去抵消或預防的事物之間並沒有現實上的明顯關聯。

二、此人在某些時刻能認知到這些強迫思考或強迫行為是不合理的。

三、這些強迫思考或強迫行為造成了顯著的痛苦，浪費時間（每日超過一小時），或嚴重干擾此人生活。

四、這些強迫思考或強迫行為並非其他精神疾患所造成（例如厭食症中跟食物有關的強迫思考）。

五、它們也不是其他醫療或藥物相關的情況所導致。①

一份標準的入院病歷，看起來可能會像精神醫學教科書中的這個例子：

病人是一名二十四歲的白人單身男性，在母親的建議和陪同下來到診間，就強迫思考和強迫行為的狀況進行諮詢。他提到自己從童年起就有的儀式化行為病史，且隨著時間推移變得更加嚴重並導致失能。他說道，大學畢業後他開始反覆檢查家裡的鎖、檢查是否有人偷溜進他的車子，然後重複檢查家用電器是否安全。他發展出過多的儀容整飾儀式（grooming rituals），而且這種強迫思考在他做會計師的時候變得非常嚴重，他因此被迫辭職。他開始害怕失控、害怕被公開指責、害怕得到愛滋病，並且十分計較物品的對稱性。他最近搬回去跟父母同住，在父母家，他的儀式延伸到生活的方方面面，以至於占據了他一整天的時間，這使得他不再有辦法盥洗或打理好自己。這個病人有意識到這些行為過度且不合理，但是當他試圖停止這些行為，又會焦慮到不行，最終反而更惡化了自己的儀式行為。他的這些行為明顯沒有任何醫學疾病或是其他精神疾病方面的誘發因子。他似乎也沒有這種情況的家族史。該病人表現為一個蓬頭垢面、清潔狀況不佳的男性，然而他的智力沒有障礙，也沒有精神病性症狀。②

診斷：強迫症（國際疾病分類標準：300.3）

但是葛楚的病人並沒有說出像這樣提綱挈領、抽象，而且去除枝節的故事。病患從來不會這樣講故事，除非他們經歷過多次的入院，而且也唯有他們想要與醫師合作才有可能。在精神科，病患不像在其他醫療環境中那樣能輕鬆給出資訊。大多數患有一般身體疾病的病患，會因為對痛苦感到恐懼而積極提供相關資訊。精神科病人和自己的症狀之間有著很不一樣的關係，他們並不會每次都想回答問題。葛楚的病人可能對他自己的儀式行為感到萬分的難為情。他可能想要得到幫助，但他也可能會想說對這個陌生醫師吐露得越少越好。一個妄想的病人會有脫離現實且固著的信念，深信有人要抓他，在會談的當下可能不會覺得「外星人要謀害他」跟醫師有任何的關聯。躁鬱症病患在發病期間的判斷力往往會變得很差，她可能會變得不喜歡這個醫師，並對他說自己一直都表現得很正常。和精神科的病人會談就像試圖徒手去抓魚一樣。

此外，雖然葛楚對強迫症（或是所有這些病歷）有了一個清晰而抽象的概念，但她沒有「直覺」。她覺得自己對於診斷的掌握還不夠深入肌理。「在實習期間，」她說，「那一年剛開始的時候，我記得在不同樓層間輪訓的資深住院醫師會去檢查那些整晚值班的實習醫師狀況如何。那時候的狀況是，護理師會把資深住院醫師拉到一邊說：『你懂的，我覺得一一四號房的病人看起來不太對。』接著，這位資深住院醫師會以一種非常若無其事的方式晃過去，然後跟實習醫師說：『情況還好吧，一一四房的病人怎麼樣？』實習醫師可能會回：『噢，還不算太糟。』而這個學長會說：『哦，讓我看看生命徵象（血壓、體溫等等）。哦，這看起來不太對欸，我們一起去看看他吧。』作為初學者，你會漏掉很多東西，因為你看的病人還不夠多。隨著這一年過去，你會發現，即使只是走進房間看一眼，你就可以判斷這個病人看起來並不好。這就是直覺。」

臨床直覺就是在成為其他醫師所說的「好」醫師時所發展出來的。這是他們的專業技能。直覺是一種能力，能夠去識別與臨床問題相關的身體和行為模式、看見患者的問題、判斷問題的嚴重度，以及選擇讓患者儘快康復的處置方式。當普通人隨著專業賞鳥人一起穿過原野，普通人看到了鮮花和青草；賞鳥人則看到了二十種不同的鳥以及牠們牽連廣闊的棲地。鳥類觀察就跟醫療一樣，直覺意味著你能夠拾取一些不明顯的細節，像是一種草，或是一股氣味，或是一段簡短的語句，這些都可以幫助你了解你所看到的。但是在醫療上，疾病的野外指南跟病人之間的關係相當不直接。你很少會看到什麼特定症狀（比如說眩暈）是由一種且僅能由一種疾病所產生。醫師學習到如何從相關症狀的叢集裡做出診斷，即便有許多症狀並不是那麼明顯，他們也能識別出整體的模式。他們的技能中有一部分涉及對什麼樣的症狀模式暗示何種疾病做出有用的推測。比如說，甲狀腺功能低下症的「好」病例（或「典型」病例）就是一名看來情緒低落、體重過重的女性，舌頭肥厚、手臂乾燥且呈鱗片狀。如果你是個資深醫師，你可能會用這樣的病例教導你的醫學生何謂「甲狀腺功能低下症」，但是你在診間裡診斷到的甲狀腺功能低下症病人極少會有這麼典型的表現。幸運的是，某些疾病會有個簡單的檢驗——即「特殊病徵的（pathognomonic）檢驗」——可以確認這個診斷，例如電腦斷層就可以照出引發頭痛的腫瘤。但就算是一般科別也不一定總是有這樣的檢驗：以阿茲海默症為例，要確診這個疾病，唯一的方式是大體解剖。精神醫學當然沒有這樣的檢驗——除了酒精或藥物的相關檢驗，沒有血液檢驗、X光或尿液檢驗可以驗出精神疾病。

因為沒有一種精神疾病的分類（至少被認為是真正的精神科疾病中沒有任何一種）可以被單一的檢驗或單一的症狀診斷出來，所以大多數的診斷是用一串準則的清單呈現。在這串清單上，病人不用符合全部的項目，只需要符合一些項目，就可以達到診斷的標準。下面就是重鬱症的診斷要件清單：

在兩週內同時出現以下症狀中的五項（或更多），並至少包含下面兩項症狀之一：（一）憂鬱情緒，或（二）失去興趣及愉悅感。

一、憂鬱心情。
二、明顯降低興趣或愉悅感。
三、體重明顯減輕或增加。
四、失眠或嗜眠。
五、精神動作激動或遲緩（即激躁或是行動緩慢笨重）。
六、疲倦或無精打采。
七、自我感到無價值感，或有罪惡感。
八、專注力降低。
九、反覆想到死亡。[3]

強迫症的準則清單更直接，但患者所說的，與抽象且逐項清單式的診斷之間仍存在著鴻溝。葛楚第一次處理入院過程之所以會花這麼多時間，是因為她一直試圖把患者所說的對上診斷準則。她很難記住病人的敘述細節，因為這些敘述似乎還不太像完整故事中的一部分。每天洗一百次手對我們大多數人來說似乎超乎理解，它似乎是一種波赫士式的怪異誇飾，而不是「過度梳理整飾」（excessive grooming）的證據。在上班前檢查三十次門鎖，或六個月不丟垃圾，也是同樣的狀況。

這名年輕精神科醫師的筆尖猶豫地停留在那個想法上：這種狀況究竟會是什麼樣子？是什麼讓它成為一種疾病而非好萊塢式的幻想？入院病歷看起來是這麼平穩而謹慎。但那些第一次會談實際上根本完全相反。

這些新進的精神科醫師才剛度過治療心血管疾病與肺癌的日常，對他們來說，儘管某些醫學疾病（好比狼瘡）也可以透過準則清單診斷，但是需要透過滿足九種症狀中的五種來做診斷，這感覺似乎還是很奇怪。當準則包括諸如「感覺到與他人疏離（detachment）、疏遠（estrangement）」或「感到無價值感或罪惡感」等項目時，這些診斷更讓人覺得不可靠。這些主訴似乎不像是「真正的」疾病；它們感覺不像是「器質性」的問題。這就像是在暗示，有某個下午舉辦了某個委員會，然後投票決定「憂鬱症」應該包含什麼樣的內容。想當然耳，確實有委員會做了這樣的事。對於葛楚這樣一名年輕精神科醫師來說，這種委員會的工作起初看起來都很詭異。她並不清楚自己在處理的究竟是否是人體中明顯不同的生理過程。她在當住院醫師的第一個夏天這麼說：「當實習醫師的時候完全不是這樣，你會有一個明確的應辦事項計畫。你會更精確地知道要問什麼。即使病人呈現出來的症狀千變萬化，但總是存在**器質性**的毛病。並不會有『九種症狀取五種』這類的情況。」

透過精神醫學訓練的過程，這些疑慮會在臨床實作中消失，即使那些強烈質疑到底的人也是如此。完成訓練的年輕精神科醫師可以立刻辨認出這些疾病，就像對空觀察員可以認出波音七四七、賞鳥人可以認出巨大的雪鴞，愛狗者知道傑克羅素梗犬和米格魯獵犬之間的區別。他們的話語和行為通常似乎說明了，這些「診斷」可以挑出明確且互不相同的疾病，就像是在辨認傑克羅素梗犬和米格魯獵犬一樣。第一年，當葛楚學會快速而準確地進行診斷時，她開始表現得像是在說人們罹患精神疾病就像罹患腦膜炎一樣。幾個月後，葛楚告訴我：「就跟一般醫療的程序一樣，你會立刻打量這個病人。看了一整年的病人，還有完成了數不清的入院程序，每週接兩次到五次入院病人，甚至更多……之後你走進候診室，你會去看他們是怎麼稱呼你的，那時候你已經在想診斷是什麼了。」

那個夏天我觀摩了新進住院醫師如何處理入院程序。每個人會在一點的時候分配到一名個案，三點的時候分配到另一名。午餐後，住院醫師會走到住院大樓，在總辦公室領取以前的病歷夾並且快速看過一遍，接著去候診室與病人見面，然後帶他去會談室。住院醫師通常會花一小時跟病人會談，然後在快速的身體檢查之後，這個病人就會被帶出去，等著被護送到病房。有個住院醫師在她完成第一次入院會談後跟我說：「在入院會談中，我的工作之所以重要，是因為我是醫院的主要聯繫人，我希望這個過程對病人來說是個很棒的、療癒的經驗，同時我也想要表達出我對她的人生很感興趣。但是，我**必須**要做的是什麼呢……是收集資訊。那**才是**會被寫進入院病歷的東西。如何以天衣無縫的方式取得資訊是個藝術，可以像是自然的交談。但那很困難。我還沒有學到這個功夫，所以對那個可憐的病人連珠炮似地問了一大串的問題。」作為醫師，你會希望在初次的會談中，以一種值得信賴和富有惻隱之心的方式，很「平常」地表現自己，因為你想要幫助這位病患，而且除非他信任你，不然他不會配合說出心裡話。與此同時，你真正的工作是用特定的問題去打探可能會讓患者感到尷尬、羞辱或痛苦的領域。

問題分成兩種截然不同的類型。首先是和疾病直接相關的問題，就像一般科別醫師會問的、跟其他一般疾病有關的那些。精神科醫師若要「打探」患者是否有強迫症，會問類似「你會常常洗手嗎？」這樣的問題；精神病（psychosis）的問題則是類似：「你會不會覺得電視傳遞了特別的訊息給你？」憂鬱症的話，他可能會這麼問：「你最近有沒有想過自殺？」越年輕的臨床醫師越有可能基於醫學生的好學焦慮問上各種可能的問題，而不管這名病患來這邊究竟想要談什麼。我曾經看過第二年住院醫師和一個十九歲的男生會談，他之所以預約會談，是因為他已決定告訴母親自己是同性戀，而當時碰巧是他父親因愛滋病去世一週年。失去親人的人，往往會在逝世週年的忌日上再度感到悲慟。這個年輕人來到診間很可能是要做心理諮詢。他可能想要談談他的悲慟、他的焦慮，以及他的需求——他想要對他的母親坦承，但又不想傷害到她。這個年輕的精神科醫師問了他所有與精神病相關的診斷性問題（你會認為你可以讀我的心嗎？對於這個宇宙你有沒有什麼特別的想法？）、與憂鬱症相關的問題（最近體重有下降嗎？你有沒有難以專注？），以及與反社會人格障礙症相關的問題（你在十六歲以前有沒有縱火過？）。這個年輕人顯然是鼓起勇氣來談他所做的決定，但卻坐在那兒驚詫得不知所措。更多時候，臨床醫師會思考什麼診斷可能符合患者的情形，提出一系列具有針對性的問題，這些問題會聚焦在這些疾病分類最具特色的特徵。如果精神科醫師懷疑病患躁症發作，她會問：你說話會說得很快嗎？你有沒有花很多錢？這個美好的週末有發生性行為嗎？

接著則是一些在本質上比較間接的問題，有些訊息患者也許不想說或是不能說，那麼這些問題就是獲取這些訊息的重要方式。精神科醫師時不時會問病人一些日常的問題，並且做一些小小的測驗，以判斷病人的思維是不是出了奇怪的狀況。例如，病人有可能被問到下列這些問題：一百往下連續減七的答案；記住「車子」、「書本」、「雨傘」三樣東西，並在幾分鐘後背出來；總統是誰；今天是幾月幾號；「及時行事，事半功倍」是什麼意思；[8]如果他看到人行道上有一個蓋好郵戳並寫上了地址的信封，會怎麼做。最後這個常識測試至少有兩個版本，另一個版本是「如果你看到失火了會怎麼做？」。在以「精神狀態評估」為主題的夏季研討會課程上，一名資深住院醫師描述有個在入院會談結束時感到無聊的病人，當他被問及如果看到失火會怎麼做的時候，這個病人說他會把它放在郵箱裡。住院醫師說，那是個入院很多次的病人。

標準入院程序

病人姓名：

身分資料：年齡、種族、性別、婚姻狀況、就業狀況、轉診來源。

主訴：以病人自己的用語描述主要問題。

現況病史：使用問題導向的格式。對於每個症狀／問題，詳述下列這些特徵——發病年齡、症狀的嚴重程度和持續時間、促發和維持因子、神經衰弱徵象（neurovegetative signs）

的存在與否、對藥物的反應。如有需要，可以寫在背面。

過去精神病史：

物質濫用：每天飲酒量、最後一次飲酒的狀況，以及酒醉駕車史等等。

藥物使用狀況：近期服用的精神作用藥物，以及非精神作用藥物（nonpsychotropic medication）。

過敏史：

家族史：列出過去和現在的家族精神疾病（包含物質濫用）和其他一般疾病。列出接受過的治療和治療效果。其中也包括家族中是否有人自殺。

醫療史：包含頭部外傷、重大疾病、住院史和手術史。

近期功能：呈現出生活安排、職業、經濟狀況、社交和休閒活動、性取向和性功能。

過去發展狀況：描述在兄弟姊妹中的排行、與家庭成員和同儕間的關係。描述重要的關係及約會，以及婚姻和性活動史（包括性虐待）。描述就學史、最高學歷和工作經歷。

8 譯註：這句諺語原文為「A stitch in time saves nine」，直譯為「及時縫一針能省九針」，此處採用意譯。台灣最常問的問題是「井底之蛙」、「一石二鳥」等成語，問題重點在於諺語本身是比較鮮明的符號，考患者的是背後引申的涵義。台語則可能會問：「黑矸仔裝豆油」（oo-kan-á té tāu-iû）或「好酒沉甕底」（Hó-tsiú tîm àng-té）的意思。

精神狀態評估

一、整體外觀和行為

例如：外觀——是否合乎年紀、儀容、著裝情形、是否有眼神接觸；行為——激動、遲緩、怪異、不正常運動、坐立不安；態度——合作、防衛、謹慎保留、敵視。

二、言語

例如：速度、節奏、語調、強度、流暢度。

三、情緒（mood）與情感（affect）（情緒：病人的情緒基調隨著時間變化的主觀描述；情感：評估此刻病人情緒狀態的外顯表現。）

例如：情緒——快樂、悲傷、低落、煩躁、憤怒；情感——適宜、平板、侷限、低落、欣快、焦慮、興高采烈、憤怒。

四、思考過程和內容[9]

例如：離題、繞題、關聯鬆散、思考飛躍、思想阻斷、妄想、多疑、關係意念、侵入性思考、強迫思考、強迫行為、對特定事物的恐懼、幻覺、錯覺、自殺／殺人意念。

五、認知功能

例如：定向感、注意力、記憶力、序列減七法[10]、倒背總統法[11]、諺語解讀。

六、病識感與判斷力（病識感：對自己生病的覺察；判斷力：在決定行動方案時，評估以及

比較事實和備選方案的能力）

精神疾病診斷與統計手冊的診斷和編碼（五軸）：

心理社會評估：

目標：

治療計畫：

葛楚來到病房工作後不久，在她開始準備接聽電話、處理她的第一次入院程序的時候，她就開始記誦診斷準則的清單，有時會搭配輔助記憶的口訣，好比重鬱症的口訣是「眠興罪動、專食精殺」（失眠、興趣下降、罪惡感、活動力、專注力、食欲、精神運動激躁或遲緩、自殺意念，重鬱症就是憂鬱情緒加上這八項症狀中的四項）[12]。醫學生會上一些課，課程中會教他們分辨憂

9 譯註：一般來說，幻覺、錯覺在精神狀態評估中屬於「知覺」（perception）的範疇。強迫行為則是在「行為」（behavior）的範疇。此處維持原文的寫法。

10 譯註：即從一百開始依序減七，分別講出答案，通常減五次即完成測驗。

11 譯註：測法是先講出現在的總統，然後往前背出歷任總統。在美國是測試八任就停止。這個方法已被認為測試的信效度低，且受到教育程度的影響。

12 譯註：原文是SIGECAPS，對應到的是**s**leep, **i**nterest, **g**uilt, **e**nergy, **c**oncentration, **a**ppetite, **p**sychomotor retardation or agitation, **s**uicidality。可以拆成SIG E CAPS，SIG為歐美醫師醫囑的常用拉丁文signare的縮寫，意思為「指示用法」；E CAPS指的是能量（Energy）膠囊（capsure）。此處為了閱讀流暢度，直接改採意譯。

鬱和精神病性憂鬱，或是分辨器質性妄想症以及思覺失調症，負責教授這些課程的住院醫師會在白板上寫下診斷準則並予以解釋。開始接入院病人的前幾個月，新進住院醫師會在跟病人講話的時候，拿出小本的《精神疾病診斷與統計手冊》隨身手冊，翻到某個診斷的頁面，確認自己已經問過了診斷準則清單上所有的問題。傳授給新進住院醫師的，關於入院過程的相關訣竅，通常圍繞著症狀與診斷準則。在這系列的夏日研討會中，總醫師給了葛楚這梯的住院醫師們一個建議：「試著去記住你總是忘記的主題；像我以前就老是忘記強迫症的症狀。」醫院的日常生活結構創造了一個學習的環境，可以高效率地說服住院醫師依照準則記住這些複雜的分類，因為沒有辦法成為「夠好」的醫師會是件丟臉的事。

例如巡房。對資淺的住院醫師來說，巡房通常意味著公開檢視自己診斷知識的時機。在醫院裡，大部分重要的決定會在團隊會議中討論和完成，不然就有可能會發生在巡房的時候。此時，資深與資淺的住院醫師、精神科主治醫師、心理師、護理師、社工師……所有的病房醫護人員會當面討論分配給他們團隊的每位病人。團隊會議通常每週舉行兩次，不過「交班會議」（sign-in rounds）則是每天早上舉行，值班醫師會在這個會議上把照護責任交棒給白天當班的醫護人員。新入院的病人會在會議上被提出來報告，並且在每個病人身上花半小時以上的時間仔細討論他的狀況。其他病人的報告則較為簡短，也會評估他們的進展。大多數的情況是，已經被指派負責這個病人的資淺住院醫師（或他負責帶的醫學生）要來做這個病例的口頭報告。如此一來，這十個人聚在一起無非就是要檢視最資淺的醫師做得如何。如果這個資淺醫師發生診斷或開藥方面的錯誤，他不僅僅會覺得自己很愚蠢，還會有罪惡感。畢竟，病人的生命受到了影響，大多數住院醫師和醫學生在犯錯時都會感到內疚和尷尬。有時資深的醫師會故意羞辱他們。我記得這最常發生在開藥的錯誤上。在某間醫院，某住院醫師不想開給她的病人抗精神病藥。資深醫師不同意她的做法。團隊會議上討論到她的病人時，這個資深醫師宣布她犯了一個錯誤，並堅持要她在開會的當下打開病歷夾寫下醫囑，這樣每個人都可以看到她犯了錯。讓人感到羞恥是醫學教育中常見的教學工具。

在某間醫院，每個病房團隊有兩名資淺住院醫師，每週兩次的團隊會議都會一一討論每個住院醫師照顧的八到十二名病人。住院醫師會從襯衫口袋裡拿出他的病人識別卡，並用疲憊的聲音開始唸誦：「瓊斯先生是個五十一歲、憂鬱又離了婚的白人男性。他上週四到急診時有出現自殺意念、睡眠障礙和食欲不振的情形。我們開始開伊米帕明[13]給他，他的藥量現在已達到一天三次，每次五十毫克。」當然，自殺意念、體重減輕和睡眠模式的改變都符合了這個診斷準則：至少兩週的憂鬱情緒，以及至少滿足八項其他症狀中的四項——這是伴隨著記誦診斷準則而生產出的臨床知識——而這三個臨床狀況確實是最有鑑別性、也最重要的症狀。當一個病人已經入院，而且是第一次要做報告，住院醫師會用更詳細的方式來描述這個病人，並以診斷來總結這個報告。首次的病人報告會是對於診斷的論證：「瓊斯先生是個五十一歲的離婚白人男性，主訴是『我不想

13 譯註：一種三環類抗憂鬱劑。

活了』。他昨晚來到急診時帶有強烈的自殺意念。他描述了無望感、罪惡感，並報告自己的體重在過去的三週內減輕了十磅。他提到他有非常嚴重的睡眠障礙，伴隨著早醒的問題……」

到了第二年，住院醫師開始談論這些疾病給人的「感覺」。他們會說他們「感覺」或「意會」到某人有精神病。葛楚在住院醫師第二年的時候曾評論道，「看過一千個思覺失調症病患以及一千個躁鬱症病患之後會有一些好處。你開始有了『感覺』。這是一種醫療上的藝術。」她有個同儕也在差不多的時期提到：「在醫院見習的時候，你的入院病歷長達八頁，把所有的細節都寫了出來。接著來到實習時期，你的病歷變成兩頁，到了住院醫師時期則變成了一頁。不知怎麼地，這一頁就是能夠濃縮精煉出重要內容，比醫學生寫的八頁還要清楚得多。現在對我來說，診斷更像是一種感覺。你對病人會有某種程度上的感覺。有些人在我看來就像是一個思覺失調症或躁鬱症的病人。我開始領會到什麼是臨床醫師隨著時間所獲得的東西——那就是五、六十歲的人所擁有的豐富經驗。他們以某種方式真切地掌握到問題核心，而我才剛剛開始了解它而已。」

然後，在第一年的某個時刻，住院醫師不再記誦準則，改成識別原型。我用「原型」(prototype)這個詞要講的是一種特徵的叢集，它們構成一種類別的「絕佳範例」。當你使用原型來思考，你會想知道正在探討的項目是否近似於這個類別的最佳範例，而不是這個項目是否符合該類別的指定規則或準則。好比這個問題：鴕鳥是鳥，還是一種放牧動物？一個原型的使用者會問自己，這隻鴕鳥是比較像麻雀，還是比較像頭牛，他依靠的是他所能看到的東西，以及一系列的背景理論和假設。許多令人印象深刻的認知科學研究指出，對於日常生活中大多數的分類，特別是像「桌子」、「椅子」和「狗」這種「基本層次」的分類，我們會用原型去做推理。當你看著一件家具，要決定它是桌子還是椅子，你不會在腦海中列出「桌子」和「椅子」的類別準則。這很花時間。而且這個方法也常常不管用，因為許多屬於這個類別的成員並沒有該類別所有明顯的要件。（比如企鵝是一種不會飛的鳥，但牠仍然是一隻鳥。）相反地，證據表明了，你會想起每個類別的最佳範例，然後你會決定哪一個跟這個不確定的標的物最相似。④你不會問自己這張椅子是否符合所有「椅子狀態」（chairship）該有的準則。你看著它，然後你就知道它是一張椅子。

使用原型非常大的優勢在於快，而且有效率。你直接辨識，而不是記住那一長串的成員規則。代價就是類別間的界限變得比較不明確。認知科學家用「原型效應」來描述這種現象。人們處理有關原型的資訊的速度遠比處理非原型的來得迅速，但是人們也很容易去蒐集那些圍繞著原型的資訊，所以更有可能過度解釋與原型相似的資訊。⑤如果一名非常新進的住院醫師被問到某某病人是否符合《精神疾病診斷與統計手冊》的準則，比如思覺失調症或妄想症好了，這位住院醫師會拿起《診斷手冊》並讀出每一條準則。她可能會發現這個病人同時符合了兩個類別的準則，而這兩者之間的差異並不是那麼明確，至少就這個病例來說是這樣。如果你一年後再問同一位住院醫師一個這樣的病人，當她已經發展出對這個疾病的原型概念，她可能就不會去拿《診斷手冊》，她可能也不會覺得這兩種疾病在本質上具有不確定的差異性。她可能更相信每一類疾病之間存在明顯差異，並且更可能在個案報告中擷取那些與原型相符的資訊，略過那些不符的。當這種情況發生之後，精神科醫師就很難想起自己最初對診斷準則的懷疑。病患的疾病似乎不太像分類問題

（它像這樣，還是那樣？），比較像是簡單的識別工作。診斷開始像是體內真實而分明的實體。

當然，年輕的精神科醫師談論《診斷手冊》的方式就好像他們用起它來輕鬆自在，就好像說無論手冊上怎麼說，這個病人的身體內都存在著疾病。就像一名第二年住院醫師說的：「我對於（《診斷手冊》）還滿隨便的。我用它來做幾個比較大的類型的診斷，不太會去擔心裡面細微的差別。」另一名住院醫師在他住院醫師第一年的年尾時說：「創傷後壓力症……我沒辦法告訴你ABCD四個準則的每一條準則細項，但是我知道什麼是創傷後壓力症。你必須經驗到ABCD這四個準則中的一種，像準則B，你必須要有七種症狀之中的兩種，才算滿足準則B的條件。我並不是很精確知道這些準則，但是大概知道它們感覺起來像什麼。以廣泛性焦慮症來說，你必須要會擔心某些事情，然後你必須要有……好比說十八種身體症狀中的六種——我不知道這十八種症狀是什麼，但是有人焦慮的時候我會知道。」有時候住院醫師似乎更有興趣治療需要被幫助的人，而不是確認那些患者是否嚴格來說完全符合白紙黑字的準則。一位第二年住院醫師評論說：「這有很多灰色地帶。他們很難過、他們睡得不太好、他們的妻子離開了他們。或者，他們感到焦慮而且聽起來像是恐慌發作，但這些狀況就是沒有符合準則。如果人們在接受治療之前必須嚴格達到診斷條件，很多人將不會得到治療。」有時候住院醫師會去思考他們所選擇的診斷會帶給病人什麼樣的社會衝擊，如果症狀有點模稜兩可，大多數人會偏向給出長期預後較佳的診斷（像是躁鬱症），而不是預後較差的（例如思覺失調症）。而且他們有時候會提到沒有列在《診斷手冊》上的特質，但一樣有診斷性的意義，好比衣著或是化妝。有人這樣跟我說：「我曾經透過他們把自己名字列在電話簿上的方式把人診斷為輕躁症，他們列了他們全部的名字。」也有人告訴我：「如果你問一位憂鬱的女性她是否曾經嘗試過自殺，然後她說『五十次』，那你就得到了一個『邊緣型人格障礙症』的診斷。」

年輕的精神科醫師行事的速度說明了「診斷」更像是辨識椅子和桌子，而不是取出手冊並反覆仔細檢查白紙黑字的準則。當我開始進行這項研究的時候，有位人類學家告訴我，肯塔基大學醫院的住院醫師做出一個診斷只要花三十秒。[6]我當時以為他在開玩笑。然後有一晚我跟著一位住院醫師值班，為了逗我開心，她會透過職員室與等候區之間的厚玻璃窗瞥病患一眼，就給他一個診斷。我們坐在職員室裡；病人走進門，我們會看著他（或她），我的朋友會說，這個人很憂鬱、那個人很躁、那個人很嗨。接著我們一起走出去，她會跟病人會談，而且經常是在警察也在場的情況下做會談。她提到的那個憂鬱男子，他因為想尋死而在橋上威脅說要跳下去，然後就被帶過來了。她說很躁的那個男人則是半裸地跑到街上，當他開始說話，我們就知道他很明顯處在一個未用藥的亢奮狀態之下。另一個她提到嗑藥的病人則顯然是如此。也就是說呢，在病人開口之後，我就明顯地知道病人的診斷；然而我的精神科朋友只需要瞥一眼，病人的診斷就了然於胸。在看到葛楚馬拉松式地用四個小時收一名病人住院之後不久，我和一位資深住院醫師共進午餐，而他愉快地宣布自己前一天晚上（即在下午五點之後）接了七名病人，並在凌晨一點以前上床睡覺。這表示他每次與病人見面、會談、做身體檢查並寫好入院病歷，只花不到一個小時的時間。在我開始向人們提出人類學家那聳動的評論時，資深的教授們對此感到震驚和懷疑——他們費盡心思解釋診斷過程是如何仔細——但是住院醫師們都笑了，還表示想知道為什麼那些肯塔基大學醫院的住院醫師診斷下得這麼慢。當然，來到醫院的病人很少完全沒看過精神科，因此大多數情況是病人已經事先有過診斷，但即使如此，住院醫師的評估還是非常快速。「這是模式識別，」葛楚解釋道，「這就像是說，坐在你旁邊的人看起來像是有精神病性症狀嗎？他們看來好像很憂鬱？像個受到創傷的病人？某個程度上我會問自己，他們讓我感覺到什麼，我掌握到了什麼感受，然後一旦我對他們後續表現出來的方向有信心，我會再稍微對一下清單來確認我已經感覺到的東西。為了避免我自己遺漏些什麼，即使他們看起來並不像精神病，我也會問跟幻覺有關的問題，或即使他們似乎沒有自殺傾向，我也會問跟自殺有關的問題。大概像是這樣。但是我首先會抓主軸，然後再去確認。」精神科醫師確實會把這些最初的診斷當成假說，而會談則是支持或推翻它，但重點是，這過程很快。我曾和一位以診斷分類的研究工作聞名的精神科醫師一起搭電梯，我問他做一個診斷要花多少時間。他看來若有所思，似乎被這問題稍稍困住了一下，然後他說：「很快。非常快。」

當然，診斷並不總是這樣做出來的。醫院（或病房）每週會舉行一次個案討論會，會議的目的通常是讓資深臨床醫師診斷「困難診斷個案」，也就是這個個案似乎不符合任何診斷類別，就好像他是一部分的桌子、一部分的椅子，或同時兼有兩者特徵。我參加過一次，討論的是一位因為高危險性自殺嘗試而住院的病人。他的情緒看起來並不那麼低落。對於一些醫師來說，他似乎有點「精神病感」。當他談到他的生活，在這些醫師聽來有點思覺失調症的味道。「他非常的孤立，」一名精神科醫師說道，「他對於網路有很多瘋狂的想法，跟他說話的時候，你會感覺到他有點疏離，而且不帶什麼情緒。」但這個病人說他是躁鬱症患者，熟練而輕易地談論關於「躁期」和「鬱期」的狀況。他住院過幾次，但直到他這次出院前，其他醫院的病歷可能都沒有辦法送來這裡，所以我們沒有辦法知道他在其他醫師眼中曾經是什麼樣子。他說他不「喜歡」鋰鹽或其他情緒穩定劑。他說這些藥物對他沒有幫助。他是一名思覺失調症患者嗎？也許他曾經被告知自己罹患了躁鬱症，因而從那時起發展出一種近似於妄想的想法？他是躁鬱症患者嗎？他有沒有精神病性憂鬱（psychotic depression）？我認為資深的臨床醫師在會談時確信他是個躁鬱症患者。但是，這位資深臨床醫師專門治療躁鬱症患者，他或多或少會認為大多數病人都罹患躁鬱症。這種情況並不罕見。某家醫院有個創傷後壓力症研究單位，這個單位有一位深具魅力的領導者，在入院的會談中，住院醫師對虐待的打探可能比他們在其他地方問得更深入，並且更常診斷出創傷後壓力症。另一項計畫則以思覺失調症研究聞名。在那裡，比起懷疑病人罹患躁鬱症，熱切的住院醫師更傾向懷疑病人是思覺失調症。回到這名病人，房間裡另外兩位經驗豐富的臨床醫師認為他罹患的是思覺失調症。

然而，學習過程積累起來的效應正意味著每個診斷都存在潛在的疾病，那是一種由診斷所命名的「東西」，這個東西比診斷更核心。這即是說，透過背誦診斷準則以及學習原型化診斷類別的過程，精神科醫師學會了從話語與行為表現呈現出彷彿他們覺得疾病存在於這個世界，好像這些疾病可以立即被辨認出來，而且這些白紙黑字寫的診斷準則都可能只部分描述了真正的疾病。

年輕精神科醫師的行為舉止就像是在說這些診斷類別屬於「自然類」[14]。「自然類」是世界中的真實體，好比斑馬或是馬（但不是一張桌子）。即使有一隻白化症的斑馬沒有條紋，又有個難搞的哲學家在白馬上畫了黑色條紋，我們還是知道斑馬和馬之間存在著「自然」差異。斑馬和馬之間的區別是真實的。自然類不是社會常規，我們並沒有發明它，而且不論造成這兩者差異的東西是什麼，都會跟這兩個類型之間的本質差異有關，甚至跟類型差異之間存在因果關係。金和愚人金不一樣，即便兩者都是金色的，這是因為它們是由不同的化合物所構成。⑦雖然我們可能不知道這個差異是什麼，但我們會知道專家了解這兩者的差別，我們也知道兩者背後有真實的差異。

做大量的診斷、使用原型，還有撰寫入院病歷，很容易使人產生一種感覺——有一種潛在的本質，這種本質可以被看見、被命名，而且可能有辦法被控制。甚至在真正的問題似乎還難以捉摸、令人困惑的時候，我們就已經有那種感覺了。人類思想中有個相當古老的概念：當你為一些神祕而且難以控制的東西命名的時候，你就掌握了它。綜觀歷史文化中的魔法和宗教，去知曉一棵樹、一個人或一隻惡靈的名字，就是去掌握它的本質，進而控制它（除非你太弱或不純潔，在這種情況下說出神聖的名字可能反而會殺了自己）。當然，在醫療環境中，診斷給了醫師控制權，因為它告訴醫師，他可能可以如何去幫助病人。但是古老魔法的回音至今仍迴盪不已。製造出一個名字會讓你覺得自己已經開始掌握問題的實體，而且你會感覺事實上確實就是存在著一些東西是你可以去掌握的。醫學訓練已經使住院醫師相信，疾病是存在於身體內的自然類。病毒感染與細菌感染不同，即使它們有時會產生類似的症狀，而且這兩種感染之間的差異並不容易解釋，但是醫師的工作就是去弄清楚病人究竟得了哪種病。

精神醫學訓練中的實作需求，導致年輕精神科醫師的話語和行為都呈現出他們在醫院所診斷的好像是本質上不同種類的疾病。在這種情況下，把這種實作需求加諸於住院醫師身上，等於就是告訴他們，病患身上有著他們必須要辨認的疾病。他們也會得到教訓：他們可能會有辨識錯誤的時候，一旦犯了錯就會被羞辱；也就是說，這種辨識並不是小事，是深具意義的大事。例如，他們會被教導說，同時診斷病人罹患躁鬱症和思覺失調症是錯誤的，單獨下一個躁鬱症的診斷或是思覺失調症（或甚至是情感思覺失調症）的診斷才是合理的。⑧他們透過蒐集與絕佳範例有關的資訊來學習如何辨識某個診斷類別。他們知道，《診斷手冊》雖然是由委員會編纂的，但是委員會裡面都是精神醫療文化中受到尊崇的專家，而他們認為那些基本的診斷就是種疾病。經由醫學訓練，他們深入學習醫學的疾病模式。精神科的病痛（illness）可能比很多一般身體疾病的病痛複雜，而且在很多情況下，我們肯定還不太了解它。比起一般身體疾病，它在診斷類別之間的差異的確更模糊，因為沒有明確的醫學檢驗可以清晰地區分它們，而且真正的問題是：潛藏於背後的疾病是否確實存在？然而，醫院裡精神醫學培訓過程的認知經驗強化了病痛（illness）的疾病

14 譯註：自然類（natural kinds）是科學哲學的術語，過去主要是本質主義的觀點，指的是那些客觀存在於現實世界、獨立於人類判定之外的「類」(kind)；但近十年來，有學者提出新的理解，比較是基於建構論的觀點，認為基於科學實用性而定義出的分類也可以視為自然類。作者在這裡使用的是前者，即以本質主義觀點出發的「自然類」。

（disease）模式，這讓精神科診斷的內在模糊性迅速從年輕精神科醫師的經驗中抹去。

葛楚剛開始也對這些診斷類別及其準則清單感到懷疑和不安。到了年底，她看待疾病的觀點變得無比清晰，就像我們突然理解了某個視覺錯覺的騙術，之後就再也看不到那些讓其他人感到迷惑的錯覺特徵了。而且對這點她變得相當有自信。她可以很快地收病人入院，可以輕而易舉處理值班時接到的電話，而且她在上課時看起來不再憂慮或緊繃了。「你看得越多，你對一個問題就越容易有感覺。」她某天午餐時這麼說道，「你用原型的概念工作，你看了很多強迫症患者，你知道要問什麼問題以及什麼是重要的，你學會怎麼問現況病史，你了解到另一端的臨床醫師會有興趣去了解這個人呈現出來的哪個部分。這種知識只能從一而再再而三地不斷看病人的過程中獲得。面對一個躁鬱症的患者，你知道該問些什麼：『睡眠狀況』是指出這個人發生什麼事情的主要標誌。你會問他們為什麼他們會來到醫院。躁鬱症患者多半呈現出沒有病識感或判斷力的狀態（也就是說，他們不會認為自己生病），而這點可以幫助你判斷。你只是在學習——某些公式，某種程度上是這樣。好了，這是一個躁鬱症的患者，而這些則是我必須要審視的事情。但我也會嘗試在我的整合陳述（formulation）中提出鑑別診斷（列出其他可能的病情診斷）。『原型』的問題是，你會忘記有可能發生其他的事情。我昨晚收入院的那個病人只有三年的躁鬱症病史，她現在四十八歲，所以她是在四十五歲時發病。所以呢，她現在表現出躁症的樣子，但是我並不完全確信是躁症，因為它並沒有真正符合我們對躁鬱症的理解（躁鬱症通常會在三十五歲之前表現出來）。這讓我覺得還有一些別的可能。她的腦袋裡會不會有腫瘤？她是不是有個隱藏的癌症轉移到大腦，然後導致這種古怪的行為？這讓你懷疑可能會有其他事情發生，而這就是我們所說『鑑別診斷』(differential diagnosis)的意思。臨床醫師非常重視這一點。」

需要特別提醒的是，這裡有兩個重要的注意事項。訓練經驗雖然鼓勵年輕精神科醫師把診斷看成不同的潛在疾病，但是如今只限於其中某些診斷。第一本後精神分析(postpsychoanalytic)診斷手冊(也就是一九八〇年的第三版)的籌委會即便知道自己正在創造的是一份革命性的文獻，仍希望這本手冊能夠彌合領域內的差異，並且被該領域所有的人接受。因此，他們努力對精神分析師展現尊重，創造出兩種診斷類別：第一軸(Axis I)和第二軸診斷(Axis II)。(不論是以前或是現在，都還有其他的診斷軸向：用於一般身體病況的軸向、用於離婚或遷移等壓力因素的軸向、用於評估社會功能整體狀況的軸向。《診斷手冊》第三版的作者似乎設想了一組連續的統一體，可以確切地將病患定位到這個某種程度上算是相當多維度的描述性模式。在大多數情況下，精神科醫師只會煩惱第一軸和第二軸的診斷。)第一軸，也就是第一組診斷，被認為更具有「生物性」。它是一九七〇年代和一九八〇年代開始出現的新興精神醫學科學家的產物。這個軸向包含有思覺失調症、躁鬱症、重鬱症、強迫症、恐慌症、創傷後壓力症、解離性疾患，以及許多其他的類型。一般被視為「臨床症候群」(clinical syndromes)。其背後的概念是，一個人終其一生或多或少都患有這類疾病，只不過有時候它會變得「活躍」一點。第二軸，也就是第二組診斷，是由籌委會中精神動力學派取向的成員所發展出來的。你可以在這個軸向找到各種類型的「人格障礙症」：自戀型、分裂型、強迫型(與第一軸的臨床症候群不同)、邊緣型、反社會型等等。這些疾患被認為是長期的個性問題，並不會在某些時刻變得比其他時刻更加活躍（雖然實際上臨床醫師治療病人的方式就好像這種疾患真的變活躍了）。他們就只是……好比說是個神經兮兮或緊繃的人那樣。有時精神科醫師會說，第一軸疾患就像是某種「狀態」，你進入狀態、然後離開狀態；而第二軸疾患就像是「特質」，就像有一頭棕色的頭髮那樣。

如今，精神醫學研究人員激烈爭論這些叢集是否根本就不一樣。當然，某些人格障礙症可能與第一軸疾患一樣嚴重，因為這類患者可能有極大的自殺風險。但是——而且這裡有了社會力量的介入——只有第一軸診斷的學習法是依靠鳥類觀察般的敏銳度將之區分成彼此殊異的對象。因為性格疾患意味著某種長期且持續的問題，多數醫院（或至少他們合作的保險公司）堅持，要把範圍限制在那些有辦法被描述為在急性期罹患了第一軸類型診斷的病人，只有這樣的病人才可以住進精神專科醫院。這個體制意圖限制只有某些人（對自己或他人構成危險的人，或是無法自我照顧的人）才能住院。在入院病歷中，這些構成危險或無法自我照顧的情況通常會歸因於第一軸疾患，這名病人之所以接受治療也是因為第一軸疾患，至於人格障礙症則變成某種讓他或多或少更難以治療的診斷（他很戲劇化、很急躁易怒、自視甚高等等），而非其病況的成因。不管這些第一軸疾患（或第二軸疾患好了）最終是否發現了潛藏其後的疾病，它都已被有力地制度化視為情況就是如此，但人格障礙症則否。

第二個需要提醒的注意事項是，在這個學習訓練的歷程中存在一個重大的矛盾，挑戰了這些區分的「自然性」。精神藥理學是當代精神醫學巨大而沉默的母夜叉。其他精神健康專業人士不能做、而精神科醫師在做的事，就是開立精神藥物；隨著精神健康工作的專業分工越來越明確，有越來越多的精神科醫師花更多的時間在開藥上。這也是大多數精神醫學研究較看重的領域。與精神科的其他領域相比，投入在發展、測試和分析精神作用藥物上的錢更多；更多人參與精神藥物的研究；病患（近年來）接觸到精神藥物的機會，可能比精神專業提供的任何治療都來得多。當醫師在精神醫學裡使用藥物治療的時候，他（或她）的思維方式可以跨越診斷類別，並且逐步削弱「有另外的潛藏疾病與這些診斷類別相關」的概念。

精神科藥物治療的是症狀，不是疾病。精神科醫師接觸到的是人們的行為表現，而非潛藏的運作機制。因此，當精神科醫師把焦點放在藥物上，他們的表現有時好像是在說：這些症狀本來就存在於這個世界，委員會發明了診斷類別，保險公司則是將其具體化罷了。他們會這樣說：「首先，你在某個程度上把事情分為幾個大類。你在處理的是情緒障礙嗎？焦慮成分多一點，還是情感成分多一點？你所治療的病患，其問題多半落在『他是處於精神病的光譜還是生物性憂鬱』，或是出在『他是焦慮問題還是精神官能問題』。」在住院醫師第一年的尾聲，葛楚說：「我嘗試想要處理好的第一件事，是判斷他們是否需要藥物治療。我有部分在想的是《診斷手冊》，然後根據他們的主訴，他們要麼走上憂鬱之路，要麼走上精神病，不然就是走上焦慮之路。」構成各式各樣的精神疾病的症狀數量並不多，甚至不一定顯而易見，一望即知。這些症狀不像流鼻水一樣可以直接看到，也沒有辦法像對付發燒一樣客觀地測量體溫。它們是憂鬱症那鉛墜般的精神消沉、精神病那幻覺引發的脫離現實；情緒波動；以及焦慮。當然，還有許許多多更特殊的症狀，強迫性、衝動、成癮等等，只是憂鬱、精神病、情緒波動和焦慮是其中最重要的。然而它們是從行為中推斷出來的。憂鬱是從嗜眠、失眠、胃口不佳、自殺意念和其他的行為所推論；精神病則是從幻覺、怪異信念之類的行為推斷出來的。當你詮釋某人對現實的看法有著嚴重而顯著的扭曲，你會說他是「精神病」患者。當你詮釋某人的情緒嚴重而顯著地比正常情況低落，你會說她是「憂鬱」患者。反過來說，精神疾病是從這些症狀的不同組合推斷出來的。「精神病」指的是思覺失調症、躁鬱症、妄想症、精神病性憂鬱和其他疾病的症狀。我們可以詮釋某人有精神病性症狀（他曾跟醫師說她是總統的姊妹），但單憑這點還不足以診斷他為思覺失調症。憂鬱是憂鬱疾患的症狀，但這樣的症狀也會在躁鬱症、情感思覺失調症和其他疾患中出現。而藥物治療的是這些症狀，不是疾病。[15]

基於她所受過的訓練，葛楚的表現說明了她相信精神疾病篩選出了身體內真實而獨立的疾病機轉。她談論如何理解病患發生什麼事的方式，就跟眼科醫師談論如何理解患有角膜潰瘍的病人一模一樣。同時，她在臨床實作上主要關心的是要開立何種藥物，而這些藥物鎖定的目標症狀往往橫跨多個診斷類別。所以她的行為也像是在表示，這些症狀來自「真實的」生理機轉，診斷只是某些委員會想像出來的標籤而已。這種模糊性來自於診斷和藥物治療的交錯。這是一種混亂而複雜的交錯。

藥物可以幫助醫師確認診斷，這件事是真的。如果某個病人似乎不需要用藥物治療某種症狀，那他就不應該被診斷成某個以此症狀為主要表現的疾病。例如，情緒擺盪（mood swings）是躁鬱症診斷的必要症狀（但並非唯一的症狀）。如果這名疑似躁鬱症的病患對鋰鹽或其他情緒穩定劑都沒有反應，那麼精神科醫師可能會懷疑他是思覺失調症患者。如果有個疑似思覺失調症的病患使用抗焦慮劑治療非常有效，或甚至根本不需要藥物治療，那麼精神科醫師會質疑她是不是事實上根本就不是思覺失調症患者。例如一名第一年住院醫師指出：「我不確定這個人是不是思覺失調症患者，即便他可能符合診斷準則；他在某些方面符合典型的描述。但是他的背景中有些事情，會讓我疑惑他是否真的是一個妄想型思覺失調症患者。因為他曾經使用非常多種不同的藥物治療，而其中沒有抗精神病藥物，就是這點讓我感到懷疑。然後啊，他已經停藥了四到五年，在停藥前他用的是煩寧（煩寧是一種不怎麼強效的藥物，肯定不是用來治療精神病性症狀）。」另一位精神科醫師提到了一個特別的個案：「我搞不太清楚這個標籤（思覺失調症）。她有個男友，她成功地讓他考慮跟她結婚，而且他顯然是非常理性的，然後她是在沒有服用藥物的情況下處理好這一切。我就是不覺得這個標籤說得通。」或者，有個第二年住院醫師這麼說：「你會試著往好的地方想，你會說這些病人是得了躁鬱症，然後給他們鋰鹽，看看之後會怎麼樣。我喜歡給一

15 譯註：這樣的結論大致上不算錯誤，但隨著後續的研究越來越細緻，疾病治療和症狀治療越來越難以完全分開，因為不同疾病的同一個症狀事實上可能存在不同的治療原則（好比是，重鬱症中的憂鬱可以較無顧忌地使用抗鬱劑，但躁鬱症中的憂鬱在抗鬱劑的使用上會更保守，第一線用藥仍以情緒穩定劑為主）。

個比較良性的診斷，有比較好的預後的診斷，除非沒有其他選擇。」[16]

精神科醫師很樂意根據藥物進行事後診斷，這跟其他科別的藥物治療沒什麼不同。（「吃這個抗生素，如果疹子沒消，我們就會知道你不是萊姆病。」）[9]但是至少在一般身體科別，某些問題可以透過檢驗和影像掃描診斷出來。把「精神醫學中你無法透過檢驗得到疾病診斷」和「藥物常常起不了作用」兩個事實結合，精神醫學的樣貌開始看起來比一般身體科別更為模糊不明。更複雜的是，多數病人服用的藥物不止一種。他們可能用使得安靜或理思必妥治療精神病性症狀，以及用百憂解或安米替林治療憂鬱症；也許會用可捷錠來消除其他藥物的副作用；服用曲唑酮，這是另一種抗憂鬱劑，主要是幫助睡眠；偶爾會使用安定文處理躁動；也服用癲通，因為有人懷疑症狀可能跟情緒不穩定有關。這個病人可能在入院時就帶來了一長串的藥物清單，它們是許多位醫師為了做出保守又有效的治療所累積出來的結果。偶爾會有科學論文主張病人應該要減少多重用藥，以創造出「基準線」（baseline）的治療狀態。但更常發生的是研究失敗，因為有些服藥治療多年的病患無法在沒有藥物的狀況下維持功能，然後這名醫師還會被控告醫療疏失。正因如此，醫院過去常常允許病人長期住院治療。有些醫院之所以有名，就是因為他們會把病人所有的藥拿掉，然後逐一加回來，以此看出哪些藥物有效、哪些藥物沒效。多數的精神科藥物需要數週才能發揮作用，就連那些會立即造成行為改變的藥物（例如抗精神病藥）也需要時間才能找出最有效的劑量。但在為期五天的住院期間（現在這是標準天數），沒有時間讓病人停藥去看藥物有效或沒效。所以大多數病人就傾向繼續服用他們之前的藥物。

甚至，雖然有不同類別的藥物可以針對各種主要的精神病性症狀進行治療——抗精神病藥、抗憂鬱劑、抗焦慮劑和情緒穩定劑——但也不是一個類別裡所有的藥物都能幫助患有某個症狀的病人。每個人的身體對同一種化學類別藥物的反應都不一樣，而且藥物之間的交互作用存在許多細微的差別。實際上，我們沒有理由相信每種藥物都能起得了作用。有時候就是沒有任何一種藥物對憂鬱症有用。全部的症狀都跟不止一種病痛（illness）有關。結果就是，只有藥物在不預期的情況下發揮了作用，或是病人在不用藥的情況下也表現得不錯，這樣的藥物反應才有可能改變精神科的診斷。一種藥不能發揮作用並不能透露出任何意義。

根據藥物思考，可能會使精神科醫師懷疑診斷本身且猶豫不決，因為藥物治療最終還是比診斷重要，而且開藥就是醫生確實在做的事情。即使面對著各種不確定，精神藥理學讓年輕住院醫師感覺自己像個醫師。開藥讓他們感覺自己好像正在做些什麼去緩解身體的痛苦，去對抗體內疾病的毒素。他們借由「用」這個動詞描述自己開立處方的行為。精神科醫師會說：「對於年齡較大的患者，我會用成年人劑量的一半或三分之二。」或是說：「如果病人仍然焦慮和憂鬱，我會在白天用劑量較低的曲唑酮。」這是一個很醒目的動詞：當然，醫師從來不會碰到這些藥。他們只是在一張紙上寫下幾個字然後把它交給病人，或者在病歷夾中寫上紀錄。但是，這個行為似乎

16 譯註：相較於思覺失調症，躁鬱症通常會被認為是預後較佳的診斷。但是這不一定表示思覺失調症病人的症狀就一定比較嚴重，而躁鬱症病人就一定較為輕微，只能說這是診斷預後的大方向。

是一種隱喻，就好比是參與「移除腫瘤疾患」這項行為中的一把切割的手術刀一樣。這種隱喻的感覺是如此顯著確鑿，以至於精神科醫師必須開立精神科藥物讓病人服用，不然有些保險公司不會給付精神科病人的住院費用。（我記得曾經有次巡房時站在門口，聽著醫師懇求病人服用他的藥物，因為如果不這樣做，保險公司就不會支付他的住院費用。）當年輕的精神科醫師身處於這個隱喻之中，他們開始相信自己正在處理的是器質性的疾病。

然後，他們可以回過頭來質疑診斷類別，因為從某種意義上來說，他們不再需要它們了。在這一點上，質疑這些診斷類別並不會對器質性疾病的存在帶來挑戰。例如，在他們的住院醫師訓練結束之際，年輕的精神科醫師會說這個人「只不過是不符合這些診斷類別而已」，而且常說比起診斷類別，他們其實更關注症狀。他們會談到「現象學式」的思維。他們會談論精神醫學的「學問」，也就是那些根據自身經驗所產生的一般性經驗法則，而且他們會將這些學問教給他們的學生，但卻很少出現在精神醫療領域的官方教學文本之中。正如一位精神科醫師所說：「我下診斷是很憑經驗的。當我不得不為服務收費，或就是得在病歷中寫下一些東西時，我會遵循《診斷手冊》的基本指導原則，但是對於治療（有時候）你必須使用其他規則。」另一個人則說：「你知道嗎，你一直在問我關於《診斷手冊》的事情，而這有點滑稽……現在，我每小時看三個病人，一個月大約看了三百個，我喜歡這件事……我做了診斷、做了治療計畫、藥物處置，而你知道的，我發現給病人貼上《診斷手冊》的標籤並不總是有用。我發現，在這些診間裡，使用症狀取向的方式有用多了，你要記住它是一個完整的症候群，因為一個精神病性激躁的思覺失調症患者，看起來可能很像精神病性躁症患者，基於憂鬱而有自殺傾向的人也會像有精神病性症狀的人一樣，最終自殺身亡。有時候啊，」這名住院醫師繼續說道，「我覺得我們浪費了太多的時間和精力在嘗試重新定義所有的東西上面。有一種想法是，這裡存在著偉大的醫學模式，在這個模式裡，如果我們正確無誤地掌握了慢性妄想型思覺失調症，我們就可以創造出診斷類別，然後找到所有符合這個類別的人，而這些人就會得到治療。但是我不這麼認為。而且，如果病人覺得你正在處理他們的症狀，而不是對他們宣布什麼糟糕的事情，他們會更加順從。」

這種錯綜複雜作用的結果之一，就是人類學家可以在精神科醫師群體中看見雙層專業知識（two-tier level of expertise）。我稱之為「基本職業能力」（basic competence）。經過一年的訓練之後，年輕的精神科醫師通常可以非常迅速地進行診斷，而且相當了解某些跟主要疾病有關的藥物。「要把三類藥物學好。」總醫師在夏季研討會上提出這樣的建議。一位稱職的年輕精神科醫師只要嫻熟一種抗精神病藥物、一到兩種抗憂鬱劑、一種情緒穩定劑或一到兩種抗焦慮劑，就可以讓人感受到他具備豐富的知識，可以開立劑量合適的藥物，而且有辦法預期病人會有的行為改變。在這一層的專業知識中，精神科醫師的表現有時候就像是在說，潛在的「東西」就是疾病；有時候則像是在說，這個「東西」是藉著藥物治療篩選出來的症狀。在團隊會議和個案討論會上，有位精神科醫師談到了思覺失調症、精神病性憂鬱症等等疾病。當他煩惱於可以介入病人的哪些部分時，他提到了焦慮、精神病和絕望感。

十年後（似乎在任何領域中都需要大約十年才能達到水準夠高的專業知識），有些精神科醫師在診斷學和精神藥理學上似乎達到了我所謂的「行家」（connoisseurship）水準。某些方面來說，這就是醫師所謂醫學的「藝術」。在醫院工作且年紀較長的精神科醫師覺得，自己在下診斷時比年輕時更快，也更敏銳。他們說自己在決策上更有效率；他們很少像以前一樣問所有的問題，而更加依賴能夠鑑別不同診斷類別的那些問題；他們根據臨床經驗的線索來解釋病況，不只侷限於《診斷手冊》裡提到的。「與住院醫師相比，我的假設更快，有更好的直覺，會談的時間更短，但是可以獲得更多的資訊。我可以節省更多的精力。我更善於談話，也更放鬆。我可以花十五分鐘詢問《診斷手冊》上的內容，然後剩下的時間做精神動力式的會談。」他們對藥物及其交互作用的思慮變得非常老練。住院醫師說她不認為X先生對藥物Y反應良好；資深的精神科醫師回應道：「像他這樣躁動的人很少會有好的藥物反應；但如果補充藥物Z，你會發現藥物Y更有效。」在一間病房裡，一名因車禍住院的婦女變得非常憂鬱，憂鬱到她無法說出完整的句子。住院醫師跟資深醫師說，她認為百憂解對這位病人應該是個不錯的選擇，因為它讓人有活力。資深醫師回道：「不。大家因為百憂解沒有鎮靜作用而認為它能刺激活力，但是我認為她有多巴胺方面的問題。如果你想要讓她多點活力，你得用一些能夠對應到那種神經傳導物質的藥物，像是威博雋。或許也可以試試看單胺氧化酶抑制劑。你可以試百憂解啊，但是我覺得你會失敗。」對這種「藝術」比較嘲諷的看法是，它呈現了精神科醫師是基於簡單的歸納規則來開立藥物。正如某位住院醫師所嘲諷的：「我有五個病人，每個人都有一隻棕色的眼睛和一隻藍眼睛，每個人對威博雋（一種非典型的抗憂鬱劑）都反應良好。」然而，不那麼嘲諷的看法是，一名醫師在看了一千名憂鬱症患者之後，他可能會對這類問題有很好的「嗅覺」。當然，人們即使根本不懂，卻常常表現得好像他們知道自己在講什麼一樣。當我花時間和精神科醫師相處之後，我覺得我完全可以相信某些人的論斷，而其他的人呢，我覺得是江湖術士在賣假膏藥。

在這個層次上，診斷類別之間的分野瓦解了。而且，由這個診斷篩選出來的類物（thinglike）疾病（症狀僅是表面的特徵），與藥物所欲治療的類物症狀（診斷僅是便利的標籤）是衝突的，同時這個衝突很容易被更暫時性的子分類所取代——變成由腦科學、藥理機轉的知識，與純粹疾病行為的臨床經驗所創造出來的暫時子分類給取代。一如其他高端的專業知識——心臟科、腫瘤科的專業知識，或者就這點來說，集郵知識也是——共識會瓦解。不同的資深精神科專家對於自己正在治療什麼及如何治療，處處都存在著分歧。可能某位專家看到的是情緒障礙症，而其他人看到的是人格障礙症。又或者某位專家看到的是解離性疾患，其他人則是看到戲劇型人格。更概括地說，生物醫學領域的「行家」涉及生物學路徑的複雜知識。一名適任的住院醫師可以辨識出憂鬱症，知道要開什麼藥物以及劑量多寡，但他可以不用知道憂鬱的大腦發生了什麼，或藥物究竟如何發揮作用。這種無知會使得憂鬱看起來特別地「類物化」，因為它讓「憂鬱-疾病」的關係看起來很簡單。當精神科醫師越是老練，憂鬱症看起來就越像是由基因、環境、生活事件、精神動力層面的慣習、秉性氣質、飲食和運氣這些種種，所形塑的一系列神經傳導路徑，表現在行為上的最終結果。

當你意識到我們對藥物的實際運作方式有多麼不了解時，這一點就變得尤其明顯。神經傳導物質是在兩個神經元的突觸間進行訊息傳遞的化學物質。一般來說（根據專家的說法），至少有三種神經傳導物質系統被認為與精神疾病有關：多巴胺系統、正腎上腺素系統和血清素系統。多年來，思覺失調症都是用「多巴胺假說」加以解釋，這種假說認為精神病（和其他症狀）是因為多巴胺功能過剩而引起的；情緒障礙症則是用「兒茶酚胺假說」來解釋，它假設憂鬱症是正腎上腺素過少、躁症是正腎上腺素過多所導致的結果；[17] 然後，新的憂鬱症假說認為憂鬱症與血清素有關，因為百憂解這個藥物家族阻止了血清素的再攝取。但是這些理論似乎都不再為人所接受，因為治療這些不同症狀的新式藥物及研究都指向了更加複雜的情況。例如，新的抗精神病藥似乎也與血清素有關，而且被老式抗精神病藥阻斷的多巴胺受體在認知相關的大腦區域並不常見，但人們認為這個腦區與思覺失調症的缺陷有關。事實上，我們對於神經傳導物質和精神藥理學知道得越多，就會形成一幅更加複雜的圖像：有更多種類的神經傳導物質、更多種類的受體，和更多的相互依存性。就像最近的教科書所解釋的，沒有簡單的「神經傳導物質-疾病」對應關係。⑩從另一方面來說，現在對這些不同系統的了解也已經夠多了，如果能夠成為一名精神科學家肯定會讓人非常興奮，因為眼前有那麼多待解的謎團。

許多精神醫學出版品試圖減低複雜的知識和基本職業能力之間的差距。其中一個例子是史蒂芬·斯塔爾的《基礎精神藥理學》，書中盡是關於主要精神疾病的神經傳導路徑的詳細訊息，已經為人所知的或尚在假說階段的都有。書裡面充滿了難以理解的句子，像是以下這段（在憂鬱症的章節）：「對血清素神經元受體的亞型分析目前正以非常快的速度進行，血清素[18]受體的主要類別至少有四種，每種受體再根據藥理學或分子性質進一步區分出亞型。血清素受體是用以說明神經傳導物質受體的描述是如何地不斷變化且不斷修正，一個相當好的例子。」[11]多數的精神科醫師上一次遇到這樣的句子是他們還在醫學系讀書的時候，這些詞彙跟他們現在身為臨床醫師天天在做的事情已經沒有任何關係了。因此這本書在文字旁邊放了突觸及其相關運作活性的討喜漫畫。酵素被畫成小鬼怪，可以被推出去殺附近的神經傳導物質，或用其他方式進行攻擊。斯塔爾解釋各式各樣與憂鬱相關且相互競爭的生物學理論，以及支持和反對它們的證據；他也解釋了這些藥物如何作用於各種可行假說中的每一條路徑（就目前醫學界所能理解的範圍）。他指出這些治療方法之間的差異，以及這些方法可能共同作用的生化邏輯。不同知識程度的人都可以有效地閱讀和使用這本書（藉著漫畫的幫助），但無論如何有一點是十分清楚的：你的知識越深厚，就會越不相信有一個簡單的疾病機轉，而且你會越相信藥物影響了一些特定的路徑，這些路徑常常（但並不總是）會牽涉到極為複雜的病痛行為表現。

精神藥物這門學問是個巨大的產業，充滿了希望、貪婪，還有奇觀。一九九四年，一家製藥公司在美國精神醫學會的年會上推出了一種新型抗憂鬱劑，這是個大型專業會議，全美超過四分

17 譯註：正腎上腺素屬於一種「兒茶酚胺」。「兒茶酚胺」主要有腎上腺素（Epinephrine）、正腎上腺素和多巴胺。

18 譯註：此處原文為5-HT，而不是Serotonin。兩者其實是同一種物質，不過5-HT更直接呈現這個物質的化學結構，全名為5-hydroxytryptamine，本書都譯為血清素，以減輕讀者閱讀的負擔。

之一的精神科醫師都會前來參加。廣闊的體育館被分隔成一個個小展區，通常由製藥公司安排使用，這些展區大大增加了年會嘉年華會般的氣氛。住宿型治療中心或新型醫療保健服務這類的單位也會使用這些小展區，但他們的小攤位有一股孤獨而焦躁的感覺。普強、山德士、迪世達這些大製藥廠租下了相當於大型住宅範圍的展區，並在其中架設古典神殿造型的藥物推廣站，龕楣上寫著「百可舒」、「贊安諾」和「理思必妥」等字樣。有些公司則設計了複雜行銷策略以吸引路過的人。那年山德士準備了一部高科技影片展示佛洛伊德的生活，隔壁攤位則是舉辦精神疾病的藝術展。大多數的攤位都會發原子筆，偶爾還會送一些更貴的東西。這些年來我獲得了一把雨傘、威廉·史泰隆的憂鬱症回憶錄，以及各式各樣的馬克杯，其中一個是感溫變色杯，當杯子裝滿熱水，藍色的條紋就會褪去，浮現出「恐慌突如其來」(panic comes out of the blue)的短語。如果行銷有效，報酬會相當可觀：已經有兩千萬人正在使用百憂解，但可能仍有數百萬人需要它，卻還沒有得到治療。一項著名的估計指出，全美精神疾病的終生盛行率是百分之二十二，如果把酒癮和藥物濫用納入計算，數字還會更高。這些疾病多半都是在年輕時發病，造成長期慢性的影響，或是反覆發作，而且有兩成到三成的患者從未接受過治療。⑫這個市場需求是製造商的夢想。

一九九四年規模最大、最具戲劇性，也是迄今為止最令人難忘的展覽，就是惠氏藥廠為了行銷「速悅」所設計的「大腦展示間」(brain booth)了。它是一輛改裝的福斯小巴，頂部掛著平面的巨型大腦，下面垂著腦幹。每隔一段時間就有紅色的閃光穿過大腦。「速悅」二字被慎重安放在一旁。你可以排隊進入大腦展示間，航向大腦的內部。我排隊進去了，然後發現自己跟其他十一個人身處在一個狹小黑暗的空間。門倏地關上，黑暗中一個螢幕亮起一張表示腦幹內部的圖片。為了增加戲劇感，這輛小巴現在開始前俯後仰、顛簸起伏，模擬我們經過粗糙而未知的地面的感覺。這時我不再擔心自己有沒有幽閉恐懼，而是開始專注讓自己不要暈車。我們航行的腳步停在各個不同的點上，多半是停在神經元突觸間隙（synaptic clefts），間隙裡有不同顏色的幾何圖形漂浮在周圍，以展示神經傳導物質的活動。此外還有一些互動式學習的機會，我們面前有一個小面板，當影片中知識淵博的蓄鬍科學家提出問題時，我們可以按面板上的按鈕來回答。（在這幾個停頓點，我注意到身旁的旅伴們似乎也多把注意力放在讓自己不要暈車，而不是那些小面板。）哪種神經傳導物質通常與憂鬱有關？新研究所提出的神經傳導物質哪些可能涉及憂鬱？我們目前討論過的神經傳導物質中，哪些是速悅的作用目標？答案正是大腦展示間所展示的這些。「你應該看一下那個大腦展示間，」在我進入展覽區前，一位精神分析師告訴我，「如果你有辦法解釋大腦展示間的東西，你就能夠解釋當代的精神醫學。」

門診的故事

「一旦開始在心理治療方面做得有模有樣，你就會像是發現額外的手腳一樣，了解到它們非常有用。當你發現額外的手腳之後，要回到只用雙手做事就會變得有點困難。我在社交互動的時候自己會覺得有點尷尬。你看到有界線問題的人，他們既迷人又充滿誘惑，你可能會因此被吸引。然而現在，要讓自己隨之起舞變得十分困難。有一部分的我會注意到有些事正在進行，有些什麼正在發生。我沒有辦法完全關掉它。」

厄爾是一個高大纖瘦的紐約客，相當優雅，也頗會挖苦人。正如過去多數的精神科醫師，他擁有人文學科的背景。他被認為是當期的住院醫師中比較好的幾位心理治療師之一。他正在考慮接受精神分析培訓。「我現在思考的方式，」他說，「跟我在醫療中思考的方式很不一樣。那些適用於不止一個人的規則所能解釋的事物實在是少得多。當我剛開始（做治療）時，我希望會有一些統一的理論。或統一的規則之類的。事實上，重要的是理解眼前這個獨特的人。所有人都有自己獨有的恐懼、獨有的願望所自成的體系和他們自己的運作方式。去了解這個實際狀況，比起規則是否經得起考驗來得重要多了。我有注意到一件事，那就是我其實不太輕易論斷我的病人，遠遠不是他們想像我的那樣。我確實不會輕率對病人做出評價。我對於做出評價這件事不再感興趣；而理解到這一點很有意思。我越了解我的病人，就越不會去診斷他們。你跟病人越接近，分類就越顯得沒有幫助，而且你對分類的懷疑就會越多。我認為，我過去的治療過程就是用一些模糊的，但又備受重視的理論來了解病人，然後希望病人們不會反過來證明理論是錯的。但實際上他們就這樣做了啊。他們總是那樣做。」

精神動力方式的思考是一種奇妙而且非常與眾不同的思維方式：用精神動力方式思考的人和不這樣思考的人之間存在著極大的鴻溝，就像思考有邏輯的人和思考沒有邏輯的人一樣天差地遠。眾人都知道這不容易描述。心理治療師會產生一系列隱喻來描述「治療的交會」（therapeutic encounter）——它是一種舞蹈，一種雙人決鬥，一種戲劇，一種用另一隻耳朵傾聽的嘗試，用於傾聽表面之下或字詞背後的內容；它就是在剝洋蔥，打開心靈，刺穿個性的盔甲；它試圖看見動機轉化為行動的過程，而每個行動都是在為自我服務。

如果說，在診斷學和精神藥理學方面達到基本的能力就好比成為一名鳥類觀察大師，那麼學習心理治療的技巧則更像學習成為一個說書人。有人可能會這麼描述佛洛伊德對心理治療的核心貢獻：他「發現」了無意識，或至少比其他任何發現者更能證明，我們都是受到自己無法給出的原因、以自己未能掌握的方式所驅動。[13]但他傳承給我們的概念中更根本的是，他說我們可以解譯我們自己的行為和歷史，進而發現某個人的情感規則，這個隱含的規則解釋了為什麼某個言論讓某個人感到冒犯，對另一個人來說卻覺得好笑，或是為什麼一個人喜歡攻擊別人而另一個人則覺得這樣做很可怕。分析師是這樣聆聽故事的：分析師從人們如何談論其他人、如何體察那些人、如何體察治療師，以及他們如何體察自己，透過這些來聽見故事……儘管，分析師聽到的不會僅僅只是病人所說的。就像診斷者會聆聽診斷的線索，治療師也會聆聽指向某種模式的線索。只不過，治療師是用非常不一樣的方式在聆聽。

在他們住院醫師第一年的某個時刻，年輕的精神科醫師會被分配到他們第一個做心理治療的門診病人。到了第二年，也就是他們的門診訓練年度，住院醫師可以接更多的個案，但只有懷抱雄心壯志——想要成為一名心理治療師的雄心壯志——的住院醫師會接到多達十名的個案。（在那一年，他們手上的其他病人都會是接受精神藥物治療的門診病患。一位住院醫師每個月可能得照顧一百多名接受精神藥物治療的病人，每個病人看個十五到二十分鐘，再加上三名接受心理治療的病人。）過去，他們會鼓勵住院醫師對他們的心理治療病人進行每週兩次甚至三次的心理治療，但是現在有很多因素不利於他們這麼做。住院醫師通常每週與每位病人會談一次，每次大約四十五或五十分鐘，但偶爾會有病人安排比較少的次數（通常是出於經濟原因），或更頻繁地安排治療（可能每週兩次）。對於每一位或每兩位病人，這個住院醫師會有一名督導，通常是一名自願花時間換取與醫學院之間關係的分析師。住院醫師每週會與督導私下碰面討論個案一次。在門診年，每位住院醫師還會為病人開設一個治療團體，每個團體通常會有兩名住院醫師，這些住院醫師會參加每週一次的會談，這被稱為他們自己的團體治療。在所有我見過的住院醫師培訓計畫當中，每週至少有一個小時的大堂課時間（通常是兩到四個小時），專門在講整個住院醫師培訓期間的心理治療。在住院醫師培訓的某個時間點，大多數住院醫師也會做心理治療，有些甚至會進行精神分析，部分是基於他們自己所受的訓練，部分則是因為他們覺得自己需要這樣的歷練。因此，大量的時間被指定用於學習心理治療，或至少在我做田野時是這樣。然而，比起診斷學和精神藥理學的培訓，心理治療的培訓沒什麼強制性。身為一名精神科住院醫師，你*必須*收病人入院，並且給予診斷。這是你的工作。心理治療的培訓涉及較多選擇，你可以對院方提供的訓練內容有更多自願性的取捨，也可以去尋求那些院方所沒有提供給你的訓練。

這種教導精神科住院醫師的特定心理治療方法稱為「精神動力取向心理治療」（psychodynamic

psychotherapy），其理論和實作源於精神分析。精神科醫師使用這個術語來指稱以精神分析思維為指引的治療，然而一名病患在這種治療中的治療頻率可能從每週五次到每月一次都有；他可能會使用沙發，但通常是坐在普通椅子上，與治療師面對面交談。「精神分析」（psychoanalysis）這個術語則僅用於特定類型的實作：病患會有非常頻繁的會談，病患會躺在沙發上而且看不到分析師，治療師可能尚在培訓中或已經完成精神分析機構的培訓。「精神動力學」（psychodynamic）這個術語的使用則更加廣泛，不僅包含精神分析本身，還包含了在風格與感受上，使用精神分析作為思考和實作上的方式。精神分析師是年輕精神科醫師主要的心理治療老師，而精神分析學的著作則是主要文本。住院醫師被認為應該也要學習其他類型的心理治療理論和實作——認知-行為治療、伴侶治療、家族治療——但總的來說，這些方法在精神醫學培訓計畫中的能見度較低，也沒有什麼聲量。當我提到心理治療，我的原型就是精神動力取向心理治療。

這個學習過程比表面上看起來更偏實務取向。在美國文化裡，精神分析經常跟知識分子有所關聯。閱讀佛洛伊德的人往往有很高的文化修養。然而，教導年輕精神科醫師什麼是精神動力取向的心理治療一點都不知識分子。他們獲得的專業知識跟佛洛伊德的關係是間接的。這種治療發展於文本和講座課程的表象之下。

首先，關於心理治療的講座在很大程度上並沒有提出人類經驗的一般性理論。他們沒有討論關於情感和人類發展的眾多科學文獻。他們沒有探討費爾貝恩、溫尼考特、奧圖·費尼切爾、海因茲·寇哈特、哈利·史塔克·蘇利文、奧圖·克恩伯格或是其他人的那些艱深的精神分析著作。

即使是討論西格蒙德・佛洛伊德和人類發展，也是非常粗略的討論。沒有任何一位年輕精神科醫師會被認真地期待讀完多少文本；即使有分配讀物，沒讀的住院醫師也不會受到任何懲罰，人們普遍認為醫院的臨床需求應該優先於住院醫師的講座課程。培訓主要是學徒制。我參加了一場為期八週、關於兒童發展的研討會，會中介紹了尚・皮亞傑提出的發展階段論，但從未詳細解釋過也從未評論過它——儘管與該主題相關的心理學文獻多如牛毛——而且之後也沒有任何一位住院醫師再提起過它。我聽了數百場辦給精神科住院醫師的講座課程，很少內容可以達到一個普通教授為大學生講課的水準。甚至很少人足以證明，他有為了這一個小時的講座課程花上一個小時備課。實際上，沒有任何一場講座課程是所有住院醫師都參加的。

就這點來說，該機構同樣也沒把講座課程看得非常重要。住院醫師通常在第一年正式學習心理治療、了解治療的實際過程之前，就會被分配到他的第一個心理治療病患。這就好像是在暗示住院醫師不會對病人造成太大傷害，即使培訓的要點在於事實上病患的心靈如瓷器般易碎，而住院醫師是隻大笨熊。有位第一年住院醫師對此感到憤怒：「好吧，我很焦慮，因為你根本不知道你在做什麼，而且我非常生氣系上在我們還沒上過任何講座課程之前就把我們推進坑裡。心理治療是什麼東西？它要怎麼做？有哪些基本原則？透過閱讀和三個月的治療，我是了解了一些，但這並不多啊，而且我是真的不懂心理治療。我的角色定位非常有問題，這種事真的讓人超不爽的。」

講座課程的目的不是教授事實或科學，而是教導實作上的技能。這個課程是在講解治療中要做些什麼，而不是在說為什麼這種治療會有用。（精神藥理學和診斷學的課程也是如此。）在我參加的夏季系列研討會中，關於心理治療的講座是如此地務實取向，以至於對圈外人來說似乎有點過分天真了。你會把時鐘放在辦公室的哪裡？如果你得和病人約在距離會談室一百英尺遠的地方，你會在途中跟病人說話嗎？會說些什麼？你會跟病人握手嗎？到後來卻變成，這些確實都是非常值得關注的問題，但也浮現一種，好像為了一場沒有食物也沒有酒的晚宴進行禮儀教學的氛圍。

一旦研討會確實關注文本，就像某次我跟高年級精神科住院醫師一起參加的研討會，討論就比較會集中在那些可以用來理解眼前病人的概念或想法。甚至在這個課堂上，對文本（該堂課使用的文本為梅蘭妮．克萊恩的《嫉羨和感恩》）的歷史和文字的敏感度也更高。相較之下，我之前在精神科的環境所遇到的，則是年輕的精神科醫師鬆散地使用這些想法去詮釋病人的行為。例如，當這個課堂讀到克萊恩談及「吞併乳房」（incorporating the breast）的句子時，一位精神科醫師驚嘆道，這正是她的病人現在在對她做的事。當然，克萊恩在嬰兒思想方面是有些隱喻的成分，但是心理學的研究生可能一直在努力理解克萊恩這個隱喻的具體含義，而臨床導向的住院醫師則是忽略這個問題，進一步去延伸隱喻。

心理治療的主要教學方法是一對一的「督導」，每週一小時，通常在實際進行心理治療後的幾天內。與其他的醫療科別不同，老師很少看到學生的實際表現。外科手術學習切割器官組織可能是採用「觀一、做一、教一」的模式，但是每個學生都有一個資深外科醫師跟在旁邊。[19]在大多數情況下，心理治療督導則從來不會親自看病人。很多時候督導從未看過會談的影片或聽過錄音。相反地，住院醫師和督導會在預先安排好的時間會面，住院醫師會告訴督導會談過程中發生了什麼，然後督導會建議住院醫師下一步該做什麼。督導會定期向住院醫師的教學負責主管報告他對住院醫師的評估。而人們之所以相信住院醫師在這個過程中學到的不僅僅是欺騙的藝術，是因為這就是精神動力學觀看這個世界的方式。

在精神動力取向心理治療中，第一個人支付給第二個人一筆可觀的金額——五十到一百五十美元，偶爾還更多——以取得與這個人不到一小時談話的特權。他可能每週重複一次（或一次以上）這樣的過程，持續多年。第二個人，也就是「專家」，會評論第一個人所說的話。讓這種關係顯得奇怪的是，第二個人的目標不是理解和說出他對第一個人的詮釋，甚至也不是說出第一個人在想些什麼。心理治療師被明確地教導不提供建議、不提供諮詢輔導，不要跟親切友善的朋友一樣。心理治療的關係是刻意地不要變成教學模式中的師生關係——儘管過程中的輔導教練性質（coaching）往往比公認的更多。

精神動力取向心理治療的發展是出於這樣的信念：我們最深處的動機是隱微的，對於專家以及尋求幫助的人來說都是。因此，治療沒有辦法提供一種直指病患心靈的單向窗口。病人無法看到他不快樂的真正根源——當我們戴著太陽眼鏡的時候，我們看不到眼鏡本身，但是我們看到的一切都變暗了——而且治療師知道他也受到自身個性的限制，雖然他因為接受訓練而能比病人較不受自身個性限制。然而，治療被認為是一種兩人關係，從中必會映照出患者隱藏著的心靈本質。照佛洛伊德的比喻，精神分析師和病人就像火車上的乘客。病人坐在窗邊，描述著經過的風景，但她不知道什麼是重要的。精神分析師知道什麼是重要的，但坐在病人旁邊的他眼睛被蒙起來了。他必須從她與他談話的方式推斷出地景的真實面貌。治療師的工作也是一樣，要把治療師和患者之間的關係解釋為一種理解患者的手段，儘管他們全然地意識到，任何一方都無法完全進入另一方的想法和感受。

精神動力學派的督導假定，因為我們都被自己所遮蔽，年輕的住院醫師無法不顯露出他們與病人之間關係的隱微預設。特別在住院醫師階段——也就是說，在心理治療培訓最早期的階段——督導傾向聚焦於住院醫師的不安全感和盲點，因為我們會無法理解他人，其實是深受我們自己情感防衛外殼的影響。換句話說，督導這回事跟住院醫師密不可分。這就是為什麼手寫筆記——也就是「過程筆記」，是會談結束時匆匆寫在紀錄紙上的對話——（在這種文化中）被理解為跟錄下的影片一樣有用。

督導聽取的主要是住院醫師的思考和回應方式。他試圖了解住院醫師如何呈現自己，以及她

19 譯註：約翰・霍普金斯醫院（Johns Hopkins Hospital）的外科主任威廉・斯圖瓦特・霍爾斯泰德（William Stewart Halsted, 1852-1922）在一八九〇年代首次介紹了這種教學模式，後來長期被認為是培訓外科住院醫師的有效方法。顧名思義，這套方法是注重「觀察、實作、教學」的三階段訓練，受訓者先觀察一個手術的步驟，接著自行執行這個步驟，然後再教導另一個受訓者如何執行這個步驟。跟以往學徒制的「做中學」（learning by doing）相比，這個模式還強調了「教學」，此階段能幫助受訓者整理和內化新學到的手術步驟。

在談話中的推想，而這種推想可能會被其他人以這名住院醫師料想不到的方式所解釋。一位督導告訴我，他把督導這回事視為只有其中一人在場的伴侶諮商，而進行督導時會做的還更多。督導會試圖透過住院醫師的陳述，來詮釋病人實際上像是什麼樣子。即使病患看似討論的中心，但住院醫師才是真正的焦點。一九九二年，我跟著兩位不同督導，一起度過了某位住院醫師一整個夏天的督導歷程。寶拉會花好幾個小時寫下每次會談的筆記（她非常認真負責），而且每次督導時都會帶著一大疊紙，把它從頭到尾唸一遍，而督導則評論她所說的內容，以及這些內容她是否應該用其他方式說。

下面是其中某次督導紀錄的一部分。治療時，病人和治療師（住院醫師）正在討論病人對在超市看到治療師的憤怒，因為病人聲稱治療師已經看到她了，然後才轉過身去，治療師則說她沒有看到病人。這名住院醫師讀這些紀錄給她的督導聽：

病人：你誤會我了。
治療師：我沒有誤會你，你一直在說很多有傷害性的內容。
病人：不，我沒有。
治療師：要看見你具有傷害性是很困難的。當你受傷的時候，也許這能幫你去貶低別人。
病人：沒有，我從來不會貶低別人。

（督導此時對她下了註腳：「你很年輕，你擁有你想要的一切。」寶拉沒回他，繼續往下讀。）

治療師：在關係裡，你會覺得沒有人應該受到傷害。

病人：對，沒錯。

治療師：這就是為什麼你這麼孤立。想要一段沒有傷害的關係將會是個漫長的等待。

病人：我有孤立嗎？

治療師：是的。

病人：你在談的是別的東西——但這裡的問題是關於化學作用的問題。

（寶拉悄悄對督導說：「每次討論變激烈的時候，話題就會帶到化學作用上面。」）

病人：就像山姆一樣。

治療師：關於山姆，是否有什麼具體的事情困擾著你？

病人：嗯，有的。（她把它們一一列出。）

治療師：那我有困擾你嗎？

病人：噢，沒有，這就只是化學作用而已。

治療師：胡扯。我覺得你把它叫作化學作用，是因為你感覺到不舒服。

病人：這只是讓我想起，當我來到這時，我看到一個比我年輕的人，她已經為她的人生做些什麼了。而我還沒有。

（督導在這裡沒說什麼，即使這證實了他之前的評論。）

病人：我並不是要改變主題，但我在想你是怎麼會認為我試圖傷害你。人們總是會誤解我。他們曾經說我勢利，趨炎附勢。其實我只是羞怯。

督導：這裡的潛台詞是，她在超市裡感到羞怯，這就是她沒有過來打招呼的原因。她不勢利，也不好鬥——她只是逃避。如果你感覺到防衛心沒那麼重，而且希望更溫暖親切一點，你可以這樣詮釋這件事，然後對她說：「但願我有看見你就好了，這樣你就不會有被拒絕的感覺了。我希望那時候我有看到你，就能把握這個機會向我的先生介紹你了。」

寶拉：她說話沒直率過，從來不承認什麼。為了我現在這個處境，我必須這樣做。

督導：她還滿直接地說你讓她很困擾，而且你已經成功做到那些她做不到的事情。她有暗示這點，就像你可以跟她像兩個女生聚在一起聊天那樣。

寶拉：她有問我，我們是不是可以在外面進行治療。

督導：談論這件事比執行它更重要。

寶拉：跟她治療的過程中，執行是個關鍵。

督導：問題是「跟你一起執行」。你展現了很多她沒有的東西。她持續在下墜，不僅起步晚，而且第一次嘗試就搞砸了。這時候你出現了，穿著**粉紅色**，甚至，她還看見了你的笑容——她想到了自己幻想的生活。你很幸運，而你不配。她要怎樣證明這點呢？她向來受到不公平的對待，而這些對你來說都很容易，你甚至不用像她那樣努力當個好人。

寶拉：你會怎樣讓她感覺舒服一點？

督導：嗯，你可以為超市裡發生的事情道歉。

寶拉：但是我**已經**這樣做了。我真的覺得，她是想要我和她一起吃午餐或是在校園裡散步。我試圖讓她做的就是承認自己的攻擊性。

督導：很好，但如果你意識到問題在於嫉妒，而不是在於跟她之前的治療師的比較，那麼你所做的會大不相同。你在這裡的表現就好像是你沒有好好思考過自己，所以你不相信有人會嫉妒你。

督導說得很清楚，這位住院醫師聽不到病患對她的嫉妒。為了成為一名更好的治療師，她必須學會傾聽病患可能感知她的所有方式。但現在她聽不清楚病人的話，因為她自己的個性摀住了她的耳朵。為了讓督導看到這一點，憑記憶記下這個會談過程是沒關係的。正如佛洛伊德對夢的評論，回憶（recollection）與精確回憶（exact recall）一樣有用，因為在重述時不會有意識地刪除掉無意識的東西。我們在撒謊時生動地展現了自己，就像我們試圖展現誠實一樣。

督導偏向支持性地給予鼓勵，而這位督導向來如此。儘管這樣，督導這件事可能會帶來強烈的痛苦。在這段督導會談期間，寶拉不過年近而立，那時她沮喪又寂寞。（她家裡也發生了一些事情。）幾年後我回顧自己的筆記時相當震驚，我知道我們碰面的那個時候她覺得自己糟透了。我把她那糟糕的感覺記在我的筆記本裡。然而不知為何，當我們談到夏天的這個課程、談到心理治療以及做這件事的感覺，一次又一次地跟她一起接受督導之後，我不再認為她可能是個對病人頑固又笨拙的人，因為她非常地憂鬱。我覺得，看著她這樣一週一週自我揭露是很痛苦的，儘管她下定決心要把自己呈現為一名優秀的治療師，我還是不忍心像她的督導一樣看透她，雖然我也坐在那裡，在筆記本裡記下督導的過程；我覺得，如果要知道住院醫師在最仁慈體貼的督導過程中會體驗到什麼樣的羞恥感，這個督導紀錄會是個線索。當然，寶拉經歷過這些督導就像是曬傷後褪了一層皮。在這次的談話後不久，病人就離開了治療。

如果治療師沒有幫助到病人，無論這個治療對病人來說意味著什麼，病人通常都會離開。這種經驗是培訓活動的力量，告訴你門診病人不像一些研究指定的論文作業，他們是獨立的人，透過選擇看你或不看你來對你的能力投票（當然，住院病人做不到這點）。我一直不了解這點，直到我自己做了心理治療才明白。為了對這種技能有所了解，我在地區診所登記成為志工治療師。我有八個病人，其中有個每週做一次治療，有三個是每週兩次，這樣持續了一年多。我的督導就是那位住院醫師的督導。

我的第二個病人是一個粗魯、悲慘的男人，他的女朋友剛剛把他趕出家門，他不太想給女性做治療，而且他打電話預約門診時對門診的標準價格有點意見，要求給他便宜點的人選。他被指派給我，一個正在接受培訓的人類學家，因為這個人沒有學位的訓練，所以可以打個折（每次會談十美元；全交給診所）。雖然他毫無疑問會覺得自己被提供了低價商品，但還是決定來看我。在我們的第一個小時，他大聲說我也許是不夠聰明才上不了醫學院，還表示我年紀太輕根本幫不上他什麼，告訴我要是我再多個幾歲就會有多一點頭銜和資歷，然後，在他抱怨我無法讓他的女朋友回心轉意之後，再經過了幾次會談，他就離開了，幾個月都沒有回來。就像他們說的，他不是個理想的心理治療候選人。然而，在他退出治療的時候我整個感覺很糟，八個月後他又決定重新接上治療，讓我感到非常安慰。（那時因為有教學計畫在身，我就把他推薦給其他人了。）

住院醫師做心理治療時見到的病患，很少會是心理治療理想的候選人，也因此很常會有被病患拋棄的感覺。治療師學徒進入診所，是希望能夠跟和自己類似的人進行長期的治療，卻發現自己得輪番談論毒癮者和重刑犯的自尊問題。（在允許培訓生以非常低的費用接個案的診所，如果患者幾乎不用支付什麼費用，那麼會有更多外表打理得宜、沒有前科、穩定就業的患者會願意去看治療師學徒。）但即使這樣，學徒們學到的是：留住病人比理解理論更重要。個人執業的精神科醫師只有留住病人才有收入。這就是為什麼有兩個版本的佛洛伊德。一個版本的佛洛伊德是讓學者和知識分子讀的，他們認真地探究心靈的抽象圖像，並辯論他所提出的認識論問題，另一個是臨床醫師版本的佛洛伊德，有時他們並未讀他但卻深受其鼓舞，這樣的佛洛伊德幫助臨床醫師以某種能夠幫得上病患的方式進行思考。

一種直接呈現臨床醫師版本佛洛伊德特色的方式，就是說明在精神動力取向心理治療中的培訓過程裡，教導治療師學徒變得更能覺察自己如何同理他人。同理（empathy）是一個自然的人性歷程。你看到有人哭泣，你會感到傷心難過。你看到有人在笑，你這一天也跟著明亮起來。同樣地，這件事也是真實的：當你對同理心變得更有自覺，你會因為了解自己是誰，而知道自己受到了多大的束縛——你感知某個人的方式，你如何把那個人感受為某種類型的人，是因著你自己的過去，以及你自己焦慮、願望、恐懼、矛盾的形式。精神分析師羅伊．謝弗將治療師同理心的剖析置於其著作《精神分析的態度》的核心，它是對分析師工作方式的嚴謹闡釋。謝弗並沒有宣稱分析師對患者會有清晰通透的觀點，也不會認為分析理論——知識分子版本的佛洛伊德——總是提供準確可靠的見解。他看到患者試圖向分析師描述自己，然後看到分析師對患者表現出同理心。也就是說，分析師真誠地嘗試了解患者的感受和想法，並在這個過程裡間接地體驗到患者的一些想法和感受。謝弗指出，分析師同理地感受到的並不完全是病人所感受的。首先，分析師可能會在他的腦海中建立許多關於「患者是什麼樣的人」的模式，所有這些都可能跟「材料」，也就是跟病患所說的一致。分析師對於自己在分析環境中的角色有自己的想法和感受；病人也是如此。每個人都有一種「第二自我」：病患表現得比他的大多數同儕所想的還悲慘；分析師表現得比大多數同儕所看到的**他**更有能力。謝弗說，分析師（analyst）和受分析者（analysand）[20]之間的關係——在他們的第二自我之間——事實上是「虛構的」。是雙方一起創造了它。這是他們的敘事，這是一個關於他們彼此是誰的故事。這就是謝弗所說的，讓分析工作成為治療的所在。分析師無法確切地感覺到患者的感受，因為他對患者的看法是從他之前的分析經驗和他的特殊理解中所得出，總是與患者自己的看法有細微的差距，更是因為患者在諮商室裡和分析以外的生活也略有不同。當一個病人看著他的分析之鏡，他看到的不是他認為自己是誰的直接反射，而是一些不同的東西。⑭ 謝弗認為，這給了他可能性。這會讓他感到自由。

這種對患者、對治療師，以及對彼此所思所感差別的覺察，是住院醫師心理治療培訓的首要課題之一。例如蘇珊娜剛開始就因為這樣而感到震驚：精神科的病患不一定會感謝她的幫助，事實上還可能會把她視為敵人。她是典型的「好女孩」，總是對人友善，總是會幫忙他人，儼然是二十世紀末崩壞世界裡的瓊．克莉弗[21]。在她住院醫師第一年結束時，她認為自己的主要問題

20 譯註：本書之「受分析者」原文皆為analysand，此字有許多不同的中文譯法，這些不同處在於譯者如何理解精神分析理論，以及如何考量翻譯之易讀性。譯法包括：「被分析者」（最常見的翻譯）、「分析者」、「分析參與者」等。「被分析者」的譯法是基於大眾對於治療的一般想像，即單純的「治療者-被治療者」關係。然而從字源來看，analysand的後綴（-and）沒有被動意涵，而較接近動名詞（-ing）。並且在精神分析中會認為分析師和analysand是「一起」進行分析工作，是故部分中譯書籍中，譯者會將analysand翻譯為「分析者」而非「被分析者」。考量字數及其非全然被動的字義，本書採取此折衷譯法。

21 譯註：瓊．克莉弗（June Cleaver）是美國電視情境喜劇《天才小麻煩》（*Leave It To Beaver*）中的人物。瓊和她的丈夫沃德經常被稱為一九五〇年代的典型美國中產階級白人家庭的模範父母。瓊是位高貴又能幹的媽媽，她和丈夫有著兩個常常搞出問題的兒子，這個劇集的劇情線常跟著兩個兒子走，然後每集以向男孩們傳授道德課程作為結束。

是「敏感度」。她稱作「過度介入」：「跟這些心理失常的病人一起工作時，他們可以做到一般病人沒辦法做到的學習或閱讀。而且他們會探查並瞄準你的不安感。我有個病人被我們送去住院。她每天都會對我說：『我恨你，我恨你因為你把我留在這裡。』對我而言，這是一件很可怕的事情。我非常關心別人，有時候比他們關心自己還多，比我應該做到的還多。」

在住院醫師第二年結束之際，作為一名治療師，蘇珊娜覺得自己更有能力了。她嘲笑自己過去以為知道自己在做什麼：「今年是我個人在成長幅度上不可思議的一年。我有時會笑自己，因為去年年底，我的第一年，我們那時有了我們所說的『心理治療病患』。這真是個笑話！我根本不知道自己在做什麼。我記得這一位年輕女子，年輕的已婚婦女，她有個剛出生不久的小嬰兒，然後性生活方面有些問題。我就是一個星期接著一個星期坐在那，不知道該說什麼，只感覺到完完全全的不知所措。（沒結過婚的蘇珊娜那時恰好和男朋友分手。）然後她還是每一週都回來見我；我就是弄不明白這是怎麼回事。我聽著所有這些內心私密的事情而不知道該說什麼或做什麼、不知道我的角色是什麼，我覺得自己沒有為此做好準備，我們上過的課程不足以讓我準備好和另一個受苦的人坐在同個房間裡，也不足以讓我覺得自己有辦法用某種方式與他們合作，好幫助他們獲得洞察力並做出改變。」

「我理解到的東西開始變多了。我可以知道為什麼病人會回來，那就是，如果病人覺得被理解了，他就會回來，他正在獲得些什麼。我學會降低我的期望，抵達他們所在的彼岸與他們相會，然後他們會覺得被理解。有時候，他們會覺得也許你是地球上唯一一位可以一起坐在房間裡談話的人了。」

「嗯，在某種象徵的意義上，有時候我覺得自己就像在跟病患共舞——在舞池，他們在我的周圍踏起舞步，而我試著去跟隨他們。有時我們朝著同一個方向前進，有時我們只是一起摔倒。某個星期，有個病人突然間轉而攻擊我。這感覺就像是有股強大的憤怒丟在我身上。起初我很震驚。然後我對自己說，等一下。這勢必就是移情了（『移轉』自另一個脈絡情境），因為我知道實際上我沒有做出任何傷害他的事情。不出我所料，這個憤怒和受傷，是他對他母親感受的投射。我沒有在當下質問他，因為他太過心煩意亂，不適合接受詮釋，何況他正在氣頭上。幾週後我們對此做了討論和詮釋。但我要告訴你，對我來說更重要的事實是，在這段會談期間，我退到了後面的位置。我已經認識到了這點。現在的感覺就像是我對這個世界有著非常特殊而且某種程度上井然有序的看法。」

在心理治療的世界，認識到病患對治療師的扭曲，就像取得駕照一樣的關鍵。這個故事說明這位年輕的治療師開始做真正的治療了，因為她能將患者所經歷到的和她自己的經驗做出區分。我們都知道，有時候，某人對我們發脾氣其實是因為他非常氣他的老闆，但大多數人還是會以生氣回應。治療師嘗試持續處在一個「複式簿記」(double-entry bookkeeping) 的狀態。[22] 他們試圖深刻地、

22 譯註：在會計學中，複式簿記是商業及其他組織記錄金融交易的標準系統，這裡是用來形容治療師從A點抽離到B點上來做核對。

帶著情感地投入與病患的治療工作，但不去回應他們自身的需要，被擊中後不回擊，受傷後不表達疼痛。他們試著儘量不去回應。這就是精神動力學中感知世界「特殊而井然有序」的方式：我們每個人都創造了我們生活的世界；我們總是透過玻璃向外看；很多時候，當人們對我們生氣，我們不是他們憤怒的原因，我們只是他們自我生成、自我施加的，具傷害性的憤怒載體。

結束住院醫師訓練之後，蘇珊娜解釋她在住院醫師階段學到的，是如何在不被自己需要干擾的情形下去理解病人（例如對冒犯的行為生氣），可是依舊能在這份理解別人的工作中運用她的自我意識：「精神醫學讓我拿掉我的絕緣層。我直接面對自己的醜陋，而我必須學會去容忍它，讓它變得真實。沒有任何方法可以抹去我自身的痛苦，但如果小心翼翼地使用，它會變得非常有用。例如我認為我自己從未真正學會如何應付憤怒或自己處理憤怒，而我在很多女性病患的身上都看到了這一點。這對我來說真的很有用，因為我知道它們來自哪裡。我知道問題是什麼。一開始你會想自己到底帶給她們什麼，連我自己都還沒解決這個問題。但我不在同一條船上啊。我跟她們的處境不同。我可能經歷過類似的事情，但不是同一件事，而我可以保持距離。我可以說『當他對你這樣說的時候，我打賭你一定很生氣』，然後看著她們臉上浮現鬆了一口氣的樣子！『你怎麼知道！我本來可以捅他一刀的。』因此，你用自己的經驗，並幫了這個病人。」

年輕的精神科醫師反覆地說，他們在心理治療中學到的是，透過剔除自己的參與，透過超越自己想要看到良善公正世界的需要、維持己身榮譽的需要，或者超越希望自己被看成是個好人的需要，來詮釋他人。也就是說，他們越來越能夠理解到，關係是兩個複雜個體相互作用的結果，並透過他們自己的輪廓更細緻地解釋另一個人的行為，就好像利用被浪花拍擊的海岸特徵預測該波浪的速度和高度。他們說，他們學會了將自己的經驗用於理解別人，同時不針對自己的反應採取任何行動，他們僅僅把自己的經驗當作進一步理解的工具。

為了做到這點，年輕的精神科醫師（或是治療師學徒）需要建立病人和自己的自我覺察模式：「我知道實際上我沒有做任何傷害他的事情。……（這個憤怒）跟他母親的感受有關。」他們發展這些模式的方式是透過不斷談論人，以及是什麼使他們這麼做：他們隱密的恐懼、他們的欲望、他們的夢想、他們的尷尬，以及他們的困惑。他們從每個不同角色的角度來解釋事物，從中學習如何談論一個事件，而他們的故事將會變得更有趣，因為他們對人們有時似乎處在平行宇宙這件事變得更加敏銳。這跟學習診斷的過程不同。診斷者學會從病人的敘述中提取診斷，並看到許多不同的人生樣貌可以共享某個共同的標籤。在精神動力學，這些模式很少被抽象地教導和記憶（雖然確實還是有些這樣的模式，好比伊底帕斯情結，這是在說一個男孩與母親分離，並把自己視為自己的父親）。多數情況下，這些模式是相當具體的，因為某些病患在某個時間做某件事，跟她這幾個月所做的也許相當類似。這些模式大多跟動機有關，而且由於更加清晰地關注動機，年輕的精神科醫師變得越來越會編故事。

例如，湯姆比大部分同儕晚進入住院醫師訓練，他先在內科工作了幾年。他是個十分直率、實事求是的人，看事情一針見血。他週六會和他的小孩一起玩球，幾乎不讀小說，他認為自己應該要跟上他那個領域的研究，但實際上並沒有做到。在他住院醫師的第一年，他對於做心理治療感到十分沮喪：「坦白說，我到現在不管是哪一種真正的心理治療都還是做得很爛。我的意思是，基本上我很樂意嘗試做出診斷並為這些人開正確的藥。但如果我只是坐在那裡試圖幫助某人做心理治療，我就是知道的不夠。事實上，我什麼都不懂。」他需要確認自己真的喜歡這些患者。在當住院醫師之前，他還做過跟瘋子一起被關的夢。「但真正令人驚訝的是，我真的很喜歡病人。無論這些人有多瘋狂，我都能真正同理他們。覺得我跟病人之間有股連結真的讓我感覺很好。」

那年年末，湯姆說他最大的問題就是他的同理有點太多了。理解病人的悲慘令他感到十分痛苦：「這真的非常困難。人們日復一日地來到你身邊，就是把所有這些痛苦倒在你身上，然後向你打開他的心房。這是迴腸百轉般的痛苦。沒有精神病性症狀的人，生活在這麼多痛苦中都會真實感受到那種苦。精神醫學只是把所有這些恐怖的東西扯出來。你會感到精疲力竭。」與此同時，他也清楚知道他變得更擅長理解他治療的病人：「很難說你是怎麼從你談話的某個對象得出某些想法。這無關乎此人的任何一種提問，或任何一個生理上、情緒上的特徵。這是很多小事的揉合。我覺得我今年變成一個更有感覺也更敏銳的人。」在他住院醫師最後一年，湯姆說他不相信古典的技術了。他認為一名好的治療師不試圖幫忙病人的時候反而更幫得上忙。他說心理治療之所以有效，是因為他已經看到心理治療對他來說，是有效的；但是他說，儘管有著一個宏大的理論在背後，但心理治療並不是因為這個理論而有效。他說，這個過程重要之處，在於病患願意放下他懷藏已久的「大祕密」，也就是生活過得不順遂的祕密。他說，他覺得只要你有「在那裡幫助引導他們進行自我探索」，那麼有沒有在某些時刻像個治療師般地介入並不是很重要。

隨著他對自己所做的事情的感覺似乎變得更加純粹和具體，他對動機的描述也變得更加一針見血：「我有個病人，一個身形高大的女人去年來到我這。她是一個好人，為人風趣、機智，從來不錯過任何一次會談。我們聊得很開心。她的整個故事某種程度上說明了我的心理治療是多麼的鬆散。當她的憂鬱一『解除』[23]（這個用詞非常醫學），我立刻試著探索她的童年（首先是醫療上必須問的，然後是與心理治療相關的）。她發現我對我正在做的事感到不安。」

「好吧，我們開始會談後，我的會談室搬到另一個地方，她看到了這個房間是如此的空蕩，就帶了個盆栽過來。是一株頗虛弱的植物。我說：『你不應該帶禮物，而且我不會照顧植物。這些東西都會被我養死。我甚至不會澆水。我沒有辦法幫植物澆水。』她說：『沒問題的。』她就把它擺在那兒。無意識中，我猜我是想透過讓這株植物在她面前死去來折磨她。每週我們都會開這個玩笑，因為我從來沒有給它澆水。老實說，當她不在時，我會有意識地完全忘掉澆水這回事，而她會指責我是虐待狂。」

「然後現在，我有另一位年輕而且具吸引力的病人。我不認為她那麼有魅力，但是我有錄了她樣子的錄影帶，而我的督導認為她當然很有吸引力。他說這些都是移情作用。事實上他說的是『噢，天啊』。好吧，她開始對植物發表評論，一週又一週。我從來沒有告訴她這個盆栽是某人給我的，我只是說：『我從沒給它澆水。我不關心它。』她說：『好吧，我會帶它回家。我會讓

23 譯註：這裡的原文是「clear」，但在中文語境中，醫學界很少使用「解除」（clear）這個詞彙。

它活起來。』我說：『不行，你不能這樣做。』在某次會談的最後，她就直接把那株植物拿起來帶走了。所以這幾個星期中的某個時候，她會把這株她曾救活的植物帶來給她所愛的心理治療師。這件事沒什麼問題，除了一點：我現在必須向另一位認為我是虐待狂的病人解釋這件事。我真不該讓這件事有機會發生。」

「我們是真正的說書人。」一位住院醫師談到。心理治療取向的精神科醫師有個更顯著的特質——他們實在很有能力去記住故事。這在個案報告或精神動力學派臨床醫師的研討會中尤其明顯。就像任何學術報告一樣，報告的文稿中會包含大量的資料和一堆理論框架。然而，在學術的情境下，聽眾傾向關注理論。聽者會記得那些被提出的理論主張，並且傾向用問題去探究它，通常會忘記大多數說話者提到的事實資料。在精神動力學的環境設定下，臨床醫師作為聆聽者，不太去追逐理論的爭辯（即發言者不同意這個人對那個人論點的重新闡述）。相反地，他們談論患者，並且會記得在外行人看來數量似乎相當驚人的細節：一個四十歲的病人是在哪裡上學、她的母親在她畢業時如何表現、她的父親又說了些什麼。有個第一年住院醫師說：「我曾經覺得要牢記病人身上發生過的事情非常困難。然後有個在精神科急診室工作的人說：『要記住這些故事。每個人都有他的故事。』然後，我開始去記住它們。」

他們記得的東西有某種形式。西洋棋大師之所以與玩家有所區別，是因為他們的記憶中有成千上萬的棋局。在研究實驗中，將透過真實下棋過程模擬出的棋盤展示在西洋棋大師面前，比起沒有在玩西洋棋的人，這些大師可以更準確地記住它——或許還可以記住與它相關的、可用的棋步，甚至可以回想起與這個棋局相關的特定比賽。但如果記憶的是正常棋局無法達成的隨機圖像，或隨機重新排列的棋盤，他們的表現不會比非西洋棋玩家來得好。[15]學術領域的心理學家認為，專業知識在很大程度上取決於專業範圍中知識的數量和組織模式——他們稱之為「領域」（domain）：西洋棋、芭蕾舞、阿茲特克舞蹈、精神醫學，無論哪個領域的專家皆是如此。許多人認為，在某一領域浸淫十年後確實可以達到最高程度的專業知識（治療師正是這麼認為）。專家的記憶似乎取決於他們感知有意義模式的能力（認知科學家稱之為「基模」〔schemas〕），而他們在專業領域的巨大存量似乎能使他們在該領域進行戰略規畫，並預測未來可能的行動順序。[16]

心理治療師記住的是一份敘事模式詞彙表，她可以隨時將之用來理解病患身上所發生的事情，從一次特定的會談到一整段漫長的分析皆然。這種記憶的複雜性與西洋棋選手記憶的複雜性並沒有什麼不同。就像對某人的一生做精神動力式的分析理解一樣，一局西洋棋賽是由一系列的模式組成，每個模式都與過去的棋局有著某種程度的因果關係，但又不完全決定於它。如同人生，每場西洋棋比賽都是獨特的，但就像人生是從一種模式轉移到另一種模式（由一個事件到另一個事件），西洋棋賽也是從一種模式轉移到另一種模式（由一個棋局到另一個棋局），這些模式在很多其他的比賽或其他人的生命中都曾經出現。和技巧純熟的治療師一樣，熟練棋手的專業知識某個部分會展現在他們能夠比未經訓練的人更容易記住和識別這些模式，並在這些模式的基礎上做出策略預估。

描述這個模式的最佳用詞是「情緒-動機-行為複合鏈」。若用這個詞來解釋，我的意思是一種情緒(如憤怒),它與動機(她是一個好人,而且不認為自己討厭她的病人)相互作用,導致產生一些行為(她很氣她的病人,但不允許自己辨認出這個憤怒,並且在會談期間由於某種原因無法聽見病人的聲音)。年輕精神科醫師透過「集組」(chunking)這些模式相關的資料來講故事,這些模式可以用很多種不同的方式排列組合,或在新的病人身上以新的形式出現。(認知科學家使用「意元集組」(chunk)這個詞,來表示人們將細節收攏進一個核心概念來儲藏細節的記憶,並且透過這種方式來回憶它們,就像鐵屑之於磁鐵一樣。)識別這些複合鏈的過程會被一種內在具有的怪異特性給複雜化——這個特性就是,專家要從他們試圖予以詮釋的關係狀態中,分離出自己的情緒反應。這就是為什麼成為心理治療師需要很長時間,以及為什麼成為一名稱職的診斷專家(但不是精神藥理學的行家)相對容易的原因。在心理治療中,有更多的模式是以更複雜的方式相互關聯。在某些重要意義上,除非你是行家級的專家,否則你就不是一位稱職的心理治療師。跟診斷學和精神藥理學不同,心理治療的「勝任與否」並沒有公開明確的門檻,也沒有基本能力的明確標準。

當心理治療師講故事時,他們正在學習整理足以解釋故事裡人們關聯方式的「情緒-動機-行為複合鏈」(如同他們所見到的)。(有說服力地)講好一段故事,可以證明他們對此精熟的程度。例如,幾個月以來,我每週五都會與一位心理治療取向的住院醫師見面,與她聊天的同時也錄音。我和她碰面時,她是門診部門的總醫師。對於一個生性害羞、即使面對不喜歡的人都很難藏住情緒的人來說,身負這種責任的壓力很大,這讓她緊張到一年內體重整整掉了十磅,還開始抽菸。在那一年，我們談到了心理治療、她是怎麼學會做治療的、進行分析的時候是什麼感覺（她在我們談話期間恰好開始做分析），以及她是如何理解她正在做的事情。我們對話的片段提供了一些訊息，關於她如何講述這些故事：人如何與人交流，他們為什麼採取行動，以及他們的感受是什麼。

她是一位有著很多苦惱的女士。她非常憂鬱，長期有自殺傾向。她會來我的辦公室然後……「啜泣」？這用詞不對，應該要說她會——清空整棟建築物。那棟別館裡的每個人都知道，我的病人星期五三點鐘在那裡。透過所有的這些，她持續用一種半令人信服的方式告訴我，她是如何以母親的姿態在愛著我。然後她突然間打起了一部分的精神，決定去找份工作，從一粒百憂解都沒吃變成一天吃三粒，然後生活開始好轉。我們從危機處理轉而談論她對事物的感受，她如何回應他人，以及什麼傷害了她。這週我們談的是她在治療中的感受，而不是她有多想自殺。然後我就度假去了。我回來後試圖和她談她的感受。她說，對，她想念我，但你知道……她了解我必須去度假。她說，噢，對了，我把我的百憂解沖進馬桶裡了；沒有什麼好談的，因為我幫不了她，她的生活了無希望。然後她取消了下週的會談。我試圖把這些事提出來討論，但她一點都沒對我發脾氣，我對她很重要，我意味著所有正面積極的事物。發生在我身上的是，我坐在那裡，然後開始對她發飆。某些時候我有意識到我有多生氣，我有意識到她有可能察覺到這點，而我覺得自己必須某個程度上承認這件事。但後來她取消了下一次會談。我的憤怒告訴我她有多生氣多受傷，但她沒辦法向我表達這一點。所以她所做的顯然不是在意識層次，但基本上她讓我感覺到了，我們其中一個人意識到它，並且可以用它來做點什麼。最初的反應是，不，我並不是真的感覺到這一點，因為這種感覺是不對的——我怎麼能對我那又病又慘，但又好又體貼的病人發脾氣呢？她顯然需要幫助，而且處於如此強烈的痛苦中啊。我現在不可能有掐死她的想法……我可能有這樣的想法嗎？所以首先你試著假裝它就要過去了，或者它並不是真的存在。當「否認」不奏效的時候，你會開始希望覺察到它，而如果你對你自己以及自己的情感夠自在，你就會發現它，然後檢視它。

我認為（一名第二年住院醫師）已經學會如何直率地表達自己，真正讓自己的情感與病患坦率共處，真正做出反應無論想要如何反應，而且可以回饋。因為他不再感到被威脅。我覺得現在的自己比一、兩年前更加投入，因為我知道我可以關掉。我知道我可以控制自己和我的生活；如果我允許自己可以生氣，如果我讓自己更親近這些情緒，我就不會在與病人的會談中失控。我過去很不願意這樣做。督導會說，你在怕什麼呢？我越是讓自己自在地檢視它，我就越可以使用這些訊息。我有辦法潛進這個病人的幻想，然後一邊想著，這個幻想的特徵是什麼呢？這告訴了我，病人心在何方。但威脅在於，你的情感是坦露的。講得正確一點吧，那就是無論病人說什麼或做什麼，它都不會影響我的生活。我並不會因此變得心煩或生氣。

我收治了一對個案，這對夫妻來到這裡，基本上是因為妻子非常苦惱於她的工作狂丈夫，她真的覺得他花太多時間工作、工作得太賣力，他沒有為她待在家，他沒有情感上的支援，他這也不行那也不行，什麼事都不行。整場會談我就坐著，這就是我的生活，我不知道如何幫助自己，我也不知道怎樣幫助他們，我在團隊中提出這件事。我了解這些事實，但基本上我對團隊負責人報告的是，我不能接這個個案，首先，我涉入太多，其次，我還沒弄明白如何處理它，也許年齡更大的人會更有智慧去弄清楚怎麼處理這些。我一直都沒弄清楚如何在自己的生活中做到這點。團隊負責人只是覺得這件事很吸引人、很精彩，他說：「那太好了，我認為這正是你必須接這個個案的原因。因為你有這麼多共同的經歷，你可以真正用它來幫助他們。」我說：「我已經在家裡苦苦掙扎了一年半，而我們所做的就是互相吼叫。」他說：「相信我。」他們進行了五次伴侶治療，並在六個月後寄了一張明信片給我，說他們的婚姻從未如此好過。我不知道我做了什麼。

分析（我現在是在第二週）真的是退行性（regressive）的。我已經回去重新接觸到我小時候的感受，這是我從未觸及的。之前在面對面的治療中，我努力挖掘所有這些東西，但未見效。以前沒有辦法觸及的所有這些東西，現在似乎都可以了。這整個體驗非常像是你在黑暗中，然後把幾盞燈打開。並不是一下子全部打開，但你現在可以開始看到一些形體，過去你以為它們都是一片黑。你會更碰觸到自己一些。而且，當你找到自己的燈的開關，你會回到你的會談室，並向其他人展示它所在的地方，這樣他們就可以幫自己開燈了。

我覺得，隨著我越來越有經驗，我對我正在做的事情有了更好的認知理解。我覺得更像是……你懂吧，就是當有人問你如何到達餐廳而你又沒有辦法真正畫出地圖的那個時候。我想說的是，我知道如何到達那裡，我知道當我看到這棟房子時轉過身來，但卻不能說：噢，就是在這條街上啊。這大概就是我的感覺。

在這裡，感覺就足以是理由。感覺糾纏著一種動機，並伴隨著一整組複雜的希望、恐懼和夢想，而且透過這種糾纏（entanglement），會產生一種特定的行為。治療師論及的感受多半是負面的。這很合理，因為負面的感受最讓人感到困擾。（「我沒有意識到我對她不耐煩，但我把燕麥片放在爐子上煮早餐，然後你懂的，我就是把它忘了，然後她的鍋子就毀了。」）治療師在故事中經常做的是透過一系列的「情緒－動機－行為複合鏈」，來跟隨著一種感覺。例如，在針對「極度困擾之女士」的討論中，住院醫師談到了一個如此悲慘（以及憤怒……這是後來推斷出來的）的「好女孩」病人，她讓整棟建築物都知道她的狀態，但她也愛著治療師，想要取悅治療師，並藉此解決自己生活的問題。治療師繼續解釋，病人在治療師在度假時感到憤怒，但不想承認那種憤怒，衝突導致她沖掉她正在服用的藥物，而她過去正是用這些藥物來取悅治療師。然後，治療師進一步延伸，描述了這種病人不承認的憤怒如何使她（治療師）憤怒，以及她如何在某種程度上辨識了它，試圖「抓住」它，但沒有完全成功。病人感到受傷和生氣，並取消了下一次的會談。然後這引發了一場關於溝通無法表達的憤怒的討論，最終導致了治療師難以承認自己憤怒的焦慮。「你害怕承認的強烈感受」主導了整段描述，但在這主題之下其實存在著許許多多較小的模式，治療師推斷它，並且將之拼湊成某個人生某一部分的連貫敘事。在聽這個故事時，很明顯地，治療師遇過許多難以辨識自己憤怒的人。他們都與這個女人不同——當然，每個人都是獨一無二的——然而聽著這個治療師談起這件事，就像看著一名棋手認出棋盤，並且直覺知道發生了什麼，以及接下來該做些什麼。

這位治療師的話語中還有一些並不算少見的特點。首先，雖然優秀的精神動力學派住院醫師會使用一些顯然是專家語言的詞彙，例如「退行」(regressive)、「移情」(transference)、「內化」(internalized)等等，但至少在我的經驗中，語言很少支配話語，論述多半會用普通的詞語表達。第二，她們使用豐富的隱喻指出思考和感受的歷程。這位女性使用「空間隱喻」來表達引發強烈情感的事件——「形塑」的事件；而且使用「接觸隱喻」來表明她理解自己情感的能力——她「與……接觸」或「有機會觸及」自己。[17]所有人都會這麼做，但這種話語更注重感覺，因而讓隱喻的特性看起來非常明顯。當這位住院醫師談到她身為治療師的作為，這些隱喻尤其引人注目。這位治療師一次又一次地使用空間和接觸隱喻來指出她的作為，而且她覺得轉化後的文字不足以表達實作的細節。這種文字不夠用的感覺即使在技巧最純熟的資深治療師身上也很常見。一般來說，他們很難用語言表達他們做的事情。第三，許多治療師會站在自己的對立面說故事，並用患者的故事理解自己的經歷。這就是這個女人所做的。好比督導時的軼聞和伴侶治療時的軼聞中所提到的：一受到威脅就無法好好聆聽的住院醫師、因為人常不在而使妻子感到受挫的工作狂丈夫。這些故事很有趣，因為這些故事暗示了醫師必須記得這些患者是生病的人。最後，和其他人一樣，這位治療師認為她學習去做的這些事是需要勇氣的，而且本質上是良善的。

對於年輕精神科醫師，尤其是心理治療取向的年輕精神科醫師來說，這種感覺的語言瀰漫在他們的生活當中。「兩個來訪者？噢，不，那會帶出我所有的兒時焦慮。」他們被鼓勵談論她們對於父母、老師等等那些人的感覺。他們被告知談論情感是「關係」最重要的特徵。他們被告知——然後他們去經驗——心理治療充滿了強烈的感覺。他們被告知——也許是正確的——情感是心理治療的核心；治療只有在病人的情感能夠參與進去的時候才有辦法「吸收」；病人可以聽某件事情聽五十次，但只有在情感上較容易動搖的時候聽它才有辦法理解它。他們被告知，理解人就是理解情感。他們使用的語言如此充滿感覺，這對外行人來說似乎有點詭異。

住院醫師變得深深沉浸在另一人的生命之中。即使生物醫學日益受到重視，年輕精神科醫師仍在他們的訓練機構中被一種期待與他人緊密牽連的文化給濡化[24]了。我的田野筆記充滿了這種緊密、像是艾普莉對斑比的感受，斑比如何詮釋克里斯對「艾普莉對斑比的感受」的焦慮，以及大衛如何理解愛德華醫師作為督導斑比的角色（對「艾普莉對斑比的感受」進行督導），以及同儕間持續過度詮釋的相互依賴性。在精神科醫師（特別是年輕精神科醫師）測試自己精神動力學知識的時候，對於社交距離的標準期待消失了。如果你沒有在一對一的社交互動中談論你的感受以及這些感受源自什麼樣的個人經驗，你就是不合格的。觀察警覺性的增強又更加強了這一點，這意味著精神科醫師會比非精神科醫師更快注意到焦慮或痛苦，並且更有可能詢問其意義（這使得精神科醫師和非精神科醫師都參加的晚宴活躍起來）。

一名住院醫師和她的男朋友分手了，她說：「但是啊，跟一群精神科醫師一起爬梳這些實在太好了，他們真的很懂。」她很可能會和系上很多人談論分手的細節。年輕的精神科醫師會不斷談論自己的經歷，還有別人跟他們的經歷，或他人之間的經歷。就私事而言，他們是我見過的人裡最健談的了。他們談論私人事務到了一種……他們可能會覺得自己被濫用的程度。「我們非常，非常親密，」蘇珊娜在談論另一位住院醫師時說道，「我們去年是在同一地點，甚至是同個團隊裡開始受訓。他信任我，我也信任他。我們一起度過了一段很糟糕的時間，他跟他女友出了狀況，我跟我男友也有些問題。我們非常支持彼此。事情是這樣的，我開始去找治療師，所以我有了可以卸下負擔的對象，但他沒有，他一直來找我。噢，天啊，他真的需要去找個治療師，但他沒有，他一直來找我。我不得不退一些。我愛這個人，我很關心他。這感覺像是，他的問題開始壓倒我了，我開始覺得我被當成工具人。」

班上其他人談的是她是否喜歡他，或他是否喜歡她；為什麼他會跟她說這麼多；她為什麼要忍受這種已經變成不對稱交換的狀態；一旦他接受了治療，她會說他有所改變嗎；那她自己呢；他們對於他們的治療師會有什麼看法？他們在治療上的能力？

有人可能會爭辯這些年輕人選擇以精神醫學為業就是因為他們喜歡談論感受，而對其中的許

24 譯註：濡化（enculturation）指的是年紀較小的個體學會他／她所身處的文化的過程，廣義可指個體生於團體中便受該團體文化或次級文化的薰陶，而養成種種獨特的行為模式與價值觀念。相似詞包括「同化」(assimilation）與「涵化」（acculturation）。

多人來說可能也真的是這樣。但並非對所有人而言都是如此，同時無論每個人的動機為何，心理治療訓練所創造出來的文化是如此強大，以至於很難避免回應社交上的需要。住院醫師們非常了解彼此。他們一起工作，一起玩樂蹓躂，他們緊挨著彼此，互相濡化。他們也一起參加團體治療。大多數住院醫師都有參加一種稱作「培訓團體」的治療，由專業的團體治療專家負責，每週見面一次，每次一小時。在我做田野的住院醫師訓練單位明確要求參加的時間只有一年，但大多數的團體在整個住院醫師訓練期間都會持續舉行。我從來沒有被允許參加這些團體，究其所以是因為這些團體太私密了。但我常聽聞他們身上發生了什麼。在這段會談期間，每天一起工作的人被期待要談論彼此之間的脆弱及幻想。以眼淚或盛怒作結的會談並不少見。但他們很快就會再跟同一個人碰在一起。

在培訓團體，對話充滿了精神動力的語言。「團體中有很多事情發生，」一位住院醫師說道，「這很奇怪，因為我們有意識到這一點。我已經對弗瑞德有種移情，因為我覺得他就像父親一樣。我投射了感覺到他身上。我告訴過他這件事。我發現了自己在做這件事。我跟他說我有感覺到這些，然後過了十五秒我又再度做了同樣的事。」我從一些人的口中得知，這個討論在團體中一定特別令人難忘，因為當時是住院醫師第二年的尾聲，對話中的兩個人正在競爭總醫師這個具有相當聲望的行政職。這位住院醫師繼續說道：「我放下防衛並對公開競爭對手承認自己的弱點，而這讓我有點憂心。因為我在應該參與競爭並且表現得強大一點的時候，表現出了自己的弱點。此外，你也會開始想，這就好像是意識到，你剛向一起工作的每個人坦誠自己有某種程度上的精神病理問題。人們到底會怎麼想？」然而，保持開放性是具有競爭力的，因為這是在聲明自己具有精神動力方面的能力，這就像是在說：「我了解自己。當你害怕自己，你就是拒絕承認自己的弱點。」另一位住院醫師忿忿地說起某個培訓團體的第一次會談，艾格妮絲——一位很快就被標籤為團體中最敏於精神動力的住院醫師——曾經要求讓她當第一個講述自己人生故事的人（剛開始他們會依序講述故事），並且透過選擇高度自我揭露，她把賭注押得更高並且主導了這個團體。

當年輕的精神科醫師講八卦的時候，他們正在學習怎麼工作。他們至少跟我們一樣愛管閒事又好奇。但是與我們這些人不同的是，他們從八卦中得到的是專業知識，是關於行為、動機、情緒的敘事小包裹。對他們的成長來說，八卦可能和他們的督導一樣重要。我發現在討論那些讓人討厭的住院醫師的時候，對於這群人如何凝聚情感的非正式關注變得特別明顯。這群住院醫師和其他住院醫師切割開來了。他們知道他們不應該真的對這些人做出判斷，他們所討厭的這些人可能跟他們自己非常相似。然而他們無法忍受他們。他們真的很努力去弄清楚是什麼讓他們對這些人氣得牙癢癢。以下是我對話的摘錄：

我並不是真的了解，我了解到的只有他過去顯然有過一段更糟的日子。他在長大的過程中無父無母，或許也沒有繼母之類的人，那時的佛羅里達州某個程度是個毒品之都，我覺得他可能有很多問題。我知道他接受過很多治療，但是姑且先試著相信他吧，我只希望這能夠比過去的方式改善一些。我希望他朝著正確的方向前進。我認為他在很多時候展露了自己的良知，也真誠地為自己的所作所為感到抱歉。這似乎沒有妨礙他再次做類似的事情。不過，我會這麼說，他無疑為我們去年無聊的社交生活帶來不少生機和火花。這些必定有它存在的需要。

例如，我和安妮發生過衝突。我肯定有對她做出動力式的理解。我明白解決問題的唯一方法是坦率、誠實，而不是怨恨。我沒有告訴她為什麼我覺得她已經盡其所能了。很多時候，我對她的理解是她很自戀，而且她有時候會無視於他人的感覺，所以當她輕蔑地對待我時，我就打電話給她，告訴她這就是我的立場，而哪些是我的擔憂，還有這就是為什麼若她停止現在的所作所為我會很感激，然後，她對此做出了回應。我沒有告訴她，嗯，你很自戀，而且只是不會去考慮其他人。顯然這樣做應該不會太成功。

黛安是我所謂的群體中的邊緣人。她很浮誇，她很歇斯底里，我的意思是她非常戲劇化，在她的描述裡面所有的事情都很極端。人們覺得她既奇特又古怪。因此，她被安排在團體的外圈，這時還沒有被標籤為該團體的邊緣人。然後她做了一些令人憤怒惱火的行為，使她和某些有魅力的成員變得疏遠，而這些有魅力的成員還散播了她的事蹟。所以每個人都同情這些有魅力的成員並進一步疏遠她，而這就是她成為團體邊緣人的時候。現在，為了融入團體，她將不得不拋棄奇怪的行為，我的意思是，這就像是告訴別人要長出兩隻右手臂一樣。她不可能光靠這樣就有辦法改變自己的行為。她必須經過五年的分析才能改變她的防衛模式和行為。當人們聚在一起談論住院醫師的難處時，說的就是黛安。他們所有的擔憂都是合理的，但他們並沒有談論任何更重要的事情，像是討論照顧那些不想變好的人是多麼地困難。照顧那些永遠都沒有功能的人是多麼困難。那真的很難。因此，我們利用黛安透透氣，作為一種表達焦慮和挫折的方式。

這些敘述顯示了年輕治療師話語中的許多特徵：技術語言、空間隱喻（雖然在沒有個人反思的前提下，也許就跟隱喻無關）、情感識別，以及情緒-動機-行為模式的整組序列。而他們還有一種不屈不撓的決心。他們試圖弄清楚，為什麼儘管住院醫師們接受了所有的訓練，並且都有足夠的理性思考能力，但是某些同儕卻表現得如此糟糕，又為什麼其他住院醫師不夠成熟到足以處理這些事物。

具有心理覺察能力的（Psychologically minded）[25]人一直在創造這樣（既宏大又具體）的模式。精神科住院醫師（以及其他同樣接受訓練的人）在建構這些模式時還有兩個額外的助力。第一個是精神動力學理論，它提供了大量的部分抽象模式來解釋人類行為。住院醫師從老師、同儕，偶爾從書本中學習到這個理論。理論模式表明了，如果某人表現出某種成套的行為，那麼行為的模式就會是這樣，動機情緒（motivating emotions）也會一起被決定。例如，在《幸福童年的祕密》這本知

25 譯註：指的是一個人自省、自我察覺、自我探求，以及自我感知的能力。它也包括了有沒有辦法察覺字裡行間的潛在意義、感受到情感的細微差異與複雜性、可以認知到過去和當下事件之間的關聯性，以及可以察覺自己和他人的動機和意圖、可以認知關係間的複雜性與微妙變動。

名著作中，分析師愛麗絲．米勒描述了那些非常成功的人，他們沒有你想像的那麼具有安全穩固的自我肯定（self-assurance）。他們的成功似乎是空洞的，他們的失敗似乎是巨大恆久的；雖然他們被許多人羨慕和欽佩，但他們感到空虛、被拋棄和憂鬱。他們汲汲營營於更多的成功好去消除這些感受，但完全無濟於事。米勒用「自戀」來指稱這些病人。她描述自戀的人學習成為某種樣子以及所做所為都是為了取悅別人，取悅可以得到他們愛的回報的人。這就是為什麼他們如此成功，以及為什麼這種成功對他們來說是如此地毫無意義。這樣的模式解釋了是什麼動力驅使著這些患者，以及最終應該如何集中治療的焦點，來幫助他們理解和重塑自己的動機。年輕精神科醫師使用這個模式去解讀他們所知道的人，甚或解讀自己，透過這種方式閱讀這類書籍，並以此來理解它。（米勒評論道，許多富有洞察力、直觀的孩子，長大後成為善良、負責任的孩子來照顧他們的父母，這些人中有許多在成年後成為心理治療師。他們早期對父母的感覺與需要有著強烈的興趣，這就是他們利用這種興趣的方式。）各式文本中所提出的模式並非都能相互參照補充。有時他們就是會跟另一個模式完全衝突。（一個著名的例子是陰莖嫉羨〔penis envy〕。有些精神分析作者認為女性受到陰莖嫉羨的驅動；其他人則不這麼認為。）一般來說，精神科住院醫師（或精神科臨床醫師）並不擔心這些矛盾，大致說來他們認為自己的任務不是去仲裁這些。這些模式是他們用來幫助了解病患的工具。它們就像鐵鏟和園藝剪，重點是有用或沒用，而不是像方程式，討論其是真是假。

模式的第二個來源是透過專業特許的捷徑，不只可以了解到超過平均範圍的人類經驗（包括外行人很少看到或認識到的嚴重憂鬱和精神病），還可以聽到通常十分私密的感受和故事。當他們結束訓練時，精神科住院醫師不只看過了數百名嚴重失序的患者，他們也已經聽過了數百個關於幻想、行為、欲望、挫折之類的詳細敘事，這類故事一般人多半只能從小說和一小撮活人身上接觸到。這些不是抽象的模式。他們講述某位病人如何在治療的三個月期間叨念一堆老生常談的事情，然後突然開始哭泣；或另一位病人突然停止治療，但又在四個月後回電；又或者，一名企業家的兒子如何因父親巨大的成功變成廢人，但又不得不在父親衰老時照顧他。這些就像是年輕精神科醫師下了一場又一場的西洋棋，他們看到展開在眼前的生命，並尋找在不同環境中發揮作用的方式。他們幫助了精神科醫師去對自己說：「噢，這就是你對你哥哥死亡的反應，但這不是所有人做出反應的方式。這是一種獨特的反應，它告訴了我一些關於你的事情，因為我看到你對不同的問題有出現類似的反應，而我也看到人們對類似的問題有不同的反應。」

這種學習過程可能有助於大多數年輕精神科醫師更準確地感受到其他人的情感。[18]至少，這個過程可以幫助住院醫師在不同環境中對情感以及他們自身的角色進行細緻的區辨。我認為這也使得住院醫師能夠更敏銳地感受情感。我的證據很簡單，也是可以觀察得到的。我相信，在這個世界度過許多年之後，精神動力取向的優秀住院醫師將隨著時間變得越來越直觀。他們似乎能夠在短時間內就遇見一個人，然後可以用十分符合事實的方式來總結那個人的經歷。有些住院醫師被認為是「天才」（wizard），他們能夠會談病人，而且他們的理解技巧使人們大吃一驚，他們在治療室內會給人一種感覺，覺得他們能夠深刻地理解會談的對象。即便如此，這種「理解」無疑是以一種特殊的方式形塑出來的：在對一個人的行為有許多可能有效的詮釋中，治療師決定了其中一種詮釋，然後，因為沒有人對自己的人生只存在一種解釋，當病患有被理解的感覺，這種感覺本質上是出自他自己的觀點以及他的治療師的觀點的協商。不過必須說，有些精神科醫師從未學到這些。有些住院醫師在訓練初期就像是個在瓷器店裡亂跑亂撞的公牛一樣找不到竅門，怎麼都學不好精神動力的技巧，而且到最後都還是如此。

「這是一個焦慮的職業。」另一名住院醫師在他的第一年結束時說。在整理我的紀錄和筆記時，我覺得在指涉所謂的「心理治療」其實有不同的模式和階段。最先遇到也最常見的就是被拒絕和有所不足的感覺，而且在了解到精神藥理學更容易掌握之後更加重了這種感覺。所有的精神科住院醫師在訓練的大半時間裡都會某程度上感到這種有所不足。他們怎麼可能沒有這種感覺？一名第二年的住院醫師對心理治療抱持懷疑，但他期望自己成為一名優秀的精神科醫師，他說道：「我覺得自己好像是江湖郎中。實際上有人每週都會來找我進行心理治療，我不知道自己在做什麼。我的督導會這麼解釋來讓我安心，他說得花上十年才會對做心理治療感到自在。然後我想，十年？十年？？我不期望自己在住院醫師訓練結束後成為一名分析師，但我期望可以更有自信。我想著，你不要跟我瞎扯。但是每個人都說要十年。所以，我感覺好多了，但是我對精神藥理學更有把握，而對心理治療有把握的程度相較之下少非常多。我覺得很洩氣。成為一個稱職的精神藥理學家比成為一個稱職的心理治療師容易多了。病人看起來沒有好轉或離開治療都會讓我感覺很糟。而且我感到焦慮，因為即使我知道這要花上十年，但遇到新督導的時候仍然會覺得自己駑鈍又愚蠢。」

而且，在住院醫師於實際心理治療中可以感到輕鬆自在之前，他就必須要能夠運用心理治療的概念。這引發了一種輕微的被害妄想，因為一個認識到新的觀察方式但還沒學會的住院醫師，會覺得每個人都在針對他。當然，他這樣想沒錯。資深精神科醫師會開會討論住院醫師，並討論他們做得如何，而這些討論在很大程度上是關於住院醫師的性格，以及他們是否能夠成為像樣的精神科醫師。菲爾在住院醫師第二年時抱怨道：「他們開這些會議，然後談論我們。我敢肯定他們認為我太外向開朗。這太不公平了。我真的受夠了這種事。」

後來結果證明了菲爾其實是相當有天賦的治療師，但他並不是知識分子，而且不滿意訓練的經驗。從他第二年住院醫師開始，他就有著獵物臉上那種謹慎防衛的表情。「我在成為精神科醫師之前，」他說，「我在無意識層面上是清白的。現在的我在無意識層面上則犯有錯誤。這一年真的很辛苦、很困難。我確定精神科的訓練比其他領域的更難。對我來說，我對職業認同、從事這項工作的能力、成為精神科醫師的能力，以及我是否已然從內在掌握這些內容等等有很多的自我懷疑。在心臟科，如果有人罹患特定的心律不整，那麼只會有一種特定的治療方法，如果這種治療不起作用就會有一種特定的替代方案。而在精神科，首先，你沒有辦法診斷出任何像心律不整一樣具體的東西。但是然後呢，你可以在某個層面上做出不錯的臨床評估，不過如果你忽略了某些事情，你就會被點名、批評，然後你必須問自己，為什麼我會忽略這些事呢？我沒有探詢某個細節的原因很可能在我的內在藏得很深，所以我必須認真做一些自我分析，才能理解為什麼我會遺漏了它。」

「精神醫學裡不存在任何藉口。你所做的每一件事都是為了某個目的。精神科醫師的腦子裡不存在環境或命運這種東西。資深的精神科醫師總是在觀察你、評斷你。前幾天我值班，我從晚上十一點睡到凌晨三點半。我在早上六點鐘再次入睡，由於某種原因，我手錶上的鬧鐘沒叫醒我。交班的時候我遲到了，而我的藉口——手錶沒有叫醒我——根本沒有意義。我是出於某種原因而錯過了時間：我的手錶叫不醒我意味的是某些無意識動機。這是不言自明的。任何精神科醫師都會說這實在再清楚不過了。我的無意識犯了早上不想去交班的罪行。」

學習過程的最後一步是培養出一定的熟練度。那些覺得自己大概知道誰是優秀治療師的人，表明了這個你永遠都看不到其他人如何工作的專業裡一個非常有趣的地方。住院醫師和比較資深的精神科醫師肯定會對誰可能成為優秀的治療師有明確的看法。這些判斷通常滿一致的。畢竟，運用自身去理解另一個個體的能力並不是一種過於奧妙的才能。有些人天生自然就有人類直覺中的這一部分，而心理治療師通常就是屬於這類人，他們會學習去磨練這種直覺。令人驚訝的是，這個磨練的過程卻也會讓人覺得自己好像開始變得不自然。它改變了他看待人、思考人、對人做出反應的方式。好的心理治療師有時會說——他們會一直擁有現在學會的技能，但精熟地使用它們也完全改變了他們自己。或者說，他們至少是這樣自覺的。

在生物醫學和精神動力學這兩種方式中，一個人所學到要做的事情會影響到他觀看世界的方式。醫院裡的精神科醫師（或者說是更偏向生物醫學式思維的精神科醫師）學會去記憶模式，並開始用粗糙但快速又實用的方式來操作它們。他學會了從疾病的角度來思考，並且像野鳥觀察家辨識不同鳥類一樣，他可以快速而且有憑有據地看見這些疾病。對他來說，病人的問題在於病人罹患了疾病，而要成為優秀的精神科醫師，就需要用疾病的視角來看待病人。對他來說，疾病和健康之間存在明顯的區別。門診診間的（或偏向精神動力學思維的）精神科醫師學會建構病患生活的複雜敘事。他根據病人與其他人的關係、使病人自傷的情緒，以及無意識動機來思考。在此，健康與疾病之間沒有明確的界限。病人的問題在於他與其他人扭曲的人際互動，而要成為優秀的精神科醫師，就需要了解這其中的變化與因由。兩種途徑都理解到人類的不幸皆是複雜混亂的狀況，然後能將其簡化，以便對這種狀況採取行動。在這個過程中，兩種方式都會從一個不快樂的病人身上構想出一個不同的人。

2

傷害的指向

The Arrow of Harm

「了解病人出了什麼問題」只是精神科醫師學習如何與病人建立關係的其中一部分，另一部分則是年輕醫師要學習「如何感受病人」，以及他要「如何判斷醫師和病人之間，誰對誰來說是危險的」。不幸的是，醫學訓練這種某個程度來說滿無情的經驗傾向教導年輕醫師（其中包括年輕的精神科醫師），病人是醫師傷害的來源。而在心理治療的訓練中，傷害通常指向另一個方向。當然，心理治療的傷害遠比醫學訓練的傷害更複雜。很多醫院中的經歷，會讓年輕的精神科醫師覺得與病患的關係是有距離且不帶感情的，而門診的心理治療則是會引發更多糾結與私密的牽連。

在醫院

醫學院的培訓

當我還是一名實習醫師，某天早上在巡房時聽到我的一個同學正在討論他前一晚的值班。「噢，」他說，「有個女的被送進來，我們做了好多好多好多好多的事，但慶幸的是，到了早上她就去世了。」讓我感到震驚的是，我理解他的感受：如果她活了下來，他就必須要安排其他人來照顧她。

——精神科住院醫師

就像這名病患一樣，一名病患可以被視為對醫師個人的生存威脅，而這是我們國家醫學訓練方式造成的結果。精神科醫師最初的學徒制訓練是在現代醫院的生產鏈中完成的。一開始他們是一般科別的醫師。他們在醫學院和實習的那五年立即、直接，而且經常是駭人地面對身體。他們不能像我們其他人一樣逃避衰老，逃避破敗的血管和下垂的肉體。他們看著身體不堪用了。他們看著身體受到車禍嚴重破壞，或被癌症啃食。在醫學院裡，準醫師們將大體從頭解剖到腳，然後，一個年輕醫學生約會時看到的不再只是餐桌對面的俊俏臉龐，她看到的是一整捆由頸部發出的肌肉、血管及神經，而她曾經切開、固定、仔細研究過與這幾乎一樣的東西。五年下來，這些年輕人切除壞死的組織、做心臟按摩、協助手術、縫合傷口、進行皮下注射、記憶身體的各個部位，最後每三天就有一天得在醫院過夜，這樣的訓練強度非常高，以至於他們沒有人可以想像有任何其他的訓練足以匹敵。

這樣的經驗似乎永遠地改變了這些學生。至少，當精神科住院醫師直接從醫學院和實習畢業後，他們彷彿都處於一種近乎震驚的狀態，他們就像人類學家談論生活在遙遠蠻荒之地的歲月一樣談論自己在醫學院的生活。沒有身處過其中的人不可能理解，而只要待過那裡，你就會變成一個其他人都不能加入的俱樂部的一員。這曾經讓我有點惱怒，這種感覺就像我永遠無法理解成為一名精神科醫師會是什麼樣子，除非我去讀個醫學院並且使勁地通過實習的考驗。一名住院醫師甚至解釋他理應獲得巨額的薪水，因為醫學訓練是如此悲慘，即使之後三十年的高薪臨床工作都幾乎無法彌補他那五年的痛苦。但是我開始相信，在醫學訓練中，你對自己的認知會產生無法回頭的變化，而且某種程度上真的沒有人可以理解這一點——不是前一晚不停工作隔天又必須在急診室裡幫垂死病人抽血的人，真的無法理解這一點。一位曾在土耳其做田野，然後在醫學院裡發現自己落入觀察者與老師雙重角色的人類學家，他也同意這一點：「這種語言的差異好比土耳其語和英語之間那般天差地遠，而且還不只如此。這個逐漸展開世界的向度——人體、病理與藥物治療交織的複雜細節——與我的日常世界相當不同，差異程度幾乎超過了我過去在田野中所體驗到的任何東西。」[①] 我認為造成這種訓練與其他專業經驗（法學院、研究所這種工時也可能很長的地方）落差的關鍵在於，在醫學訓練中，學生一旦不了解一件事，很可能就會是導致他人死亡的直接原因。當然，實際上這很少見。（一般來說）學生受到太好的監督，而醫院的緊急措施也做得過於完善，使得學生不會因為無知而導致傷害。但是，大多數人去讀醫學院是為了做醫師該做的事：治癒生病的人、拯救垂死的人。特別是現在，當八〇年代的經濟暴利在大張旗鼓的醫療改革下逐漸萎縮，他們去醫學院更是為了學習如何治癒。這些學生在醫學院學到第一個最重要的課題，似乎就是他們對生命負有責任；第二個學到的則是他們還不足以負起責任，他們學到的永遠跟不上他們應該知道的，而且他們沒有辦法做到他們應該做到的。

不適任與責任之間令人痛苦的張力——社會學家稱之為「對不確定性的訓練」（training for uncertainty）②——是醫學中首要而且再明顯不過的情緒要求。醫學院學生會面對各種各樣的知識。與他們就讀醫學院之前的大學時期不同，[1] 以前的文化教他們閱讀指定教材以獲得好成績，現在的文化則告訴他們必須掌握知識，不是為了他們自己的榮耀——大多數醫學院都不會打成績——而是因為他們需要它，他們需要這所有的知識，為了可以做好他們的工作。有則沒什麼營養的笑話就是在說你不能告訴病人：「對不起，那天我沒去上課。」住院醫師想表達的是他們做了多誇張的努力去背誦，以及他們對自身限制的驚人理解。一位精神科住院醫師告訴我，他過去曾將身體的解剖結構寫在數百張記憶小卡上，並把它們釘在牆上；在考試前，他會緊張地在這些卡片前面踱步然後把它們背下來。他通過了考試。大多數的醫學院學生都通過了考試。但他們仍然會意識到自己的不足。沒有人能夠掌握解剖學這隻龐然巨獸，而在我們所知的所有疾病途徑中，也沒有足夠的知識可以完全測量、描繪，並治癒一個衰退中的身體。③

醫學生們也很快地學會了不帶感情。第一次明顯地需要不帶感情或許是在解剖實驗室。在這堂課中，學生會花三個月到一年的時間，將浸泡福馬林的大體切開並識別它的各個部分。有位社會學家研究解剖實驗室裡的學習歷程，他說，在進入實驗室之前的幾週以及之後的整個課程中，醫學生會講一些「大體故事」，有的學生會用這些故事開令人毛骨悚然的玩笑，比方說拿一隻斷臂交出車票來戲謔公車司機。醫學生聽著這些描述哄堂大笑；面對預期中公車司機的害怕，他們用笑聲表現自己的強韌。在訓練剛開始的那六個月，社會學家跟著這些醫學生，跟著他們一起去解剖實驗室，跟著他們一起到當地醫院訪視垂死之人，還有跟著他們一起面對會談期間的第一位精神科會談對象意外死亡[1]。大多數學生拚命不讓別人知道這些經歷對他們來說有多麼困難，他們之中大部分人都力求「斯多噶主義的倫理」（ethic of stoicism）[2]，這種倫理奠基於以下公式：訴諸情感等於弱點，也等於缺乏科學客觀性。社會學家的報告說，整個大體經驗都被沉默所籠罩：沒有人應該讓其他人知道它會影響自己，儘管有很多證據表明它確實會造成影響。（他們之中的大多數人都恐懼地拒絕了將自己的身體捐贈給醫學院的解剖學實驗室。）「大體解剖代表了一種能否成為醫師的情感能力（emotional competence）測試，這種測試的難度不亞於學業成績平均點數（grade-point average），或是醫學院入學考試的兩位數成績這種入學門檻。」④然而你懂的，作為一名醫學生，對醫療的情感能力的真正考驗將會在名為實習的戰壕中開始。大多數的醫學生似乎對於無法讓自己維持著不帶感情這件事感到極大的恐懼。

這種不帶感情被疾病理論放大了。醫學生被教導深刻認識到「身體乃是有機體」，而非「身體乃是一個人」。一名醫學生對採訪者說，「我發現自己會在和他人的談話中……開始思考，如果

1 譯註：美國的醫學院絕大多數是四年制的學士後醫學系，故就讀醫學院之前會先就讀其他的科系。

2 譯註：希臘哲學家芝諾（Ζήνων, BC335-BC263）創立斯多噶學派（Stoic School），強調德行，強調神、自然與人為一體，「神」是宇宙靈魂和智慧，其理性滲透整個宇宙。個體小「我」必須依照自然而生活，愛人如己，融合於整個大自然。「依照自然而生活」就是依照理性而行，使自然與人通而為一。

我拿了手術刀並在他身上切出一道口子，那會是什麼樣子？」一位在解剖實驗室做研究的人類學家談論到：「我偶爾會沿著街走，然後發現自己只是眾多身體之中的一具身體，而不是人群裡的一個人。」⑤那些醫師被教導的，那些他們比任何其他專業人士更深刻理解到的是，我們是身體的創造物（creatures of the body），而他們痛苦地了解到，所有複雜的身體歷程（bodily processes）就是我們的生命。當醫學生解剖大體時，教學目標是他們應該要能去命名和了解每一個出現在他們眼前的部分，將我們看到的那些黏呼呼的團塊變成清晰的路線圖。同樣地，當他們在背誦身體歷程的精細細節（hyperdetails）時，他們將疾病的恐懼情緒轉化為科學的實體。這種轉化，使人與痛苦雙雙落在患病經驗之外。⑥

因此，對於年輕醫師來說，發生在他們所愛之人身上的患病經驗特別令人感到奇怪和難受。我的兩位精神科醫師朋友從聽到家人的擔憂開始，之後是透過電話診斷出他們有轉移性的癌症，到最後看著家人逝世，這一路上他們陪著家人做檢驗、看醫師，並經過了化療，但最終這些過程都沒幫上忙。我們大多數人都是在一面撫慰醫院裡無聊的忙碌所致的困惑時，一面對抗疾病。我們相信——至少我們希望——現代的醫師如果努力學習就可以治癒任何疾病。醫師倒是很少會有「現代醫學是無敵的」這種錯覺。他們確實知道如何詢問有關身體本身的問題。「這是一個深刻的轉變，」一位住院醫師悲傷地說道，「我記得我接過一通朋友從歐洲打來的電話，他病得很重。我開始問所有臨床上的問題，問得很細，非常詳盡，而不是去感同身受我朋友在國外生病會是多麼可怕的感覺。我知道得太多，看過太多，這讓我不再像原本那樣會在情感方面提供幫助。」她變成了醫師;她的朋友則成為了病人。病人並不是朋友。她解釋道:「我的焦點會擺在把事件看成一個現象,而不是那種會發生在我媽身上的事情。」對於年輕醫師來說,家人生病成為一種令人不安的複式簿記;這些醫師知道得夠多,以至於不會對主責醫師所做的事情一無所知。因此,一位年輕的醫師可能會發現自己是他母親死亡的代理人,因為他知道他母親需要第二位專家意見而且她知道該諮詢誰,他也知道醫生的保證是否空洞或者建議是否合理。然而,他越是保持冷靜,越是保持在專家和治療方案的高度上,他參與他母親的生活就越少。他變成了醫師,而他母親成為了病人。他需要保持距離以維持自己的觀點。但是他是她的兒子,而她正在逝去。

這是一種疾病的模式,其中的身體是沒有意識的,作為人的意圖和個性從身體中消失,就像被陽光曬白了的照片中的人一樣。醫學院教導學生,病痛的根源在於身體,醫師的工作是將疾病的發生原因定位在某個身體功能的障礙,並以此處理痛苦。在醫學院的最後兩年是「臨床訓練期」(clinical years),學生從講座與實驗室的課程畢業,像個聽話的影子般魚貫地跟隨著病房醫師巡房,此時他們的主要任務是學習如何寫出並口頭報告一個「病例」主要的病情,也就是一個病人的疾病經歷。這被稱為「病史詢問」(taking a history),其中涉及「鑑別診斷」。這是個在日常工作事項中撰寫病史敘事的訓練:從病患含糊不清的敘事中,識別出可能是醫學疾病跡象的特定症狀。「病史詢問」意味著收集可用的訊息,並以十分清晰的方式呈現疾病的潛在病徵(signs);「做鑑別診斷」意味著去辨識症狀(symptoms)可能指出哪些疾病,以及這些可能疾病的合理排序。一個人的敘述成為關於身體的案例研究。「當你參加醫療的培訓計畫時,你治療的是問題,而不是病人,」

一位精神科住院醫師話中帶著苦澀，「你讓這個人從你面前消失。病人成為一種疾病。然後這個人不再是瓊斯先生，而是心臟病發作還是胃腸道出血之類的疾病。」

瀰漫著整座醫學院的英雄主義表現在如何運用方法解決病患主訴的「困難謎題」（好比「她的肝臟出了什麼事？」），這些方法就是診斷——診斷可以識別出那些造成病患不適的疾病。醫學生出現在醫院病房的時間很短（通常是一、兩個月），以低階學徒身分學習不同的專科（精神科、產科、外科）。他們通常會被指派幾個病人進行「暖身」：跟病人交談、學習作為一名醫師去感受病人，並了解什麼是病史詢問。一個稱職的醫學生會在「巡房」過程中「口頭報告」這個病人的狀況，並接受其他醫師的公評。也就是說，當該病房的臨床醫師聚集在一起討論病患，醫學生是在被准許的情況下說明他的病人，列出症狀的變化過程以便為特定的疾病（診斷）辯護，但也允許其他解釋的可能性——在進行一連串具有百分之百信心的行動之前，必須先排除其他的可能解釋。然後，一個稱職的學生會以某種雛鳥之姿，展現出他知道如何像個醫師一樣思考。一個明星學生會透過更仔細地審視檢驗數據，或針對某些主題比學長姊更深入地研究期刊，去解決那些困擾資深醫師的難題。而且詮釋問題的結構都一樣：那裡就是存在著隱於其後的生理問題，然後你必須把它推斷出來。

很多時候，這種概念是透過羞辱教導的。巡房的資深醫師會打斷住院醫師的病例報告，轉頭去問醫學生，請她解釋什麼是充血性心衰竭（congestive heart failure）。跟其他醫學領域相比，精神醫學比較少出現這種無法預期的公開檢驗，學生就表現得好像他們期待這件事發生一樣，而當資深醫師真的這樣做的時候，學生又馬上變得安靜而緊繃。醫學生們活在公開出糗的恐懼中，時不時出現的惡毒羞辱——「如果你畢得了業，那上帝就得來拯救醫學！」——更足以讓焦慮度維持在摩天大樓般的高度。醫師的回憶錄往往將訓練的這幾年描繪成一段……帶著畏畏縮縮的尷尬、被能力不足的感覺重擊的時期。事實上，要製造出這樣的狀態，羞辱幾乎是不必要的。因為，學生對於醫師背負病患健康的最終責任一事有著強烈的自覺。

所謂的醫療責任，即是主張醫師的工作是對疾病做出正確的推論。當代醫療已經挖掘出如此豐富的知識，但仍存在著眾多的未知，各種介入手段——手術、化療、足以殺死細胞和改變賀爾蒙循環的藥物——可以造成重大傷害，如何正確識別疾病因而至關重要。儘管如此，仍存在許多因為沒有血液檢查或掃描而無法揭露醫師猜測是否正確的情況。這讓醫學生們在醫學院學習到很重要的最後一課：經驗比書上教的更重要，重點是病人會不會變得更好，「不好的結果」(bad outcome）是用在死亡病人身上的委婉說詞。優秀的醫師會有很多這樣的病例，然而讓他成為一名優秀醫生的原因在於，他很少犯兩次同樣的錯誤——他擁有治療病人累積出來的臨床經驗，這些經驗讓他得以準確解釋患者症狀，而且享有幫助病患改善症狀的聲譽。醫師是自主的，醫師是要承擔責任的，而最終十分重要的是他自己作為專家的經驗。醫師討厭把治療的控制權交到保險公司手上。

【例子】上帝之屋的法則

病人是有病的人。
他們總是可以再多傷害你一點。
唯有送進醫院時就已經死亡才是好的入院。
提供醫療服務是盡可能不做任何事情。
——出自賽繆爾・薛姆的《上帝之屋》(頁四二〇),這是一本關於醫師實習時期的黑色幽默小說,幾位住院醫師不約而同說道:「我在醫學院的時候讀這本小說,覺得它看起來既荒唐又偏激,但在實習後我覺得它描繪得再自然不過了。」

實習醫師時期

實習醫師時期緊接在四年的醫學院之後,是高強度的醫療學徒訓練期。就我這個人類學家所看到的,一個完成實習訓練的醫師會受到兩個重要教誨的影響。

第一,在這一年結束之前,醫師會覺得自己像個醫師。他可以做腰椎穿刺、輸血和心肺復甦術。他有能力應付那個突然閃起來、表示患者處於死亡邊緣的「醫療警報」,並且把人救回來。他會覺得自己能勝任這份工作。

第二，病人變成了敵人。在許多醫院，實習醫師每週得在醫院工作超過一百個小時。他們可能在早上七點抵達醫院，然後晚上七點離開；隔天他們早上七點到，然後再隔天的晚上七點離開（不是當晚唷，是再隔一天的晚上）。然後他們重複著以下這樣的循環：一天晚上休假，一天整晚醒著工作，第三天晚上拿來補眠。（有件著名的司法訴訟案：一位睡眠受到剝奪的實習醫師被控因疏忽害死一名病人。在此之後，有些醫院的班表排得是比較人性化了。）實習醫師做的常常是讓人覺得噁心反感的工作。他們的手會持續接觸患病的、垂死的，通常也是年老的身體，持續接觸血液、糞便和各種浮渣（*spumata*）。他們會留在醫院直到完成自己的工作。他們疲憊、過勞又痛苦。造成他們工作負擔的直接原因就是病人。

即使實習結束，每次收病人入院往往都還是會被叫作一次「襲擊」（hit）。病房的工作人員，也就是實習醫師與住院醫師，輪流處理入院事宜。在精神科，依照不同的醫院和醫師的專業能力，接一個病人需要一到三個小時不等。好比說，如果你不是值班醫師，你是「要交班的那個人」，而你所屬的團隊有個不成文的規定，規定值班醫師要負責所有五點以後的入院病人，當有個護理師在四點半跟你說有個意料之外的病人要辦住院，這意味著你會有兩個選擇。一是你可以裝作那個病人還沒抵達醫院，然後當晚的值班醫師，也就是你那八個同班同學中的一個將會恨死你；或者，你可以去接那個病人，然後你晚上的約會、晚餐或者電影就會遲到兩個小時，每每如此。在一般科別，如果要開立檢驗單和會診單，入院程序還可以花上更多的時間。就跟醫學院一樣，實習醫師最基本的困擾就是工作實在太多太多了。但是醫學院早期的工作是可以控制在書籍和圖表上，而在實習的時候，你的工作就是病人。而且大多數都是「枯燥的粗活」——討人厭的、常規卻又必要的工作：做腰椎穿刺、抽血。你的病人可能是個愛滋病患者、正在尖叫的失智患者，或是患有高度傳染性的疾病。正如其中一位住院醫師所說的：「在實習期間，你會忙到開始怨恨病人、討厭病人。工作真的難到你會慶幸接到一個昏迷的病人，因為不需要去詢問他們的病史，只需要檢查一下數據就好了。」

有時候，事情會變得更糟。我有個精神科的朋友，她在實習期間被指派去人類免疫缺乏病毒病房（HIV unit）照顧病人，這件事其實並不罕見。不過當然，她是抽血的新手。她去那個病房後沒多久，有次她從病人的手臂上拔出針頭後不小心插進自己的手指。她立刻拔腿想要離開房間，卻四腳朝天地昏了過去。最後，她並沒有被感染。但是，直到她明瞭醫學是這樣一片奇特的生存沙漠之前，她是如此描述那個她還懵懵懂懂的薄暮時分：她之所以選擇醫學，部分原因是她喜歡它，另一部分的原因則是因為選擇醫學十分安穩。然而她現在因為這個選擇幾近死亡。

我早上走進（醫院），從明亮健康的七月過渡到病氣的霓虹和走廊上飄出四季皆然的惡臭時，經過了一名「黃色男人」（一位患有致命性肝病的捷克籍病人）的房間。房間外有個標著「危險－汙染」的袋子，現在裝滿了血跡斑斑的床單、毛巾、刷手衣和設備。這間房間沾滿了血跡。那個矮冬瓜（另一個實習醫師）跟我們說關於換血（exchange transfusion）的事情，關於從一條靜脈中流出舊的血液，並將新的血液輸進另一條靜脈：「事情進展得十分順利，然後，我從腹股溝取出針頭，準備將它插入最後一袋血裡，那個搞不清楚狀況的天兵，護理師西莉亞，她從黃色男人的肚子上拔起另一端的針頭……把它插進我的手裡。」當場一片死寂。那個矮冬瓜死定了。⑦

在這部小說裡，他當然沒有快要死定了，而且他也沒死。但是這本一直有人向我說起的經典滑稽小說並沒有傳達出實習醫師全部的精華，包括過勞、嚇人的老邁身軀和更多更多可怕的疾病，以及在醫護面對死亡時藉著狂野的性愛來保有生命氣息。聽了這麼多年住院醫師的分享，走過無數次過度潔淨的長廊，小說的一部分似乎有點誇大了這個社會中良善的那一面。

殘酷的系統會養出無情冷漠的倖存者。醫界有種男子氣概文化，一輩一輩地將殘酷無情傳承下去。經歷過那一年艱困難眠的轟炸，倖存下來的那些人往往會將堅韌視為一種美德，並且說服自己相信他們施虐般地對待後輩才是對的。在醫院的醫師階級中，實習醫師是地位最低的，只比醫學生高一階，而且在這為期一年的職位裡，他們往往是醫療人員中最可有可無、最可以欺負的成員。「我說過我也愛她，但這是個謊言，因為他們摧毀了我內在的某些東西，這是一些與愛情有關的鬱鬱蔥蔥的事情。」《上帝之屋》裡的英雄悲嘆著，「而且我在她關上門之前就睡著了。」⑧一再有住院醫師跟我說起護理師對待實習醫師是如何不友善：他們拒絕幫實習醫師解決困難的抽血任務，或者拒絕實習醫師開一個三小時後的醫囑——如果有這個醫囑，實習醫師就不需要在三小時後，在他渴望睡覺休息的時候，回到護理站重新簽一次。（而我聽說過護理師會為他們喜歡的實習醫師做這些事情。）他們告訴我，資深主治醫師看不起資淺主治醫師，資淺主治醫師看不起住院醫師，而所有人都羞辱實習醫師。「如果你不了解實習這段日子，就沒有辦法了解醫師。」一名第一年住院醫師措辭強烈地說：「我恨它。實習真的很可怕。你知道那本書嗎？《上帝之屋》？實習就是像那樣，我發誓。」

這全部的一切——責任、階層體系、自主性、使人對病人產生怨懟的動力，以及對於犯錯和對該做什麼的高度不確定性——所導致的結果是，一位成長學習中的醫師受到的某種文化標準的判斷，甚至超過了臨床技術能力的考驗。學生們會犯錯。年輕的醫師執行他們第一次的身體檢查或者腰椎穿刺時也會犯錯。技術性疏失（該給多少藥）和判斷性疏失（是否要給藥、病患是否真的生病）都是缺乏經驗所產生的疏失。真正重要的是表現出從經驗中學習的意願，以及隨之而來的對病患的尊重——無論你多不想錯過當晚的電影——還有對臨床經驗的尊重。一位研究外科疏失的民族誌學者將他的研究專著取名為《寬恕與銘記》，他認為，書名所說的正是外科醫療服務的道德原則。只要年輕的外科醫師明白他犯了錯，並表達出他願意學習，只要不重蹈覆轍，疏失就可以被原諒。而不幸的事故確實會發生。一名符合潰瘍所有標準症狀而入院治療後出院的病人，結果其實是罹患了古怪形式的食道癌，並且過世了。一名被強暴的受害者因胃部刺傷而入院，但她其實也被刺傷了背部，結果她在縫合肚子的時候因為背部流血而死亡。醫院裡面會發生各種可怕的事情。而所謂不可饒恕的疏失，指的是一個表現適當的人在其應有的訓練程度中做出不應該做的行為。⑨

這種文化風氣通常會成為一種慣例化的、影響深遠的力量。當然，任何領域，不管是斜戴自己的帽子，或是以某種方式與風格進行提問，都有可能使其成為這個學科為人津津樂道的形象。在大學這片土壤裡，藝術與科學對這些假設並不陌生。然而，學術界中有一種清晰而明確建構出來的認知，即科學家／學者的素養是由她的作品判斷，年齡與經驗帶來的可能是傲慢，而不是權威。另一方面，醫師被強力培養出一種信念，就是有一種所謂的醫者態度（doctorly manner）——醫師看起來十分重要，而且有越多臨床經驗的人通常是正確的。因此，醫師文化常規的力量是十分巨大的，甚至影響了一年級醫學生的衣著和舉止。我待過的每間醫院都有不成文的服裝規範，以至於醫師們看起來都很像，而且會明顯與護理師不一樣。在不用穿著制服的精神科病房裡，這種情形尤為明顯。護理師多半穿著比較隨意，為了舒服會穿運動鞋和運動衫。醫師則會依著主流的權威形象穿著。風格隨各地而不同，從印尼休閒時尚風，到阿曼尼西裝配領結都有，但這種特徵總是一目了然。「我可以單單從你的穿著分辨出你就是個醫師。」一位病人某天晚上說道。他不是看著我，而是看著我身旁那個我跟著一起值班的女人。我已經記不得我那時候穿什麼了，但我記得自己突然了解到，如果要融入那間醫院的醫師之中，我會需要穿亞麻料子的衣服和有點跟的包頭鞋。與衣服一樣，舉止風格也是如此：年齡和經驗所產生的權威感，會讓醫師看起來像個醫師，違反這種規範標準的人就會被邊緣化。

年輕的精神科醫師從實習崗位離開時，清楚知道醫師和病人之間的區別：病人是讓人精疲力盡、陷入危險和羞辱的根源，而醫師則憑藉著他的角色能力會比較高人一等，也比較有權威。我有個朋友是精神科總醫師，要協助挑選未來的住院醫師。她說，挑選住院醫師這個工作，是要特別去找那些沒有被一刀兩斷式的訊息影響的人：「我在找好的住院醫師時，最重要的一點是他們要有開明的思維：不會太快做出判斷、懂得謙虛。他們需要有能力在形成意見之前，先安靜聆聽別人說話。他們必須能夠允許其他人的聲音被聽見。總之，要在醫療環境裡成為好的臨床醫師，這部分確實是重要的。其他還有一些非常重要的臨床醫師特質，例如責任感，或是針對病患需求而非我們自身需求去提供服務的能力。我在找的就是這些特質。還有能夠跟**各式各樣**的人自在相處、真誠不做作地對待他人，以及有包容力、會扛起責任，和寬慰他人的能力。

「住院醫師一到任，你會想要鼓勵他們學習『良好的臨床判斷』——這是某種難以言傳的技能，是一種藉著使用病患過去的經驗去預測其未來行為的能力。一旦醫師在聆聽病史的時候態度馬虎，接下來的治療就慘了。有時候醫師會無緣無故安排一大堆的檢驗。有時候他們不做昂貴的檢查，但他們應該要做。你**必須**去聆聽，因為病人並不會用直截了當的方式說故事。」

「這就是精神科醫師被認為是好醫師的其中一個原因，因為他們**會**聽。聆聽還可以幫病人省錢。我們有位曾經試圖自殺的病患前來住院，她要自殺是因為她是一名音樂家，卻不能再演奏她的樂器。有人告訴她這是疲勞症。心理因素所引起的疲勞症。好吧，當她來到我們這裡，我們聽她說話。仔細聆聽，你會發現她的情況可能是重症肌無力（由於神經功能受損而導致肌肉衰弱的疾病）所導致，而且確實如此。如果醫師有先仔細聆聽，病人就可以避免在自殺未遂之後前往加護病房這一趟昂貴的療程。這就是行醫（doctoring）的全部意義所在。這太重要了。」

總醫師在選擇未來的住院醫師的時候，她找的是那些從實習階段倖存下來，而且人道關懷（humanism）仍完好無損的人。

儘管如此，醫院的精神科訓練仍然延續了醫學院和實習階段的一項重要課題——對情感抽離的需求。比如說，精神科住院醫師的基本活動是由非常多日常點滴累積而成：收治病患入院、開藥、每日巡房、填寫表格。以精神藥理學為主題的講座課程概括了醫學院講座的知識風格。住院醫師背誦藥物清單及其副作用、學習這些藥的生理機轉，就像他們學生時代記住身體的各個部位和功能一樣。醫院精神科的設置則概括了實習期間的醫療環境：醫院走廊、繁忙的急救室、病房、巡房、團隊會議。人們理解和認知醫生角色的方式也跟實習期間一模一樣：他應該要用不至於在巡房時被大吼的速度做出大致合理的診斷，並為此病況開出合理的藥物處方。

實習經驗中還有一點也同樣被延續了下去：對抗病人。某個對無家者福利設施較差的城市，其醫院系統令我感到相當震驚。這裡的醫院系統是這樣的：退伍軍人醫院座落在公車路線會經過的上流住宅區，大型的市立醫院則位於市中心，住院醫師每天傍晚會被安排去支援精神醫療服務，時間是從五點到隔天早上的七點左右，之後還得繼續當天的工作。在我做田野的這段期間，住院醫師一週得值班超過一次。

在這個醫院系統值班的主要負擔在於，許多患有慢性疾病的無家者——其中大多數也是吸毒者和酗酒者——為了有一夜免費的病床可睡，會試圖透過說情或是各種方式入院。特別是在退伍軍人醫院，無家者會在晚上各種奇怪的時間突然出現在急診室（有班公車整晚都有開），聲稱他們幻聽發作了，想要自殺，除非進醫院，不然他們就會去自殺。「最讓我吃驚的是，」一個第一年住院醫師說，「到底有多少病患把退伍軍人醫院當成自己的家啊。這非常令人沮喪，我一而再再而三地處理這種事。如果我是在一個沒有那麼多病患想要得到些什麼的環境，我會比較相信別人。在這個系統裡你經常聽到『自殺』，但並不是每次都是真的。你會變得不太信任人。」這些病患通常塊頭大，通常重達九十公斤，通常蓬頭垢面沒洗澡。醫院警衛理應要搜個身看看他們有沒有攜帶武器，但他們往往都太忙了。住院醫師（有時候會是個纖瘦的二十七歲女性）會把這樣的病人帶到走廊另一端的會談室，遠離公共開放的急診室等候空間。原則上，她可以要求一名警衛站在門外，但事實上很難找到警衛，而且警衛經常不太合作；無論如何，提出這樣的要求會被認為軟弱不夠陽剛。因此，住院醫師將面對一名她知道可能會不顧一切想要張乾淨病床過夜的男人，一個身材高大的、可能有點危險的男人。如果她根據這男人自己聲稱的自殺想法而收他住院，然後他度過了酒精性昏迷的夜晚並接著快活迎接新的一天的早晨，她的風險就是被分派到照顧這個病人的團隊主任醫師咆哮。如果她沒有收他住院，她的風險則是被這個男人咒罵，甚至被憤怒地攻擊。

還有一個她會面臨的風險：他可能會真的自殺。當我在那間退伍軍人醫院的時候，有個住院醫師疲於一年來不斷受到這個醫院病人的謊言操縱，就真的拒絕收治一個這樣的病人，然後這個病人就真的自殺了。她受到了嚴厲的訓斥，而她的失誤故事則在她整個住院醫師受訓期間持續流傳。有幾個月她覺得備感羞辱。資深的醫師會告訴資淺的後輩，只要有任何的不確定，就必須收病人住院。但這些只不過是冷酷無情的風涼話而已，畢竟住院醫師也同樣清楚知道，她若做出不恰當的收治決定，隔天早上會讓自己看起來有多愚蠢可笑。因此，住院醫師既是受歡迎商品（溫暖的病床）的守門員，但也是嚴厲屋主所使喚的僕人或走卒。同樣不讓人感到意外的是，他們花了很多時間擔心關於自我保護這回事。「當我在評估一個我不認識的人時，」一位第一年住院醫師說，「我想看看這個人是否安全，他是否有辦法跟我說話，或者他是否會嘗試從欄杆上跳下去自殺，或者他會不會因為我看起來像個惡魔還是像他的母親什麼的而掐住我的喉嚨。然後，我想知道他是否只是在浪費我的時間。他是不是只要我填一張身心障礙認定表？他是在胡說八道，還是真的遇到困難？噢，老天啊，其中有些騙了真的高明。他們真的有辦法把你耍得團團轉。」

某晚，我和一位更和藹、更有惻隱之心的住院醫師——她是個穿著高跟鞋的嬌小女子——在市中心的市立醫院一起值班。傍晚後過了幾個小時，我們得到一則消息，說有病人在急診室等她。他是個消瘦的中年男子，衣著不整而且沒洗澡，然後在做了一小段會談之後，很明顯地，他真正想要的是一個可以睡覺的地方。他談到需要「排毒」——他的「快克」[3]效應正在消退中——但他不符合退伍軍人醫院的藥物濫用病房收治標準，而且就算他以前住過，也不可能就這樣突然入院。這位住院醫師客氣地說了抱歉，然後打電話聯絡鎮上各式各樣的庇護所。沒有一間有空位，然後大約半小時後——在此期間，她可能還有另一項任務需要處理——她回到會談室去跟這

3 譯註：一種古柯鹼毒品。

個男子說，沒有地方可以收容他。

一開始他不能理解：他一直在說，「我夢到了快克，如果它在這裡，我會沒有辦法阻止自己去用它。」然後，當他搞清楚連這麼一個溫柔的住院醫師都不會讓他住進病房時，他猛地撲向她，並對她揮拳（幸運的是，他躺在有床欄的床上，床欄把他卡住了）。住院醫師退後一步，似乎不怎麼意外，以沉著鎮定的態度，禮貌地聯絡警衛支援。就在此時，這名男子開始尖叫並亂揮手臂，然後解開皮帶，開始用皮帶上的鐵扣敲打自己的手腕。四名警衛跑進來把他壓制在床上，其他人則去拿約束帶把他綁在床架上。現在他可以被收治入院了：他符合對自己或他人造成危險的標準。住院醫師看起來很冷靜，但之後我們走進私人辦公室，我問她還好嗎，她整個哭了出來。

有時醫師會違背病人的意願將他們收治入院。他們可能是因為開始在街上為他們的兄弟比爾．柯林頓[4]助選而被警察帶過來。他們對著醫師尖叫，威脅要提告，病人出院後將醫師告上法院其實並不罕見。如果病人已經被收治入院，她可以要求法庭聽審。如果她能證明她可以照顧好自己（她有足夠的能力搭公車；她知道自己是誰以及她在哪裡），如果她可以聲稱她沒有傷害自己或他人的計畫（相關法律因國家而異），無論她想如何保護自己不被那個不存在的中情局特務傷害，醫院都不能留住她。如果她的精神病性症狀非常嚴重，嚴重到法庭不放她出院，那她就可能會在工作人員面前詛咒醫師。她可能會等到工作人員開會時躺在地上，用她的高跟鞋踩踏地毯，大吼大叫說布朗醫師討厭她。就像我們所有人一樣，年輕的醫師也喜歡別人讚賞他在工作上的表現。當病患感謝醫師救了他一命，這些病患不會讓醫師產生溫暖或自豪的感覺。

這家退伍軍人醫院的住院醫師不得不努力保持他們的側隱之心完好無缺，以對抗在這些情況下悄然滋長的憤世嫉俗——並非醫院的硬體設備不夠，而是這座城市缺乏庇護照護、缺少對障礙者的服務，或者病患往往不能再像從前住上夠長的時間來讓病情好轉，因而難以感念醫院提供的幫助。住院醫師的第一年生活會在退伍軍人醫院的病房待上九個月，慢性病人在這裡輪流入院出院。這主要是基於它是使用生物醫學的模式——住院病人待在醫院的時間並不足以進行精神動力學式的治療，而且據說大部分的病人並沒有應對這種治療的能力——新進住院醫師的主要責任是填寫入院和出院病歷，以及開藥。他們大多就是再開一次上回住院時所開的藥物。病人在醫院內會「遵從」處方（也就是說他們通常會吞下這些藥丸），但出院後多半就停止服藥。特別是抗精神病藥物通常會產生令人不快的副作用：你會覺得身體發癢或覺得自己沒辦法保持不動，或是你的身體不再像過去那樣動作了。[10]於是，許多病患不在醫院就不吃藥了，但是接著他們就會病到沒辦法照顧自己。他們會回到醫院，再次調整藥物，病情會有所改善，然後他們出院，停止服藥，然後再度崩壞。這是一個沉悶、煩人，並且有損尊嚴的循環。

「你可以帶一個不吃藥的思覺失調症患者來住院，然後讓他在醫院裡變得更好，這點或許令

4　譯註：柯林頓為美國的民主黨成員，曾擔任阿肯色州州長（一九七九～一九八一、一九八三～一九九二）和第四十二任美國總統（一九九三～二〇〇一）。在作者做田野的這段期間，柯林頓應該還是阿肯色州州長（作者是在一九九四年才完成全部的田野工作）。

人滿意。但是，如果他一遍又一遍重複這個過程，如果他每次出院後都不再服藥，那就太讓人挫折了。而且對著一個有自殺傾向的人說『嗯，我不能治療你，因為你酒喝得太多了』，這點讓人非常不滿意。」當他們的妄想或憂鬱太難以忍受時，慢性病人經常會回到醫院。有位住院醫師跟我說，當他待在主要病房，並對這些疾病的頑強無情感到沮喪的時候，他與一名護理師有了一段對話。護理師告訴他，為了能夠應付這些病人，她每隔幾年就必須轉換環境，調離這個病房一陣子。她告訴住院醫師，上次她那麼做的時候，離開了一年。她說，回來時，所有的護理師她都不認識了，所有的住院醫師也都換了。但她還是知道每個病人的名字。

在這些住院醫師的第一年訓練裡，有一個月會被分配到白天的精神科急診工作。看診區總是擠滿了病人，其中許多人是為了按照原本開的處方來拿藥。住院醫師被期待在有名無實的督導下，有能力審閱病患的症狀和處方藥物。他們草率透過病人的敘述辨認其症狀和處方需要，從而達到這項要求。他們就這樣一個接著一個看下去，目標是處理完候診室裡排得老長的病人隊伍。對我來說，那個診間裡發生了一件我最喜歡的精神科趣聞。有個曾當過保鑣、身強力壯又有能力的住院醫師，迎來一位衣衫襤褸、我假定他睡在橋下的年輕人。他有著思覺失調症的診斷，他說他的抗精神病藥物吃完了。這名住院醫師開始快速地在他的病歷上書寫，連珠炮地問些跟精神病相關的問題，看看這個年輕人在停藥後是否有出現精神病性症狀：「你會覺得我可以讀你的心嗎？」「不會。」「那會覺得可以讀我的心嗎？」「不會。」「有沒有從廣播裡得到什麼資訊？或是從電視裡？」「沒有。」「會覺得自己有任何特殊的能力嗎？」「不會。」「最近有思考過任何跟這個字宙有關的事嗎？」「嗯，」這個男子說，「既然你提到這點，我一直在讀史蒂芬・霍金關於時間本質的書，我覺得他錯了。即使，」病患繼續說道，「時間就像是在這個空間裡膨脹的三維氣球表面的第四個維度，我會說它必須要從某個地方開始，而霍金說時間沒有起始。」這名醫師看著患者的眼神就像在看某個長出翅膀的天使，然後他接著開了抗精神病藥物的處方。

資深醫師可能會做些事情，以減少年輕住院醫師在第一年訓練中明顯的憤世嫉俗和疏離感。然而，把年輕醫師扔進水裡任其自行努力，這種粗野的醫界訓練風氣減少了大部分養成所需要的努力。住院醫師與資深主治醫師彼此有所保留且互不信任（或偶爾有著絕望且不切實際的理想化）。多數住院醫師痛苦地抱怨說，沒有人有興趣指導他們；資深醫師則聳聳肩說，住院醫師對於被指導不感興趣。我看過這種「輕蔑文化」下令人震驚的例子，這例子是關於一名傑出又知名的醫師，他負責一個輪訓第一年住院醫師的病房（另一家醫院系統）。我和班上最聰明而害羞的兩名住院醫師一起到了這個病房。其中一人拚命地做研究，並且熱切希望能與這名資深主治合作，然而他很少見到主治。這位資深主治太忙了，不能花太多時間在病房裡；事實上，資深的精神科醫師很少花時間在顧病房，所以他們很少跟這些初學者正在診斷和治療的病人做會談。這些住院醫師發現，他們在團隊會議上報告這些病例，然後是社工師和心理師在建議他們合適的用藥。住院醫師跟這名資深主治反應，想知道他們是不是可以多一點督導，少一點會議。於是這名資深醫師安排了一場會議，找來在這間病房工作的、三十名左右的醫護成員，這些參與者的年紀多半比住院醫師大。資深主治要求住院醫師說出他們的意見，然後一個接一個問會議室裡的每個人對住院醫師所提的觀點有何想法。多數人表示這些住院醫師缺乏經驗、傲慢，腦袋又不清楚。這名資深主治接著問住院醫師，他們是否可以為該病房想出任何有建設性的建議。住院醫師們陷入沉默。資深主治輕輕微笑了一下，問住院醫師如果他們不願意說些什麼，為什麼要帶給病房這麼多麻煩。六個月後，想要做研究的那個住院醫師就轉到另一個訓練計畫了。

要在這些事件中生存下來所需的韌性與生物醫學有關。正如從醫學中延續下來的傳統，生物精神醫學關乎做些什麼（doing something），關乎用醫師的方式行動和介入。一位住院醫師在他的最後一年總結道，「從一般身體科別這個不同的領域進入精神醫學領域，第一年的訓練幾乎都圍繞在藥物上，生物性的藥物治療。從實習階段走到這裡真的沒什麼違和的感覺。」事實是，精神科的疾病需要很長時間才能有所改善、與一般醫學相比能介入的很少，而且病患並不總是感謝醫師的幫助，這些精神科與一般身體科別之間的差異對年輕精神科醫師而言越來越明顯，生物醫學方式成為一種守住醫師身分的方法。正如另一位住院醫師在他第一年訓練結束時所說：「精神醫學的範圍從很生物學和醫學這端一直延伸到動力分析那端。但要成為一個非常優秀的精神分析治療師，你不需要去醫學院。」住院醫師開始接受精神醫學訓練時，主要的焦慮之一是他們會失去他們的醫療技術。他們自豪地說自己仍然保有能夠處理心搏停止或急救照護之類的技能。督導和住院醫師討論那些開立處方的精神科醫師，說他們是為了讓自己感覺像個醫師。他們說著一些年輕醫師的故事，這些醫師開始對自己不像個醫師感到焦慮，然後開安眠藥給那些不需要這些藥物的病人。

事實上，關於精神藥物有個常見的評論：精神科醫師之所以開藥，是為了避免尷尬的親密感，也就是在心理治療中會跟病患產生的那種狀態。當然，這是七〇年代末，資深分析師對第一批年輕的、生物取向的精神科醫師所提出的指控。即使到了現在，這仍然是個很有力的批判。「在那間醫院裡，」一名住院醫師向我批評一群精神科醫師，她認為他們太過毅然決然地向一流醫療機構員工證明自己的強悍，「神經內科醫師都不再會診精神科，因為精神科醫師總是開癲通去治療複雜型部分性癲癇（complex partial seizures），而神經內科醫師認為這些病患需要的是家庭會議和出院後照護。」有時候，年輕的精神科醫師會解釋說，生物醫學觀點所加諸的情感距離，事實上是生物醫學路線吸引人的地方之一。例如有個住院醫師告訴我，他不喜歡心理治療的親密感和情感上的親密關係，並解釋在他住院醫師訓練的尾聲，生物精神醫學吸引他的是「能夠與病患保持舒適的距離。當我開藥的時候，我不必與病人建立真正親密的關係」。

這種傾向產生了某種生物醫學和心理治療的性別刻板印象。生物精神醫學被認為是陽剛的、男性醫師在做的工作。精神動力精神醫學則被認為是女性的工作。男性資深分析師說道，當你問分析師，人們如何回應他們？分析師會說，其他人認為男人對「感覺」感興趣是一件奇怪的事。年輕精神科醫師指出，班上的女生通常會對心理治療更有興趣，畢竟整個更大的文化氛圍已經為女性談論情感做好了準備。督導幽怨地說道，隨著越來越多的女性選擇進入精神醫學領域，心理治療也逐漸成為女人的遊戲了。我不清楚事實是否證明了這一點。但這種看法是這個文化的一個顯著特徵。「生物精神醫學對我來說真的似乎更加陽剛，」一名住院醫師承認，「如果你是男的，你很難進入心理治療這塊領域。人們會認為你是個窩囊廢。」

在精神藥理學中，把病治好的是藥，而不是醫師與病患的關係。這是讓它「適合男性」的原因之一。（另一個原因是它與硬科學[5]的關聯更緊密。）當藥物有起作用，他們就能工作得相對快些，幾週內就會看見效果。有位住院醫師才剛上醫學院的時候就對佛洛伊德和精神分析有興趣，但在他住院醫師最後一年的課程中則充滿了更多生物醫學的內容。他說：「我第一次到這的時候，我的心理治療門診有個邊緣型人格疾患的病人，二十五年來沒人幫得了他。我的住院病人都是些躁症患者，他們會重複進醫院，服用抗精神病藥和鋰鹽。兩週後，他們完全變了個人，變成正常人。我有一位女病人在安靜的房間裡極度亢奮地躁了起來，對著空氣挖洞，跟牆壁交談。住進來之前，她是一名教師。一個月之內，她完全脫離了那樣的狀態。一天後，她來到我面前說：『我在那個房間做了什麼？我的舉止如何啊？』她看起來就像一個完全正常的教師。就像我那年長的老師那樣。她在一週內回到了教書的崗位上。那個病房裡住了想要自殺、極度憂鬱的病人。我們給他們百憂解，不到三週，他們看起來就跟我們其他人一樣正常。」

而且藥物可以直接發揮作用（除非它沒效）。能夠做些事情快速減輕病人的痛苦，真的會覺得非常滿足。有位住院醫師在結束訓練時談到他在診斷和精神藥理學方面的技能，「我覺得擁有這些技能很棒。這是人們有點貶低的東西，因為它某種程度來說就像是食譜，但是當你看過大量的病患，並且非常清楚他們需要用藥，然後你開藥給他們，然後他們在兩週後充滿感激地回來，因為他們回到了軌道上。這樣很棒。」有位第一年住院醫師說，「有能力給人幫助，然後幾天後聽到他們說『噢，天啊，那天我真的好失控。我現在感覺好多了。我知道我失控是因為我沒吃藥。我不知道發生了什麼事。很高興你給我的幫助』——這真的讓人感到非常欣慰。」（相反地，幾分鐘後這位住院醫師談到心理治療，他說：「我從來沒有跟病人建立過長期、持續、親密的關係。我不知道我會不會喜歡它。它讓我有點害怕，因為我不認為我能夠做到。不知道為什麼……我會覺得如果我去做心理治療，我就是在放棄我所有的科學技術。」）一名第二年住院醫師解釋說：「跟這些藥物為伍，去玩這些藥——找到對的使用方式、正確無誤地搭配它們，然後知道接下來會有什麼結果……這是一件很有趣的事情。」一名將要完訓的住院醫師說：「在我用藥物緩解病人急性的焦慮發作的時候，我覺得很欣慰。」心理治療是一個緩慢而且往往艱難的歷程，年輕的精神科醫師多半不太擅長。就算他們上手了，也不見得總是可以見效。迅速掌握一種經常使用的治療技術能讓人感到非常滿足，即使其他的技術還很生疏也沒關係。

病人仍然被分成不同的部分，作為診斷的部分（「我們所謂有自殺傾向的躁鬱症〔suicidal bipolar〕」）、作為身體的部分（「這精神病的病況需要更多的好度來控制」），以及作為人的部分。儘

5 譯註：大致上，「硬科學」（hard science）指的是其理論或事實可以精確測量、測試或證明的客觀科學；軟科學（soft science），如社會科學、人文科學、人類學等，則依研究方法的不同而對「客觀」的問題有不同的態度和處理的方法。這個說法最早可以追溯至十九世紀，但現代公認把軟硬科學的概念分野歸因於一九六四年約翰・普拉特（John R. Platt）所寫的一篇文章，而在一九六七年，科學社會學家諾曼・史托勒（Norman W. Storer）才開始使用這個詞彙區分兩者，把自然科學當成是硬科學，社會科學稱為軟科學。

管如此，住院醫師甚至對最難治的病人都經常帶有側隱之心，或至少會變得有側隱之心，而且許多住院醫師會鼓勵發出某種醫療之愛（medical agape）。但是醫院精神醫學的社會過程[6]教導年輕的精神科醫師預測病人可能會對醫師造成的傷害，而不是反過來預測醫師對病人的傷害。在醫院裡，至少在住院醫師訓練初期，跟病人接觸所引發的主要情緒之一是恐懼。這種恐懼是對於做出錯誤診斷然後早上被大吼大罵的恐懼，可能還有那種普遍存在的對於瘋狂的恐懼。這裡有一種對於人身安全受到威脅的基本恐懼，以及對於將其置於危險之中的不滿和憤恨。「呼叫」成了這些身處危險的醫師們的痛。它讓他們整夜，或可能好幾個小時都得醒著，而這讓他們疲憊不堪且變得易怒。值班時，一名年輕醫師可能要面對善於操縱和欺騙的危險病人。（急診室是非常危險的工作場所。）比起市郊的貴族醫院，市內的醫院和退伍軍人醫院更容易產生這種恐懼。然而精神病不會服從階級禮儀的規則。貴族醫院的病患也可能會很危險或相當不近人情。年輕的精神科醫師在學習診斷和開立藥物時，他們會學到病患可以傷害醫師。他們學到要和病人保持距離。

門診心理治療

年輕精神科醫師學習做心理治療時學到的是醫生會傷害病人。教心理治療的老師談論心理治療的一些要求——建立親密感、容忍他人的需要，以及如實回應患者的情感需求且不被治療師自身的焦慮和煩惱所干擾。他們談論心理治療對治療師個人的侵入性，事實上，學習實作心理治療意味著年輕治療師必須學會承受探知自我，而這可能會令人尷尬和難堪。他們指出病人感知治療師的方式，也指出治療師如何了解病人，而且他們很清楚兩方都會扭曲彼此的關係，但治療師的責任就是不對這種扭曲採取行動。他們談論在心理治療關係中信任的需要，以及關於這種信任的脆弱與堅韌。他們談到了真正地理解他人的困難，他們也不斷強調人們如何誤解彼此。事實上，心理治療訓練基本立場的整個重點在於讓受訓者不會傷害到病人。這被認為是非常困難的事。

某種意義上，它也是治療的目標。我們並不是很清楚是什麼造成了心理治療的改變或療效，但是一名年輕的治療師知道，簡單地向病人解釋他身上發生的事情，並不足以讓病人改變。如果碰巧發生了改變，真相也只解放了我們之中相對少的人。所以，去理解病人，有能力透過這些「情緒-動機-行為複合鏈」對病人解釋他自己的行為，其本身並不被認為是有用的，因為病患可能沒有辦法聽見並理解治療師所說的內容。對於治療師來說，治療的目標是能夠使用他對病人的知識去形塑自己與病人的關係，病人在關係中覺得夠安全夠信任，因而可以理解治療師所說的內容。要使治療師能夠做到這一點，他必須要能夠根據病患的需求來回應病患，而非根據他自己的需求。他必須要能夠仔細地聆聽病人，而不被自己的尷尬、恐懼或欲望所困。正如一位督導對我說的，「當病人說『你是法西斯主義者』時，治療師必須要能夠說：『我如何是個法西斯主義者呢？』直接跟病人解釋她不是法西斯主義者，是為了滿足她自己的需求。而嘗試理解她自己是如

6　譯註：社會過程（social process），是社會學常用的專門名詞，指人類社會生活的連續動態關係。

何看起來像是一個法西斯，那就是基於病人的需求了。」

因此，對於心理治療學生來說十分困難的第一課，就是學習到自我涉入可能阻礙自己盡可能清楚地聆聽。年輕的治療師在接受督導時會面對以下這個事實：他們在這世界中習以為常的行動方式構成了他們對世界的看法，與此同時，住院醫師以為的客觀事實，可以讓精明的觀察者得知住院醫師自身的棘手衝突，而且比得知病患身上的還要多。「事實上，所有的督導過程如果能夠帶來什麼好處，」一名督導對我說，「那就是它解決了受督導者自身最麻煩的議題。比如說，如果我不能忍受病患不喜歡我，我就會不停地想辦法讓自己變得有趣、迷人之類的。而且如果我在督導時報告了那次的會談，三分鐘後才會有人說：『你之前做過同樣的事了。你為什麼不讓這個病人告訴你，他對你有多生氣？』」當我的第一位督導對我說：「你是在聽她說的字句，而不是去聆聽她試圖隱藏的感覺。」對我來說，我就是在那一刻震驚地認識到了自己。我覺得自己被逮個正著，就好像夢到我對著一百個學生講課，然後發現自己正穿著睡衣那樣。當時，我真的焦慮到沒辦法詮釋病人不想告訴我的事情。

「我記得我們開過這些會議，」厄爾回憶起我們曾經談論年輕的精神科醫師想要成為不偏不倚的傾聽者，卻又如何了解到自己有多不適任，他們如何深刻模塑出那個他們自以為客觀的世界。「所有的病患和醫護人員會圍坐成一大圈。有個病患叫作蘇珊。她被診斷為邊緣型人格，已經在那裡待了一段時間。有次會議結束時——請注意，這是我在醫院輪調病房的第一站——她開始尖叫，『我討厭這個地方，這裡爛死了，你們把我當成個囚犯對待，我來這裡是因為我生病，還有因為我媽在亂搞，她是個婊子。』她殺了人似地尖叫。我看著病房主任，他態度顯得輕鬆，他說：『好吧，你現在能降低音量嗎？』每個人都表現得像這只是發生了一件正常的事情，而我就是無法容忍它。我在會議結束後說：『那是我經歷過最可怕的事。』我還沒有意識到他們並不那麼想。病房主任跟我說：『是什麼事情困擾了你？』我想：『哦，少來了，你知道的啊。』然後我說：『怎麼會有人有辦法忍受這種事？』接著護理師說：『這沒什麼。』這位病房主任帶我上樓，陪我坐了一會兒，然後說：『你為什麼覺得這對你來說那麼難受呢？』聽到我是唯一感到難受的人，而且其中有部分可能是我的責任，這讓我覺得很震驚。我跟他談了一會兒，然後突然想到這個病人看起來像我姊。在家吃飯時我姊經常會大吼大叫，然後衝到她的房間。我們全部人就必須坐在那裡，希望她會覺得好一點而且不會跑過來打我們。大概就是那樣。對我來說，聯想到這件事是如此令人震驚，這是最早為我解釋了什麼是移情的聯想。」

「移情」(Transference) 這個術語是指，根據我們潛藏的情感期待 (emotional expectation) 對世界持續不懈地再創造 (re-creation)。它是精神分析心理治療的核心術語，但就像其他有影響力的術語，它所指的不只是一種現象。「小寫 t」的移情 (transference)，即日常生活中的移情，或是我們無時無刻不在進行的移情，指的是我們透過自己的過去和自己性情的濾鏡去看待彼此的方式，所以史密斯認為博格斯是一個善良的老人，瓊斯認為博格斯很威權，這些都跟博格斯本人的關係不大，而跟史密斯和瓊斯與他們自己的父親、叔叔以及祖父相處的經驗有關。在這種意義上的移情已經夠令人心驚了，因為當你作為一個治療師，開始如此清楚地看到其他人扭曲世界的方式，你很難不擔心自己其實什麼都看不清楚，很難不去想其實沒有人能夠直截了當地觀看這個世界，然後覺得客觀只是一種忽明忽滅的痴心妄想。當你開始意識到自己某種看待人的方式是多麼深植於自己的需求，要貼近病人的需求似乎開始變成一種遙遠的幻想。

「大寫T」的移情（Transference）則指涉了在治療中，上述這些需求變得更加強大與勢不可擋的事實。「大寫T」的移情會引發來自治療關係本身高強度的情緒：專注投入在與治療師的關係中，會無止盡地想知道她在下班時間做了什麼、她真正的樣子、他跟和家人在一起的時候是什麼樣子。受分析者說分析師是他生命中最重要的人是很常見的事情。我在接受治療時認為這種依附狀態是「綠野仙蹤」現象。對我來說，我的治療師變成了一顆漂浮的頭顱，我與他的對話延伸到了會談之外，從清早到深夜，他跟著我到每一個地方。精神分析師常常把這種強烈的感覺解釋為童年經驗的再現，但其強度可能得歸因於治療關係中奇特的不對稱性。在任何情況下，「大寫T」的移情都指出了心理治療徹底、壓倒性的情緒體驗。運作良好的時候，治療會是一種威力強大又親密的經驗。

從一開始，年輕精神科醫師就知道治療師身上那種可以傷害或治癒他人的強大力量，因為他們大多數人都親身直接地了解到，當這名治療師偶然或不經意地做了讓人感到痛苦的事情時，他們對治療師產生的強烈感受是什麼感覺。人們常說，要學習心理治療不僅要做治療，還要接受治療，大多數對這方面有興趣的年輕治療師都會在住院醫師的某個階段接受心理治療。當他們這樣做了，當他們開始參與在治療之中，他們很快就會看到和治療師在一起的病人可以如何地脆弱、依賴與索求，也會看到病人如何仔細檢查治療師的愛或恨的蛛絲馬跡。在治療中，治療師學徒那幻想與現實分不清的特質會讓這種脆弱性比一般病人更明顯。「當我第一次進來接受治療，」厄爾說，「我的治療師說：『你為什麼對心理治療有興趣？』然後我說，『嗯，你知道我正在受訓，然後我有聽過很多人說他們的治療師是他們最好的督導。』他把球丟了回來。他說：『哦，我很高興你是為了訓練的目的而來。』好吧，那是他的防衛方式。」

精神科醫師以外的人，多數在治療中都有非常私密的治療經驗。他們的治療師不認識任何他們認識的人。他們通常不太會跟別人提到自己的治療，如果有提，除了重複評論治療師說過的話、何時說過這些話，除此之外幾乎不會再說更多了。他們的治療師可以成為他們個人的、神聖且完美的智慧泉源。

對年輕精神科醫師來說，治療的經驗就不是這樣了。特別是如果這個精神科社群比較小，就像我工作時候大部分待著的那個小鎮，大多數住院醫師會從同樣的一小群人裡（這群人被認為足以督導他們進行心理治療）去選擇他們的治療師。有兩個角色不被允許重疊：你的治療師不能是你的督導。然後你總是會與一位以上的資深精神科醫師有密切的互動。在我待的那個小鎮，多數住院醫師會知道他們的治療師至少也是某一位住院醫師的治療師，他們也知道那位住院醫師是誰；多數住院醫師在治療過程中會知道他們的治療師同時也是位督導，而且是幫誰做督導。他們稱之為「結蜘蛛網」（cobwebbing），他們認識彼此的督導、治療師和諮商師；當他們加入住院醫師心理治療小組，他們可能會意識到培訓團體的帶領者是他們分析師的丈夫，或者知道他們的督導正在督導他們的治療師。反過來說，他們的前輩已經生活在一個「蜘蛛網世界」許多年，而他們彼此間的這種密切了解並不總是讓他們友好。跟其他機構相比，精神動力取向的小鎮社群可能被迫重新打造出早期美國小鎮中的那種強制親密性。和塞勒姆一樣，他們的世界充滿了張力。

因此，在心理治療經驗日常的親密關係之外，還有另一個祕密八卦的世界，這個世界裡充斥著資深精神科醫師對醫護人員所做的各種令人不悅的行為。有非常多住院醫師跟我提過他們的治療師或督導說過一些關於那些資深同事的閒話。這種不正當的八卦在精神分析機構變得更引人注目，在這種機構裡，分析師一週會跟他們那些年輕的學生受分析者見面四次，見面的時候會有很多時間可以討論學生的督導還有那些研討會主持人。精神分析的正統觀點表明了分析師應該要靜靜地聽受分析者悲傷的故事，不做評論，而且要保密。在我談過話的這些人當中，沒有人表示自己確實遵守了這種正統觀點下的守則。有些人說到自己在會談室裡透露的輕率言行傳到公開場合的時候顯得非常生氣。有個人告訴我，由於會談室的人在學生評估會議上做了評論，害他幾乎要被退出分析訓練。（在早年，受訓者的主要評估人會是他的分析師；及格者通常不願意批評他們所接受過的分析訓練是很正常的事。）我去了一個精神分析督導的研討會，在這場會議上，一名訓練中的分析師談到她和她督導相處的難處，談到她如何確信自己沒把事情做好，以及談到她的分析師後來是怎麼告訴她，他已經和她的督導談過了，然後她的督導認為她很優秀。一些聽眾對於這種違反信任的行為表示憤慨，儘管對這位分析師來說，堅持原則而不堅持善意顯然相當無情。同時，這些魯莽的行徑也破壞了治療中立和完美隱私的理想。

與此同時，每一個住院醫師都粗暴地面對這樣的事實：他把自己最令人尷尬、令人苦惱的想法與之告解的這位治療師，這個神聖的存在，其實是與他認識的人所共享，而且可能還會被這些人認為不夠完美。我記得我和一位女性一起吃午餐，是一頓極為合理的午餐。吃飯時，我們隨意地談論我們的朋友和參加的活動，之後我們回到診所，她問起新指派給我的督導是誰。當我跟她說了之後，她臉色發白，我意識到他就是她的治療師。她覺得超級尷尬，因為我是以一種比她更輕鬆的方式認識了她的治療師，因為我會直呼他的名字，因為我可以跟他共進午餐。而至於我呢，我則是在心裡開始對自己說過的話加以分類，檢查我在會談室裡說過的那些話如果傳了出去會不會覺得尷尬。我跟另一位住院醫師一起吃晚餐，她說到她那讓人心煩的新病人，這位病人為了顯示自己的專業技能曾經拿了些文章給她讀。她說她得去問她的督導，是否真的要讀這些文章。然後她跟我說她的督導是誰——聽了之後我想打她，因為她的督導是我的治療師，而且我知道他會給出建議，因為之前我跟他碰面的時候，想當然耳地送了我的第一本書給他。在我尚對治療感到焦慮的時期，我聽到她說我的禮物給我的治療師帶來了煩惱。這種事情經常發生。甚至還有個關於如何處理尷尬的委婉成規：越敏銳的住院醫師（幾乎都是在接受心理治療或精神分析的那些），越會發現朋友正在尋求治療的治療師是誰，然後在那位朋友面前絕對不會隨便提起這個名字。（這種習慣與印度、非洲和美拉尼西亞部分地區，那種不能直呼名諱的「威權之名」〔powerful names〕的禁忌令人驚異地相似。）

甚至，比理解到自己的治療師只是個一般人而且還跟其他人共享更讓人失望的事實是，你能夠看到他技術中固有的不夠真誠的本質。年輕的治療師看到他們的病人對他們的感覺，就像他們對自己治療師的感覺一樣強烈。這讓他們感到害怕，因為他們並不覺得自己有像自己的治療師那樣稱職並值得信賴。然後他們開始想知道是否所有的病人都是盲目地信任自己的治療師。他們想知道他們的治療師是否能力不足——就像他們對自己的感覺一樣。住院醫師變得很難去相信他們的治療師，因為住院醫師並沒有對他們自己的病人說出所有想法。他們知道自己說些什麼會讓病人感覺更好，但並非完全誠實（例如，當病人想知道自己病得如何的時候），他們知道治療師會隨著時間改變主意。他們在第一個月隨便對病人說的話，到了第六個月要不就是忘了，要不就是根本忽略，但他們的病人會像背咒語似地到哪都記著這些句子。那麼，年輕治療師要如何相信他們自己的治療師呢？當然，所有的年輕醫師在看到醫學的不完美之際，就已經開始不信任自己的醫師了。在我的經驗中，大多數醫師堅信不應該在有實習醫師的醫院動手術，不管是哪一間醫院。當他們開始看到精神動力精神醫學中的缺陷，他們的情感罕見地強烈，他們的理想化如此地明顯。

「這讓事情變得非常困難，因為我正在找線頭。」厄爾說。「我在找他做事背後的邏輯結構，因為外表上看來一切都很順利，他說得很少、詮釋得很少，我想看看他用的策略、做的決定、他的整合陳述，以及為什麼是現在而非在其他時間做那件事情。他正在用一些陳述結束這一個小時，而這些陳述將我們帶回了一開始。我完全知道他在幹嘛，因為我每天都在做這件事。他希望結束會談這件事不會讓我感到痛苦。對我來說難的是不知道真相、不知道他真正在想什麼、不知道那些他沒給我的詮釋——因為他認為我還沒準備好去接受它們。」這種「複式簿記」式的知識約定（epistemological commitment）——我相信我的治療師和我都知道，我應該善用這個技術去說服我的病人相信我——就像是人類學家的經驗：成為當地人，並試著思考不假思索地過著那樣的生活會是什麼樣子。人類學家一次這樣生活個一年或兩年。心理治療師則將其發展為一種風氣（ethos）。

儘管比其他人（精神科醫師之外的人）看過更多人性化的、有缺點的、技術工作端的治療師（大多數人將他們的治療師理想化為處變不驚的英雄），但是，一位年輕的治療師學到了如何深信自己的治療師，甚至可能比精神科醫師以外的人更信任他。在精神醫學的治療文化裡你會學到，即使你的治療師有缺點但仍相信他，是你自己的精神動力學技能的一種標誌。「首先你會告訴每個人你正在接受治療，」一名資深的住院醫師解釋道，「你會跟他們講你的治療師以及他說過的話。然後你會發現你不想告訴任何人任何事。接著你會發現，有人提到他的名字時你會臉紅、覺得臉頰發燙，還有尷尬，而這只是因為他現在知道的太多了，知道那些你從未想過要告訴任何人的事情。」這些感覺勢必是排山倒海般地來。如果這些感覺沒有那麼強烈——如果你沒有傳達你在治療中哭泣的事實——你的住院醫師同儕們會懷疑你是否有問題（特別如果你是女性，但即使你是男性也是如此）。我經常和女性住院醫師討論要如何從哭了半個小時的會談中走出來，然後接著和自己的病人進行會談（答案是用防水的睫毛膏）。在日常的談話裡、在會談中，在那些閒嗑牙的八卦時間，我們討論自己的治療師對我們做了什麼，以及我們朋友的治療師對他們做了什麼，或沒做什麼。如果一個住院醫師沒有接受治療，那就是因為她害怕治療——害怕它的親密，害怕去了解自己諸多的不幸。在精神科住院醫師訓練階段覺察自己的憤怒和悲慘是一件好事。有些住院醫師把自身參與在治療中當成一種「我很好」的跡象——在精神科住院醫師訓練中，決定接受治療是健康的跡象——而且在我與他們的談話中總是會有一個時刻，他們的聲音放低，看起來鬼鬼祟祟的，然後問：「你還在看科恩醫師嗎？」

最後，一個年輕精神科醫師的知識所能達到的，就是更清晰地了解這個領域的基本概念：我們非常大程度地形塑出我們的世界，我們之所以讓自己一頭撞上銅牆鐵壁般的治療師性格，只為了發現這個世界原來是我們自己創造出來的。⑪這就是治療師擁有病人的其中一個巨大的優勢，因為病人會經驗到「他自己對他的治療師的反應」是再自然不過的，就像任何有感覺的人會對這類無禮或愛慕的言論做出反應那樣的自然。然而治療師會發現，雖然多數人都相信他們的行動是任何明智的人都會採取的行動，實際上他們的行動卻與其他人完全不同。好比說，你因為即將要去度假而跟病人請了假。當你問某某病人她會不會因此感到不高興，她可能覺得你竟然會問她這麼奇怪又自私的問題；而你向另一個病人提出同樣的問題時，病人卻是痛哭流涕，因為她被你的善意感動到無以復加——你說出了那些，她在沒有得到你的允許前永遠都說不出來的話。

「你開始把你對這個人的感受從這個人身上斷開，然後你意識到這個人只是你的這些感受的無辜旁觀者，你意識到他不小心踏進了你的生活。」厄爾說，「這很怪。對我來說，重要的部分是，這種認識並不妨礙我們產生這種感受。無論我對移情過程了解多少，這些感受都同樣強烈，而且無可避免。曾經讓我好奇的是，我應該會去複製我早期的客體關係，也就是我對母親以及父親的感受。因為這種經歷而讓我想到，我的父母也是旁觀者啊。也就是說，這些不是關於我父親的感受，而是基於我和病人所處的情況以及病人如何碰巧成為那樣的存在，我過去對父親的感受被引出來了。有些人會說，我父親曾對我做過某某事啊，或者有些人會緊咬著父母不放，在很多事情上指責他們，或認為他們應該要負責。我不會這樣想，因為我了解這些事物是如何演變的。我只需要考慮我的父親會在某個適當的時刻出現在那裡，接著就只需去想，隨後發生的事情實際上與我的個性、他的個性，還有我們所處情境之間的動力式互動（dynamic interaction）如何產生關係。許多病人在治療過程中都得出了這個結論。他們在某種程度上放棄責備他們的父母了，而且有辦法接受這種創造新經驗的情境。但我認為，基於我對移情和投射的理解，所以這個狀況發生在我身上的時間早了點。」[7]（當你將某些你感覺到的東西（如憤怒）「投射」到其他人身上時，就會發生「投射作用」（projection）。所以，舉個例子，你可能會覺得生氣卻不知道你在自己生氣，但會

7 譯註：作者在這一段要表達的主要意思是，自己的感受其實是自己所創造出來的。所以不管是基於對眼前病人的移情而投射出的治療師父親的角色，還是治療師過去對於自己父親的感受，這兩者其實都是自己所創造的。因此，我們（治療師）可以用「動力式的理解」，去了解病人以及治療師本身，也可以透過治療讓病人了解病人自己。也正因為如此，病人可以了解到，原來自己的感受很大程度上是由自己創造出來的，他們可以為自己的感受負責，而不需要去責備父母。另外，文中提到「關於我父親的感受」指的是對病人產生跟對治療師的父親一樣的感受，而「我過去對父親的感受被引出來」則是在了解到，過去對父親的感覺也是自己所創造出來的狀況下，去思索是什麼樣類似的動力關係使得這種情感再度出現。

經驗到朋友對你生氣。）

心理治療帶給人鮮明的教訓是，我們最終要對自己的感受負責，其他人是我們個人劇的旁觀者，而成為我們自己的旁觀者——**看見**自己——會是一項非常艱鉅的任務，但對有效的治療來說不可或缺。治療師總有看不見的地方，他們的心思被自己的煩惱占據，而且被自己無意識的需求與期望所驅使。所有人都是這樣；至少，治療師有更大的機會去了解他看不見的區域，好使自己可以嘗試去凝視它們。但是在這個以醫師為尊的世界裡，去看見自己的看不見，這樣的機會變得稀少而困難，而且令人感到羞愧。年輕精神科醫師擔心自己沒有說對話、沒有做對事，因為（他擔心）他太自戀、太歇斯底里、太自以為是。通常當我問住院醫師他們是否認為心理治療有效時，他們說他們認為有效，而這是根據他們自己接受心理治療的經驗，不是他們治療別人的經驗，因為他們覺得自己面對病人時太尷尬太笨拙了。

在知道心理治療為何有效的原因的時候，他們的焦慮反而增加了。他們在醫學院吸取到的教訓是，醫師對病患的生命負有立即性的責任。在醫學院，這種責任取決於事實知識（factual knowledge）[8]：醫師必須要具備一定的智力與記憶力以了解診斷的標準，並選擇有效的介入處置。在早期，這或多或少解釋了治療有效度的模式。雖然佛洛伊德的文章總是十分複雜，但它們在很大程度上好像是在說明，充滿智慧的洞察力才是真正重要的。分析師能夠理解病患的聯想以及行為，並透過一系列的詮釋告訴病患，分析師所理解到的東西。從這些詮釋中，病患學習了解他或她的隱含假設，並且透過這種新的理解，病患改變了。精神分析之所以有效，是因為分析師把知識給予了病人。

在過去的二十年中，精神分析師越來越把關注焦點轉向分析師如何建立關係——而不是他知道些什麼。一九五〇年代，一位名叫海因茲．寇哈特的精神分析師開始用晦澀的行話撰寫關於「自體客體」（self-objects）的文章和書籍，這讓許多精神分析的論述看起來相對簡單多了。然而，他的作品徹底改變了美國的精神分析，因為他從本質上認為，治療關係是讓治療發生作用的原因。寇哈特表示，許多精神分析患者來自情感被剝奪的環境，在這樣的環境中他們不被允許展現真實的自我，而是被迫滿足父母的需求。這樣的孩子變成自戀的大人，無法同理他人，因為沒有人真正同理過他們。治療師的工作是真正地重新撫育（reparent）他們，讓他們體驗信任和堅定不移的情感，而從這樣的體驗中，病患會將自己重新塑造為更加沉著自信的成年人。簡單地說，在佛洛伊德的模式中，治療師的工作是詮釋病患的無意識衝突；在寇哈特的「自體心理學」中，治療師的工作是透過治療中的關係來修復病患的情感缺陷。治療師所做的，變得至少和他所知道的一樣重要，移情成為一個更複雜、更沉重的概念，這個概念指出並非所有的感受都只關乎過去。⑫「我們都不會像佛洛伊德學派那樣僵硬了，」一名分析師在午餐時向我吐露道，「只是你不會打算對它說些什麼了。」

8　譯註：在解決問題的歷程中，解題者首先要將問題的內容轉換成某種內在表徵，此時需要有某些「事實知識」才能得到適當的轉換。所謂「事實知識」即是有關事件的事實，包括事件所代表的含義及事件之間的關係。

然而，從年輕精神科醫師的觀點來看，精神分析在當代的變化讓人深刻地認識到，當治療師遇到病人時，他不得不在一個缺乏縝密理論保護的情況下做事。一九六〇年代，一個害怕的年輕治療師可以透過把自己視為科學家來增強他的信心。他可以相信自己是個科學家在做數據觀察，並躲在這種信念背後。他可以運用對知識權威的幻想來保護自己減少那種親密感。如今，這種保護性的幻想越來越沒用了。精神科醫師的心理治療不再被視為是訓練有素且科學的心靈，與有需要的病患的相遇。它已經變成兩個靈魂赤裸裸的情感碰撞。

事實上，這值得我們害怕。外行人很難理解治療關係所引發的情緒張力。住院醫師會有一些愛他的病人，一些厭惡他的病人，還有一些在醫師度假時威脅要自殺的病人。他有許多病人會大哭到整個人埋進他的舒潔衛生紙裡。有時候他會看情況買衛生紙。當他自己在接受心理治療的時候，他也會大哭特哭，接著對此感到抱歉，然後再繼續哭。年輕的治療師常因他們自己和病患的強烈感受而驚慌失措。在這些年輕治療師中，有些人是根據分析師的居住地來決定自己要住哪裡。「我的分析師不願意搬到舊金山（這名住院醫師計畫在結束訓練後搬到舊金山）。好吧，我喜歡這座城市，即使它不是舊金山。所以現在我會留下來。」或者，就像某位住院醫師更簡潔有力地說起自己的分析師：「天啊，我喜歡他。」

為了學習如何不去傷害病患，為了學習如何建立一種病人不會被治療師所限制的關係——一個弔詭的世界被創造了出來。這種訓練所塑造出來的特殊而直率的世界觀，本質上體現了治療師無法滿足這個專業近乎不可能的要求：「無憶無欲地聆聽」（借用一句別人說過的話）[9] 這項難以想像的艱鉅任務，既要完全地憐憫病人，也要客觀地直通內心深處。一方面，心理治療取向的精神科醫師非常重視誠實。然而治療師往往是不誠實的，因為他們總是編織各種對於他人的假設，然後忍住不去使用它們。而且，他們在心態上是不直說的，原因是他們重視歧義性，這種歧義來自他們看見太多的複雜性以至於無法確定任何事情。他們重視情感的開放性，一種主動積極的傾聽意願，他們之中許多人稱之為「可用狀態」(being available)，但他們的意思不是指一種情感的呈現，而是一種情感的儲備，它指的是一種迅速回應、但截然不同於直接的能力。他們重視對人有豐富的理解，但他們也經常將人分類，因此一位即將結訓的住院醫師抱怨說他再也不能看小說了，因為他一看到勞倫斯・杜雷爾筆下的賈斯汀就會馬上想到他有邊緣型人格障礙，一看到艾蜜莉・勃朗特的凱薩琳・恩蕭就想到了戲劇性人格障礙，所以這些小說失去了神祕感。這個世界崇尚誠實的情感表達，但許多精神科醫師會猶豫要不要向同事表達自己，因為他們害怕被同事詮釋（及羞辱）。這個世界崇尚無異於誠實的人，這種人理解自己的痛苦並且可以表達身而為人那複雜又矛盾的情感——然而，治療師因為必須鼓勵這種誠實和理解，她反而變得不直接了，變得有操縱性且變得安靜了。就像厄爾觀察到的，「最奇怪的是消解了你社會化的那個部分。我的風格就是很會社交，就像你在雞尾酒會上會做的那樣。我必須學著不這樣做，不能點太多頭，

9 譯註：作者在此借用的是精神分析師比昂的名言：「聆聽最純粹的形式，就是無憶無欲地聆聽。」(The purest form of listening is to listen without memory or desire.)

不能憑直覺同意對方，而是要退後一步說：『你會問這個問題，這很重要。你為什麼要問這個問題呢？有在想什麼嗎？』這真的是一種有悖常理的舉動，因為你過去被教導要在人際上與他人合作，然後作為一名精神科醫師你學會了抵抗，帶進一點點的不舒服，好為他們創造出一個可以發現某些東西的空間。這就是為什麼治療師很怪，因為他們把這些學習過的東西全都拋棄掉了。治療師會停頓，然後思考。」

* * *

「移情」對應的是「反移情」，這個術語指的是治療師對患者的感受方式（移情是指患者對治療師的感受方式），是關於與治療最相關的疾病診斷，它的有趣之處在於，此一技能的教授並不是透過疾病模式（disease model），而是透過互動模式（interaction model）。治療師是透過反移情來學習診斷人格障礙症，是透過與患者的互動而使治療師有所感受的這種方式來學習。我們在這裡學到的教訓是，辨別出這些感受可以帶給治療師知識；而忽視這些感受則會在治療關係中引發混亂，並且傷害到患者的治癒能力。

在心理治療中，診斷並非至關重要，至少在精神科住院醫師時期是這樣教的。當我問一位第二年住院醫師在治療裡診斷重不重要，她看我的眼神好像我問了什麼很蠢的問題，然後厲聲說道：「不重要，這根本浪費時間，這根本荒謬。治療裡不存在診斷。」她繼續說，「我們都知道邊緣型人格的人給人的感覺是什麼，但是這無關診斷。如果他們是思覺失調症患者，你會給他們開藥；如果他們是邊緣型人格，你會怎麼做？」在長期的心理治療中，住院醫師唯一重要的前輩就是她的督導，他會嘗試教導她如何跟病人互動，如何一般性地思考病人的狀況，或者如何針對某個病人進行思考，而這些都跨越了診斷的邊界。我幾乎沒有——我傾向說「從未」——聽過任何一名精神動力取向的精神科醫師在督導時討論診斷類別。[10]（有一段時間，我找臨床心理學家擔任督導；她確實比精神科醫師更加考慮到診斷，但這有部分是因為她的學術興趣包含了人格障礙症。）

然而，有一些診斷的主要治療方法就是心理治療（儘管通常也會開藥）。這些診斷是人格障礙症，它們被描述為是一種長期存在的性格方面的障礙。在診斷手冊裡，人格障礙症與思覺失調症、憂鬱症這類會有急性發作的嚴重精神疾病是分開的。這些急性的疾患被稱作第一軸診斷；人格障礙症則被歸類在第二軸。人格障礙症分為三組：「焦慮」組、「戲劇化」組和「怪異」組。「焦慮」組包含畏避型、依賴型和強迫型人格障礙症；「戲劇化」組包含做作型、自戀型、反社會型和邊緣型人格障礙症；「怪異」組包含妄想型、孤僻型和思覺失調型人格障礙症。就像第一軸診斷（思覺失調症、憂鬱症、精神病性憂鬱、躁鬱症、強迫症等等），每一種人格障礙症都由特定的準則清單所定義。病人一定要達到特定數量的準則項目才能被下診斷。但是因為這些人格障

10 譯註：這跟譯者目前的經驗不完全相符，但確實，與藥物治療場域相比，診斷在精神動力的心理治療場域中的重要性比較低，而且在精神動力取向的治療中，其診斷概念比較模糊與寬鬆。

礙症的診斷一般來說不被當作是住院的合理原因（它們不被認為是「急性」的），住院醫師從來不需要去記這些準則，而且也從未像第一軸疾患那樣徹底將它們原型化。[11]住院醫師幾乎不需要在入院病歷中說明這個病人達到第二軸的官方診斷準則。審查病人是否需要入院的醫護人員可能會就醫院的入院表單對病人進行檢查，若不能證明病人符合第一軸診斷標準，可能會導致支付資格的取消。單是第二軸診斷本身通常不足以讓病人符合住院資格。即使一名臨床醫師相信一名病患的邊緣型人格障礙症足以解釋她想要自殺的憤怒，他還是會在第一軸的欄位上寫下「重鬱症」這樣的診斷，然後在第二軸的欄位寫「邊緣型人格障礙症」，而且會在入院病歷上說明這個病人符合了哪些第一軸診斷的憂鬱準則，寫得比第二軸診斷的人格障礙症更加詳細且有系統。若要接受門診的心理治療則不受同樣的方式（這樣的疾病診斷狀態）所控制，而且首次進入門診評估的初診評估單不必提供像醫院那種程度的診斷證據。結果就是，住院醫師不太關心診斷準則，而且比起其他常見的診斷，大多數人對於人格障礙症診斷內容概念的理解更為模糊。

相反地，這些診斷類別是藉由病患引起醫師感受的方式來教導的。舉例來說，「邊緣型人格障礙症」這個類別識別出一名憤怒而難搞的女人（幾乎總是女性），她沉溺於強烈而不穩定的關係，並且時常利用自殺行為作為求助的方式。在某個門診診所，「邊緣型」人格障礙症這個類別是用一種「絞肉機」的感覺來教導的：總醫師會跟其他人解釋，如果你跟病人說話的時候，覺得自己的內臟好像變成了漢堡肉（你感到害怕；你覺得被一個難以預測的人操縱了；你仍然喜歡她），這個病人非常可能患有邊緣型人格障礙。他們堅持這種內在感受是一種診斷的工具，而且使用這種工具時繞過了通常會特別強調的「診斷要符合準則」這件事。我曾在門診診所的一次會議上報告其中一位病人，正當我要報告診斷的部分時，團隊負責人阻止了我，並問道：「你怎麼形容這位女士的經歷？」我謹慎地說道：「嗯，她有很多憤怒，沒有一致連貫的認同感，而且有感受到內心的空虛。」——我正在列出邊緣型人格障礙症的診斷準則——然後這位負責人打斷我，笑著說：「不，我不是在說這個，這是在作弊。她到底給了你什麼**感覺**？」如果我一直在報告患有思覺失調症的病人，那麼團隊負責人可能會花時間專注於診斷準則。但我不是。我解釋說，在會談中我感到自己十分被需要而且有種受寵若驚的感覺，還會有點害怕她對世界的憤怒。當你有這種感覺時，團隊負責人說，想想「邊緣型（人格）」吧。

當住院醫師第一次在病房的環境裡遇到人格障礙症這個類別時，這些類別通常被暫時擱置到一旁，它的功能只是用來解釋為什麼患者不想服用她開的處方。而且，人格障礙症一般會被援引的概念是它令人感到棘手和厭煩的色彩，而不是特定的診斷類別。住院醫師的第一年有個常見的用語，「第二軸的味道」。資淺的住院醫師會在會議上報告新入院的病患，並為他下了「憂鬱，可能次發於物質濫用」的診斷（換句話說，他是個成癮者），然後放下筆記說道：「但你知道嗎，這傢伙確實有第二軸的味道。」——這意味著這位住院醫師不信任這個病人，也許不喜歡這個病人，而且可能不太相信這個病人告訴他的一切。（我記得在某個特定場合，一名因憂鬱而住院的病人

11 譯註：關於「原型」的討論可參考第一章。

在入院會談中宣告他的愛滋病病毒呈陽性，但是他的檢驗結果為陰性，這被視為他第二軸性格的有力證據。他被認為具有操縱和欺騙傾向。）或者，住院醫師會這麼說一個她剛才會談完並診斷為恐慌症的病人：「這傢伙真的很奇怪。這種感覺我說不上來。可能是第二軸吧。」

「人格障礙症」成了新進精神科醫師學來說閒話和侮辱人的招數。如果你同事不做自己的工作，那些工作就會是你得做，好比說他們可能會懷孕，然後就會大大增加其他人得值過夜班的量；你同事也可能會過度解讀你的言行，或是在你主持的會議上遲到，然後在研討會上取得所有人的關注。新進住院醫師學會將那些不討喜的特徵描述為人格障礙症，說其他住院醫師是自戀型、強迫型、歇斯底里型或邊緣型的人格障礙特質。有些病人會盡可能地從醫療系統中獲取所有能要到的，並且將住院醫師視為達到此一目的之最終手段，這時住院醫師就會開始說他們是第二軸診斷的病人。他們是難搞的惡棍，之所以會來住院（住院醫師認為）是因為想要得到街頭毒品的處方。我記得某次的收治會談中，病人第一次與他的門診精神科醫師見面，當病人開始不斷地說起他的最後一位醫生是怎樣開給他贊安諾（一種與煩寧差不多的鎮靜劑）以及它多有用的時候，醫師的臉看起來越來越臭。病人離開後，我問這是怎麼一回事。「這個人有個問題，」這位住院醫師說，「他的問題是他想要濫用處方藥。」住院醫師將此類病患稱為「反社會型人格障礙症」。「反社會型」是一個住院醫師常用的人格障礙症主要類型，第一名是「邊緣型」。診斷的速記法是，反社會人格病患是男性的犯罪分子；邊緣型人格是在達到犯罪程度的虐待家庭中長大的女性。⑬人格障礙症病患是那些你不喜歡、不信任、不想要的病人。

你不喜歡他們的其中一個原因是來自於一種難以克服的感覺，覺得他們在道德上有錯，因為他們可以選擇另一條路，做個不同的人。這是精神疾病的「互動模式」一種本質上的危險，也就是相信一個人有能力改變他自己的行為，這可能導致你去責備他的行徑。且讓我引用一位住院醫師的話，他清楚說出別人不那麼直接說出來的那些話：「我更尊重第一軸診斷的病人。我對那些人的感覺比較好。如果他們真的很憂鬱，具備所有的神經植物性症狀（neuro-vegetative symptoms）[12]，你會覺得他們就是很忠實地呈現出他們的診斷。同樣的道理，如果他們是躁症，就會有典型的精神病性症狀——這會讓人振奮。你會想說，噢，他們有著真正的診斷，你可以用藥物去治療躁症，而且你也會相信他們是忠實地表現診斷。他們是因為身上的遺傳負載（genetic loading）而得到了可怕的疾病。另一方面，第二軸診斷幾乎像是個侮辱。某種程度上你更會將錯誤歸咎於它，即使這可能不是真的。我認為第二軸診斷也可能與遺傳有關，但大多是受到早期童年經驗的影響。這不是他們的錯。但是不知為何，你對他們的感覺就是比第一軸來得差。」

在精神動力取向心理治療中，治療意味著幫助一名病患先為他或她的行為負起責任，然後再改變它。治療可能基於這樣一個前提，即患者對造成這些適應不良行為（maladaptive behavior）的情況（冷漠或施虐的父母）無須負責。但也必須以這樣的信念為前提——這些情況下所產生的適應不良行為，是在患者有意識或無意識的控制之下所發生。這是它與疾病模式主要的差別。當思覺

12 譯註：早期描述鬱症症狀的名詞。

失調症被當成一種疾病，病患會被假定無法控制自己的症狀。從互動模式出發，病患的症狀更是他自己的一部分，更是他意圖的一部分，而且難以將之概念化為疾病。住院醫師很容易跳過這種複雜性，直接產生反感——那種人格障礙症病人正在故意製造巨大混亂所產生的反感。正如某人所解釋的那樣，「在精神病性的病房（psychosis unit），醫護人員對這個人有什麼症狀以及如何對待它都有一致的看法。人們不會用『之前他好像做錯了什麼』的態度去評判這個人。而在有著人格障礙症病患的病房裡，人們會評判病人。（有些醫院會有給因自殺入院的病人住的病房，他們最重要的問題會是他們的人格障礙症，而不是他們的憂鬱；但是入院病歷仍然有可能以自殺性憂鬱為基礎來證明這次住院的正當性。）我並不特別喜歡這種看法，但確實會感覺到那些病人的行為表現帶有更多自己的意志。他們沒有幻覺，但他們會把椅子砸向房間的另一端。就像蓄意的破壞。這可能是由無意識的需求所驅動，而且在這層意義上這些行為並不是『被動選擇』的。但是，比起明顯罹患精神病的人，他們的病更容易引發問題。當某人患有明顯的精神病，醫護人員並不會爭論這個人是否為自己的難處付出過什麼努力。」正如另一個人所指出的，當病人有第一軸的問題，「他們有真正的診斷，你可以用藥物去治療它。」

然而，當人格障礙症患者把精神科醫師惹怒的時候，憤怒也會讓醫師有罪惡感。大多數的住院醫師說自己很難對人格障礙症患者有同理心，因為感覺這些病人好像有更多的選擇，但也因此這些醫師對於將病人收治住院感到尷尬。那位談到對人格障礙症患者有「比較差的感覺」的女性，一年後尷尬地解釋她不再有這種感覺了。另一位住院醫師說：「不知道為何，你認為他們應該要明白事理，這就是他們的錯。然後你對自己說：『振作起來。』尤其是遇到那些具有邊緣性格的人，這點顯得更困難。你覺得他們是故意要造成你的困擾。那就是我的感受。但我在理智上無法捍衛這一點。」葛楚開始了為期一年的門診訓練，專注於學習成為一名優秀的心理治療師。她想要在一個精神分析師為她們這班住院醫師舉辦的心理治療研討會上報告她的病人。她超想接到要做心理治療的病人。她接著輪訓到了一個以邊緣型人格病患聞名的病房。葛楚得到了一個病人，這個病人一直等到分派給葛楚的團隊會議開始。然後這個病人徘徊在會議外面的走廊上，並開始尖聲叫著她有多討厭葛楚。如果葛楚是一位經驗豐富的治療師，那麼這件事就不會對她產生太大的影響（也許吧）。然而某種程度上，她覺得自己被羞辱，病房的其他醫護人員也看到了她覺得自己被羞辱，而這整件事跟病人的憤怒無關，真正有關係的是葛楚對自己之於這個經歷的恨意感到羞恥。

這種病人是最難一起工作的那種。邊緣型人格的病人會造成爭鬥和混亂。這種病患通常會告訴某些醫護人員，說他們是她所認識的人裡面最棒的醫生、護理師、心理師之類的。對於其他的醫護人員，她決定去討厭他們。除非管理得當，否則醫護人員會「分裂」（splits）：一些被病人稱讚的醫護人員會覺得這個病人明明是個可愛的女人，卻被其他刻薄的醫護人員誤解和錯待。這些「好的」醫護人員接著會去質疑那些「壞的」醫護人員。這些事情很有畫面。這些病人會威脅醫師，一旦他週末離開這座小鎮，他們就要去自殺，然後醫師離開了小鎮，他們也這麼做了。至少，病人有時會企圖自殺（使她返回醫院），但有些時候她可能會不幸地成功，然後醫師就必須跟罪惡感和訴訟搏鬥。這些病患由於他們高度的不穩定而深深抓住了他們的醫師，這些醫師有時相信自己可以拯救他們，也會因為想到個案的自殺嘗試可能會在某一天成真而感到害怕。這些病人通常受過嚴重的虐待，他們的性特質往往也被過於強調，而且他們十分迷人、充滿魅力，從頭到尾都能吸引別人的注意。一九八七年，羅伯特·威丁格和約翰·岡德森出版了《邊緣型人格患者的有效心理治療：案例研究》，書中詳細介紹六項案例研究，這些案例檢驗了改變邊緣型人格行為所使用的心理治療。（答案是，在很長一段時間內進行很大量的治療後，確實會改變一些事。）這些案例研究都是匿名的。其中一位結了婚又有小孩的作者談起一位病患，他說在他的一生中從來沒有一個病患像這個人一樣，曾那麼深地介入和參與他的生命。從來沒有。

結果，正是因為這名病患非常吸引人、令人興奮，而且危險，所以對他的精神科住院醫師來說，這個邊緣型人格病患根本就像是三十年前的一位思覺失調症患者，一位強硬、難以治療的患者，使她成為一個精神科醫師。這是因為醫師要對這些患者進行良好的治療——使這些患者感到安全，幫助他們坦率地說話，並以他們能聽並且能從中學習的方式與他們交談——要求他們有能力不對自己的愛或恨或憤怒採取行動，這反過來需要醫師能夠辨識自己和病人身上的這些情緒。年輕精神科醫師害怕這些病人，但在他們願意跟醫師合作的時候，這群年輕醫師也會因此感到自豪。有次我在訪談一位總醫師的時候，有位剛升第二年的住院醫師來了，這位住院醫師實際上是要得到一些支持，但也是想表現一下自己。她有個（大部分時候）住在人格障礙症病房的病人，她說這個病人把醫護人員給惹火了。「當然，邊緣型的嘛。」總醫師說。「當然嘛。」她回應道。

她說，這個病人談到可怕的性虐待，她給其他病人看了一些據稱是她哥哥寄給她的照片，照片背面潦草寫著辱罵的句子。「一旦讓這個病房的病人開始歇斯底里了，她就跑去睡覺。她**真的**會害死人。」比較年輕的住院醫師激動地說道。「她囤了一些三環類抗憂鬱劑（如果你過量服用的話，這些老一代的抗鬱劑可以殺了你），把它們藏起來，然後可能是意外吧，被發現了。醫院不可能讓她出院，」這位住院醫師說，「但是病房裡的醫護人員非常想讓她出院，所以她星期天打包行李的時候，他們甚至不打個電話給我。所以她就這樣走了，還在我門上貼了一張紙條，寫我有多棒有多好。」總醫師笑了起來，「你真的很投入欸。住院醫師多半不會這樣對待一個病人。你認為瓊斯（一位總醫師不怎麼喜歡的督導）會這樣對待病人嗎？」「不，但是茱蒂絲（另一位督導）也許會。接下來的一個小時，我要和茱蒂絲一起處理這個問題。」然後她離開了。

如同在學習醫療與藥物的時候一樣，年輕的精神科醫師在心理治療中學習到：「責任」與「不完美」會成對地存在。在心理治療中他們被教導，精神科醫師有責任了解他的感受如何形塑他跟病患之間的互動，治療的功效取決於治療師的自我覺察（也取決於病患的自我覺察），以及——治療師永遠無法如他應該的那樣意識到這一點。邊緣型人格病患如此讓人難以抗拒，以至於一個治療師如果能夠進入病患強烈的情感世界，而且仍然能用他的感受作為治療服務的工具，那麼他就已經掌握了「作為自己的旁觀者」這個幾乎不可能的任務，或至少已經達到足以幫助病患的程度。在此之前，精神科醫師被教導的是他可能會傷害病人，而非幫助病人。

但是在醫療的環境中，年輕的醫師則（或多或少在偶然的情況下）學會去害怕以及怨恨醫院的病人。他們的工作條件使得這種情況不可避免。然而這些情況在心理治療中比較不明顯。也就是說，邊緣型人格病人和其他較難處理的病人可能會導致年輕治療師去害怕、怨懟和提防他們的病人，但是除了實習或是後來的精神科夜間值班之外，這些病人對於年輕醫師其實沒有太大的威脅性。更甚者，心理治療的教學堅持醫師可能是病人的傷害來源，而這種看法是生物醫學的教學中所沒有的。住院醫師在心理治療中學習到，傷害的箭是從醫師指向病人，而非相反。在某種程度上，最初在診斷方面的訓練和經驗讓人恐懼和疲憊——而且這種感覺幾乎總是存在，並持續了相當長的時間——那麼，處理精神疾病入院時的情緒經驗，正說明了精神科醫師有保護自己不受病人傷害的需要；在某種程度上，心理治療的早期訓練經歷則讓人經驗到，治療師會對他人造成傷害——而且這種感覺幾乎總是存在——那麼進行了更多次心理治療的經驗就昭示了精神科醫師有保護病人的需要。這些經驗所引起的都是十分強烈的感覺與反應。而且，預期需要保護自己的精神科醫師，與那些預期需要保護病患的精神科醫師，這兩種醫師會對截然不同的線索懷著高度的警覺。

3

文化及其矛盾

The Culture and Its Contradictions

人們會去取笑那些自己身處的文化為他們所設下的種種矛盾。他們取笑那些似是而非的事物、愚蠢的作為、無知的言行，還有那些他們在不可能的條件下仍必須去做的嘗試。同時，他們的慣例適應了這些矛盾，讓他們得以盡可能地忍受和合理化現狀。治療精神科病人或許是個近乎不可能的任務。去執行這種任務的人會因為壓力和各種要求而陷入困境。然而，他們會根據自己使用的疾病模式，以不同的方式取笑並適應這些任務。就像不同的解釋方式會導致以心理治療方式或是以生物醫學方式思考的精神科醫師用不同的方式來評估患者，而且對於病人的情感責任和治療反應有著不同種類的期待；疾病的生物醫學模式跟心理治療互動模式，對醫院病房生活帶來的影響與衝擊也截然不同。在不同的模式下工作會改變醫護人員開玩笑的方式，也會改變醫師與護理師的關係，甚至會改變一間病房的最終治療目標。說到底，這些差異可以幫助醫護人員對精神疾病產生不同的道德敏感度。

醫院病房是一個個小型社會。通常，一間精神科病房（unit，比較舊式的名字是ward）[1]是指一條兩旁有著病室的長廊或一棟小型建築，病人會睡在這裡，在這裡度過大部分的時光，醫師、心理師、社工師、護佐等人也是在這裡對他們進行治療。這些不同的專業有著非常不同的訓練背景。醫師會有醫學學位。他們花一年時間實習，然後在病房裡要麼作為一名住院醫師接受培訓，要麼就是已經完成了三年的住院醫師訓練，成為一名主治醫師。他們有些人可能接受額外的訓練，好比成為研究醫師（例如研究物質濫用），或是接受更長期的住院醫師培訓（例如接受兒童精神醫學訓練）。病人病歷上的所有（或幾乎所有的）醫囑——從允許病人的抽菸特權到開立藥物——都需要醫師簽章，就算是該病人的主要治療責任落在心理師或是實習心理師（訓練中的心理師）身上也一樣。在這種情況下，心理師可以決定病患是否應該享有抽菸的特權，然而醫囑得經過該病房的醫師聯合簽章（cosign）才能生效。

心理師在非醫學大學的系所接受訓練，而且拿到博士學位。[2] 他們需要大量研讀正常心理學和變態心理學（abnormal psychology）的相關書籍（比精神科醫師還多），而且通常（依據不同的課程計畫）擁有良好的心理治療訓練。他們沒有接受過醫學院的訓練。他們通常還會接受「心理測驗」的培訓。心理測驗指的是一系列複雜的書面和口頭測驗，例如羅夏克測驗、主題統覺測驗、明尼蘇達多相人格量表、畫人測驗，以及其他測驗。這些測驗的目的是運用更「客觀」的測量工具揭露潛在的心理議題。有時候，特別是運用羅夏克測驗（也就是墨漬測驗）的時候，測驗報告會帶點精神動力的味道。在某次的病例討論會，報告摘要以這句話開場：「病人在強烈的自卑感中長大，這種感受來自於她父母的疏於照顧，特別是她的母親。在努力討好父母的過程中，她創造了一種能讓其他人接受的、身分認同的外殼，這層殼也保護了她的內心世界及不安全感。」不同心理師和不同醫院會用的測驗不同，但是總會讓病人花上幾個小時的時間答題，心理師也得花幾個小時對測驗結果進行分析。如果病房有常駐的心理師或實習心理師，他們通常會對每個病人做心理測驗。然而，這也是依病房而定。在我做田野的某家醫院，當病人住院時間減少到一週以下，且醫院對自身財務的穩定越來越沒信心的時候，醫院經營者就會停止所有的心理測驗。（單是心理測驗就會向一位病人或所屬的保險公司列出大約七百美元的費用。當醫院被迫以每日基本費用來支付病人全部的住院費用，而不是每項服務單獨計費，許多服務就會直接被停掉。）他們也會乾脆把實習心理師一併裁掉。在另一家醫院，實習心理師並不會總是替每個病人做心理測驗，但得擔負病房裡約一半病人的主要照顧責任。每位實習心理師和每位住院醫師一次得負責照顧三到四名病患。即使是這樣，住院醫師仍必須要在所有心理師對病人的治療指令上簽章才算生效。

社工師通常會有碩士學位，比較不會對病人的照顧負起主要責任。社工師會處理病人與其院外生活的關係。社工師會去找願意接受出院病人的後續計畫，並處理過渡到該計畫之間的相關事

1 譯註：因為台灣醫院在使用上仍習慣將「unit」稱作病房，故此處翻譯不將「unit」和「ward」予以區分。例如，「intensive care unit（I.C.U.）」多半翻譯為「加護病房」。

2 譯註：與台灣的制度不同，美國的心理師需要博士學位，諮商師則是需要碩士學位；台灣則是不管臨床心理師或是諮商心理師都需要碩士學位。

宜（這稱為病人的「安置」〔disposition〕）。社工師通常也是與家屬之間的主要窗口。有些社會工作的計畫會訓練他們的學生做心理治療。通常，醫院的資源越少，社工師的角色就越強大。

護佐通常沒有正式的學術訓練（儘管他們有時需要獲得學士學位）。院方僱用這些人員照看病人，陪他們外出與其他人會面或陪他們去吃午餐（如果需要護送的話），通常也要隨時注意有沒有狀況發生。有一些護佐會待到非常資深，一做就是幾十年。其他很多則是回到學校，好在精神健康領域中追求薪水更高的工作。我做田野的其中一間病房，病房主任是位經驗豐富的精神科老醫師，大約二十年前第一次到這個病房的時候就是做護佐的工作。

護理師在許多方面都是病房裡巨大到難以忽視的存在。護理師得時時刻刻處理大多數病患的照護工作。精神科醫師一整天不斷地進進出出病房，因為他們也要處理急診、入院、研究、主要醫院的照會工作；他們還要去聽課；他們要去演講；他們也要被督導和督導別人。心理師和社工師同樣也是如此（以不同的方式）。就像護理師一樣，護佐會在病房輪班，但是他們幾乎不能做任何病人照護方面的決定，也不能發藥。這兩件事護理師都會做。他們要發藥，要照顧病人的醫療需求，也會執行醫師的醫囑。病房裡總是會有護理師在，而且他們一次就會在病房裡待上好幾個小時（一班通常是八小時）。因為他們和病人的接觸最多，他們通常會最知道病人以及那些跟照顧他們有關的事情。當新進的精神科醫師（或心理師或社工師）還在受訓的時候，護理師遠比他們更知道病人的狀況，而且比他們更知道要如何治療病人。新進的住院醫師的處境頗為尷尬，他等於是要對著比他更知道該怎麼做的護理師下醫囑。因此，護理師和住院醫師的關係可以是一種培育的師徒關係，或者也可以是一種既折磨又羞辱人的權力鬥爭關係，取決於雙方的和善、成熟程度，還有這個地方整體的風氣。

不同地方的風氣相差很多，而且在不同病房裡，這些角色的組織方式也大異其趣。有些病房十分正式與科層化，有些則不會這樣。有些病房會允許精神科醫師和心理師幾乎擁有同等的權力與權威，但大多不是這樣。有些病房充斥著權力鬥爭和領域之爭，有些則不然。決定病房裡角色關係的組織方式最重要的一個因素是「醫護人員認為病人的問題出在哪兒」，也就是人類學家稱之為「疾病模式」的東西。為什麼這個病人會生病呢？這個問題的答案指出醫師她正在治療什麼，以及如何進行最佳的治療，而且，她對這個問題的回答，出乎意料地以某種可以預測的方式，反過來建構了她與其他醫護人員的關係。這是因為不同的模式對這個病房創造出不同但可預測的問題，而這些問題必須由該病房的文化加以解決。

生物醫學病房

生物醫學病房的疾病模式是，精神病患是有醫療問題的理性成年人。隱含的假設是：病人帶著功能異常的大腦來到醫院，就如同大廳另一端肝臟衰竭和心臟功能不全的病人那樣。從這個內隱的模式可以得出，醫師應該要把患者當作實際得到肝病那樣討論醫療問題。而且確實，這些病房裡的許多對話都跟其他醫療專科的討論很像。有位醫師走進病人的房間然後說：「嗯，瓊斯太太，今天你的憂鬱怎麼樣了？」或者「你的幻聽還好嗎？」我曾聽到一位醫師詢問他的病人，問她的精神病狀況如何。但精神疾病當然會抑制患者的理性能力。這就是這個模式創造出來的問題——醫師需要去跟她的病人談論病況，而問話的方式就跟任何醫師詢問病人的方式相同，但是，這個病人之所以住院是因為他阻礙了交通，然後解釋自己是重生的上帝之子啊。

聖胡安郡立醫院是北加利福尼亞州一個方圓四十英里市區內的精神病患安全網。在這個地區，任何人只要從醫療保險的裂縫掉出來，最終都會落到該郡的這個體系。他們往往會在這個體系裡待上很長一段時間，在社區醫院和相關的診所、中途之家、康復中心等地方進進出出。因為嚴重的精神病患容易發生階級向下流動的情形，這些病人通常是最窮和最病的一群人。很多人被診斷為思覺失調症。他們大多生活在貧窮線的邊緣。當他們沒有住在醫院的時候，許多人控制症狀的方法是吸食快克或喝伏特加，而不是使用抗精神病藥，因此當這些病人出院之後，有時用不上幾週（有時甚至只需幾天），被他們騷擾的親戚就會打電話要警察把他們帶回來住院。警察會帶著理解的心情處理這部分的工作，但並不喜歡這些差事。

實際上這個區域對於病房的需求相當驚人。該病房以生物醫學模式的方式運作並非出於選擇，而是因為病人能夠待在病房裡治療的時間太少了，少到醫護人員除了給藥治療之外沒辦法做其他的事，而且因為病患的翻床率非常高，以至於醫護人員發現實在很難花費太多時間在任何一個病人身上。這就是一間社區醫院。它接收了沒有保險、沒有文件、身無分文的人，並且得到一筆政府撥下來的特別經費，用以達成這個目標。這就是它應該做的事。但這間醫院從未預期到自己要去處理如今這麼多、從敞開的大門外湧進來的病患。隨著醫療保健體系陷入危機，附近的醫院開始拒收的患者越來越多，因為他們無力負擔那些沒有保險的病人。早些時候，其他醫院會承擔此種醫療一定數額的費用，「窮人照護」的聯邦給付政策也比現在大方。如今，出現在其他醫院急診室的無家者會立刻被外送到社區系統，而且隨著郡內的長照機構越來越少，這間醫院病床的需求量也變得越來越大。明顯需要接受照顧的病人一個個被推出病房，好把床位讓給那些比他們病得更重的病人。一名民族誌學者在一間十分類似的精神科病房做研究，並為她的傑出研究取了《騰出病床》這樣的書名，指出處在這種壓力之下，該病房的目標可以總結為：為病得最重的病人騰出空間。①

他們確實病得很重。一九九五年，我到這家醫院待了一個星期，有個新進病人是位英俊的二十歲男性。他除了身上的一條四角褲之外什麼都沒穿，走到舊金山附近最繁忙的高速公路上，嘗試指揮車流——在機械時代裡，他有著幾分後現代牧羊犬的味道。在警方護送他到病房後，他拒絕服用任何藥物。年輕的精神科醫師試圖說服他改變主意，告訴他醫護人員真的認為藥物會有用；他果斷地搖了搖頭。他說，如果吃些食物能夠有幫助，那麼他會吃，但是吃藥免談，因為他正在接受成為海軍陸戰隊隊員的訓練。一整天，他就在進行所謂的「訓練」，穿著醫院的長袍和襪子，還有他的四角褲，用短而堅定的高抬膝踏步，在護理站周圍慢跑。他這樣慢跑了六個小時。

這間病房大多數的病患都是這麼病重、這麼浮誇引人側目。這裡有兩個女人與上帝結婚；其中一人還聲稱自己是日本武士。她走遍整個病房，雙臂顫抖而僵硬地向前伸，偶爾捧著一只打開的塑膠袋，彷彿它是一項儀式的供品。當她分神的時候，雙臂會垂到身體兩側，但是會談結束後，她就會再次舉起雙臂，繼續邁著她顫抖的夢遊步伐。有個女人這個月已經入院兩次了。她是一名體型龐大的非裔美國女性，她頭上頂著的白金色假髮像極了被蟲蛀的帽子。她懷著她的第九個孩子。她之前生的所有小孩都在親戚或寄養家庭那裡。她並不總是有精神病性症狀。有時她的眼睛閃著一絲嘲諷，然後會捏著自己的手臂說：「你看，醫院沒有幫我什麼，我仍然是個黑人。」她稱自己為雪莉．譚寶[3]。有一位身軀更龐大的女性，入院時已經有五週沒有洗澡了。她躺在床上，陷入憂鬱的木僵狀態。她的丈夫最後把她帶到醫院的時候，起士狀的皮屑和真菌就從她鬆弛的皮膚褶皺裡掉了出來。

除去那些少數長期留置的患者，這間病房的平均住院天數大約是八天，可以容納二十九名左右的患者。在我到這裡的前一個月，大約有三分之一的患者是第一次住進這個病房，但其他病人至少都住過一次以上了。這間病房就是這般運作著，作為病得最重的患者生命中最嚴重時期的那道防線。他們會住進來，被穩定下來，出院，然後再次住進來。許多人住進來的時候拒絕承認自己有任何需要住進醫院的理由，而且有時候無法理解自己正身處在精神科病房。他們常常拒絕服用精神科的藥物。通常他們會被「拘留」三天，這意味著他們拒絕住院，儘管跟他們會談過的精神科醫師認為他們需要接受精神科住院照護。在這種情況下，他們可以被留在醫院，但不能超過三天（這也被稱為「安置」〔commitment〕）。然而，若要逼迫病人服藥，或是讓他待在醫院更長的時間，精神科醫師必須要去法院（或者更常見的是，法院是以法官來到病房的形式開聽審庭）。衡量的標準相當基本。除非病人有明顯的自殺或殺人傾向，或是無法解釋他是誰以及他在哪裡，精神科醫師不能強迫他做任何事情，也不能提供病人不想要的照護。結果是，明顯有精神病性症狀的病人在離開醫院的時候通常跟他們入院時一樣精神失常。

例如，泰瑞是那種被時代遺棄的披頭族[4]，會讓一些柏克萊市民感到自豪，也會讓大多數市民感到些許不安。他生於六〇年代，在妻子的支持下，他作為一名藝術家工作了二十年。最後，她把他趕出了家門。他有時候拒絕去找工作，有時候則是沒有辦法保住工作。他家人的經濟支持只維持了一陣子，然後就停了。入院前他已經在電報大道上的一輛小貨車裡住了好幾年。他因為躍過奧克蘭機場的保安並開始尖叫而被警方送到醫院。他厭惡被迫住院治療，把它視為一種國家的迫害。他把我視為中立的真相記錄者，地位比其他病人高，卻又不會站在醫護人員那一方，所以他在我身邊晃來晃去說他的想法。他認為精神醫學破壞了人類的正義，並且強迫人們違背他們的意志和權利。

3 譯註：雪莉．譚寶（Shirley Jane Temple, 1928-2014），生於美國加州，為享譽全球的美國傳奇童星及外交官，全世界第一位獲得奧斯卡獎的童星，甘迺迪中心榮譽獎得主。

4 譯註：披頭族（beatnik），為「垮掉的一代」（Beat generaticn）參與者，一九五〇年代末和一九六〇年代初出現於美國，是一群反對世俗陳規和傳統生活方式的年輕人。

當法官在泰瑞的那三天的拘留期到這裡開安置聽審庭時，泰瑞變得非常焦慮，擔心法官會在自己不在場的時候聆聽自己的案子，他焦慮地不斷在房間和門口之間來回踱步，每隔一會兒就將鼻子壓在小小的鋼絲加固窗上。輪到他時（法官在短短一個多小時內要聽八起案件），泰瑞向法官解釋，他之所以匆匆越過機場保安，是因為他被危險的大壞蛋給追擊。當醫師後來指出他有被害妄想和精神病性症狀時，泰瑞整個人跳了起來，情緒十分激動，並要求告訴他有什麼證據表明他有精神病性症狀。法官是個一個見識廣博而且十分實際的人。「也許就是那個危險的大壞蛋吧。」法官冷冰冰地說。但法官接著指出，泰瑞有資源和能力照顧自己，除非他自願選擇留下，否則醫院不能再扣住他。泰瑞樂不可支地笑了出來，自豪地離開了這個不怎麼通風的房間。但是接著他拒絕離開病房。他跑去站在護理站的門口。當他被告知現在可以離開時，他鬥志旺盛地宣布他是個自由的公民，而他們不能要他離開。醫護人員給他機會讓他簽住院同意書，這樣他就可以用一個病人的身分留在醫院。他拒絕了。然後他被告知，如果這樣他就得離開。他開始大聲陳述自己的權利。在此同時仍一直有人在護理站進進出出，因為所有的病歷和藥物都放在那兒。最終泰瑞被警察護送出了醫院。「他比他看起來的樣子更有現實感，」一位住院醫師無可奈何地說道，「他怕我們，但他更不敢生活在柏克萊的街道上。」

這裡的醫護人員被迫面對一個越來越不可能完成的任務。以郡立醫院來說，這間醫院的資源非常好，但因為需求太多加上快速耗用資源，醫院的處境顯得十分糟糕。病人們得的是慢性病。他們之中大多數人幾乎沒有改善的機會。大多數人沒有辦法在家裡得到適當的照顧。很多人無家可歸。在處理此類患者的壓力逐漸增加之際，資源甚至減少得更快。無論是法律還是現實狀況都不允許醫護人員照顧那些自認為可以管理自己的患者。（我聽到某位精神科醫師渴望了解目前的法律情況究竟有沒有侵犯病患接受治療的權利。）那麼，問題就在於醫護人員從根本上必須把病人當作是理性的成人，他們可以對自身的疾病做出合理和明智的選擇，然而他們大多數明顯沒辦法做到這點。

那麼，病患之所以可以決定他們想要怎麼做，其實是以某種十分牽強、彆扭、屈就的方式被容忍著，而這點通常與「精神科醫師所認為的病患需求」以及「該郡能提供的資源」有著幽微的關聯。「他已經回來了？」有人說起一位最近再度入院的病人，「帶他去散步吧，看看你可不可以把他搞丟。」或者跟我說：「如果你真的想知道出院計畫，就去轉角的那間『圓桌武士比薩』吧。後面有一張桌子，那裡坐著很多已經來過這裡的病人，而且還有許許多多還沒來過我們醫院的人。」精神科醫師能做的只是讓患者重新服用藥物，並將他們安置到比較便宜的機構或家人手中。「讓我們明天再來重新看一遍這些病人，」一名資深精神科醫師嘆了口氣說道，「也許有些人會在明天離開，然後所有的工作都會白費。」第一天的時候，有人這樣跟我說：「這就是我們的工作，我們讓他們住院，然後送他們出院。」尊榮病房的醫生可能會投入大量時間向病人說明，她認為自己沒有患病其實就是病情的一部分，並且會說服她再多住幾天。而這裡的醫師則更務實地接受這樣的事實：如果病人想要離開，那他就離開，還有很多其他人需要幫助。在這裡，他們只會覺得自己腳步不夠快，跟不太上節奏。但是，一旦有人確實想要他們的幫助，他們會非常高興。

例如，在我到這間病房的第一天，看到一位住院醫師正在接新入院的病人，病人的父親在三個星期前過世，而他已經有六天時間不吃不喝了。這是一個緩慢且相對較不致命的自殺嘗試。他之前住院過十三次，而且被下過思覺失調症的診斷。他最近沒有吃藥，因為他宣稱這些藥物讓他變得更不好（「它們給我做了腦葉切除術」），之後他就不想再吃藥了。他說他沒有幻覺——「除了魔鬼以外。」他補充道，但我還不清楚他的意思是什麼。他顯然非常憂鬱，而且沒有辦法談論他的父親。有好幾次他講了「我爸爸……」，但是沒有辦法接著把話講完。

我們離開房間之後，住院醫師說道：「可憐的傢伙。在某些方面來說，這是一種社會性住院（social admission）。他有自殺傾向，但是他並不會明天就死。但是，他希望可以來醫院，他需要幫忙，而且也許我們可以說服他吃點食物，甚至服用一些藥物。」她口述了入院病歷，並且寫下一些處方。「他可能會拒絕這些食物藥物，但為了我們非常在意的責任問題，我們還是得這麼做。」她給了他一種抗精神病藥、一種抗焦慮劑，和一種治療抗精神病藥副作用的解藥。她還寫下了非處方藥的醫囑單，它們是病患在醫院裡經常想要索取的藥物，但必須經過醫師的允許否則無法取得：泰諾止痛片、胃能達和尼古丁。「他看起來不像菸槍，但他們有許多人是，然後在病房裡不能抽菸。」但是泰瑞住不夠久，沒有辦法得到什麼幫助：「雪莉・譚寶」會在藥效發揮作用之前就離開；日本武士也會離開，由她那不可靠的家人帶她回家，在他們受夠之後就再把她帶回醫院。即便是這種自願住院的自殺患者，也會拒絕服藥。住院醫師決定不強迫他，因為雖然他明顯需要用藥，但是正如她所說的，他明天還不會死。而且因為是星期一，即使讓他處在沒有用藥的狀況她也覺得還好。如果是星期五，他可能連續三天都不會看到醫生（假日會有值班醫師，但值班醫師不需要看他；這些隨叫隨到的值班醫師專門處理緊急情況和入院事宜）。她覺得對於一名病患來說，那樣的話不用藥的時間就太長了。然而這是星期一，星期二會有另一名醫師去看他，然後他會被分配到那位醫師的照護團隊，然後就會是那位醫師的責任了。這些小細節就是醫院生活的內容。

在病房裡，病患會參與無數的「團體」：關於物質濫用的、關於出院計畫的、關於目標的、關於週末規畫的、關於生活技能的等等。這些團體不是我們會連結到「團體治療」的那種過於情感化的支持型聚會，而是去教導患者如何以最基礎的方式運作自己的生活。舉例來說，「目標團體」嘗試去教導病人他們應該要有個目標。「週末計畫團體」嘗試去教導病人，你可以為你自己的閒暇時光訂一些計畫。我曾經以志工的身分和其他人一起主持過類似的團體。那個我主持的團體，一開始是開給門診病人還有那些病情較輕微的病人，但仍然是個讓人洩氣的經驗。參與的人沒有談論他們的感受或反思，或他們彼此的關係。一旦他們說話（而這並不常發生），他們會談論的是某一間監獄如何比另一間更難進去；或是談到他們的兒子緩刑期間回家時，他們如何真心希望兒子不會像上次一樣把槍放在車子裡面。聖胡安團體的病人是住在那樣的世界裡，但缺乏處理這些事情的能力。

例如，在我參加的「出院計畫團體」中，領導者依序詢問每個人出院後的計畫是什麼。「山姆？」山姆沒有回答，而是不安地在椅子上動了一下。當她再問他一次的時候，他說：「我要去我以前的那個地方。」主持人在團體裡四處走動，問每個人的計畫是什麼。她自己的目標是確保他們知道有出院後的計畫，並強調患者服用藥物的重要性、遵守中途之家的規則（如果這是他們的目標），以及和其他人好好相處。（中途之家有時候稱作「膳宿照顧之家」〔board and cares〕，是一種是寄宿公寓，提供炊食、打掃、個人及醫療照護等方面不同程度的督導服務。它們是醫院和自立生活的「中途」。）這些談話往往極為平淡單調。它也十分適合幼幼班的那種禮貌標準。當病患突然開始在「不適當」的時間點說話的時候，團體主持人（總是由醫護人員擔任）也許會像個醫護人員一樣說道：「現在不是輪到你說話的時候，史坦利現在正在發言，打斷他是不對的。」逐一詢問八名左右的病患並逐一獲得答案花了整整一個小時。

這裡有種非常實事求是、注重實踐的風氣。當有男病患的褲子不斷在女性面前掉下來，住院醫師會安排護理師給他買件吊帶褲。當另一名病患聲稱他不住在電腦上列出的地址，而是住在另一個地方，住院醫師會開車去這兩個地方查看是否屬實。因為將病患安置在醫院外面的變數會變得更多（院外床位很少，而且中途之家會拒收困難病患），其中一名護理師就安排了所有相關機構的人員每週開一次「安置會議」。這些人來自任何可能安置這些病患的機構，他們會被邀請來喝咖啡吃甜甜圈，討論每位病人該何去何從。「這是管理式照護真正起作用的地方。」當我出席這場會議時，有人在我耳邊細聲說道，不帶任何嘲諷的語氣。每個中途之家都有人出席。會議上也有負擔過重的長期安置型醫院的人員，或來自不同的社區門診服務的人員，以及各個無家者收容所的人員等等。護理師解釋說，這場會議有營造出一種「不行動就乖乖閉嘴的態度」。

我出席會議的那天，會議室裡肯定有三十個人。會議的進行方式是每個人逐一報告自己近期病人名單上的每個病人。大部分的病人至少都被團隊中的某些成員認識。畢竟，平均來說，三分之二的病人之前都住過這間病房，而且有些人一個月還來住好幾次。那天的討論以描述某名男性病人的狀況開場，這名病人自稱「有自殺傾向而且有幻聽」。報告人說話的語氣有點單調，但是有位護理師對他眨眼，然後整間會議室的人就突然爆笑起來。顯然，這個病人想要避免坐牢（他偷了一只女用錢包），透過聲稱自己患有精神疾病好讓自己可以在精神科接受治療。在討論另一位病人為什麼需要長期照護的時候，有位護理師提出了冗長但十分有說服力的論點，她說不管是哪一次，這個病人離開醫院回家後就會開始吸毒，沒辦法照顧自己，狀況會越變越差，所以她認為病人需要長時間的治療來扭轉這種模式。大家都點頭同意，但緊接著就有人說：「祝你好運囉——她想要回家，而且她這星期五的聽審庭有可能會贏。」大家還談到了一個之前在膳宿照顧之家表現得很糟糕的病人，討論他是否有可能再回到這個照顧之家。最後大家很勉強地下結論說他不應該回去。他們談到是否有辦法說服「雪莉・譚寶」不要再生了，她是沒有辦法照顧第十個孩子的。這是一個良善的、任務導向的聚會，沒什麼階級，也不是很拘束。

在安置會議以及醫護人員辦公室中，人們會嘲笑那些瘋狂。他們會說這些病人或其他病人的故事，會說病人做了什麼什麼。他們笑那位與上帝結婚的女人——那個星期，上帝是一個重婚主義者——也笑病人所說的那些瘋癲、奇特或有趣的事情。他們走進醫護人員辦公室的時候（它坐落在護理站內，而護理站像是某種位在病房中間的崗哨），四角褲男子正堅定地在護理站周圍慢跑，而他們哈哈大笑。「那個勁量電池小兔兔是誰？」他的醫師和我走出去跟那個病人說話。我們必須站在他慢跑路線上的一角。每一圈我們可以跟他講上兩、三句話。在跟他對到話之外的空檔我們會閒聊，開玩笑說要不要乾脆也在旁邊慢跑。這裡的醫護人員顯然都負擔過重。整個系統都在呻吟。一點幽默會有幫助。

這間病房有它的適應性，例如人們對瘋狂的嘲笑，例如每個人的任務角色如此清楚，以至於科層制度變得無關緊要；這間病房也有它極端的矛盾，例如將患者時而視為成年人，時而視為沒有行為能力的依賴者——這些適應和矛盾，甚至在刻意以疾病模式的方式運作且有資源提供更多明確照護的病房裡，也變得日益尖銳。

在一九九三年的某兩個月，我每週花大約十個小時待在葛楚那間醫院的生物精神醫學病房。[②]這間病房以明確的「科學」取向聞名。病房裡的資深精神科醫師對思覺失調症和躁鬱症進行了實證研究，其中有位研究者享有國際聲譽。輪訓到那間病房的住院醫師會期待自己能稍微學習到如何將科學研究與臨床實作結合在一起。整家醫院都公認這間病房既有成效，又能維持和諧的氣氛。沒有鬥爭、沒有敵意，也不會企圖把巡房當成意識形態衝突的場合。沒有人會把我拉到一旁跟我解釋病房主任有什麼毛病，也沒有人會跟我說哪些人有辦法把這個病房管得更好。在我的經驗裡這種狀況非常罕見。大多數精神科病房似乎都會對主任的工作方式相互質疑、脣槍舌戰，主要是因為主任這個職位的工作可以用許多不同的方式來執行。

這間病房只能容納二十位左右的病患。大多數情況下都是滿床的狀態。它主要（儘管不是唯一）收躁鬱症的病患，他們的病況比較急性，而且是很顯而易見地發作，治療後差不多都會恢復。這可能可以稍微解釋這裡愉快歡欣的氣氛。精神科醫師自然喜歡被他們的病人說他們做得很好。但是在一個短期住院（五到十天）的世界，幾乎沒有病人可以恢復到能夠表達感激的程度。然而，躁鬱症患者有時候可以。由於這個原因，這間病房是個令人滿意的工作地點。而且這些病患本身就很豐富多彩，也比較活潑有趣，不會讓人對人類處境感到心灰意冷。病人多半是在躁期發作的狀況下進到醫院：精力非常旺盛、極度健談、不想睡覺、極度自信，而且往往都有非常、非常顯著的精神病性症狀。也就是說，他們似乎沒有什麼現實感。他們會寫下最偉大的美國詩歌，他們會宣稱解決了統一場論[5]的問題，他們會到機場向全世界大喊這個重要的新聞，並在航空公司要求出示機票時大發脾氣。精神病（psychosis）是精神疾病症狀中最讓人害怕的一種，因為精神病患者往往難以預測，而且不受日常常識的束縛。然而，精神病患者可能因為同樣的原因而激動欣喜。他或她的想像力可以自由飛翔。帶有精神病性症狀的躁症患者比較容易有自大浮誇、充滿戲劇性的想法。他們在不躁的時候往往是十分討人喜歡的人，通常比許多人更熱情、專注，更加精力充沛，而且在更廣闊的世界中多半頗有成就。

所以這個地方充斥了教授、科學家、醫師，以及其他不同職業的人——他們來到這裡是因為

5 譯註：統一場論為物理學名詞，首先由愛因斯坦提出，是種只需要用單一的場論（field theory）就可以完美解釋所有種類的基本粒子之間的基本交互作用的理論。但至今仍沒有成功的統一場論出現，它也是今日物理學界研究的重點之一。

他們越來越努力工作，然後不睡覺，說話速度開始變快，說的內容也開始令人費解，並開始用奇特又好高騖遠的方式做事。他們精疲力盡的家人再也無法應付這種狀況。有時候把他們帶來醫院的不是家屬，而是警察，因為他們在一些公共場所表現得非常怪誕浮誇。有一次，我坐在某個破舊的美國中西部機場，這時一個穿著暗灰色西裝的男人大步走下走廊，擺動著他的公事包，大喊著關於道德目的和腐敗這些事情。他叫得很大聲而且很嚇人，顯然有精神病性症狀，所有人都突然安靜下來。警察把他壓在我們登機門前面的地板上。這就是躁症期間會發生的事情。躁症病人會製造噪音，會製造令人不安和恐懼的場景，然後警察會把他們帶走並送到精神科急診室。病人通常不了解為什麼警察要扣住他們。例如，這間病房曾經住了一位來訪的外國科學家。有人發現他在大學附近的街道上瘋狂地徘徊遊走，警察就把這位科學家帶來這間病房。他們攔住他的時候，他還振振有詞地解釋自己對那些他們無法了解的物理問題有了新的解答。他顯然病到不能照顧自己了。他那時沒辦法吃飯、沒辦法清理自己或找到回家的路。然而，他對於自己被警察拘留感到非常生氣。他不認為自己病了，也不能理解他已經被帶到醫院，而且還要求立刻釋放他，因為他必須在一場重要的會議上代表他的國家，而在那場會議上他的新點子會讓他出名。

這是一間會上鎖的病房。（我到那間醫院時，必須簽領一串拳頭大小的鑰匙。）病房大門巨大且厚重，漆著醫院常有的粉紅色，鎖上釘著一圈金屬板。那串鑰匙很笨重，門打開得很慢。有時候，那扇門上會貼著一張標語，上面寫著「注意逃跑風險」（Split risk）。它的意思是，醫護人員覺得可能有病人會推開正要進來的人，然後逃出去。事實上，病房裡的瘋狂世界與外界之間的通道受到密切的監視。門旁邊的牆上掛著一塊大白板，上面有一個所謂「特權」的分級排序列表。第一種特權是可以在指定時間與其他患者一起去走廊吸菸。（許多精神科的病人會抽菸；有些研究者認為尼古丁也許可以幫助控制憂鬱和精神病。）下一種特權是能夠在醫護人員陪同下出去辦一些事或者跟其他人碰面。再下一種特權是，可以有一小群病人在一位醫護人員陪同下一起出去，通常是吃一頓飯。接著就是病人可以與另一名病人一起離開病房；然後再來是，只要他在到達目的地後打電話回病房，就可以單獨自己出去。那時病人可說擁有完全的自由，除了從沒拿到鑰匙之外。在特權列表對面的是另一張列表，它就貼在黑板上，是關於所有患者的入院日期以及他們的特權等級。還有另一張日常活動的列表，和參與每個活動所需的特權級別的列表。在這間病房裡，病人可能在不同病室之間閒晃，或是坐在公共交誼區看電視。通常他們看起來昏昏沉沉而且失去定向感（是藥物造成的），也常常感覺十分茫然。病患的組成瞬息萬變。一般來說，病人住院的時間只有一週或甚至更短，然後就出院了。偶爾會遇到真正有「出院安置」問題的時候，也就是說，很難找到願意接受某個病人的機構。（這些安置困難的病人常常是藥物濫用者、暴力者，或單純沒有足額保險的人。）那麼，在這種情況下，病人就有可能會住上幾週，曾經還可以住到三個月之久。但是這類病人並不常見。更常見的情況是，你會在每週兩次的團隊巡房中看過某病人兩到三次，然後他就消失不再出現了。

這裡的病人被認為患有腦部功能障礙，雖然他們的家庭、配偶，或者他們的生活方式都無疑讓事情變得更糟，但除了作為實務層面的考量，這些都不是真正重要的事情。醫師的任務是清楚辨明這個疾病以進行有效的治療，而且通常是藥物治療。如果藥物治療沒效，醫師也會嘗試其他諸如電痙攣治療這樣的介入治療。住院的目的是要確保病人的安全，因此得將急性問題緩和到沒有明顯的自傷或傷人風險，才能讓他們出院。病房裡大部分的病人入院時都有精神病性症狀，抗精神病藥作用很快，快到只要幾個小時或幾天就可以讓他們的症狀逐步減弱，但其他的藥物可能要等到出院後的幾天甚或幾週才會發揮全部的效果。（抗精神病藥和抗焦慮藥物會在幾分鐘或幾小時內發生效用；情緒穩定劑和抗憂鬱劑則通常要到病人服用幾週後才會起作用。）那麼，這間病房的目的顯然是最低限度的那種：開立處方、確保病人不會對這些藥產生毒性反應，然後看看這些藥有沒有效，以及確保患者能夠穩定到不會有自殺或意外導致自己死亡的風險——不管是「瘋癲」地恣意駕駛，或狂野地濫交，或是無敵狂躁的自信導致她難以做好風險的評估。

因為這裡強調醫學科學，比起在其他許多病房，醫師在這間病房受到更多的尊重。當一名精神科醫師的其中一個難處就是，你的許多技能，特別是偏向精神動力取向的技能，看起來不太像是那種需要去醫學院學的東西。甚至連生物醫學的技能看起來都像醫師以外的行業也可以學到的東西。心理師、社工師和護理師了解很多藥物知識，即使他們大多數沒有辦法合法地開立處方。他們比精神科醫師花更多時間跟病人相處。（精神科醫師通常花在該病房的時間少於其他任何一種醫護人員。）當新進住院醫師剛結束實習醫師階段來到病房，病房裡幾乎所有的醫護人員都比他們了解精神醫學。同時，精神科醫師（住院醫師訓練之後）的收入遠高於病房裡的其他人。所以其他醫護人員很容易認為精神科醫師傲慢又尸位素餐。

在這間病房，醫師被公認為治療疾病的專家。這是因為這裡強調醫學研究；因為醫師關乎科學、研究和「真正的」醫學；而且因為當精神科醫師談到精神藥理學時，說起話來就像是個行家，擁有真正超越其他非精神科醫師的人的專家知識（expertise）。年輕精神科醫師並沒有被其他的醫護人員忌恨。權力的階層複製了知識的階層。基於疾病的生物醫學模式，精神科醫師無疑比任何醫護人員都更了解患者的問題，特別是如果精神科醫師正在進行研究的話。心理師無法與他們競爭平等的形勢和權威。護理師們認為，雖然這些住院醫師現在還需要培養，但不出幾年他們的知識就會超過自己。住院醫師們也安於這樣的期待，所以可以容忍被比自己地位低的人指導。此外，正如同病人的性格並不是他的疾病中不可或缺的主要部分，醫護人員的性格也不會被認為是她工作表現中核心的一環。當然，醫護人員會對那些開朗且做事有效率的人表示感謝，但是從來沒有人對於人際上真正的感受以及其中的緣由做過任何複雜困難的分析。那些醫護人員是怎樣的人，他們會有怎樣的感受，都被視為與從事這項工作的業務無關。結果是醫護人員從來都不會好好「處理」病房的社交生活，他們從來都沒有發現彼此之間在特定議題上存在著多少不同的意見，因此相對來說他們幾乎不會吵架。

這間病房使用了其他非精神科病房的模式，好像這些疾病真的是某種大腦裡的心臟病發作一樣。我們分別跟著兩個不同的團隊巡房，每週兩次，每次兩個小時。牆上掛著服用鋰鹽的病患列表，另外還有一張睡眠圖表，上面列出每個病人每晚睡幾個小時。巡房過程中都會查閱這幾張表。每個團隊都會由一名被稱作「主治」的資深精神科醫師帶領，他常常穿著醫師的白色實驗袍。

在第一個小時，主治醫師、住院醫師，以及一起被召集來的護理師、社工師、精神科照護工作者，還有例如人類學家這樣的人，會全部坐在另一個上鎖的房間裡討論這些病人。（另一個團隊的護理師則在外面監看病房。）所有的談話都是在討論某個病人如何適用首次發作病患的研究，以及為什麼在某種情況下苯二氮平類的藥物可能比抗精神病藥物更有幫助。「如果你想讓史密斯醫師（當地的精神藥理學研究員）喜歡你，」資深精神科醫師會對住院醫師說，「打電話告訴他這個病人，讓她參加他的研究吧。」至於病人個人的精神動力部分，討論時間則相對少很多。他們討論的議題很實際，比如抗精神病藥的劑量是否夠高；醫護人員知道某某病人是愛滋病毒陽性患者，並發現他試圖勾引另一個病人，基於醫病的保密倫理，醫護人員無法告知後者那位病患的診斷，但儘管如此還是必須阻止他們睡在一起，這時該如何處理；對於那些已經準備好離開醫院但顯然無法回家的病人來說，社工師還需要多少步驟才能達成他們的出院計畫。

事實上，這個地方整體的方向相當俐落實際，好像醫護人員都是計畫孩子的遊戲日[6]的職業母親一樣。我後來會到精神動力取向的病房參加醫護人員會議，那個會議每個人都會參加，沒有議程，每次都會花幾個小時「處理」該週所經歷到的事情。而在這個生物醫學取向的病房裡的醫護人員會議則是俐落明快、講求實際，而且會照著議程走。這裡的人們用會議計畫年終烤肉，也用會議確定未來幾週內會需要多少護理師和精神健康工作者的人力。資深的精神科醫師從來不會為人們細緻微小的感受勞心傷神。曾經有位病人決定去向其他病人解釋她喜歡虐待動物。她告訴大家她喜歡在老鼠的眼睛上釘圖釘，聽牠們吱吱的尖叫聲，她還會切開老鼠然後喝下噴出來的鮮血。她說她會喝自己的經血，還說她喜歡用紅蘿蔔猛烈地自慰，然後吃掉它。她很明顯喜歡在看到病人坐在公共休息室的時候去分享這些事情，尤其是晚上。等到他們變得歇斯底里了，她就跑去睡覺。她的主治醫師並沒有嘗試和她一起探索她想要用這些故事溝通些什麼。他也沒有去警告她那些有養寵物的鄰居。在這件事被報告出來之後的那次晨間巡房，他走進去看她，我們這群人就跟在他後面，他問她是否想要在醫院的圍牆後度過她的一生。「如果你覺得自己想要傷害動物和嬰兒，而且你需要有人幫你控制這些想法，就告訴我們，」他說，「否則不要告訴我們這些事，因為如果你這樣做，沒有醫院可以正正當當地讓你出院。」她之後就停止發表她的想法了。當社工師跟她的母親談話，結果證明那些事情只是她的幻想。

有位資深精神科醫師曾經跟我說，痛苦可以透過三種方式代謝掉：憤怒、幽默，或是智慧。他說，很少有人能在精神層面的深度上達到智慧的程度，所以找到幽默感對我們來說很重要。這整間病房都非常有趣。醫護人員在巡房的時候很愛互相開玩笑，很放鬆而且很逗趣。他們嘲笑瘋狂，並且嘲笑它是多麼令人難以置信、無法想像。他們用各種既俚俗又粗魯的不特定字眼來命名瘋狂。不然就是在嚴肅的團隊會議中，住院醫師可能會報告完新入院病患的症狀和診斷，然後放

6 譯註：原文為play date，另一種譯法是「遊戲約會」。美國流行由家長幫孩子安排遊戲約會，可以是幾個家庭的孩子到外面遊玩、野餐，也可以是到某個人家裡玩。

下他手上的病歷說：「坦白說，這個人完全就是神智不清。」[7]或者說：「他頭殼壞掉，[8]整個人焦躁到不行。」病人就跟瘋子一樣瘋狂（crazy as a loon）、完全瘋了（nutty as a fruitcake）、根本就是大聯盟等級的怪人（major-league wacko）、特立獨行到讓人不懂（out there），不然就是神遊太虛去了（in space），真的是「怪人」（something else）。口頭報告可能會從這句開始：「希爾先生現在已經去外太空神遊了兩天，我們沒有辦法聯繫上他。他是我們星球上的四十一歲白人單身男性，入院時間是……」

當精神病性症狀不是非常可怕的時候，它確實是有趣的，有時候從中找些幽默感會讓大家更有可能去處理他們看到人類失去理智時的那種痛苦。病房裡有某位病人認定另一位病人就是要試圖下毒害他，於是放棄了進食。那位被他當成罪犯的病人其實非常憂鬱，憂鬱到醫護人員都在擔心要怎麼讓他離開床鋪了，更別說他會去做這種消耗精力的邪惡罪行了。另一位來到病房的病人多少有些暴力傾向。他已經弄斷自己的一條腿了。才第一個晚上他就試圖把他的拐杖往一個病人身上砸（那人躲開了），然後他把拐杖摔在牆上，接著扯下了公用電話（通常稱為「病人電話」）。隔天早上，醫師試圖在巡房時跟他談他的失控，這位病人停頓了一下，睜大眼睛，然後問：「是我嗎？」在臨床實作中，笑料也可以用另一種方式呈現。例如某位一直沉醉在他的天體物理學論文的精神病患者。這被視為他患有精神病的進一步證據，直到一名好奇的住院醫師跑去圖書館查找，而且找到了這些論文。病房裡還有個自戀的病人，派頭甚大地說他與某某醫院院長和其他重要人物有私交。他的住院醫師把他的說法當作是老人家的空虛孤獨感，對此感到十分同情。然後這位住院醫師在一個公開的社交場合跟那位院長提到了這件事。「山姆在這？」那位院長問道，「為什麼沒有人跟我說？我一定要去看他。他是我大學時很重要的朋友。」

關鍵是，醫護人員是對著瘋狂開玩笑——不是對著病患本人或醫護人員開玩笑，也無關乎開立處方用藥或是做治療這回事。笑聲中縈繞著我們這個世界中的種種矛盾。③在這裡，矛盾的點在於我們在疾病中仍將病患視為一個理性的人的承諾。病人既是，也不是理性的人。

尼克，那個「釘老鼠圖釘」病人的主治醫師，為人聰明、動作迅速，在這貴族氛圍中顯得有些格格不入，但還是很高興成為這些病人的主責醫師。（一些醫護人員稱他「牛仔」。）他進醫學院是為了成為一名精神分析師，但是在實習期間，他的一位朋友開車時睡著，車子開出了道路，醒過來的時候他就跟精神科醫師形容的一樣：瘋得跟隻瘋狗似的。[9] 他服用抗精神病藥並在醫院待了幾週才平靜下來。那位朋友活下來了（他最後完全恢復正常），但這位準精神科醫師想要成為精神分析師的承諾就此夭折。他說那場車禍使他相信，比起精神分析師談的那些複雜無意識動機，「大腦」對於你這個人是誰以及你是如何生病的影響大多了。我有次看到尼克和一名病人在做治療會談。他們簡短地討論她上的課、她插的花和她的兒子。她帶來了她媽媽寫給上一位精神

7 譯註：原文為out to lunch，是俚俗的用法，說明一個人「有點脫離現實」、「有點瘋」，大概介於做白日夢和發瘋之間。

8 譯註：原文為He's bonkers。bonkers為形容詞，意思為瘋了（crazy），原是由英國傳出的俚語，最開始的意義可能是「輕度酒醉」的意思，取其「bonk」（敲打）頭部的概念。

9 譯註：原文為「像床蝨一樣瘋」（as crazy as a bedbug），但在中文的語境內多用狗形容瘋人，故用此中文常用法來翻譯。

科醫師的信，信中解釋她女兒的自卑不是她（那位媽媽）的錯。病人說：「任何人有這種媽媽都會瘋掉吧。」這些是精神動力取向的精神科醫師會討論的事情。但是尼克對精神動力並不特別感興趣：她對媽媽真正的感覺，以及為什麼她會這樣感覺，他都沒興趣。尼克想要知道新藥如何在她身上發揮作用。他想要從聆聽和問問題的過程中知道，她是否更能專注、是否覺得更有精神或更憂鬱，以及什麼時候會有什麼樣的活力、焦慮或憂鬱。因此，他十分親切地聊了不少關於她生活的細節，試圖聆聽潛藏於背後的現象學。這個病人告訴醫師她靈魂的歷史，而他則透過這些話聽到了她大腦的樣貌和平衡狀態。

尼克是領導我這個團隊的資深精神科醫師。我們會在星期二和星期五碰面，現場會有一堆負責這個團隊的住院醫師、實習心理師、社工師和精神健康工作者，討論這個病房裡一半左右的病人。在團隊會議第一個小時的討論過後，我們會起身，然後跟在尼克醫師的後面巡病房，停在每一間病室看看每個我們剛剛討論到的病人。（這通常是一般科別醫療巡房的安排，而非精神動力取向巡房的方式。在精神動力取向的巡房中，團隊成員通常不會直接和病人說話。如果他們這麼做，也會是病人到有隱私的獨立房間來跟他們談話。）巡房的時候病人不可以走到病房外面。他們被要求要耐心等待團隊去看他們，就像他們在綜合醫院的醫療巡房中也被迫要等待一樣。當我們到了一間病室，尼克（或者有時候是住院醫師，如果這是她的病人）會先進去，我們其他人就跟在後面。尼克會坐在一張椅子上，面向著病人，我們其他人在他講話的時候就站在他周圍。他會問病人過得如何，他的感覺如何，以及他有什麼樣的計畫。觀看這個過程有時其實相當痛苦。

因為躁症病人在躁症的支配下常常沒有辦法理解自己生了病，這些討論偶爾會演變成「病患出院權利」與「醫師堅持病人留下」這種帶有敵意的相互對峙。當病人開始好一點之後，討論則會傾向以疾病為中心，好像它是一個單獨存在且失能的器官一樣。然後，尼克想要知道病人的絕望有多絕望，病患是否聽到了什麼聲音、是否能夠入睡，以及是否能在整個會談過程中好好坐著之類的。

這種工作方式通常都運作良好。有一名病患，她在企圖開車撞樹之後住進了這間病房，到了住院第六天，即使她仍然感覺很糟，但已經多少能夠下床走動了。剛入院的那次巡房她還躺在床上，不動也不說話。第二次巡她的房時（所以可能是在入院後的第四天；她的醫師以及一些其他的醫護人員則會每天去看她），她已經有辦法使用「憂鬱」這個詞去表達她的憂鬱情緒了。跟著尼克醫師的措辭，她談到了作為「它」的「症狀」和她的絕望，還有她如何處理「它」。她似乎把她的煩惱概念化為疾病；她知道這種疾病讓她覺得很可怕，她想要治療它，這樣她就不會再覺得可怕了。

然而其他病人沒辦法表現出自己好像掌握了病痛經驗的疾病模式（至少他們沒辦法表現得好像這個模式可以適用於他們）。例如，有一位病患在家裡和丈夫起了口角後就被她丈夫帶了過來。她並不是躁症發作；事實上，她說話似乎很合乎情理，除了她相信她房子裡有雷射光束並且會傷害她，而她的丈夫說，她在家時會對這個雷射光束非常地歇斯底里，而且會因此打他。她否認這點，拒絕服用抗精神病藥，而且要求必須准許她離院。她之前因為疑似精神病和突發的暴力行為而多次入院，在使用一週的抗精神病藥以及住院治療後，她總是可以平靜下來。她告訴尼克她知道什麼對她來說是最好的，而且她想回家，她是最了解自己的人，不是嗎？尼克回答說：「嗯，這是個複雜的問題。」然後事情演變成，之後她的丈夫帶她來醫院，值班醫師實際上會建議她可以回家。但聽到這句話讓她變得更多疑，妄想變得更多；她開始會說雷射光束會切開她家的房子，然後拒絕離開醫院。整個住院過程中，每次巡房她都會跟在團隊後面，一路解釋她是多麼需要回家。尼克醫師跟她談判，希望能讓她願意多待幾天，而她幾乎是用盡力氣地哭訴，試圖改變尼克醫師的想法，但在尼克似乎有點心軟的時候又堅決拒絕離開。她說話時從來都不像是身體有功能障礙的樣子。

有個病人在巡房的時候神智似乎完全清楚，但人卻待在醫院，這是因為經過兩年的精神動力心理治療後，她突然告訴她的治療師，她擔心治療師腿上的綠色斑點。她也從來都沒有用過「罹病」這個詞。然後還有一位才華橫溢的年輕物理學研究生。他正從第一次的躁症發作中逐漸恢復。他的父親得過躁鬱症，這個兒子呢則是在跟他父親同個年齡的時候第一次發作。這個兒子在使用抗精神病藥和鋰鹽後的頭幾天就平靜下來，然後在巡房時解釋他不想再吃這些藥了。他說他不想在服用精神藥物的時候寫他的論文。（確實有一些類似這樣的觀點。病人會說鋰鹽降低了他們的創造力，而這種抱怨並不少見。）尼克醫師耐心地跟他解釋躁鬱症——「許多優秀的科學家都是躁鬱症患者；這沒有什麼好覺得難為情的」——並且指出如果他不服藥，他之後還會有下一次的躁症發作。這病人解釋他比治療他的人更知道自己的心智狀態。這在精神醫學中是個很模糊不確定的點：究竟誰擁有一個人的心智狀態呢？誰有那個權利去知道它？你的精神疾病模式，會影響到你回答這個問題的方式。

就算尼克傾盡全力透過對話的過程傾聽疾病的結構，一個人仍是自己心理狀態的最佳報導者。我會比任何人都更知道自己是否傷心、焦慮，或快樂。精神科醫師知道這一點。然而他們知道人們會自我誤導，人們也會撒謊。因此一個人可能不會認為自己不高興，那是因為他們覺得自己應該要高興。這確實也是真的。不管是有意或無心，錯誤認知心智狀態能夠改變當下的狀態，至少有時是這樣沒錯。如果我就是堅持即使股市暴跌我依然很開心，天空蔚藍、繁花盛放，無論怎樣這些都只不過是紙上的金錢數字而已，有時候我可以讓自己活得比以前快樂。有時候，人們憂鬱地來到醫院，恢復到僅僅足以返家自殺的能量就決定出院。而且他們非常了解，如果跟醫師說自己要自殺，醫師是不會讓他們離開的。所以他們撒了謊，然後回家結束自己的生命。如果病人是他自己心智狀態的最佳資訊來源，但病人有可能是錯的，精神科醫師該多認真對待病患說的話？

若一個人明顯就是瘋狂，精神病性症狀很嚴重，精神醫學就可以明確乾脆。你知道你不能相信他說的那些關於他自己的事情。醫師知道他必須要負責，就像是母親要對自己的孩子負責，要為孩子做決定一樣（晚餐前不能吃冰淇淋），這違反病人的意願，但從長遠來看對他更好。「疾病會影響一個人的判斷」這句話說來容易，但如果情況並不是這樣，如果一個病人很憂鬱，但說她現在很好，而且想要離開醫院，或就像這個年輕男子所說的，他認為精神藥物讓他的思考變慢，他不想在寫學術論文的時候服用鋰鹽，醫師要如何判斷誰更了解這個人？誰授權年輕的精神科醫師可以說「你比你所想的更憂鬱」？或者說「你得了一種會損害思考的疾病，所以我無法相信你說的話」？比較精神動力式的方式是透過強調所有的心智狀態，來處理這個主要是認識論的議題，包括精神科醫師的心智狀態，這些狀態本質上既複雜又多層次，而且在某種程度上是不可知的。正如我們將要看到的，這創造出了這個理論自身的問題。當醫師認真採用這樣的觀點，他會變得更難去相信自己是了解這個病人的。從生物醫學的觀點來說還有更多直接的矛盾。這間病房的新進住院醫師告訴我，當她必須把一個成年人當作小孩一樣去控制他的時候，會讓她相當困擾：「我想，一旦我能夠就把他看成瘋子，這些病人其實不是他們自己，而且你也必須要用他們是瘋子的方式來處理他們，事情就簡單多了。」她這樣說。「但是我仍然會看到那裡有一個人。這個人的性格即使在精神病發作的情況下依然很明顯，這使我很難用對待小孩子的方式對待他。」

在以這種疾病模式運作的病房，住院醫師們希望把病人視為理性又能負責任的人，他們正在跟身體的疾病纏鬥，就跟其他所有在醫院裡努力拚搏的病人一樣。一般而言，在醫院裡我們會相信人們訴說自身病痛的內容，而且會預期它對病人來說也是真的。當它不是真的，這些病人所說的就變成了他們的疾病的一部分，而不是他們的一部分了。當病人說她沒有生病，而且住院醫師並不相信她的時候，她的描述就成了症狀。她變成一個不可靠的、沒有能力，得依賴他人的人，她必須要有人為她做決定，而且得由另一個人代理處理她的事務。這個人要麼是一個生病的理性的人，要麼是一個非理性的人，而其非理性的部分就是那個疾病。但是人們並不會真的像這樣，不是瘋狂就是理性。這裡存在著真真正正的不確定性。也許物理系的學生是對的，如果他不用鋰鹽，他的論文會寫得更好。只有他可以知道是否值得承擔另一次躁症發作的風險。

這是精神醫學真正的兩難。這間病房裡的病人無法照顧他們自己，所以精神科醫師必須接手處理。然而，這樣的權威存在許多風險。精神科醫師會犯錯。他們會把某人詮釋成為無能力處理事務的人，但是這個人實際上可能不用住院層級的照護也能夠確實處理自己的事務。在過去的幾十年裡，精神醫學和法律的思維發生了轉變。曾經，要讓一名病人強制住院，所有需要的步驟就只是醫師的簽名。現在要有證據，而且是法官在法庭上能接受的那種證據，有時候不能強迫這些需要幫助的病人接受治療，除非他們傷害別人。然而，這樣患者也比較可以免受精神科醫生的錯誤判斷。對於此處描述的病房而言，這種兩難尤為複雜。原因有兩個，一是這種疾病模式較難處理模稜兩可的情況，二是比起其他症狀，精神病（psychosis）會更深、更嚴重地使人衰弱。

這間病房的文化是透過盡可能在病人的「人」與病人的「病」之間劃出一條清楚的界線，來處理這種模稜兩可的情況。（大多數情況下）沒有人會說什麼一個人的病與那個人的行為邏輯以及那個人的獨特性格有關。沒有人認為護理師和精神健康工作者之所以在這裡是為了去了解病人。他們認為自己在這裡是為了保護病人的安全。（大多數情況下）醫護人員並不會討論他們如何同理病患，或病患如何讓他們產生某些感受。他們不會把特權當作是對良好行為的獎勵，而會認為這是當疾病主導病人理性能力時，用來保護病人的實用手段。所以，比如說給予病人吸菸的特權，並不是基於她覺得她需要那種尊重或自由。這與她的希望、恐懼和焦慮並沒有真正的關係。給予她吸菸的特權，是因為醫護人員認為她在醫院外面有辦法打理好自己，不會出現一開始住進醫院時那種無法控制的發瘋行為，而醫護人員想要在合理的監督條件下來測試這件事——「雖然沒人有邏輯地跟我解釋過這些，」病房裡的住院醫師跟我說，「而且，去剝奪這些其他人認為理所當然的東西，實在很奇怪。」（當病人到戶外吸菸——並且總是在戶外抽菸，即使在新英格蘭的冬天也不例外——醫護人員會過去和他們一起聊天、看著他們，確保他們是在可控的範圍。）在這樣的文化下，和病人的互動僅止於跟器質性疾病有關的討論，對病人各種動機想法的理解絕不會因為動力的複雜性而有所混淆。即使是第一次和病人會談，資深的精神科醫師也很少談到個人史以及種種欲求的細微之處。相反地，精神科醫師會非常明確地關注毒品和情緒的部分，並盡可能將病人的反應理解為一種理性的自陳式報告。醫師會說：「如果你現在有辦法對你的情緒做出任何可能的改變，你會想改變的是什麼？你會覺得害怕嗎？焦慮嗎？」就像他在觸診腹部那樣，他好像可以觸診一個人的心智，即使他知道自己辦不到。

同時，醫師透過將這些狀態定義為病人的不同層面，來處理把病人當成小孩或成人之間的矛盾。然後，他們就能在與病人的關係裡將這些差異表現出來。醫病關係是關於如何分類病人動機的某種協商——哪些是疾病的一部分，哪些是患者理性、明理人格的一部分。例如，我曾經看過一個很有錢但是有精神病性症狀的年輕人試圖說服主治醫師讓他離開病房。他說他狀況很好。他解釋說他決定在那個秋天去芝加哥法學院（他被錄取了），並在漢普頓度過即將到來的七月週末，還為了這個週末去買了幾條卡其褲。他說所有這些對他來說都不成問題，而且如果他要在一個月內去上法學院，最好現在就趕快出院，回到現實世界。這位醫師沒有詮釋病人所說的話，也沒有允許病人進一步發展和解釋他的願望。他說那名病人需要更多時間恢復。當那個病人說：「告訴我在你讓我走之前，你會特別想要我做什麼。」醫師表現出來的樣子就好像是在說：「沒有什麼好解釋和討論的。」他告訴病人要相信醫師的判斷，然後大步走向走廊的另一頭。在那個狀況裡，離開的欲望被視為一種症狀，是疾病的一部分。病人的病讓他持續處在小孩那種依賴他人的位置。

當年輕人可以說出他有病，而且開始討論生病的種種問題，他的意圖和他對於內在狀態的自我陳述才會開始被認為是負責而明理的主張。他的那個部分才會被歸類為像個成人。他變成一個有病的人，而不是身體裡的一種病。於是這就產生了一種不幸但卻準確的影響：如果你想要離開醫院，就是還在生病；但如果你同意留下來，似乎就會被認為病情正在好轉。這不是一個不合理的推論，因為現在的住院時間非常短，所以如果警察把你帶到精神科急診室，兩天後你認為你沒有生病，你對於生病的否認很可能就是疾病的一部分。不過，這種假設可能會讓觀看這一切的人感到不安。「你知道你已經生病了嗎？」尼克在某位病人（一名生化教授）住院第五天時這樣問她。「不要那麼白痴好嗎！」她厲聲說道，「你把我當傻子啊？蛤？你一直努力在逼我承認我自己有病，這點我不可能沒注意到好嗎。」三天前，當他問她這個問題的時候，她看著他，好像他瘋了一樣。在這個病患住院期間出現的轉折點（該病房所認為的轉折點）是她了解到自己目前的病情並且曾經病得很重的時候。如果病人能夠務實地討論她的出院計畫，醫師就會跟病人討論這些計畫中的哪個部分合適：考慮回到她的工作、她的公寓以及她的生活是否合理。那些想要離院而且無法予以「強制安置」的病人（他們沒有自殺傾向與傷人風險，而且他們知道自己是誰，知道自己身在何處），通常必須在被允許自由離開的三天前發出通知。醫師會在這段時間盡他所知道的各種方法不斷告訴病人，醫護人員是如何認為她病得太重而不能離開，以及告訴她出院的欲望正是她疾病的一部分。雖然我不安地看著這一切，看著出院的欲望是怎樣被解釋為疾病的症狀，但看著這些互動，我很少覺得病人受到不當的限制。我更擔心的是，如果病人離開，他會開始在飛往紐約的飛機上大叫然後因此失去他的工作；她會在被害妄想發作的時候大肆破壞她的公寓；他會去參加會議，並在專業同儕和前輩面前做出全然無法挽回的難堪傻事。

最後，病房裡的醫護人員就跟任何精神科病房的醫護人員一樣，擔心精神疾病被更廣闊世界裡的人所誤解。但是他們對於什麼是必須傳達給民眾知道的內容有著截然不同的看法；或者更具體地說，他們對於我應該傳達什麼給這個（他們認為對精神醫學一無所知的）世界，彼此之間的看法大異其趣。越是精神動力取向的精神科醫師越是覺得，其他人會認為精神病患既奇怪又與眾不同。他們可能會要我去跟大眾說，我們和病患有多相似。我在某間精神分析取向醫院做田野的尾聲，一位資深臨床醫師告訴我，他還是住院醫師的時候曾經輪調到一個病房，發現其中有位病人是他在大學時認識的人。有一天，那個男子突然伸出手，抓住他的雪茄（精神科醫師比較常抽雪茄），把它丟到地上，然後用鞋跟踩熄。「這件事教會我，」這位精神動力學派的主任說，「精神疾病就只是我們全部人的生命中情感之流的增強放大而已。」

相較之下，在生物醫學病房，醫護人員可能更會假設其他人認為病人跟我們都一樣，而這個問題就在於大眾沒有正確理解到他們有多麼地不同，他們比大多數人所想像的還要病得更嚴重，而且這種疾病在他們的生命中是一場相當、相當可怕的事故。曾經有位病房裡的護理師問我，我要如何使用所有這些我收集到的資料。我回答說我要用來寫一本書，然後我問她，如果她是我的話，她會寫些什麼？她說：「大眾不了解這些疾病。甚至我老公都不知道我在做什麼。沒有人理解這些疾病的嚴重性。你應該要把這些寫出來。」

精神動力取向醫院

從精神動力學的觀點來說，一個病人之所以病了，是因為他學習到以適應不良（maladaptive）的方式解讀或回應他人。（至少，這是他的問題的一部分。最近，大部分精神動力取向的精神科醫師多半會認為病人確實也有著生物易感性〔biological vulnerability〕。）要幫助他，就是幫助他去覺察那些無意識運作的模式。但是因為所有人，包括有精神分析訓練背景的醫護人員，都被他們自己的無意識所限制，沒有一個人可以成為任何其他人的權威。沒有人可以斬釘截鐵地說什麼是精神疾病而什麼不是。這是個問題。你需要確定病人無意識中的哪些反應是適應不良的，才能幫助病人去應對事物，但你沒有辦法清楚知道自己是否看見了病人的瘋狂，或者你是否是透過自己的瘋狂來觀看病人。為了去了解病人，精神動力式病房中的醫護人員會談論他們如何感知病人，如何感知彼此，以及他們如何感知其他人是怎麼感知病人。他們比我在其他醫療環境中見過的任何人都更能公開而徹底地討論這些。但是，對於這些與之緊密工作的人的評論都不會是客觀的，而且大部分的評論都是針對個人，所以像這樣的社群，情緒張力可能相當地高。大多數精神分析的會面都是在保密的情況下閉門進行，而且病人永遠不會在會談時間以外看到那位對他做分析的人。一旦這種精神分析的範圍擴大到辦公室、自助餐廳和會館，就會出現某種公共文化，以制止可能會發生的混亂。

諾頓醫舍是維吉尼亞州西部的一家小型精神動力式醫院，普遍認為它是同類型醫院中最好的一家，當然也是最後剩下的幾家了，它是汲汲營營的野兔世界中一隻毅然堅定的烏龜。它有一種……好像屬於不同世代的感覺，但是它的用處並沒有因為歷久而遭人遺忘，就像是一張古老而為人所愛的書桌一樣。一九九五年我在那裡待了兩個星期，那時候還有四十多名病人。他們住在一間稱作「醫舍」(Inn)的大型白色殖民地建築，或者住在步行距離內一間小一點的、環繞著門廊且裝有護牆板的房子。醫舍旁邊還有一座優雅的建築，裡面設有員工辦公室和會議室。這一對孿生建築，曾經被人稱作「醫療辦公大樓」，但在新院長為了幫助醫院面對瞬息萬變的健康照護世界來到這間醫院之後，他在前排草坪的綠色小牌子上加了「暨管理局」這幾個字。他覺得這樣做才合理。那一年，是醫院多年來第一次結算帳戶時有盈餘。

這是一間開放式的醫院。現在要比二十年前更難傳達這意味著什麼。二十年前有很多開放式病房。現在幾乎所有的精神科住院環境都是上鎖的。病人被護送進精神科病房，門在他們的後面鎖上，並且少量給予他們的住院特權也是決定於那扇上鎖的門：外出吸菸、去自助餐廳吃飯等等。

在一間開放式醫院裡，沒有特權，沒有隔離房，也不會有保全把失控的病人按倒在地上然後將他約束起來。在一間開放式醫院裡，病人可以隨意進出。在這座醫舍，古老殖民式建築的大走廊上，門可以自由地開關。病人會出去走走路，去附近在地的健身房健身，去跟他們的治療師會面，去看看他們的朋友。偶爾，他們會去森林裡上吊自殺。這是一間開放式醫院會有的危險，而最近醫院病房上鎖的比例比近幾十年更高，其中一個原因就是要回應保險公司的質疑。保險公司認為，如果病人沒有病得嚴重到需要把門上鎖，那就表示他並沒有病到需要住進精神科病房。然而，這間醫院反駁說，鎖著的門是在幼兒化病人、貶低病人，而且最終會對精神科的治療產生反作用，因為治療的最終目的是讓人們對自己的生命負責。一位醫護人員跟我說，在受到監禁的情況下很難對自己負責。醫院裡大多數的病人最開始是先被送進了其他那些會上鎖的精神科病房，而且大多數人都認為這是很羞辱人的經驗。然而，該醫院負責收病人入院的醫師，必須要在住院前向可能要住院的病人（通常還有家屬）解釋說，他或她必須要承擔起維持自己活著的責任，而且也唯有在能承擔起這個責任的情況下，他或她才能夠住院，即便實際上許多病人在入院時都有自殺傾向。自殺威脅只有偶爾是刻意作戲的。憂鬱的病人有百分之十五最後都會自殺。我離開的那天，這間醫院住進了一位女性，她喉嚨上有一道鮮粉紅色的疤痕，從耳朵一直延續到下巴：她割過她的頸動脈，她說這是因為她曾經有過射殺孩子的念頭。

有些病人在這間醫院待了好幾年。許多醫護人員都會緬懷曾經有過的某段時光，那時候所有住進來的病人都被預期至少會住個一年。我在那裡的時候，平均的治療天數大概是八個月，不過通常這個數字中有幾個月是包含了病人住在醫院附近得到的部分照護，而非能滿足所有需求並可隨時提供護理照護的「住院層級」照護。這間醫院曾經開發過一系列相較之下沒那麼昂貴的「漸次性下轉」[10]住宿與門診計畫案，在這項計畫裡，病患們仍或多或少需要為食物、住宿、自我照顧負擔一些責任，但可以參加大部分的醫院活動，好比是社群會議或其他團體會議。保險固定會給付這個計畫的某些部分，而且與其他醫院相比，這間醫院在完整型照護（full care）和漸次性下轉照護方面的收費都更便宜。這位院長曾說有家保險公司寄了感謝函給醫院，感謝這家醫院（相對）降低了對於某位病人的治療成本。這位病人在住進諾頓之前的那幾年，從一間病房換住到另一間病房，住進諾頓後就不再需要重複入院治療了。她在諾頓一年的費用明顯低於前一年的反覆進出醫院的住院治療費用。諾頓醫舍大多數的病人在其他地方都治療「失敗」——這意味著多次住院、多種藥物和許多位的精神科醫師都沒有真正幫助到這些病人。有些保險公司會近乎絕望地為這些病人支付比平均時間更長的住院費用，希望一次長期的住院能夠「穩定」病人，然後讓他能夠像門診病人一樣維持生活功能。（一次為期五天的住院可以花到五千美元。多次的短期住院因而變得極為昂貴。）但是，許多病患及其家屬會直接用他們自己的錢來支付，第一個月的住院和評估費用超過兩萬美元，之後下降到每個月九千美元的住院治療，再之後就是每個月兩千七百美元的後續照護（after care），但不會再更低了。

昂貴的花費、病房不上鎖的政策，以及醫院在三級照護（tertiary care）上的名聲，意味著這間醫院的病人大部分是中上階層，非常聰明而且十分年輕，大多不超過三十歲。他們（舉例來說）可能是耶魯大學的學生和哥倫比亞大學的住院醫師，他們考進了學校，讀得很好，然後一切都分崩離析。他們大部分——大致上有七成的人——是女性。沒人知道為什麼有這麼多的女性，雖然精神科的確有個陳腔濫調的說法，精神失常的男子傾向把攻擊性表現在他人身上，最後被送入監獄，而精神失常的女子則往往會宣洩在自己身上——劃自己的手腕、過量吞藥——最後住進醫院。大多數病人是憂鬱症或躁鬱症（或有某種程度的情緒障礙症），而且也有人格障礙症。少數是具心理覺察能力的思覺失調症患者，這些病人同時罹患人格障礙症也不足為奇。單純、「簡單的」憂鬱症或躁症狀態，可以在短期的住院中治好，可以使用藥物「打下」躁狂或是「緩解」鬱症的自殺傾向。但如果病人也有人格障礙症的話，情況就不是這樣了，一個療程的抗憂鬱劑幾乎無法發揮什麼影響。他們就是最後會住進這家醫院的患者。大多數情況下，他們人格障礙症的類型被稱為「邊緣型」，與以前的診斷一樣，指的是有過下面這些生命史的女性：曾有過強烈但不穩定的關係、很深的認同混亂，以及憤怒。這種病人淪落到這家醫院，是因為他們可能會對他們自己或別人做出驚人的破壞行為。

10 譯註：「漸次性下轉照護」（step-down care）或譯「依階段下轉照護」。這個術語主要是在英語系國家所使用，指的是在急性期照護和返家療養之間提供一個中介的照護系統，故有降階下轉之意，為患者提供支持性和康復性的醫療保健服務。

例如，崔西是一位二十八歲漂亮的金髮南方美女，她有著高聳的顴骨，身體適應了滑雪場上漫長的冬季而變得緊繃、孤獨而且靜寂。（為了保護個案隱私，「崔西」是幾個不同病人的組合。）表面上她來到醫院的原因，她說是因為她跟媽媽的關係太差了，差到她很難繼續在家裡生活。她的病歷則說了關於暴力、酗酒、性虐待、自殺這些更加戲劇化的故事。在她與治療團隊的第一次會談中，她聲稱母親允許她自由使用她的銀行帳戶。她說，她必須聰明地使用這筆錢，讓它盡可能用久一點。

幾天內崔西就跟寥寥數名男性病患中的一個人上了床。病人之間的性行為是會被積極阻止的。官方說法是因為這樣會創造出兩兩一對的組合，而這會拖垮整個團體的凝聚力。毫無疑問，這也是因為精神病患可以對自己的性行為漫不經心到令人震驚的程度——在這時候，沒有防護的性行為可能意味著一種消極自殺，而在這群人之中，這種情況不算罕見。無論如何，病患召開會議討論幾對有性行為的伴侶組合的不和問題（在這裡，性事並不會特別遮掩），並討論對這個社群做出承諾的需要。崔西基本上就是聳了聳肩，然後說這對她來說並不是什麼大問題，性就是性，而且她跟這個男的上床就只是因為她那時候欲火中燒。兩天後，她看到他坐在沙發上，身旁坐著剛住進來的女性病患。為了表達她的不滿，崔西拿起咖啡桌上的一個大碗，把它砸向關著的玻璃窗。她非常生氣。

正如工作人員所理解的，崔西的治療依賴「心理社會性介入」的三根支柱：密集式精神動力取向心理治療、治療性社區計畫，以及藝術工作室的「無詮釋」（interpretation-free）空間。精神藥理學也很重要，為了符合標準的醫院臨床實作，大多數病患都有在使用藥物治療。崔西因為她的憂鬱症狀而被給了百可舒。她被指派了一位治療師，一星期看四次。在諾頓，全部的病人都會一星期看他們的治療師四次。這種療法是「洞見取向」(insight-oriented)的心理治療、精神分析治療，在這種治療方法(如同更正統的分析師所想像的那樣)之中，治療師不會為了讓患者安心而給什麼保證，也不會安慰或撫慰患者。某天下午，一位資深的醫護人員正在督導崔西的治療師跟崔西的會談，我就坐在角落。這位年輕的治療師讀著會談後寫的筆記，報告了崔西說的話：「我必須擺脫這些跟媽媽有關的東西。」這位督導打斷了她，「這樣很好，她用語言來表達了。」這位治療師繼續報告她對崔西所說的話：「我想，這對你來說是一個核心的議題，在你與母親的關係中，你從來都無法確認別人的感受是什麼，你覺得被戲弄、被批評了。」督導喃喃地表示贊同：「你已經接上她了。」治療師繼續讀道：「不久之後，崔西說道，『我請求過你，給我能讓我睡覺的藥，但是你從來沒有給過我。』」這位年輕的治療師怯懦地從她的筆記中抬起頭來，並告訴督導她的回應是向崔西解釋自己曾經試圖要幫助崔西，但崔西當時拒絕了她的幫助。這時候督導說，「看看這個過程。你說，進入移情裡吧，然後她說，『你沒有給我我需要的東西。』這就是你要的。這點太棒了；然後啊，你驚慌失措了。一手給，一手拿，這句話是我的老師說的。繼續後退，她會把一切都展現給你看的。」

諾頓醫舍給人一種感覺，就是病人和治療師被困在令人窒息的戰鬥之中。「你對不上她的頻率，」一位年輕的治療師談到他的一位病人，病人在他的照護之下得到改善讓他感到自豪，「除非你能接受她的想法——她認為總有人要死在這，不是你也會是她。」確實，許多的病人——好比是崔西——會對每個人發脾氣。一般認為，對於這些病人來說，治療重點適合擺在處理這些攻擊傾向；這裡有種感覺，就是那些在其他醫院治療「失敗」並且被送到諾頓醫舍的病人，很可能就是那種因為他的憤怒而讓自己變得很難搞的病人。有些臨床醫師從梅蘭妮・克萊恩和奧圖・克恩伯格為基礎的理論角度出發，這兩位分析師的作品是在告訴我們，敵意（hostility）——而非孤獨或是愛——是人類經驗背後作為驅動力的情感，「理想化」（idealization）可以成為被害憤怒（persecutory anger）的掩飾，而「喜愛之情」（affection）則可以是對施虐受虐癖（sadomasochism）的遁辭。

「在這個領域若說有什麼是在治療互動的主要模式裡被遺漏的，就是克萊恩的觀點。」一位資深的臨床醫師說，「病人越是認為你是好父母，就越容易引發嫉妒、怨恨，以及殺戮的欲望。」分析師察覺到病人正在使用治療師來逐步靠近他們自我的「病態目標」（pathological goals）：拒絕連結、引起罪惡感、懲罰自己和他人。治療成功的唯一希望在於治療師藉著幫助病患看到自己令人害怕的破壞性，讓病患直面自己的需要——為了滿足她自己的需求而扭曲世界的這種需要。這對年輕治療師來說並不舒服。有位年輕的研究醫師在虔誠的宗教背景下長大，她的背景教她尋找人性中美好的部分。她之所以選擇精神科，是因為她認為精神疾病的世界披著人類生活的種種不愉快，而精神科是這個世界的一條出路。她告訴我，她十六歲的時候，載著她的馬的卡車被攔腰撞斷，整個被撞得粉碎。她坐在馬的屍體旁邊等待警方和救護車的救援，她問上帝，祂怎麼可以允許這種不公平和痛苦的事情發生。她在矛盾中生活的忍受力被諾頓醫舍推到了極限。她說，

「我必須要去相信所有這些善良的人內心都有個殺人犯，要這麼想真的讓我非常失望。你會覺得發現『我們都很相似』這件事可以讓人放心，但事實上根本不是這樣。」她繼續說道：「他們教導我，對病人來說，我只是一個用來掛白袍的衣帽架。」

如果治療是兩個靈魂裸身相遇，那麼可以把這兩個靈魂想像成是在泥坑中搏鬥。有份關於某個已經出院病人的個案報告，描述她已經進入了一個「黑暗、絕望和碎裂的心理狀態」。在治療中，「她很容易一再憤怒地經驗到同理斷裂。」[11] 她的前任治療師曾說，「颶風的比喻恰好可以描述迪芙爾女士的情感掙扎。他說，颶風就像是迪芙爾女士一樣，颶風裡的中心有一個洞，它是一個空缺，而颶風繞著它旋轉，試圖填補那個洞。」她在諾頓醫舍住院住了三年。她經歷過好幾個治療師，一位資深的臨床醫師表示這個病人比他所見過的任何人都還難一起工作；她最新的治療師向醫護人員報告她這個個案。這位治療師是個話不多又低調的人，曾主修英文，他說直到他與這個身上流著不同族裔血液的孩子一起工作，並且看到她的憤怒和內疚，他才了解到什麼是種族歧視。他用一個多小時說了許多關於她的事情，而且完全沒看筆記。他談到，她說他有多可憐，說他這麼一個有進取心的猶太裔長島人對這個世界知道得太少。很顯然地，她讓他覺得自己很渺小。他說她打擊了他的防衛，攻擊了那個他隱藏自己好讓自己不受病患的憤怒侵襲的防護罩。

11 譯註：「同理斷裂」(empathic breaks) 被認為是治療中自然會發生的一種結果，意為治療師做出一個個案認為有害而且不敏感的互動或行為。文中此句指的是，此個案很容易覺得治療師做出傷害她或沒有同理到她的對話或行為，並且感到憤怒。

當他報告像這樣的攻擊的時候，他很常說她是對的。結束個案報告時，他的眼淚在眼眶裡打轉。「這個病人讓他攤開了他的一切。」一個資深的臨床醫師心懷敬意地說。

就像她的治療師所看到的，這個病人的問題之一是她沒有辦法意識到自己有精神動力方面的問題。她需要有人說服她，她對自己的經歷也有責任。「這項工作很艱難，」一位資深的臨床醫師說道，「因為分析的工作關乎責任感，關乎負起責任。責任感和罪疚只在一線之間，而這名病患懷抱著大量的罪疚。」個案報告寫道，「在這幾個月與我會面的過程裡，迪芙爾女士表現出一種逐漸增加的能力，這個能力能夠讓她去體驗到她自己的症狀是來自於心理的壓力源，而不是生化方面的不平衡。」諾頓醫舍的病人學習到用精神動力學的觀點看待那些毫無爭議屬於生物學方面的問題。一位罹患躁鬱症的女士私下告訴我，她認為她的病跟大腦有某種程度的關聯，但是像她這樣的人需要把疾病理解為動力的問題。其中一個病患告訴我，他的精神病是一種對憤怒感受的防衛，而這與他的家庭缺乏界線有關（換句話說，他之所以出現精神病，是因為他無法在情感上好好處理他的家庭）。個案報告裡的這位病人無法將這些問題轉變成精神動力學的思維，而這對她來說是個問題。她做了一個跟蜂鳥有關的夢，她把這個夢詮釋為她的γ氨基丁酸受體迫切需要安定文（一種跟煩寧相似的鎮靜劑）。「事實上，」她的治療師低聲說道，「我覺得這跟分離焦慮有關。」

心理社會性治療三支柱的第二隻腳是心理治療社群。在這個「治療性社區」裡，患者在一些醫護人員的協助下，實質地處理了這個病患團體的社交和一些行政事務。大型的社群會議一週會舉行四次，每次五十分鐘，而且囊括了每一位願意來參加的人；最盛大的一次似乎病患大樓中絕大多數的人（病人、護理師和精神科工作者），以及一些治療人員和社工師都出席了。會議室裡可能超過三十個人。這個會議的議程（比方說社群團體的報告，或者是大家遇到的問題、與醫護人員關係的檢討回顧）只是一種引發討論的機制。這裡有種氛圍是這個團體應該要聚會，應該要有人談談一直困擾著自己的事情，而且當其他人都開始參與討論的時候，在場的每個人就會學到「議題」是什麼。醫護人員假定這種公開的表態將會幫助病人學習處理這些議題。這裡的目標是給病人另一面鏡子，從這面鏡子看見他們如何與其他人接觸，並給他們一種成為團體裡可靠成員的感覺。這些會議裡的很多事情都會讓我聯想到小型的寄宿學校。

這裡也有一些比較小的團體。有個康樂活動小組控制重要的年度預算（每年超過一萬美元），還有個任務小組負責處理社群裡的社交問題。如果有病患踹了厚玻璃窗，他或她就會被「轉介」到這個任務小組，然後會有大約八名患者和三名醫護人員去跟這名病患討論社群對他或她的行為的觀點，以及這件事對團體的衝擊。在醫院主建築外的每間房舍都有不同的團體，其他的像是婦女團體、男性團體、飲食失調團體、藥物濫用團體和關係團體。病患們會被選為這些團體中的主要職位，而且透過他們的選舉獲得某些職責，例如主持會議、進行討論，康樂活動小組還得負責分配資金。有位病人離開醫院後在商業界做得有聲有色，她說她擔任社群主席以及與其相關的經歷，是她後來經營事業最重要的準備。

在這裡情緒可能會很滿。我參加過一場小型的會議，在這場會議上討論了某場更大型的會議裡所發生的事情——在這個大型會議裡，有位沒出席的病患受到了批評。然而，這位病患她現在就坐在這個小型會議裡。大家開始用很繞很複雜的語句來解釋在她沒有出席的那場會議，有些人遭受了批評，以及這件事造成他們多大的痛苦。但是，沒有人告訴受害者，究竟是誰被批評了。她坐在那裡不經意地皺起了眉頭，直到其中一位病人說：「唉，該死的，凱特，你就是他們在說的那個人。他們覺得你有點緊張。」當然，這樣說十分輕描淡寫。凱特是我遇過的人裡面數一數二緊張的人，像是一隻緊張的麻雀，有張緊繃拘謹的小臉。她說，「嗯，就只是因為我比你們任何人都更有能力，所以我就讓你們不高興了是吧。」那些對她的同情一瞬間化為烏有，然後大家紛紛直白俐落地解釋了她有多麼焦慮緊繃、個性帶刺以及矯揉做作：「我的意思是，有天你告訴我你正在寫一本最棒的小說，而且最後你把它拿給我看了。你有的就只不過是一頁紙，而且那一頁寫得爛透了。」在接下來的幾天裡，凱特整個人像洩了氣的氣球一樣消沉。她來找我，並哀怨地說：「但這是一場意外，真的。你一定知道的。我真的不是故意的。真的。」

「八成到九成的行為是基於期待而產生的，」一位資深的臨床醫師這麼跟我說，「如果你向人們清楚表示他們有能力參與社群的種種過程，而且他們要如何被對待是他們的責任，他們會做出回應。文化必須賦予他們責任。」能抗衡那種面對公開揭露的壓力的事物，就是責任。你應該透過這種互動，來學習如何對你的感受及其對他人的影響負責。

一般來說，這些會議的調性使得它們受人矚目。討論通常相當直接、平靜，並且探討得很徹底。這些討論在心理上往往十分敏銳。人們通常會對困擾他人的事負責：沒洗的咖啡杯、一通占線的電話。討論的內容傾向圍繞在某個個體，以及他或她的角色上：作為社群的一分子、作為會議的一分子、作為一個團體的領導者等等，並且持續把討論的焦點放在整個團體的期望。(「為什麼你覺得有必要在那個我們都可以聽到的房間裡用手機？你是如何設想自己在這裡作為一個病人的角色，還有我們其他人要怎麼跟你配合？」) 他們把這稱為「經審視的生活」(examined living)：所有行為都等著接受討論。

本著這種精神，這裡每個月都會舉行一次病患、臨床醫師、護理師，甚至包括廚師的全院會議。會議大約會進行一個小時。就跟許多會議一樣，技術上來說這個會議沒有議程，但通常會有一種……有東西「需要」被討論的感覺。當我出席會議的時候，保密就會是個議題。醫院裡某個病人向另一個病人潑了一杯水，這時候就出現許多大家共同的困擾：這件事為什麼會發生，以及是否會再次發生之類的議題。潑水事件成為社群會議主要的討論焦點，這已經不是第一次了。在某次的治療會談中，潑水者告訴她的治療師，那只是在開玩笑。這件事她沒有再跟其他人提過。後來，一名社工師（不是她的治療師）來到社群會議，當又有人提起潑水事件時，社工師就指出潑水者當時只是想開個玩笑。她本來是打算讓病人平靜下來。然而，當病人們跟潑水者說了這件事，他們覺得非常不舒服。他們認為社工師的言論違反了病人和治療師之間的保密特權。他們原本認為自己告訴治療師的事情是保密的，然而這裡有個十分明顯的證據，說明他們的會談可以被拿到他們沒有出席的會議，和一群他們從未想過會聽到這些事情的人討論。他們希望自己在治療中所說的話可以留在那扇門後面就好。

有一次，大約有六十幾個人聚集在會議室開會，一個病人向院長提起了這點。幾位病患表達了他們的意見，一些醫護人員也說了些話，這項討論用去了大部分被分配到的時間。「我們不知道事情發生的真相，」這位院長說，「可能有很多真相。這個案例似乎有違反界線的情形。但是我們必須意識到治療師一定會跟其他醫護人員交談，而且他們試著審慎考慮這個保密的問題。」這場院級的討論並沒有設下任何關於「什麼是治療中不可侵犯的，什麼不是」的新規則，但它確實指出了治療和社群生活的結合存在先天本質上的尷尬。「單是制定規則很難達到『經審視的生活』的倫理。」院長這麼說。我和一些病人一起坐在後面。那場討論似乎解決了緊張的局面。

如同醫護人員所設想的那樣，這個社群結構的目標是提供分析師唐納德．溫尼考特所稱的「護持的環境」(holding environment)：在這個地方，人們可以不受其他人報復或排擠，表達自己的感受。醫護人員認為，在一個良好心理治療社群的彈性範圍內，病患應該要能夠發揮其個性中還在發展成形的部分，在過程中觀看人們對他們的反應，並從反應中吸取教訓而不用冒任何現實世界會有的風險——可能是一份工作，可能是一位合作夥伴。它看起來有效的程度著實讓我印象深刻。我的意思是說，病患能夠有效地在社群成員中界定他們彼此之間以及跟新進病人（他們剛入院，非常不理智而且精神失常得很嚴重）之間的角色，這讓我印象深刻。這裡有一種堅持，堅持維持哪些行為是可以被接受的那道界線——在你的世界整個崩潰瓦解之際，這樣的堅持似乎讓人感到安慰。但這是一個奇怪的社會，在這裡所有成員的無意識意圖是其知識和社會生活的焦點。「問題是，」一位病人在社群會議上說道，「這些沒洗的杯子的意義是什麼？當我們把咖啡杯留在桌子上，我們想說的是什麼？」

崔西告訴我，在被轉介到這個任務小組之前，她從來沒有想過她的行為會對他人造成衝擊。她曾經覺得自己是失語的、無聲的，就跟許多精神病患一樣，沒有信心，也沒有辦法做自己。然而，這個社群很清楚她的聲音是有力量的。他們注意到碎掉的厚玻璃窗。但是直到發生了斯多達事件，她才聽到他們告訴她，自己多有影響力。斯多達是一個高高胖胖的男生，年齡跟崔西相仿，喜歡賣弄自己的聰明才智，留著稀疏短小的鬍鬚。一天晚上，他在一個較小的社群會議上高調地說，他永遠不會跟崔西這種蕩婦上床。會議室裡幾乎沒人相信這點，但幾個小時之後，當評論的消息傳到了崔西耳裡，她並沒有笑出來。她打電話給斯多達大罵了他一頓，還聲稱她打算過去親自會會他。斯多達馬上打電話給鎮上的警察，當她找到斯多達的時候，那位警察就等在那裡迎接她。（他是那個小鎮的公民。他可以打電話報警。）崔西覺得非常丟臉（這可能正是斯多達的打算）。她從大樓跑出去，跑進樹林裡，拿出一把剃刀在她的手臂和臉頰上割出二十道平行的切口。她滴著血回到大樓。那時警察已經走了，護理師幫她處理傷口。

兩天後，我在各式各樣的小組會議中看見崔西。我從來沒有如此發自肺腑地意識到一個人的憤怒。崔西在會議中沉默地坐著，憤怒卻彷彿隨著心跳的節拍跳動。我想，她處在失控的邊緣。我知道那是我第一次在精神科的環境裡認真擔心我要坐在房間的哪個位置，生怕她突然決定離開然後就衝出去了。病人一個接著一個說道：「你嚇到我了；只是你用的是語言而不是剃刀。」她只是說：「斯多達是個混蛋，要是他再多說些什麼，我不會對接下來發生的任何事情負責。」直到這些會議之後我才意識到，成員們都了解到自己參與了保持崔西在社群中的安全，並和她一起保持社群安全的歷程，我也才意識到有多少資深病人認為自己也在教育那些還沒學會去處理這種事情的病人。

「三支柱」的第三隻腳是「無詮釋區」（interpretation-free-zone）——病人會在這間工作室畫畫、用黏土做東西，並做些其他的手工藝。「這些創造性的活動，」有段諾頓的歷史敘述，「旨在揭示、探索、保存和擴大那些對於每位病人來說相對沒有衝突的活動領域。」對於病人來說，密集心理治療會把他們重新丟進一個更嬰幼兒期、更充滿情緒的經驗世界，被認為是「退行性的」治療。一些精神科醫師之所以反對長期的、精神動力取向的住院治療，正是因為他們認為這種密集療法是鼓勵那些已經很不穩定的病人整個崩潰倒下，而不是去應對處理。這個討論的焦點可以回溯到六〇年代，那時的人認為，只有那些實際上非常健康的人才能忍受精神分析的壓力：強烈的情緒能夠幫助精神官能症患者更清楚地看見自己，卻會使重症患者陷入精神病狀態。諾頓認為，密集心理治療的退行性拉力，可以用治療性社區與藝術的進步推力來抵消。他們**假定**接受心理治療的病人會崩潰倒下。既然這樣，他們可以用比較健康的方式把他們自己整裝起來，運用藝術工作室和治療性社區去增強他們的創造力與個人的權能。一九九四年，藝品店把這些工藝品銷售給暑假的遊客；年度的戲劇表演也試鏡了鎮上的居民以及病人。崔西在住院期間成了一名織布工。她會把有角度的織布機彎起來、（像是機械蝴蝶一樣地）打開，然後專注於穿針引線，接著來回穿過滑梭創造出她要的圖案。即使價格訂得非常高，她的藍紫色絨線圍巾在藝品店還是很好賣。她開始覺得自己像是個女工藝師。

諾頓的目標非常高：直到病人能夠在外面生存前，不僅僅持續保持他的安全，還要盡可能地逼近治癒的程度，重建病人原本自毀狀態的人格。精神醫學界一位相當受到尊敬的（非諾頓的）資深行政主管這樣跟我說：「精神科病房這些年來做得滿好的，他們有好的藥物。但是如果我的女兒生病了，我會把她送到諾頓。在諾頓，他們會收養病人，讓他們一直待在那裡直至病情好轉。」如果生物醫學的世界是對病患的身體負責，那麼精神動力學就是對病患的靈魂負責，並且教導那個人如何對自己負責。在一個人的人生中，這是個更費力的角色。這件事對治療師來說更難。治療師可以說是這些既聰明又有希望、但卻極具破壞力的病人的代理父母。

對於治療師來說，治療很難。他們越是認同病人就越難；他們越是覺得受到病人的攻擊，或病人越是攻擊自己，也會越難。在諾頓，你很容易就會感覺到跟病人產生關聯，因為似乎你只要能稍稍改變他們一點，他們就可以做出很多的改變。有一種無用之人，他們玩世不恭、被社會唾棄，而且時常出沒在訓練精神科醫師的醫院裡；在治療這種人的時候，你很難說服自己他們會改變，更不用說要去改變世界了。然而在諾頓，病人往往比精神科醫師出身於更富有、更卓越知名的家庭。你很容易就會想像他們有機會可以成為有權有勢、能力出眾的醫師、律師、教授和慈善家。因為他們很年輕、聰明，而且富有，如果疾病可以緩解，他們的預後將遠比那些年老、遲鈍和貧窮的人好上許多。像崔西那樣的病人似乎除了幸福快樂以外什麼都不缺。他們不顧一切地索討並希望得到幫助；然後，當治療師伸出手的時候，他們會——用力地咬下去。大多數的分析師之所以不會為精神極度失常的病患做密集的心理治療，不只是因為他們的理論認為治療的力道會太強，也因為他們擔心，作為治療師，他們會過度地介入——這些病人是如此需要得到幫助，以至於會讓他們想要給的很多，然後，因為病人是如此失常，病人傷害治療師的程度會多於治療師所能承受的。

諾頓收治了這些病得非常嚴重的病人，並為他們做密集的精神分析取向心理治療，然後這些精神科和心理科的臨床研究員——剛從住院醫師和同等位階的職位中離開的新鮮人——會感覺自己被這些病人擊倒，而且被掏空了一切。當我在那裡的時候，該醫院有五名全職資深臨床醫師和七名臨床研究員，由精神科醫師和心理師共同組成。臨床研究員會在那裡工作二到四年不等。如果他們是精神科醫師的話，他們可能會在那裡度過最後一年的住院醫師訓練。每一位臨床研究員最多看四位病人，而每一位全職的治療人員多半會看一位病人，偶爾會超過一位。

臨床研究員們會夢見他們的病人。他們說他們的病人會鑽進他們的皮膚底下，以近乎無法忍受的方式進入他們的生活。「我和他們一起住在我的身體裡，這讓我快發瘋了，」一位新進的臨床研究員說，「但是接下來我真的看見理論是如何起作用的，因為我看見了。我看見自己是如何投射，我是如何生氣然後變得猜疑。你被迫要去真正地了解，是你建構出自己的世界；去真正地了解，你的語言是被浸透在你的過往裡的。」這些患者並不是那些住在紐約上西區，個性溫順卻又自我矛盾的患者，會擔心自己三週後付帳單時冒出無意識的攻擊。這些病人是直接火大地走進會談室，他們覺得治療師（他們是這麼說的）正在利用他／她對他們產生的性欲來虐待他們，為此他們感到怒不可遏。他們嘗試要讓治療師坦白承認這些感覺。(精神疾病患者可能會有令人不安的洞察力。)他們談他們對治療師的恨，以及治療師對他們的恨。他們威脅說要去自殺。有一位臨床研究員，她自信而沉著，有五年心理治療經驗背景，她發現自己在跟一名病患會談後會受到很大的震盪，以至於做完治療後就會嘔吐，這樣的狀況一次又一次地發生。「一開始我感覺到有東西在我的身體裡，」她說，「全都是生氣和憤怒。這實在太多了。」特別是對新進臨床研究員來說，幾乎沒有辦法掌控自己對於病患的內在感受，或者醫護人員稱之的——幾乎沒有辦法予以「涵容」(contained)[12]。有時，它們會溢出治療會談，影響到治療師跟護理師、社工師或當地健身房的櫃檯人員的互動。這些病患談論自殺，然後回到沒上鎖的醫院大樓；或是跑去跟那些有可能質疑治療師想法的護理師討論自己的治療會談。無論如何，護理師的心中總是懸著各種對於醫師的懷疑，特別是新來的醫師，因為醫師是在關著的門後面工作的。

面對著可怕的不確定性和情緒紊亂的風險，這種文化的核心存在一種悖論：「感受」是其顯著的焦點，但其公共文化則是持續不斷地想要減少強烈「感受」所帶來的危險性。這就是這種文化對其知識承諾(intellectual commitments)的存在受到嚴重威脅時的處理方式。所以，可以談及情緒，

12 譯註：涵容(contain)，又或者是涵容者(the container)與被涵容者(the contained)，是精神分析師比昂所提出的概念，在心理治療中是指透過治療師容納、思考並轉化個案投射的原始情緒(例如憤怒與攻擊)，再以其能理解的形式回到個案身上，為治療關係的重要基礎。

但不要表達情緒。「這整個該死的地方都很逃避情感。」社工師咕噥著。流淚完全不被接受。在任何一個開會者超過四人的會議中，正確的語調應該要平淡而冷靜。當大家提到某個第一年臨床研究員在團隊會議中大哭的時候，他們放低了音量，一副對此感到十分吃驚的樣子。沒有能力在公眾場合處理自己感受的治療師會被多數的醫護人員質疑，質疑他私底下能不能處理治療關係裡的強烈情緒。在臨床個案討論會中，全部的醫護人員每週開兩次會，每次花兩小時討論一位病人；在一週三次的臨床會議中，所有醫護人員花一個小時討論全部的病人；甚至在小型一點的每週兩次團隊會議中，十位醫護人員開會討論也許三分之一左右的病人——醫護人員這種「經審視的生活」的心理治療文化有一種風格，像是濕氣很重的英國午後，有效地消磨掉過度興奮的熱情。

這些會議重視正式的、精雕細琢的、動人雄辯的演說。資深醫護人員用一種帶有提醒和考慮、審慎且節奏複雜的語句來說話。他們擅長流暢地使用精神分析式的文體來說話；有人在某次的團隊會議中報告了一名病人，我的筆記上寫著：「對於這個病人來說，要跟她的感受產生聯繫，並將它們傳達給另一個人，這實在充滿了危險。她是五個小孩中最年輕的一個，因為擔心可能有什麼事情會發生在父母或是她自己身上而無法離開家——她可能有被性虐待的經驗——這可能反過來導致她很難進行性行為，這也可能是因為害怕成為父親的妻子，茲就早上的研討會所說的——伊底帕斯情節中，那種戰勝父親的妻子、成為母親的替身的擔憂——因無法成為這個角色而對母親發怒——可能導致青春期的飲食障礙症——這是一種恐懼、不安全的依附風格（attachment style）。」這裡的人要的不是明快跟效率，而是用一種幽微地繞著圈子的方式來完成他們的報告。

防衛是很糟糕的。在這種公眾文化裡面，當醫護人員或病人受到公開批評時，大家會期待他們不轉移批評，而是去處理它。在一個醫護人員的會議中，一名資深醫護人員高聲問大家說，執行委員會時不時就會決定僱用資深職員的妻子擔任治療師，有沒有人對此有任何感想？那位在困難的會談後嘔吐的臨床研究員帶著攻擊性地舉手說道：「你已經做決定了；我們不會去影響這個決定，所以你為什麼還要讓我們煩惱這點，要求我們做回應？這只是讓我們處在一個容易被罵的位置，而且也不會對事情產生任何影響啊？」那時，我看著資深的臨床醫師。他沒有像我想的那樣，整個人緊繃起來。過一會兒他的肩膀就放鬆了。「你說得對，」他說，「我們已經做了決定，除非你對此有很強烈的感想，不然我們不會改。但是，如果你真的強烈地覺得這樣做不適合，我們會考慮改變主意。」

這裡也會開玩笑。那位混血的女治療師說：「這病人做了個夢，夢裡她在一場空難中死亡。然而，她週末已經計畫飛去加拿大，還知道東岸將會迎來那一季最嚴酷的冬日暴風雪。她很迷信，在那次的會談時變得相當焦躁不安。但現在恰好我也有點迷信。我告訴她，她可以考慮坐火車。」但是這個幽默跟瘋狂無關。這個笑話戳進了高度嚴肅的治療工作，而且是對治療師的自嘲。醫護人員可以嘲笑自己嘲笑得很開心。他們嘲笑病人時會立刻變得歉疚且緊張。在這場個案討論會中，治療師指出那位一直說她想不顧一切地出院的病人在出院前出現了明顯的神經學症狀。聽到這點，每位聽眾都笑了，因為對他們來說，這意味著儘管她抗議了很多次，但她還是喜歡她的治療師而且想要留在醫院裡。但是他們很快就感到內疚。一位資深臨床醫師立刻說，笑聲可能是「突破病患所設的限制性框架」的一種方式。有位臨床研究員指出，這個病人的症狀對她自己來說是真實的。主任認為這笑聲是一種對於反移情（countertransference）的健康反應。顯然，在諾頓，你不應該嘲笑瘋狂。但是醫護人員會取笑做治療這件事。他們取笑治療上的失誤、取笑治療師的野心，取笑他們很難做到他們所謂的「進入角色」（in role）。原因在於，這種文化下的自我矛盾以及其不可能達到的模式，是跟治療師有關，而無關乎病人的瘋狂。這些治療師不認為這些病人是「帶有身體疾患的理性的人」。他們並不看重任何人的理性，或者至少這麼說，他們並不看重這個人是否能夠清楚地、獨立地思考他的無意識欲望。那麼，有趣的就不是病人的瘋狂，而是做治療的嘗試，以及即便你自己有點迷信並且認為她應該坐火車，卻還是客觀評論病人的迷信想法的這種努力。他們講的往往是關於「做治療」（the doing of therapy）的故事：病人如何地擔心男友可能會殺了她，治療師對這種恐懼進行了精神動力式的詮釋，然後病人明顯地放鬆並開心起來，接著說她有辦法放鬆成這樣有個心理上的解釋——因為她男友的哥哥曾拿槍追擊**他**的前女友。他們因為病人這種翻轉詮釋的方式以及治療師突然成了接受治療的人而大笑。他們交換了這類的故事：關於資深臨床醫師如何一直自戀地堅持自己的想法，而沒有注意到自己有些想法其實明顯與某個病人有關，結果最後適得其反。他們嘲笑走出自己的精神動力框架（dynamic frame）去理解另一個人的嘗試，這是治療師應該要做的事情。

而且我從來沒有見過一個機構如此著重在其成員的角色、階層這類面向。他們討論的是患者的情況是如何在治療師扮演了適當的角色後才開始改善；醫院在保險公司及病患父母的互動上扮演了什麼角色；社群的角色在兩位病患的行為上起了什麼作用。毫無疑問，這樣做的原因在於實際上人們並不是依據他們的本身的角色而被定義的。在一個生物醫學的病房裡，權力的位階可以毫無疑義地反映出那些被認為是知識階層的東西，因為「擁有知識」（possessing of knowledge）這件事不是問題的來源。而在精神動力式的環境裡，知識是複雜的，是模稜兩可的，而且是不確定的。病患可以看到一些事情是關於她的治療師、護理師，以及醫院院長，而這些事並不會被這些人自己所認清。同時，這間醫院的生活結構的建立，就是為了允許病患能夠對這些人指出她所察覺到的事情。所以，懷疑那些累積大量知識的人而不在乎其資歷，對病患來說變得相當容易。

無論如何，這個機構深刻地意識到它本身的社會結構。社工師做的事情十分清楚，他並不是在做治療師做的事情（這對想做個別心理治療的社工師來說是很大的困擾，他們不被允許這麼做）。即使是小小的午餐室也會很自然地區隔出不同的區域，資深臨床醫師在某張桌子吃飯，臨床研究員坐另一桌，行政管理人員則在另一個房間，病人、護理師和護佐根本就是在另一棟樓吃飯。病患會花很長的時間討論，如果飲食障礙症團體的成員在沒有領導人（他們曾經認為他們不喜歡這位領導人）的情況下聚會，是否仍算飲食障礙症團體；他們的結論是，只要沒有了領導人（無論她曾經有多惹人生氣），就不是一個團體。「你必須繼續擔任這個角色，」督導誠摯地告訴他的受督者，一名臨床研究員，「教育病人，對他做現實測驗[13]，告訴他他的回應是否合適——這樣

13 譯註：現實測驗（reality testing）是用來區分來自外部世界的思想和感情的內心世界的過程，是心理和行為治療常用的技

不叫擔任了你的角色。待在移情裡才是你作為治療師的角色。要扮演好你的角色就是容許自己可以被困住、被困在一個行動之中，然後退後一步問，這與病人的內在生命有什麼關聯。」儘管大家對無意識幻想的興趣主導了整個知識生活，但是這樣明確地強調「角色定義」——遠比生物醫學環境更加明確而正式——成為闡明兩者在訓練及聲望上的實際差異的方式。

最後，在我看來，人們可以用四個矛盾來總結這個地方的複雜文化。第一，在大多數的臨床討論中，情緒是討論的內容和焦點，而且是最重要的議題，但是你不能表現出你的感受；你應該要正式而冷靜地討論它。第二，心理治療是在私密且保密的環境中進行的，「經審視的生活」的環境卻要求一切公開而且要可以討論。第三，這間醫院的科層體制跟我所見過的醫院一樣，分層既清楚又穩固，但是在平等民主的公開討論上卻始終如一地扁平。第四，有非常多關於限制以及界線的討論——是否應該容許病患發生性行為、丟擲水杯是不是一種有效的溝通方式——然而，這間醫院沒有真正的限制、沒有門、沒有警衛保全、沒有監視器。因此，要成功地在這個文化裡做好一名醫師（或是其他醫療人員），意味著你必須要公開且深入地談論你自己的情緒，但是不能直接表達它們；你必須保守祕密但要知道何時該分享它們；你必須要表現得開明民主但對科層體制帶有深厚的尊重；你必須跟病人談論有責任感的生活，而不是藉由嚴密地看管病人來為她的生活負責。這對新進的臨床醫師來說是一個艱難的過渡期，他們會在眾目睽睽之下，深刻地感受到那種被活生生磨得皮開肉綻的壓力。「他們習慣去控制別人，去管理別人。」一位資深臨床醫師嚴肅地說，「他們必須習慣做治療這件事。」

諾頓是一間非常特別的醫院。聖胡安醫院的精神科醫師可能會喜歡做像諾頓的這種工作，但他們沒有辦法這樣做。即使他們可以，他們的病人也不會像諾頓的病人那樣成功。他們沒有錢。他們沒有時間。他們每年必須處理數千名病人。諾頓可能只有數百名病患，而且還有比較多的醫護人員。諾頓的病人比較年輕、聰明，通常比較富裕，而且在妥善處理那些困擾他們的疾病之後都還可以保有很好的功能和生產力。我們社會上層階級的那些高成就者許多都有憂鬱和躁鬱症，更不用說有輕微的邊緣人格障礙了。聖胡安的病人通常比較沒有受過良好的教育、沒有工作，而且是無法工作，然後年紀也比較大。他們的預後比較差。無論他們在哪裡接受治療，預後都會很差。他們受困於物質濫用，然後接受治療，接著再度被放回四周都是快克和海洛因的社區。他們跟憂鬱症搏鬥，然後接受治療，接著再度被放回令人憂鬱的低下階層現實世界。他們困擾於思覺失調症，然後透過藥物穩定，但藥物沒辦法讓他們自給自足。就像所有醫療問題，甚至可能比其他醫療問題更嚴重，精神疾病也深陷在美國階級結構的醜陋現實之中。這就是為什麼精神疾病為我們的社會帶來道德選擇，其中的一個原因。

術，最初是由佛洛伊德所設計。例如：判斷電影畫面的搶劫是假、床戲是真；判斷朋友言談的玩笑是假、感情是真。如果失去現實測驗（分辨虛幻與實際、想像與現實）的能力，將會導致不同程度的心理扭曲。

4

精神醫學科學家與精神分析師

The Psychiatric Scientist and the Psychoanalyst

成為「好的精神科醫師」，是什麼意思？你的目標是成為什麼樣的人？對於所謂的「好」，生物醫學和精神動力學領域各自有其理想的樣貌。大多數年輕的精神科醫師實際上不會選擇嚴謹的科學研究或是冗長的精神分析訓練這兩種道路，然而，這兩群被他們視為卓越典範的人們，其對應的模式構框了年輕精神科醫師心中對於什麼是最好的醫師的理解。因為精神醫學一直是由兩種相互競爭的疾病模式所主導，而且因為在歷史上，任何一種模式中，真正的傑出者所經歷的訓練並沒有辦法讓人同時在兩種模式中都成為真正的傑出者，所以，這兩種模式對於卓越的理想典型截然不同。在一個領域裡有科學家，他們是無畏的真理調查員；在另一個領域裡有精神分析師，他們則是聰明的洞察巫師。這兩個理想典型表現出不同的道德感受力、不同的根本承諾（fundamental commitments），以及不同的重點。在某些方面，這兩者之間的差別很細微；在其他方面，它們的差別則尖銳又明顯。這些差異影響了年輕精神科醫師想像自己與病人相處的方式、同理病人的方式，以及最根本的，將病人視為道德生命（moral beings）的方式。

精神醫學科學家

「我恨它。」一名住院醫師在結束她的第二年訓練時哭道：「他們似乎覺得，如果我們不投入研究，某種程度來說我們就是失敗的。」醫學的實作有賴科學知識，這些知識是正當化這種實作的理由。然而，臨床工作者（也就是純粹的臨床醫師）不會生產知識。生產知識的是研究者，二十世紀後期醫學科學的許諾是，知識會不斷增加，並且可以達成越來越多的目標。那麼，從事研究的科學家就是當代醫學的必要條件。他們也是當代醫師塵世間的苦行僧。他們的薪酬低於他們的臨床同行，但是他們生產出來的知識會被臨床醫師在市場上以更高的價格出售。他們的回報是可以獲得一些聲望，然後偶爾有可能成名。他們往往在醫學院任職，而且至少會負責一些醫學生和住院醫師的教學。學生和住院醫師在他們身分認同的形塑期、在他們對「好的精神科醫師」的想法仍在萌芽的時候，遇到了這些做研究的科學家。他們也會遇到許多其他類型的精神科醫師：主持病房團隊的資深精神科醫師、督導他們治療會談的精神分析師、比他們稍微年長的住院醫師或是年輕的大學教職員，他們大多深深地參與了教學過程。但在醫院和醫學院的脈絡之下，這些做研究的科學家擁有最大的光環，在非常好的學校中更是如此。當才智聰慧的住院醫師決定不進行研究的時候——而且他們多數人都是這樣決定——他們必定會被這種感覺所困擾：要讓他們欽佩，甚至是他們視為典範的老師們失望了。大多數我訪問過的住院醫師，在很重視名譽的住院醫師訓練階段都曾考慮（或不止一次地考慮）要進行研究。當他們決定不往這條路走了之後感到的不是後悔，是羞恥。

這種羞恥感讓一個局外人感到好奇，因為從很多方面來說，我們的社會把臨床工作視為一項更高尚也更有道德的任務。臨床醫師一對一地處理人的受苦。他們看見個人生命中那私密的痛苦，他們試圖去療癒這種痛苦。我們允許他們把手放在其他陌生人不被允許觸碰的地方，因為我們信任他們可以幫助我們，而且至少在某種程度上我們相信他們辦得到。多數的人會去讀醫學院是因為他們想要與受苦的人同在、與他們工作，並且去療癒他們。醫學院（或多或少）會教他們的學生這樣做。然而，研究者不會幫助個別的受苦者——至少，並不是直接地提供幫助；也不會在他們做研究時做任何醫學院教過他們的事情。他們跟人類的苦痛距離甚遠。他們不會看見它，不會去處理它，不會去療癒它，至少不會面對面接觸到它。如同我們會說的，他們不是待在前線戰壕或為窮苦人而設流動廚房，他們退居後方。然而，年輕精神科醫師會說自己選擇「僅僅當個臨床醫師」。

這個道德的位階很大程度上要歸因於臨床醫師和科學研究人員之間的知識位階。美國精神醫學會大會是針對一般臨床醫師的會議，他們在為了傳播學術界前沿觀念的大型專題討論（「注意力不足症」、「思覺失調症和憂鬱症」）以及小型的會議（「懷孕的住院醫師」、「無菸精神科病房：進展與其問題」）之間奔走交流。通常會有超過一萬人出席這個大會。大型的專題討論會辦在巨大黑暗的宴會廳，裡面擺滿一排排金屬座椅。講者說話時，他的臉會被投影到他背後的懸掛螢幕上，好讓坐在第三十排的人也可以看得到他，講者的影像旁一張接一張地播放著圖表，人們就在一旁毫無方向地隨意進出。下一版《診斷手冊》的工作小組向擠在房間裡的一千多人介紹各種主題的最新見解：人格診斷有多高的一致性可以使其歸為一類；是否要決定改變診斷標準，例如強迫症；某個新型的抗精神病藥是否真的跟之前報告上說的一樣有效。美國精神醫學出版社的《精神醫學評論》舉辦了一個專題研討會，主題是關於（舉例來說）思覺失調症、躁鬱症、創傷後壓力症的近期研究。性虐待或是管理式照護這類「熱門」主題可能塞滿一個很大的房間直到僅剩站位。這一切給人一種大排場的壯觀，充滿了劇場、人群和娛樂活動的感覺；且事實上，會議訊息的小冊子上寫滿了各種特別活動、前往路易斯安那州河口或是美國國會山莊周圍的小旅行，還有為了省錢的節稅度假。[1]讓這個排場得以運作的人——那些執行者、那些撰寫論文章節且進行流行病學調查及效度研究的人、那些收集並分析數據的人——擁有巨大的象徵性力量。他們是科學研究人員。這是因為，臨床醫師為了跟上新的科學進展，得從明尼亞波利斯飛往華盛頓特區，並在價格過高的希爾頓飯店裡待上五天。

生物精神醫學會的會議則完完全全地不同。對臨床問題的關注以及瘋狂假期的氣氛不見了。參加會議的一百多位科學家（不是同類型會議中最菁英的，但是許多菁英科學家都參加了會議）彼此都是同事。他們展示自己的工作成果是為了獲得資訊和批評，而不是把研究結果濃縮成真理的子彈，向不成熟的觀眾開槍。這裡的氣氛是競爭的、有野心的，而且是很民主的。

如果要用一個詞標記出這些會議的重點，就是「數據」。數據有好有壞，有些龐大有些稀少，有些有連貫性有些則很混亂。如果數據很好，它們就是令人信服的實驗結果，並且可以講出一段故事。好的數據可以用來支持一個或多個假設，並且可以用來質疑其他假設。與會者在會議裡談論好的數據、壞的數據，以及是由誰發表了它們。會議結束後他們會閒聊、講八卦，聊大家各自解釋數據的方式，以及正確的解釋應該是什麼。據說光是透過檢視數據呈現的方式就可以判斷演講的好壞——如果演講者花了太多時間總結以前的工作，或是過度關注於病患的人口統計特徵，數據就會太稀薄且難以令人信服，不足以填滿整個演講。品質不佳的論文直接呈現原始且未加消化的數據；品質好的論文則解釋了科學的問題、科學家做了什麼，以及解釋了為什麼這些數據是重要的。這裡也有海報展示會，人們不需要進行口頭演講，而是把他們的成果寫在海報上，然後釘在海報板上，會議籌組者會準備便宜的夏多內紅酒和一盤盤插著玻璃紙裝飾牙籤的巧達方塊乳酪，而與會者就拿著小紙盤走來走去，閱讀海報，看看誰在做什麼以及他們是怎麼做研究的。有時候這些海報還比口頭演講更讓人熱切期待。在人文學科的會議上，與會者可能會說他們去參加研討會是為了知道什麼是最新趨勢。生物精神醫學會議的參與者則會說他們去參加研討會是為了知道其他人的實驗結果。而且他們還會用其他方式來檢視數據。這些政府補助的受助人拿了超過五十萬美元去做他們的實驗。他們透過撰寫這些密密麻麻又繁瑣謹慎的撥款申請籌措資金，好支持他們的員工、薪水和實驗室。我有次參加生物精神醫學會會議中的某個論文研討會，聽著一群知名的科學家在研究新的腦影像技術的使用，這時有另一位科學家靠過來，小聲地跟我說：

1 譯註：在美國，法規許可的條件下，旅行費用以商務名義報帳可用來抵稅。

「現在，你有沒有覺得那些數據值三十萬美元了？」

數據最終創造出知識；知識則創造出介入處置；而介入處置正是臨床醫師用來治療病人的方法，可以說科學家和臨床醫師在此都構建出各自的角色。在這個意義上，研究和臨床實作之間存在著某種知識的食物鏈。臨床醫師使用藥物去治療他們診斷出的病人。一些研究者（臨床藥理學研究者）則會做藥物研究。他們在合適並同意參加研究的病人身上試用尚未批准的藥物（例如下一代的抗憂鬱劑）。病人和研究者都不知道哪些病患吃了實際藥物，哪些病患服用的是糖錠；因此，這些研究被稱為「雙盲」（double-blind）。雖然這個領域的某些研究者非常認真，但是許多研究其實是例行公事，而且研究人員所做的與臨床工作密切相關。

有研究人員試圖開發新的診斷類別以取代舊的，或者去解釋那些沒有被充分使用的診斷。他們發展出可以符合某些診斷準則的會談「細則」及「受試者」；然後他們嘗試呈現新的診斷標準可以更準確地描述這些患者組成的子群體，或者嘗試解釋這個子群體中一些過去被忽略的特徵。或者他們會去研究一些未被充分研究的現象，好比他們嘗試理解為什麼有這麼多的精神科病人抽菸，然後他們會開始廣泛地詢問各種病人的吸菸史。這項工作跟日常的臨床工作很不一樣，而且發展出這些留待調查主題的不是藥廠，是研究人員。這些研究人員還是會被稱作「臨床研究者」。「臨床」這個詞只是指出他們的工作對象是人，或是在診間工作。「臨床醫師」這個詞通常則是特別指那些不做研究，而且總是在指那些治療病患的人，而不是在指研究人員。一位「臨床研究者」會在臨床的環境中與病人一起做他的研究，儘管他可能會做一些跟治療取向有關的醫療事務並把它稱作「臨床工作」，但他的主要身分仍是一個科學家。

不做臨床的科學家是這個食物鏈的開端。他們不跟人一起工作，多半是跟大鼠。他們工作的主題是關於大腦的機制，而且他們在實驗室中工作。他們研究那些創造（或伴隨）真實疾病的過程，這過程可能被稱為疾病的「來源」，雖然他們的工作在許多方面對臨床醫師來說難以理解，卻被認為是所有精神醫學科學中最重要且最振奮人心的部分。

一九九四年夏天，我打電話給蘭迪．戈勒帛，因為有位資深的精神科醫師向我提到她，把她描述得跟明星一樣。（除非另有說明，否則本章中的精神醫學科學家都會以其真實姓名來稱呼之。）她是一位實驗室裡的科學家。基於她的女性身分，作為一位科學家她顯得相當與眾不同。當時已經有一些知名的女性精神醫學科學家，但她們很少有人進行「基礎」研究，也就是去探究大腦中的機制，這是該領域最受尊崇的研究。截至一九九四年，只有一位女性，寶拉．克萊頓，被任命為一處聲名卓越的精神醫學部部主任。（在醫界擔任部主任遠比在藝術界和科學界坐上這個位置來得更有權威，因為醫界的部主任控制了整個部門的財政資源，這個資源非常可觀，而且差不多可以做到他或她選擇辭職為止。）一些精神科醫師認為這個角色之所以缺乏女性，是因為過往女性參與的科學研究類型不是基礎研究。無論如何，我對其他人怎麼設想蘭迪的政治前途沒什麼興趣；我想知道的是，作為一位實驗室科學家，她的生活會是什麼樣子。

我們安排在她的辦公室見面，這意味我橫跨了波士頓，尋找麻薩諸塞州總醫院（一間哈佛大學的附屬醫院，簡稱麻州總醫院）的造船廠摩天大樓，這是它們的實驗室科學家的落腳處。麻州總醫院東側大樓是一棟富麗堂皇的建築。蘭迪的實驗室位於有著閃閃發光的噴泉以及砌有紅色大理石牆的大廳上方，在它被拿來當作實驗室的第一年，它非常雅緻：新穎的辦公室、供祕書使用的空間，還有新鋪的地毯。這是一個科學家的世界，裡面有博士後研究員和實驗室技術員、小型辦公室，以及有著狹長而凌亂工作空間的大型實驗室。它顯然不是一個醫院的空間。這裡沒有喧鬧奔走的情景。自助餐廳小而高雅。沒有人穿著外科刷手服，也沒有人穿著昂貴的醫師風格西裝。視線所及之處沒有任何病人。

結果出現的是一名高挑削瘦的女子，不僅饒富魅力，而且個性果決，她就是蘭迪。一開始，她說她對科學的熱情確實有部分是來自她的女性主義價值觀，以及她想要提高女性在科學中地位的決心。「我不想賺的跟男人一樣多，」她這麼回想，「我想要賺更多。」所以，她很成功地證明了自己。她拿醫學學位不是因為她想做臨床工作，而是因為她被建議，在這個凡事都要有研究計畫補助的世界，作為一名神經科學家若擁有醫學博士（M.D.）學位可以做得更好。學界盛傳，醫師可以拿到的資金更多，因為他們有更多資源可以找錢，而且他們擁有更好的聲望。雖然也有許多學界人士指出，醫學學位對他們的工作來說是多餘的，畢竟相較於醫學學位的訓練，研究所和博士後研究員的工作更能讓醫師學會像科學家一樣思考。儘管如此，許多未來想成為科學家的人還是會去拿個醫學學位。

然後，她愛上了科學，但對她來說更吸引她的是醫學的臨床部分。「讓我驚訝的是，我真的很喜歡臨床工作，現在我已經無法放棄它了。」蘭迪在杜克拿到醫學學位和博士學位，然後在耶魯做博士後研究以及擔任住院醫師。在她開始讀學士學位的十八年後（四年的文學士學位、四年的醫學士學位、四年的實習醫師和住院醫師、六年的博士學位和博士後研究），她得到了第一份不兼具學生身分的工作。這時候她已經超過三十五歲。一九九四年，美國精神醫學會出版社出版了一本書，共同作者是蘭迪的老師，也就是給了她職缺的那間實驗室的主任；這本書為這類重要的精神醫學科學奠定了知識基礎。《精神醫學的分子基礎》描述大腦的神經結構，作者為史蒂文·海曼（那時在哈佛，現在是美國國家精神衛生研究院的院長）和耶魯的艾瑞克·內斯特勒。這本傑出的作品展示了對基因異常與環境影響間相互作用的深刻理解。這本書非常學術，在寫給希望追求更深入材料的讀者的段落中，特別區分出寫給「一般」讀者的段落。它顯示了一個殘酷的事實，就是精神醫學實驗室科學超出普通醫學生的知識範圍（就像研究生程度的工作其實超過了大一新生的能力），也超出精神科住院醫師的平均能力。選擇這條專業的道路需要相當的決心，而且需要及早投入，光是這兩點就幾乎淘汰了所有人，只有極少數的人可以做到。這使得像蘭迪這樣的人非常罕見。像她這樣的存在，可以讓在住院醫師時期認識到這種精神醫學科學的年輕精神科醫師，對其懷抱著敬意與謙卑。

跟許多精神醫學科學家一樣，蘭迪一開始是想要解決思覺失調症的問題。（思覺失調症也許是最不被了解又最重要的疾病，因為這是主要的精神疾病中最使人衰弱的一種。）她的策略是，專注於個別獨立的問題，希望在二十年後自己可能有整體答案的其中一部分。蘭迪在研究電生理學的研究員時期學會讀取某幾種細胞產生的電訊號。現今有了精巧的技術，博士後研究員往往會著重學習如何執行特定的技術流程。她的麻州總醫院工作站由一台顯微鏡、一只培養皿，以及看起來像昂貴立體音響組件似的東西組成，這些東西堆在她旁邊大約六個左右的架子上。她會把活大鼠的腦切片放在培養皿裡（培養皿裡有組成複雜的濃稠浴液讓泡在裡面的大腦切片得以繼續存活）並將敏感的電極刺進這些切片的大腦，連接到分層組件上。一旦她發現「好的」神經元（「好的」意味著容易從中讀取它的電訊號），她會把各種液體倒進浴液裡看這個細胞如何反應。

她發現，把新的抗精神病藥物可洛拉平和理思必妥加到浴液裡，某些種類的大鼠腦細胞就不再對神經傳導物質血清素有反應。這些新的藥物針對的是有時被視為思覺失調症真正且核心的症狀：無精打采的情感淡漠（apathy）和情緒的退縮，也就是所謂的「負性」症狀。所有的抗精神病藥都是針對過分浮誇的妄想和幻覺（所謂的正性症狀）。而精神病是許多情況下都會有的一類症狀——躁症、精神病性憂鬱症之類的都可能會有。只有思覺失調症，這個最難處理的精神疾病，才會產生這種完全與世界斷開聯繫的情感淡漠。細胞對這些新的抗精神病藥反應如此強烈，強烈到忽略了像是血清素這種基本的神經傳導物質，可能是思覺失調症致病過程的重要指標——如果它們集中於大腦的某個區域的話就更是如此了。蘭迪已經把它們定位到大鼠大腦皮質裡細長的中間神經元（interneuron）上，而且運用數據指出這些藥物可能作用的位置。如同精神科藥物的典型情況，精神科醫師對於藥物的療效（無論是否有效）遠比對它的作用機制了解得更多。[1] 也許她最終能夠在人類大腦中找到類似的位置，而這樣的希望並不是沒有道理的。她覺得她有可能可以做到這點。

對於一個在住院醫師時期站在外頭張望的年輕精神科醫師來說，這是一個迷人而強大的世界。一旦進到裡面來看，往往似乎就不那麼浪漫了，而且對於真理崇高的追求似乎也會被務實的權宜考量所束縛。蘭迪的位置令人嫉妒，她有學術的頭銜、實驗室的啟動資金，以及厲害大學名號的支持。但是這並不保證幾年後她仍然可以有目前的薪資支持。在這個年頭，所有科學研究補助款中的百分之十可能都需要爭取基金補助了，醫學院卻還期待她的薪資能夠全都由補助款負擔。申請任何補助都需要一段密集的工作時間；許多人建議，一位有理智的科學家應該要花一整個月的時間來準備和提交這份二十五頁、單行間距的文件，其中包括一頁又一頁的附錄、人體研究許可、成本估算、預算、過去的工作摘要等等。預計一或兩年後，蘭迪就得自己支付她所有的費用：培養皿、實驗室的技術人員、博士後研究員，以及祕書。她導師的薪資表上列了十五個人，他們的生計完全取決於他籌措資金的能力。「作為一名科學家，」她的導師說，「你不得不活在巨大的自信與巨大的恐懼之中。」

如今，科學是跟賺錢有關的事情了。儘管精神醫學科學家也有學術頭銜，而且也都在一樣的學術環境任教，但他們很少人像歷史學家、人類學家及古典主義學者那樣，是由大學付薪水給他們來教書或做研究。他們幾乎都得像蘭迪那樣，從補助金中籌措自己的薪水，並支付實驗室的運作費用。（事實上，他們的薪水中可能有部分來自於他們的臨床工作。學術型醫師薪水的實際結構可能非常複雜，可以細分成「甲」、「乙」、「丙」等部分，分別來自於不同的補助款、不同的診所等等。）要以一名職業科學家來謀生——要付貸款、要買食品雜貨、要給孩子買衣服——你一定得取得補助。你不僅必須獲得一次性的補助，還必須努力執行長期計畫，好讓你在退休前能每年都確實得到補助。因為這樣，大多數的科學家沒有辦法讓自己沉浸在很棒卻充滿失敗風險的點子之中。授予撥款的同儕評審系統作風趨向保守，風險較高的項目往往無法過關，而這些計畫在本質上就不會有很多初步數據以資佐證。這個評審系統的競爭非常激烈，而且你的主要競爭對手可能就是審核你研究計畫申請的那個人。整個制度的設計讓許多研究人員的處境變得嚴峻而緊張。「對於科學，我最厭惡的是，」蘭迪的一位資深同事面帶痛苦地說：「它的財務結構。如果你沒有拿到補助款，你就沒有辦法做這些工作。所以你到一間又一間的戲院巡迴演出。你會去給很多錢的地方，因為你根本承擔不起不這麼做。我一直是都是其中一位幸運者。但是你會擔心自己什麼時候會被迫離開百老匯，然後只得找個低薪的肥皂劇工作來勉強維持生計。」

要把一份工作處理好，你需要能夠把壓力處理好，或者至少發展出一種權宜之計。當我在撰寫這一章的時候，我跟我大學裡的一位生物學家共進午餐。他告訴我——他是一位非常有成就的科學家——他對補助金、對實驗室的成果、對實驗室是否會生產足夠的數據讓他進行演講並取得資金感到非常焦慮，焦慮到他的下顎長期都有點毛病。（一位非常聰明的博士後研究員或博士生很有可能在某個計畫裡工作一整年，卻得不到什麼明確的結果，拿不出數據。如果一位資深的科學家有個小型實驗室，然後或許有一到三個人在那裡工作，而這個實驗室也很有可能一年或更長的時間都生不出數據，因為這樣無法再拿到資金而被迫關閉。）然後他細數其他許多科學家的背部毛病。他解釋對科學家來說一個最重要的議題是有沒有辦法放鬆，以及要怎麼做。他說他自己會讀低俗小說。依靠補助款過活，或甚至不得不依靠它來進行研究，是很難受的事。歷史學家、人類學家和文學評論家不管有沒有得到補助都可以繼續工作和思考。但科學家沒有辦法這樣。

科學家的工時還很長。實驗常常會失敗，數據常常一團亂，技術失敗的次數常常多於成功的次數，然後「得到數據」意味的是對一系列可能因錯誤而導致的結果「做出解釋」。大家會期望年輕又有野心的科學家把所有時間都花在實驗室裡。在一間大型實驗室裡，走廊上有著成排的桌子，上頭擺滿了燒杯和小塑膠箱，穿著運動鞋的年輕人坐在高腳旋轉椅上，有位博士後研究員跟我說起某間著名實驗室的事，他說那間實驗室的主任——一位負責實驗室研究的灰鬍子老人——會在週六晚上和週日早上到實驗室來，確保學生和博士後研究員都有待在實驗室。這可能是個杜撰的故事，但是這位博士後研究員發誓是真的。

當年輕的精神科醫師仰望這些臨床研究者或是實驗室科學家的時候，他們看不到這全部的事情。他們並未從科學家量身打造他們的科學以確保資金無虞的方式當中，真正見識到務實主義。他們並沒有真的明白那些壓力。也就是說，他們知道要取得資金是困難且競爭的，許多人選擇不進入科學家生涯正是因為那看起來太困難了——而且也因為他們喜歡照顧病人，這是他們優先選擇就讀醫學院的原因。但是他們並不是發自內心地了解，妻子懷孕了而你不知道是否拿得到補助款，在夜裡冷汗直流地醒來究竟是怎樣的感覺。他們也不真正了解研究是什麼樣子，或者研究結果可以多麼地不確定和充滿爭論。

另一方面，他們有時候看不出來當一位科學家有多有趣。蘭迪愛她所做的事情，而且她喜歡動手執行的過程。收集數據、跟同儕聊聊如何分析數據、飛到各地參加會議演講，她似乎過得非常愉快。對她來說，科學似乎像個知識的沙盒。正是這場遊戲讓她著迷，並因此感到滿足。她沒有緊緊地和她從事的特定研究主題綁在一起。她承擔不起這麼做。

即使她長期的訓練都是在電生理學方面，蘭迪決定從自己的第一個領域轉換到神經影像的世界。神經影像學（Neuroimaging）是精神醫學科學的新寵。這是一個非常吃技術的領域，它運用諸如核磁共振造影（核磁造影）、正子斷層掃描等各式各樣的方法去拍攝看似大腦的照片。例如功能性核磁造影，就是利用了神經活動與血流的耦合成像。科學家將受試者的頭部暴露於強磁場中，實地測量所有區域的血流量。這些方法吸引人之處在於受試者不會感覺到有什麼副作用。所以，這是科學家第一次可以在不用傷害到活生生人體的情況下研究他們的大腦。有了這些新的技術方法，精神醫學科學家可以研究受試者執行不同任務的時候，血液是如何流向不同的區域。科學家把人放進這些腦部掃描儀，然後要求他們閱讀文字、背誦短句之類的。蘭迪的一位同事史考特．勞赫做了一項實驗，他把強迫症的病人放進大腦掃描儀，然後要求他們去碰觸某些屬於他們強迫性儀式的核心物品，例如骯髒的紙巾。碰觸這些物品引發他們難以忍受的被汙染以及恐懼的感覺。然後大腦某些區域的血流增加了。[2]

他解釋道：「在精神醫學裡，疾病是以『症候群』為基礎來定義的。你會看到人們的行為，然後基於某些行為組合貼上疾病的標籤。在內科醫學，我們通常會知道關於生理機轉的某些事情，而這點幫助內科醫療人員發展出更好的治療和診斷。在精神醫學，我們仍然會嘗試理解像是飲食障礙症這種疾病是否只是潛藏憂鬱的一種病徵（sign），或它們其實是不同的疾病。我們不知道是哪一種情況。而且有時候看起來非常相似的診斷，在《診斷手冊》中其實會被分到非常不同的類群。就以強迫症為例吧。妥瑞氏症候群是在運動障礙症的章節，身體臆形症（body dysmorphic disorder）分在身體化疾患，拔毛癖被分在衝動疾患，強迫症本身則是被分在焦慮症。[2]這些診斷中都有難以處理的、強迫性的重複行為。但是，花粉症引起的噴嚏也是如此啊。你要怎麼弄清楚什麼是什麼呢？我期望神經影像學可以幫助精神醫學做出更好的病理生理學分類。我們已經這樣做診斷好一段時間了，因為我們根本沒有方法區分這些疾病的生理機轉。而若我們可以做到這件事，我們的診斷，以及最終我們的治療就能夠大幅改善。」

由於撥款的機構同樣懷抱著這些期望，因此有大量資金用於神經影像學的研究。可以競爭這筆資金的人很少，因為神經影像學是一門新的技術（相對來說），沒多少科學家知道怎麼運用它。蘭迪的導師希望她至少申請一項計畫，因為補助機構已經特別撥款給這個領域的研究，而這意味著獲得補助的機率從二十分之一之類的，提高到四分之一甚至更高。基於同樣的理由，顯然蘭迪只要做好一些事前準備，如果她決定全職投入這個領域，很有可能可以獲得一筆極具聲望且為期五年的補助獎勵。「如果我們申請這項計畫，幾乎可以保證獲得第一筆的獎助，」她這麼跟我說，「我的導師對於這項技術的可能性覺得非常興奮。他很努力地把我攬進這項計畫。幾個月他都沒

2 譯註：此為《診斷手冊》第四版的分法，第五版做了相當多更動。

放棄，最後我就聽他的了……而且我喜歡之後跟我一起工作的人。我在生理學領域都是自己一個人工作。就我和我的培養皿。我想跟一群人一起工作會很有趣。我們在寫計畫申請書的時候度過很多開懷大笑的時光。這讓人感覺充滿能量。而且我們在研究計畫審核上獲得很棒的分數。」

「一開始我對於神經影像學抱持相當懷疑的態度，因為我不認為它有辦法給出我有興趣的答案。我認為這項工具把大腦中太多東西混在一起，太粗糙了。所以我去了神經科學的會議——你懂的，這些總是人山人海的超大型會議——特別去找所有跟神經影像學有關的演講，而大家從這個工具獲得訊息的品質讓我印象深刻。我知道了一件事，就是如果你懂得聰明地使用這項工具，你就可以學到很多東西。然後我發現，補助我們第一筆補助款的華盛頓機構正在尋找這個領域的新人才，幸運的是我正在全世界最適合這項任務的地方工作。這就像是一筆金錢買賣。如果你有一個好的點子，有可以幫忙你的優秀人才以及支持你的機構，你就有很大的機會可以拿到那筆錢。他們會付我五年的薪水和實驗室的開銷訓練我做這些事。」

「所以我寫了一份研究計畫申請，並且得到了補助。而且你懂的，這真的是非常幸運。後來事實證明，我捨棄的計畫是一艘正在下沉的船。還有其他更有經驗的人使用電極來尋找人腦中對新型抗精神病藥反應良好的局部區域，而他們找不到它。他們就是找不到它。在人類的腦裡面，這東西就是不存在。」

蘭迪找到了讓新的計畫有趣一點的方法。她很喜歡數據在電腦螢幕上成型的方式。這有點像拍攝大腦不同切片的照片。蘭迪在向我展示不同的切片以及在切片裡面能夠看到些什麼的時候，她顯得很興奮。她確定她喜歡做實驗。有一次她帶我去看一個實驗。她的受試者躺在一間昏暗的房間裡，腳從一個看起來像大型金屬甜甜圈的東西中間伸出來。蘭迪和她的同事坐在前廳電腦螢幕和監控設備的前面。她的受試者是一名古柯鹼使用者，參加這個實驗可以獲得很好的報酬，而當時他正被靜脈注射一系列的古柯鹼和糖水。他一感覺到很嗨的時候就要向研究團隊報告，而且要描述他有多嗨。他們同時掃描他的人腦，以使最終能夠了解他大腦中的哪些區域會在哪些不同的時刻活化，以及這些腦部活動如何與他的身體和主觀狀態產生關聯。蘭迪面對著控制裝置，皺著眉頭將數據一一輸進電腦。有一次她轉向我，咧嘴一笑。「我喜歡和人一起工作，」她說，「我的意思是，這邊有很大量的科技和技術，但是至少我是直接和人一起工作。我不需要透過大鼠去了解人。」③

這個眉角很重要。能使人成為成功科學家的技能中有一種企業家特質。它們跟科學家得去弄清楚該怎麼讓資金持續挹注的技能不太一樣，但也不是完全不一樣。科學家可能可以把研究計畫寫得很好，但在詮釋數據和闡述上做得比較差，反之亦然。但仍然有某種重疊，也就是有辦法在無聊的實驗結果中看出那一點點有趣之處，看見別人認為很重要的、某些人們會「買帳」的那一點點事物。

在最好的情況下，這些科學家在做的事情，本質上就是一種複雜的分類任務，他們做出與眾不同的區分，然後試圖以某種方式弄清楚它們是否具有重要的意義。分類的目的總是在找尋有用但還沒有被辨識出來的不同之處或是叢集，而且通常是在特定的病患類型裡面找。在這群經常被稱為思覺失調症或是憂鬱症的患者中是否存在某些一致的行為模式，讓我們認為他們有著另一種全然不同的問題？這個提問導致了「邊緣型人格障礙症」類型的發展。有些憂鬱症病人的皮質醇（cortisol）濃度似乎比較高。憂鬱症患者中出現這種狀況的比例有高到足以讓皮質醇成為憂鬱症的抽血檢驗項目嗎？結果證明了答案是不行，但是那個時候很多人都對「地塞松（人工合成皮質類固醇）抑制測試」（dexamethasone suppression test）寄予厚望。

當你在聽許多研究人員談話的時候，你聽到的是一種持續的、有創造力的，有時甚至是有點滑稽荒唐的配對、分裂和修復。例如，強納森・科爾是個很有名的臨床研究者，他主持了美國國家精神衛生研究院首間精神藥理學中心，這間精神藥理學中心是一九六〇年代由內森・克萊恩和瑪莉・拉斯克所創立。他是個溫暖幽默的人，他在他的醫院廣為人知的不只是他那顆敏捷的腦袋，還有他總是放在桌上那個寫著「快樂丸」的M＆M巧克力瓶。就跟其他許多我知道的聰明科學家一樣，他是精神科醫師會說有點「輕躁」的那種人，他不會很躁但是十分多話，他有用不完的充沛精力，還擁有生出各種想法的能力。而他的這些想法只有一部分最後會成為研究方案（protocol），並在比較組、控制組，以及科學研究各種緩慢的限制條件下受到分析。

「去玩那些數據，」我曾經聽科爾跟一個比他年輕得多的同事這麼說，「就一直玩到有些有趣的事情冒出頭為止。」他把標準的類別一一切開，然後以意想不到的方式將切開的部分組合在一起，例如：思覺失調症的幻聽和解離的幻聽有什麼不同？藥物對兩種疾病起作用的方式會告訴你些什麼嗎？「嗯，你懂的，許多人相信，研究的純粹性已經近乎虔敬，如果你不能問對問題，那你根本就不該問它。我傾向相信如果你已經在某個凌亂的領域拿到了一些數據，那就可能比沒有數據更好。好的精神醫學問題，」他繼續說道，「是問出可以明確回答的問題。精神分析研究的問題之一，是很難做出可以證明對錯的預測與評估，而藥物研究的好處之一，就是安慰劑至少能讓你有機會證明某些事與另外一些事不同。這些事很有趣。我們針對某種有點像曲唑酮（老一代的抗憂鬱劑）的藥做了一個關於藥物濫用傾向的研究。大多數大學生年紀的孩子們並不喜歡它。但是有些人喜歡。為什麼呢？（事實證明，大多數精神病藥物都在街頭被濫用。這真的是一件令人費解的事實，因為許多藥有讓人不舒服的副作用，並且通常會有很多人說他們其實不喜歡服用這些藥物。）但是藥物研究無法解決所有世界上的問題。隨著年齡增長，我對那些帶來巨大差異的事情越來越感興趣。我一直試著找個住院醫師去做關於癲癇的研究計畫。如果你對著有癲癇症狀的精神科病人的一隻耳朵講一個詞，同時對著他們的另一隻耳朵講另外一個詞，有八成時間他們只能告訴你其中一個詞。其他精神科病人通常兩個都可以告訴你。這好像是在說患有癲癇症狀的病人不能同時聽到這兩個詞，並且因為大多數精神病患者可以兩個都告訴你，這就引起了我的興趣。但是我還沒有找到住院醫師去做這個研究。」

另一個精神醫學科學的玩法，是把不合常規的想法兜在一起，然後看出哪些是愚蠢的、哪些是有效的。這個例子出自一個試圖重組這個領域人格障礙症觀點的人。我第一次遇到阿古普·阿奇斯科是在美國精神醫學會這些大型研討會的其中一場，在那場研討會裡，他在上千名參與者面前發表一個出色的情緒障礙症理論。阿奇斯科認為，現在許多被診斷為人格障礙症的問題——

好比邊緣型人格障礙症——其實屬於情緒障礙症，他們在情緒調節上的紊亂就跟憂鬱或躁狂表現在情緒調節上的紊亂一樣。他（令人驚訝地）退回古老的古典時代去尋找他思索的分類，並引用亞里斯多德、索拉努斯、阿雷泰烏斯和阿維森納。他指出，在希臘羅馬醫學中有四種氣質（temperament）：多血質（the sanguine）會讓人活躍、和藹可親、有趣；憂鬱質（the melancholic）會讓人昏昏欲睡、沉思與冥想；膽汁質（the choleric）讓人煩躁、充滿敵意、憤怒；和黏液質（the phlegmatic）則會讓人懶惰、猶豫不決、膽怯。他認為，同樣的四種氣質如果過量，將會分別使人變得躁狂、憂鬱、邊緣和「迴避」。在官方診斷手冊中，最後兩種是人格障礙症。[4] 略過跟思考障礙症（如思覺失調症）最有關聯的黏液質，他認為存在四種基本的「情感」（或情緒）氣質：憂鬱或輕鬱（dysthymic）、躁狂或情緒高昂（hyperthymic）、易怒或不穩（labile，同時出現憂鬱和輕躁），以及循環性情感（cyclothymic）或情感搖擺（cycloid，憂鬱和輕躁交替）。「輕鬱的人通常有心情鬱悶、容易焦慮、自責、自我要求很多又缺乏自信、悲觀，沒有辦法感受到樂趣等等的性格特徵。相反地，輕躁的個案通常比較開朗、喜歡社交、有自信、雄辯滔滔、喜歡自誇、做事較不考慮未來、無拘無束。循環性情感的個案從輕躁的那端**擺盪**到輕鬱的那一端，而易怒的人則會被假設**同時**擁有輕躁和輕鬱的特質。」[5] 他認為，循環性情感和易怒的人不只常被診斷為邊緣型人格障礙症，也有可能會被診斷為一系列其他的像是自戀型、戲劇型之類的人格障礙症。

大多精神科醫師認為這些人格障礙症是應對不幸成長環境的反應——不當養育、不好的家庭環境，或是生命中的各種不幸——這些反應造成他們與其他人相處時出現長時間的功能障礙。如果阿奇斯科是對的，被診斷為人格障礙症的人之所以受苦，是因為他們生下來就是這樣的人，他們的生活史聽起來一團亂，是因為生活對他們來說一直是很難處理的問題。心理治療也許可以教導他們如何透過更多的自我覺察去更有效地處理他們糟糕的氣質，但他認為，唯一可以真正改變他們的情緒的，是藥物治療。

阿奇斯科是個浮誇、挑釁的人，而且樂於攪亂那個他認為平靜無波的精神醫學小池塘。「認為這些無法解釋和理解的、更為抽象的人類問題有某種物質基礎，是個冒犯人文主義思想的概念。」跟許多的科學家一樣，他也有一個「發現了什麼的故事」，一個關於他如何理解到被診斷為人格障礙症的病人有（以他的觀點來看）潛在情緒問題的敘事：「七〇年代有一群人被稱為特質性憂鬱症患者（characterological depressives）。人們認為這群人其實沒有憂鬱，但是他們的人格結構是鬱悶壓抑的——不幸的經歷使他們用抑鬱的方式感知這個世界及他人。那時候認為他們就是這樣發展的，他們很嚴肅、很悲觀，他們很陰鬱、自尊心很低，而且他們很痛苦。如果你問他們有這樣的感受多久了，他們會說，『我把憂鬱帶進了這個世界。』或者『我這一生從來沒有覺得快樂過。』直到他們被放到沙發上，被用精神分析的語言說他們曾吸過『壞乳房』為止，他們一直都是一個非常吸引人的病人族群。」

「我看似是在嘲笑這種思維方式——或許我是，因為我覺得用這種方式思考這群病人實在很瘋。好啦，壞乳房是個隱喻。但是我從來都不覺得，早期人生中的不幸會對人格造成瀰漫性的改變這種想法講得通。如果這件事是真的，這個星球上應該就沒有任何理智的人了。無論如何，我們不知道怎麼治療這些病人，然後某天有個精神分析師送了一個這樣的病人到我們實驗室，因為這個病人在沙發上睡著了。這些角色被逆轉了。」——講到這他嗤嗤地笑了起來——「這個病人睡著了。總之呢，這個病人被送到我們的睡眠實驗室，他沒有猝睡症（narcolepsy），沒有睡眠呼吸中止症，但是他進入快速動眼期睡眠的潛伏時間非常短，只有四十五分鐘。這種狀況你只會在精神病性憂鬱症病人中看到，而且極少出現在門診病人中。所以這讓我們想到，所謂的憂鬱性格背後可能有真正的憂鬱存在，而憂鬱的性格確實是次要的。這給了我一個點子，就是我們應該要大量地研究這樣的病人，然後我們這樣做了，下一步就是要給他們藥物治療。但那時藥物有很多副作用。經過了十年的時間，藥物治療的副作用才開始變得可以接受（百憂解家族），而且病患現在已經可以長期服用它們。這個七〇年代末的觀察在當時改變了百分之三到百分之五的人的生活。那心理治療的部分呢？它會成為你治療這些病患的方式之一，因為他們沒有辦法光靠吃藥就好起來。他們沒有社交技巧，他們是獨來獨往的人。如果你用這些方法治療病人，有一件事可能會發生：你可能可以收到病人的結婚喜帖。這群病人在他們的生命中第一次有這麼好的感覺，好到讓他們可以去約會、可以墜入愛河、可以結婚。這是一個很大很快速的變化，而心理治療有辦法幫助他們。」

阿奇斯科的故事還指出一點，就是精神醫學科學現在已經設定為拒絕採用精神動力方式來看待精神疾病，至少對於許多更資深的科學家來說是如此。精神醫學科學的這種反抗面向可能會在二十年後消失，但是現在這非常真實。許多更資深的科學家（特別是那些在精神分析模式仍主導精神醫學時就進醫學院讀書的科學家）圍繞著那個轉捩點講述了他們職業生涯的故事。一位出色又特立獨行的科學家還在氣他幾十年前當住院醫師時的那位分析督導。他告訴我，他的一名病人曾經主訴在公共場所突然出現強烈的焦慮發作，這種症狀現在被稱為「恐慌發作」（panic attacks）。他大聲問住院醫師督導這是否屬於器質性的問題時，他的督導責備他對治療性的親密（therapeutic intimacy）有所恐懼。如今針對恐慌症標準的精神藥理學見解，有百分之九十五的個案可以用抗鬱劑來治療。這位特立獨行的科學家依舊對這個解釋系統感到憤怒——在他質疑標準的精神分析要如何解釋病患的痛苦時，這個系統說他在情感方面無法勝任這項治療工作。其他許多成為第一代精神醫學科學家的人，也沒有人說過當他們質疑疾病的心理成因時，卻被精神分析督導質疑他們的動機這種事。

這群老一輩的科學家很多都採取了一種姿態，似乎故意要表明他們與督導那個世代穿著粗花呢、含蓄寡言的精神分析師不同。但不是所有科學家都這樣。科爾和阿奇斯科並沒有擺出這樣的姿態，在我的經驗中也沒有任何女性科學家如此。而男性科學家確實極少表現出嚴格的節制行為。他們會舉重、打壁球，他們是精神醫學界的高齡運動員。他們會和實驗室技術人員還有資淺的同事一起喝酒跳舞。他們說話又大聲又快。他們的理想典型是科學家——通常是實驗室科學家，即使他們自己也做臨床研究。他們非常鄙視佛洛伊德，其中有些人還鄙視得特別厲害，因為他們是在主修哲學之後才接觸到佛洛伊德，而他們最初認為學習佛洛伊德是一種把哲學技巧用於臨床的手段。他們許多人成長於一個不僅有托拉靈也有麥角酸二乙醯胺（LSD）的時代。而且許多人在大學期間運用了青年人的實驗方法去認識「大腦」（brain），而非「心智」（mind）。「其中一件非常重要的事情就是進入用藥現場。」這些人之中的某一位跟我解釋。「這就是你當時所做的事，但這些事對於對精神動力學很感興趣的人來說非常驚訝，他們學到的是，我們的現實經驗是由我們的過往及我們的父母塑造出來的。我的意思是，有一天我去了教授的辦公室——他是一位相當有名的分析師，也是一位教授，而這時我的腦袋出了竅，地毯上的漩渦站了起來，在房間裡走來走去，然後我想，如果藥物可以對我的現實感產生這種影響，那我幹嘛還要把這些精神分析的東西當真？」最重要的是，這些人試圖表現出，他們希望大家是以他們的成就而非個性來評斷他們。⑥

喬治・班克斯（化名）是這種精神醫學科學家一個很好的例子。不過當然，沒有人是這類科學家的「標準型」。我在加州的一個溫暖的春日遇見了他。他有著菁英而粗獷的外表，一副是在海灣玩帆船的樣子。他是新教徒。四十多歲。他舉重。他主要的自我認同是一名科學家。他是一位臨床研究者，正在尋找行為與藥物反應之間的有趣關聯，而且他在精神藥理方面有大量的臨床實作。然而，他一開始是計畫成為一名精神分析師。

「我去大學學習哲學，這件事很棒。」他跟我說。「我絕對是走在人文科學的軌道上，不是自然科學，甚至也不是社會科學。我想要知道人們如何思考這個人類歷史上的重大問題。那是段令人陶醉、興奮、激昂的時光。我們會徹夜不睡談論蘇珊娜・蘭格[3]，思索令人振奮的觀念。事實上，我寫了幾篇厲害的東西。然而那時（一九七〇年代中期）你沒辦法真的就這樣跑去讀研究所。

我曾提交過幾個攻讀研究生課程計畫的申請。其中一間學校——我想應該是加州大學吧——對我的申請回覆了一封很坦白的信函，信裡感謝我有興趣去他們學校就讀，他們雖然不想讓我氣餒，但仍希望我知道在我表達想要攻讀研究所的當下，這個領域沒有任何職缺。為了更接近西方思想的起源，我去了歐洲一段時間，那時我到維也納造訪了佛洛伊德的屋子。精神分析真的非常有影響力，我認為這種治療某種程度上來說很實用，而且效果很好。當時的我看似有著某種受到刺激而引發的洞察眼光，我那時心想，若作為一名精神分析師，我不僅可以反思生活，還可以提供這樣的服務：透過哲學式的生活方式來引導他人。所以我去讀了醫學院，想成為一名精神分析師。」

許多老一輩的科學家一開始都是為了學習精神分析而選擇了精神科。剛開始認為自己未來會是個精神分析師後來卻收回這種想法的精神科醫師，他們對於把兩種方式區分開來的概念可能有著相當程度的了解——與憤怒。喬治繼續說道，「我確定我比同事們讀過更多佛洛伊德的作品。我在大學畢業之前至少讀了他四分之三的作品。令人感到著迷的地方是佛洛伊德了解到，這些病人所感受到他帶來的吸引力，似乎是由其他的關係轉移過來的，以及佛洛伊德可以退後一步，然後說『這不只是我造成的』。我從來沒有接受過心理治療，從沒看過治療是怎麼進行的，我真

3　譯註：蘇珊娜．蘭格（Susanne K. Langer, 1895-1985），德裔美國人，出生於紐約，為著名的哲學家、符號美學家。先後任教於哥倫比亞大學、紐約大學、康乃狄克大學，有《哲學新解》（一九四二）、《符號邏輯導論》（一九五三）、《情感與形式》（一九五三）等著作。

的沒有任何臨床經驗。這些都很有趣，但都是理論上的。這可能是我不再對這種模式著迷的原因之一。一旦你付了錢接受精神分析，要抽身就難了。」（這可能是個精準的解釋。在你花了超過十萬美元接受分析培訓的最後，若要主張自己投入精神分析這個事業是誤入歧途，勢必要有很大的氣度去堅持這種不帶有個人利益的客觀看法。）

「所以，無論如何，我進了醫學院，完成了哲學和精神分析的課業，但是我想我在一開始進醫學院的時候就已經對神經科學有了強烈的興趣。神經解剖學、神經藥物學，還有大腦。而且精神科的教學十分愚蠢。好比會教你應該要善待你的病人，因為病人就像你一樣是個人。我覺得自己被侮辱了。然後我報名參加了一個由思覺失調症基因研究的領導者所開設的課程，內容為生物精神醫學領域的重要觀念。我感覺事情正在變化，這些人站在某些事物的最前線，與此同時，精神分析師還在上那些沉悶的課程，用一種摻了水的方式介紹佛洛伊德。我有個印象是我讀的都還比他多。他講課的方式好像他並不了解對於心智的闡釋其實有許多佛洛伊德及後佛洛伊德的概念模式，好像他根本不了解自己知識的來源。我嘗試問他問題，我得到了各式各樣不同的回應，像是『你必須要進一步去研究它』，但似乎沒有人能確實地跟我說他們有理解到而我還不理解的東西。這好像是在說分析師擁有這項知識，但不會傳授。而且就算他們真的了解這些好了，為什麼他們的病人沒有好起來呢？」

「然而，我還是帶著對精神藥理學的輕視，輪訓到了精神科。但是在剛去的前三天，我記得有個從街上進來的傢伙，他完全就是精神病大發作。他的思緒整個濺在牆上。他搖搖晃晃地進到病房，病房的每個人都拉下自己的領帶（在病房裡要把領帶脫掉以免他試圖用它勒死他們），然後他被給了一針好度（一種抗精神病藥），他在一個半小時內再度變回一個正常人——要提醒你一下，他還是滿怪的，但可以用他的方式來理解他——而我整個人被震住了，完完全全地震懾住了，一個非常簡單、本質上非常無趣的介入治療，卻可以如此戲劇性地改變這個主體的世界。我曾經完全站在精神動力學的陣營，而這件事搖醒了我，讓我意識到其實存在著另一個維度，而且它是真的。它具體可見。」

「我那時還是滿動力取向的。我試著去做精神分析的研究，那時我對它萬分著迷，然而現在我認為它滿沒意義的。我那時試著去定義尚未被明確定義的術語，同時對某些可以讓你聲稱自己是受害者的精神動力學診斷感到相當生氣。但是在接下來的住院醫師階段，我從一個十分生物醫學取向的病房開始接受訓練，而它完全是個出乎意料令我感到愉快的過程。患者狀況越來越好。如果第一種藥沒效，你就試另一種，而且總是會有解決問題的方法。你會覺得自己很強大很有效能，因為你真的在做出一項行動。這真的讓人感到興奮。其中一個關鍵的問題是，是否所有具精神病性症狀的人都是思覺失調症，還是有些人其實是躁症或鬱症。這非常重要，因為如果是躁症，你可以給他們鋰鹽，如果是思覺失調症你就不會這麼做。看到醫師解決問題的方式和帶來的影響令人感到非常興奮：這些傢伙正在改變這個國家實踐精神醫學的方法。這跟精神動力取向的病房完全不同，那裡的病人接受時間非常長、長得多的治療，給的是最少的藥物處置和最大量的詮釋。那裡的病人從來沒有回家，醫護人員總是在揣測你的想法、在背後談論你，這個地方的情緒張力高得令人難以置信。不管你是不是故意的，護理師總是被你做的事情給激怒或感覺到被冒犯，然後你會被要求要去解釋這些你甚至根本沒覺察到的微小疏忽。你總是在為一些事情道歉，你從來不會做對。部分醫護人員的任務似乎就是盡可能地挑你的毛病。最重要的是，患者真的沒有好轉。」

「這一切沒有任何意義。我甚至認為，精神分析取向的醫師在傾聽患者故事的時候都沒有聽到對的部分。他們可能有在聽，但是他們早已打定主意認為這種疾病是由於別的原因造成的。從我的觀點，看到一個好端端的大學生突然間躁症發作，然後在鋰鹽的作用下平靜下來並重新獲得控制，這的的確確更像是腦部的急性病發，而不是來自於兒童時期的衝突，因為它是如此迅速地爆發然後得到緩解。而且，（在一九七〇年代晚期）我有辦法接一個病人入院，寫一篇優秀的動力學觀點的摘要，然後在個案討論會上報告這個個案，接著可能會有人建議做精神藥理的會診諮詢，這時另一個人可能會說：『為什麼要做這件事？』然而這時候我某種程度上會覺得，另一個精神動力的整合陳述可能也是合理的，而且如果我選擇了那個整合陳述也沒有什麼關係。事後看來當然不會有什麼關係，因為真正重要的是病人有典型的重鬱症，她不能好好地想、不能好好地吃，她需要抗憂鬱劑，馬上就要。」

「我的這位分析師臨床教師對於我沒有抱怨生物醫學取向的病房不是很開心，並且非常明白地表示不用花時間在這類人事物上，因為他說人們在這裡都會選邊站，而你會發現自己站到了錯的那一邊。看看你在午餐時跟誰聊天吧，就是這類的事情。」

「然後漸漸地，我的自信心被削弱了。我讀到這本關於語言和大腦的書，意識到發生了什麼事。這本書對於大腦功能，以及大腦影響說話的方式有非常連貫的看法。我無法相信還會有人相信口吃是根植於幼年期的衝突。我的意思是，在他們了解到『潰瘍是由細菌所引起』之前，你會看到關於潰瘍的精神分析詮釋是這個被內攝的母親[4]正在吃胃壁。我意識到，無論有效的生物醫學治療或解釋在什麼時間點出現，那裡就有精神分析的解釋，然後我就在想，接下來呢？」

「我看到一種知識模式正在成形——精神分析的理論是如此的有彈性因而有辦法解釋任何事情。這就是精神分析原則的本質。只不過你無法測試它們。你可以做出任何吻合故事的結論，然後我開始了解到，有一年我治療某個病患的時候找了某位精神分析督導，隔年換了另一位督導，每位督導都給了我關於同一個病患不同的因果關係故事。然後呢，這些分析師在做了這幾年的治療之後，也許某方面來說有進步，但就我所觀察到的情況看來，他們似乎跟一般人沒什麼兩樣，而且一樣的保守無知。我投入了我自己的研究，並在其中發現了多到難以想像的新訊息和看待事

4 譯註：內攝（introjection），亦有人譯為「內射作用」、「內向投射」、「攝入」等。此為精神分析概念中的防衛機轉之一，指人們把對外在客體的知覺與經驗納入自己體內。客體關係理論認為，人的一生中最早的內攝開始於嬰兒第一次吸奶，他會希望媽媽的乳房和自己的身體合而為一。起初，嬰兒會內攝客體美好的部分，納入以作為對抗焦慮的保護。然而嬰兒有時也會內攝客體不好的部分，以便控制他們。如當人們失去他們所喜愛的人時，常會模仿他們所失去人的特點，使這些人的舉動或喜好在自己身上出現，以慰藉內心因喪失所愛而產生的痛苦。相反地，對外界社會和他人的不滿，在極端情況下會變成恨自己因而自殺。內攝也可能是內疚的表現，人們常常模仿死者的一些性格特點來減輕對死者的內疚感。

物的新方式。每隔一段時間我就會拿這些來跟其他觀點做對照，然後發現其他觀點就是有所不足。生物醫學模式就是看起來更讓人興奮，而且為新的見解、更好的治療、更棒的理解提供了更多的機會。」

班克斯所描述的，是生物醫學和精神動力學之間似乎只能二選一的年代。暫且擱下這點不提，他的描述還捕捉到了精神醫學科學家的一個核心特徵：不管是精神科醫師還是患者的「性格」，都跟精神醫學的治療功效沒有任何關聯。我用「性格」(personhood)這個字指的是使他成為這樣的人的獨特特徵：他何時生氣、如何生氣；他害怕什麼；他是怎麼挑眉的；他是否是個唐突的、粗魯的或溫柔的人。這些特徵（除非它們是有診斷價值的）跟精神科醫師是否選擇了正確的藥物或藥物是否有效，根本沒有任何顯著的關係。性格和重要事物之間互不相干的情況，在精神醫學科學的大多數方面都會不斷地重複出現。

首先，科學家可以是個冷漠的人，而且即使這樣仍然可以享有良好的聲譽，然而一位精神科治療師的威信是基於人們認為他是個優秀、善良、可靠的傾聽者，非外科的馬庫斯・維爾比醫師[5]就因為被認為是個蠢蛋而損害了他的職業聲譽和收入。如果拿來比較的話，對於精神分析師來說就更是如此，他們的威信還取決於他們自己接受個人精神分析的經驗和反應。我們知道精神科醫師可能會被認為是個自戀的蠢蛋，然而其中有些人可能非常有成就——在一定程度上是因為社會環境說服了他們的病患，自己是能力不足的一方。比起用同樣的方式侮辱一位科學家，說一個精神動力精神科醫師是蠢蛋對他的工作具有不同的意義。治療師的工作直接取決於他的「人性能力」(human capacity)。科學家則不是這樣；許多受人尊敬的科學家以其缺乏人性而為人所知。厚道善良的科學家會讓我們感覺更加親切，但這樣的品性並不會讓他們做出偉大的科學成果。對那些閱讀《雙螺旋：DNA結構發現者的青春告白》的人來說，這是個令人不安的發現——最有能力的科學家有時候給人的印象就是個有才的無禮莽漢。

若這個科學家的個人特質會影響到實證報告的可信度，那可就很要緊了。扭曲的測量、弄汙了的樣本、不精確的試驗——科學家將「數據」從現實世界的汙泥中擷取出來，其中深埋著他們想要識別出的普遍機制。這些執行實驗的實驗人員和賴以完成的實驗室，歷經設備的任性或潮濕的天氣，找出專一性，而科學家們努力從中看見這些數據。他們找的是他們認為在個別事件表象雜訊下的規律。他們需要能夠去相信這個實驗報告可以精準地反映發生了什麼事；相信如果實驗者沒有反覆檢查研究結果就不會發表；相信實驗者的實驗室做事井井有條到他發表的結果很可能可以再現和複製。「科學家藉著深入了解哪些人是他們可以信任的，才能對這個自然世界有如此深入的了解。」科學社會學家史蒂文．謝平如此評論道。⑦ 要取得一個人科學理論的證據十分困難，所以誠實取得數據的聲望是非常重要的。

科學家之所以受到信任，是因為他的數據可信。病患和醫師的性格都變得不重要了。從工作成果的角度來看，科學家個人不如他收集的數據和他寫的論文來得重要。喬治．班克斯發現，

5 譯註：這是一齣從一九七〇年代就風靡美國的電視劇，亦是劇中主角的名字，而他正是以對病患的和善親切為人所知。

不同的精神分析師會以不同的方式來描述同一位患者、發現精神分析理論也許無法反證，還發現精神分析師缺少詮釋上的謹慎，也沒有實驗對照組；這些發現讓他在道德上有被冒犯的感覺。他對精神分析師跟他們描述精神科病患的方式之間的關係，以及他們看待他所謂的「數據」的方式感到震驚。他認為對精神科病患的適切描述必定要超越其個體性，就像一扇門被吹開不是因為那天風很大，而是因為當風以某種力道吹拂的時候，它就會移動阻力低於一定閾值的物體。班克斯希望精神醫學要能夠提出這樣的主張：精神醫學，與精神科醫師和他患者的特殊性無關。

這種風氣與臨床醫師非常不同，這些治療病人的人是在幫助他們，不是在研究他們。一名精神動力取向或精神藥物取向的臨床醫師會感興趣的是，自己可以為眼前的這個人做些什麼，為這個帶著自身故事的、有專屬於自己對不同藥物的反應的獨特的人做些什麼。重要的是這名病患有沒有變好。一位科學家——即使當她在診間工作的時候是個優秀的臨床醫師——身為科學家的時候，她感興趣的是病人作為數據點（date points）的那個面向。當她去參加會議，並且在一張又一張的海報前徘徊遊走的時候，她感興趣的是生產出的實驗結果。相較於研究者發展出的那些更一般化的理論，她對於可視為額外數據點的實驗結果往往更感興趣。當她說這個會議裡面有「大量的好科學」時，她的意思是她看到了針對有趣的問題所提出的可靠數據，而（通常）不是她獲得了經過驗證並一致被接受的結論，好讓她可以用來直接幫助她的病人。科學家參加會議是來查看這些數據，然後想出哪些數據最終可以生產出讓臨床醫師用於幫助病患的介入方式；臨床醫師參加會議是去向科學家學習如何幫助他們的病人。

從事科學的樂趣似乎來自於作為科學家的你發現了某些「真實的」東西的感覺。蘭迪・戈勒帛在做每件計畫的時候都覺得自己在做一些本質上非常重要的事情。我認識的精神醫學科學家們都認為自己正在從世界中發現一個別人都還不知道的什麼。他們確實會表現得像是他們的發現都是有條件的：基於我們目前所知的範圍，這些科學發現是真實的；基於我們現在所使用的分類其準確性令人質疑，這些科學發現是真實的，而這個「真實」有待進一步修訂。儘管如此，這十年來，基於我們對真實的單薄線索和對其牽強附會的理解中所掌握的所有細節，這些科學家似乎真的覺得他們正在尋找一個可以解釋精神疾病某個些層面的身體機制，真的覺得他們會找到一個這樣的機制，而且對他們來說的這個「真實」對所有特定類型的人來說也意味著真實，超越表面、外貌，以及個人特質的真實。他們做這些的時候感覺是如此強烈，強烈到當日常人類政治闖進他們的科學的孔隙，有時候他們會感到震驚。好比說，發生在我朋友蘇珊身上的這件事。

蘇珊（化名）曾接受過某個菁英住院醫師計畫的訓練。然後她到了一間會邀請最有前途的年輕精神醫學科學家當住院醫師後研究員的研究機構，在那裡待了幾年。她決定成為一名科學家，部分原因是她在擔任住院醫師期間遇過一位出現經前精神病的（premenstrually psychotic）女性：「我看到一位精神症狀非常嚴重的患者，而且我們不知道病因，無法弄清楚發生了什麼事。我的病房主任說：『先不要給她用藥，等到我們把問題搞清楚點再給。』接下來會發生的事是你知道的，她走進我的辦公室，神智顯得十分清楚。她月經來了。結果是，她的精神病是基於月經的反應所造成的。這非常吸引人。我們追蹤她的狀況，為了收集她的脊髓液做了多次腰椎穿刺，然後我們發現她的脊髓液中多巴胺和血清素的比值在經期時失衡了。我們可以為她追蹤這個數據，並適當地給予藥物治療，那她就再也不會因為月經週期而出現精神病性症狀了。」

在住院醫師期間，蘇珊為此寫了一篇論文。為了將這椿軼事變成一項科學研究，她徵募了更多的受試者，收集了更多的脊髓液，並且分析了數據。她到了研究機構之後繼續這項工作，並發現女性行經前，泌乳激素的濃度通常會比平常高，甲狀腺素的濃度則比平常低。她推論睡眠剝奪可能可以逆轉這些趨勢，而且確實可以。[6] 她還籌組了一個團隊研究季節性情感疾患的病人，這些病人會對冬天較少的日照產生特定強度的反應，然後變得憂鬱。她參與這項計畫的時候開始跟病人談話。這些女性說，當她們用光線來治療季節性情感性疾患的時候，她們的經前症候群也改善了。蘇珊推測光線會抑制她們的褪黑激素。確實，她接著發現只要讓這些女性服用褪黑激素就可以逆轉光照治療的正面效應。她踏進了「時間生物學」（chronobiology）這個領域——「賀爾蒙和神經傳導物質到處互相連結。」她這麼說。「它變得非常複雜」——她開始飛到世界各地去參加跟生理晝夜節律（circadian rhythms）有關的會議。她因為女性、賀爾蒙、光線和精神疾病方面的研究工作而廣為人知。

當官方的精神科診斷手冊在一九八〇年代中期做出修訂時，蘇珊就在協助評估現存診斷架構的精神科醫師行列之中。她和其他人認為應該要有一個「黃體期晚期憂鬱疾患」（late luteal phase dysphoric disorder）的診斷類別，這在目前比較常被認為是經前症候群（premenstrual syndrome, PMS）。要符合這個診斷，一名女性需要在月經來前有以下十個症狀中的五個，前四個最重要：（一）明顯的情緒不穩（突然感覺悲傷、突然流淚、突然生氣或易怒）；（二）持續且顯著的憤怒或易怒；（三）顯著的焦慮、緊繃、緊張不安（keyed up）或急切激動（on edge）的感覺；（四）顯著的憂鬱情緒、無望感，或自我貶抑的想法；（五）對諸如工作、朋友、嗜好等日常活動的興趣降低；（六）容易疲憊或明顯沒有活力；（七）主觀感受到精神難以集中；（八）食欲明顯改變；（九）嗜睡或失眠；（十）諸如乳房觸痛或腫脹、頭痛、關節或肌肉痛、腹脹感（bloating）或體重增加之類的生理症狀。委員會中每個人都投票同意把這個診斷放進診斷手冊。

在這個當下，美國精神醫學會的婦女委員會在美國心理學會婦女委員會的協助下舉行會議、聯絡媒體，而且整體上是公開表達她們對診斷的憂心，以至於美國精神醫學會的高層撤回了他們支持科學家的承諾。這個診斷以「有待進一步研究的主題」的形式被放到了手冊的附錄。蘇珊對此深感震驚，覺得這**應該**是怎麼回事的信念竟然凌駕了科學證明**是**怎麼回事的信念，有些女性就是有會讓她們經歷精神疾病症狀的經前階段啊。這是件不幸的事，但是事實偏偏就是如此。「這群女人只是不想看到男人和女人之間有任何不同，」她抱怨道，「我認為，這是**科學**。這應該是奠基於臨床工作的科學文獻。有些女性有這樣的問題。認為男人和女人沒什麼不同實在是很荒謬。他們有不同的內分泌系統。賀爾蒙保護她們對抗某些疾病，但是它們也讓你變得容易受到其

6 譯註：過去的研究結果說明，睡眠剝奪可以短期治療憂鬱。所以蘇珊的推論若能得到證實，會更能佐證行經前的生理處於憂鬱狀態。

他疾病的侵擾。這就是科學。發現自己有可能被媒體毀掉真的很讓人不爽，就像是在說政治可以比真相更重要一樣。」

精神分析的心智理論不再被認為能夠提供精神疾病的解釋基礎，因為在這個電子顯微鏡和基因分析的時代，精神疾病解釋基礎的文化建構超越了個人性格，建構在脫離了獨特性的生物性微觀結構之中。這裡有一種最深層也最真實的特性。它具有道德的特性：這些知識攸關於什麼是真正重要的、什麼是真正能帶來改變的，什麼最終可以為最多人創造最大的善。即使一個科學家成就的很少，但每個科學家都參與了這個整體渴望的目標。而且這正是為什麼當年輕的精神科醫師選擇要不要成為臨床醫師的時候，他們會把自己視為選擇自我放縱或選擇一種生活方式，而非選擇找尋真理。對於許多年輕的精神科醫師來說，至少在住院醫師階段，科學的道德權威超越了一次只能幫助一個人的助人的道德權威。這就是為什麼他們對於決定放棄科學研究，然後去公私立機構當臨床醫師會感到慚愧的原因。

精神分析師

我剛開始從事這項工作時找了一位很有天賦的資深分析師做我的導師。當我和他談到年輕精神科醫師的養成，他說我應該去讀《玻璃珠遊戲：魯迪大師》這本書。他告訴我，我的話讓他想起了這本小說的重點——在虛構的玻璃珠遊戲中選拔出菁英玩家的過程。他認為這部小說可以幫助我理解成為一名精神分析師的歷程。

《玻璃珠遊戲：魯迪大師》是赫曼・赫塞最複雜精細的小說，可能也是他最棒的作品。小說寫的是玻璃珠遊戲大師約瑟夫・克涅克（Knecht為德語「僕人」之意）的傳奇史以及他的成名之路。書中從未清楚描述遊戲本身，但很明顯地，這個遊戲不僅需要複雜的智力技能，還需要一種性格上的優雅和純潔，而直接的野心將會妨礙這一點。這位英雄「沒有主宰的欲望，也不喜歡指揮；他想要沉思默想的人生遠多於積極活躍的生活。他會滿足於花多年時間，甚或全部的人生，當個不起眼的研究者，當個虔誠且追根究柢的朝聖者」⑧。他成為了強而有力的統治者。赫塞大部分的小說中都有一個有時候會把人惹惱的清高角色，他與人類卑鄙的陰謀鬥爭。克涅克是其中最完整的角色刻畫。

精神分析畢竟是個高度制度化的專業，用這種方式描述「它是什麼」或許少見，卻捕捉到了一些常被外部觀者忽略掉的性質。這種性質是它的風氣，它的道德基調。精神分析具有深刻的道德觀，但這種觀點並非聚焦在行為的對錯。這就是為什麼菲利普・里夫會在其著名的作品《佛洛伊德：道德主義者的思想》中主張，雖然佛洛伊德有嚴格的道德主義思想，但精神分析本質上無關乎道德，因為它忽視了傳統的標準。里夫認為一個重視精神分析的世界將缺少道德核心，因為它的文化中沒有指引的根基。正如厄爾所指出的，分析師確實偏向於傾聽，為的是能夠理解，而不是進行評判。就拿婚外性來說吧，比起譴責，分析師更想知道的是為什麼有人會做出這樣的行為並對此撒謊。他們感興趣的是有意識和無意識的意圖，以及這些意圖如何導致行動。正如一位資深分析師所說的，分析師認為行動是為自我（the self）服務，讓他們著迷的不是人們做了什麼，而是「為什麼」會這樣做——這些行為服務了什麼樣的自我。分析師相信，「為什麼」本身是不可知的，因為一個人心靈的各個方面總是隱蔽的，而觀察者永遠都無法看清，因為觀察者自己的無意識意圖會扭曲了他的視野。但是，分析師也相信，即使你永遠不可能理解一切，還是可以比過去的自己理解的更多。因此，精神分析的信念是關注你試圖理解時的那份誠實，以及你嘗試幫助別人、使其有所理解的過程中所抱持著的那份關懷。如果精神醫學科學家真正重視的是知識，那麼對精神分析師來說，真正重要的是達致理解的過程。約瑟夫・克涅克是我那位導師的典範，因為他為人不自私自利：他能夠為他人行動，為他人服務，不涉及自己的欲望、恐懼和需求。我的導師並不真的認為可以做到如此，但是他把這視為一種精神分析的理想。

精神分析師首先會被同儕評價為某一種人。這是在說，分析師判斷自己和其他分析師的標準主要是根據他們的名聲，而不是他們的行為。某種程度上，這單純只是實作導致的結果——除了分析師的病人之外，沒有人能看到他在執業時的表現；而病人（以分析師的角度而言）無法對分析師的表現做出客觀的判斷。事實上，滿意的案主確實會招來更多個案。至少，有些分析師的病人之所以找上門，是因為他們從其他病人那裡聽說過他。一位分析師的名聲，跟其他分析師耳聞他如何對待病人有關。在美國精神分析學會的年會上，我曾在雞尾酒吧和排在我後面等著拿酒的男人閒聊，問他對某位分析師的看法，當時我正在閱讀那位分析師的作品。那個男人突然皺起眉頭，輕蔑地說，這個作者聽說文筆不錯，但對病人很刻薄。分析師的名聲也與他在公眾場合的表現有關。當分析師說話的時候，他的聽眾不僅可以判斷他是聰明還是愚蠢，也會得出是否要轉介病人給他做分析的結論。若說精神分析的這項事實影響了分析師如何發表論文也沒什麼令人覺得奇怪的。

美國精神分析學會的主要聚會安排於聖誕節前一週在紐約舉辦。儘管是在冷冽的寒冬，這個會議被稱作「秋季會議」，總是辦在華爾道夫飯店，這間飯店就像這個專業本身，優雅而懷舊。我第一次出席時，飯店裡似乎滿是穿著皮草大衣的老歐洲人，充塞著整個大廳。（一位年輕的分析師受訓者告訴我，參加美國精神分析學會的會議就像看著恐龍們商議自己的滅絕。）不過最近我相當驚訝地發現，在這兩千名與會者中，開始有更多的年輕人進入這個專業。對於全套精神分析[7]的需求正在迅速地下降，因此紐約以外的地區幾乎找不到從事全套分析治療的分析師，甚至連在紐約都很少。但是，大多數人進入精神分析訓練並不是為了從事精神分析治療。在我的經驗中，選擇接受精神分析訓練的人更多是因為他們相信（也許是正確的），這種訓練會提高他們的心理治療技術。他們有些人只是想成為（即使是現在都還被這麼認為）精神醫學界菁英的一分子。有位住院醫師跟我說：「我有個朋友說她對心理治療很感興趣，而且可能會去上城區當分析師。我心裡就在想，沒錯，如果我想要成為一名上城區分析師，那就是我該做的。」但是我的導師認

7 譯註：全套精神分析（full psychoanalysis）指的是具備完整強度和密集度的古典精神分析，分析治療的頻率一週至少要三次以上，例如一週四到五次，並維持數年。

為，人們只有在自身苦痛的驅使之下才會進入精神分析的訓練。

美國精神分析學會的秋季會議呈現著寂靜且恭敬有禮的氛圍。男士們穿著學者會穿的那種外套，有時會帶著一點邋遢感；女性則穿著柔滑且有質感的及膝套裝。他們不是鋒芒畢露的生意人。他們通常在閣樓或地下室的窄小辦公室裡獨自工作；相對寬敞房屋的邊間是布置簡約的狹窄房間，窄仄的入口設在屋子的後方或側面，這樣上門的病患就不會看到他的妻子在廚房桌上拆開食物包裝。這場會議是他們社交聯誼，同時也是公開審查的場合。他們的衣著是為了展示自己的優雅，以及展示他們在標新立異和不落俗套之間的精心算計。「人類學家啊，」有個精神分析師帶著一絲不滿地跟我說，「可以很花俏耀眼，但是精神分析師可不被允許這樣。」

會議上發表的文章也是為了展現報告者是否適合從事精神分析這項工作。一位分析師批評另一位分析師，通常不單是針對其智識上的論證，也關乎此人作為一名分析師的素質。這種素質可以根據他論文的內容以及呈現論文的方式來想像。例如，一位資深分析師在美國精神分析學會會議上駁回了一篇他不喜歡的論文，「這個人讓我非常地震驚，因為他對於自己正在做什麼還有怎麼做的看法非常偏限。他的表現欲也讓我覺得吃驚。的確，他紅起來了，但我想他是那裡最不適任的人。而且我可以想像他是怎麼跟病人相處的。」換句話說，這位資深分析師不喜歡這篇論文的知識內容，對論文報告者的個人特質表達了不滿，並藉由指出這些特質對一名分析師在進行分析上並沒有幫助來總結他的批評。這類評論並不少見，而我們在看一位分析師發表論文時也很難不去揣想他們跟病患相處時的樣子，或是跟他們一起做分析會怎樣。然而，光是被排進會議討論小組就可以增加病人的轉介量。「轉介」一詞用於描述一位醫師決定將病患轉給另一位醫師。一旦分析師越知名，當潛在的受分析者在徵詢意見的時候，這位分析師的名字就越容易被人提起。「如果你手上有病人是從其他地方來到這裡，而且這病人之所以知道我的名字是因為有某位分析師曾經聽過我發表論文，那真的會很有幫助，」一位分析師這麼對我說，「如果病人有聽過某人談起我，那真的會很有幫助。我因此從外面得到了很多轉介的個案。」

這種仔細審視的結果是，這些會議上發表的論文往往帶有幾分特別的企圖，嘗試傳達出在這個領域作為一名優秀分析師，理想上應該有的內斂沉著：不易激動的（unexcitable）、非易感的（unimpressionable），和有所保留的（reserved）。（「易激動性」〔excitability〕意味著分析師會回應自己的而非病人的需求，「易感」〔impressionability〕則暗示分析師無法與病人間保持足夠的情感距離，而這種猶豫不決的結果就是只有佛洛伊德是真正可被接受的參考對象。至於有些冗長的論文努力探討，在什麼情況下碰觸患者的肩膀可能會被認為是適當的，結論是「沒有」，一位優秀的分析師在大多數情況下都不能這麼做。）這種約束和克制有個專門的術語：「節制性」（abstinence）。分析師不會以同樣的方式回應受分析者，而是去分析他的行為和話語。為了表現分析師的理想特點，美國精神分析學會的論文報告有時有些沉悶。大多數的論文都是以平淡單調的形式誦讀，毫無情緒變化可言。

與此同時，有些論文則試圖指出分析師具有人性關懷的稟賦。溫情關懷並不是這個嚴肅內斂世界的顯著特徵。然而，近年來隨著精神分析已成為買方市場，特別是在自體心理學開始注重治療師的人際關係技巧並為其提供理論依據之後，平易近人的表現與善於交談變得日益重要。分析界的「明星」們已獲得足夠的威信，得以用戲劇表演的方式展演自己的論文：調節他們的語調，展示自己在對觀眾演講前就已經充分練習的證據。他們熱衷呈現自己的翩翩風度、對他人的興趣，以及理解他人的能力。他們會談起自己對病人的關心，並語帶親切地談論那些被其他分析師分析「失敗」的病患。他們會談到自己發現病人具有自我寬恕的能力。如果不小心發生佛洛伊德式的口誤（分析師發表論文時，會出現這樣口誤的人並不算少），他們會面露微笑，彷彿在對觀眾說：我也是人，我原諒了自己，我正與你們共享對人類弱點的寬容。

通往這個矛盾的精神分析世界的路徑受到了嚴密的把關。儘管實際上從來沒有人直接觀察一位正在分析中的準分析師，但仍有某些判定其勝任與否的表現準則。受訓者必須滿足三個條件才能畢業。首先，他們必須在一家機構中與一名被指定為「教學分析師」的資深成員完成「教學分析」(training analysis)。[8] 過程中，受訓者基本上每天（週間的五天工作日）都要來做分析，每次會談大約一小時（實際上是四十五或五十分鐘）。這樣的分析通常會持續六到八年。其次，受訓者還必須參加關於精神分析理論與實作的研討會，這些研討會每週六個小時，為期四年。此外，他們必須進行三段分析治療[9]，其中一段必須做到結案，另外兩段則至少要持續兩年，每段分析均由一名教學分析師每週進行督導。這整套訓練所費不貲，五年（或更長的時間）下來，教學分析每年平均得花個兩萬美元，而且還有每週督導的費用，每年依照個案數量會個別增加五千美元；經過三年的訓練，當受訓者仍處於分析階段，也一邊在上課的同時，還要以極低的收費維持「訓練個案」(control case)的分析，這部分的訓練每週可以超過二十個小時。若以精神科住院醫師的標準做一般性的計算，分析訓練會在五年(或更多)內用掉他們收入中的四萬美元，而這個訓練總共會需要至少八年的時間。(這裡還沒算上因訓練所花費的時間若拿來做其他工作可以產生的收入。)這種損失也不一定會得到補償：沒有經過分析訓練的精神科醫師，他們的收費通常都訂得跟受過訓練的醫師一樣高。

一九九〇年，美國精神分析學會針對它近三千名會員進行問卷調查(其中有兩千零八十三名會員回覆)。[9] 報告中提到分析師並不年輕。典型的分析師會在一九七二年結訓，而且即使是那個時候他也已經五十好幾快六十歲了；這裡會用男生的「他」是因為只有百分之十七的分析師是女性，雖然近期在這個專業中女性有明顯增加的情況。他是一位平均年收入十二萬八千美元的精神科醫師。他一週平均工作四十五個小時，其中有百分之七十六的時間在做私人執業的臨床工作。他平均會有兩位分析個案——若他是教學分析師則平均會有四位分析個案，但一般是規定兩位——然後總共會有十八位個案，其中大部分一星期做一次或兩次心理治療。(當分析師手上同時有一週要看四次的病患，還有不那麼頻繁來接受治療的病患時，他會將後面這組稱為「心理治

8 譯註：一九二二年，國際精神分析協會會議中提出了所有分析師受訓者都必須接受教學分析的規定。

9 譯註：此種分析又稱為督導分析，分析師會定期向有經驗的分析師督導報告，由該分析師指導他理解與執行治療。與教學分析不同。今日許多精神分析學會認為，只有當受訓者自己的教學分析進展充分時，他們才被准許從事督導分析。

療病患」，精神分析取向的精神動力心理治療〔psychoanalytically oriented psychodynamic psychotherapy〕來做治療。）所以，在嚴格意義上，他大部分時間是在做精神分析以外的事情。

教學分析師是這個領域中最有權力的成員。教學分析師是一群跟特定機構合作的分析師，這些被精心挑選出來的分析師得負責自己所屬機構的受訓者所有的督導和分析。美國精神分析學會對那些能夠被稱作教學分析師的人設了某些門檻：他們在結訓之後手上一定要有五位分析個案，並且至少要為其中三位寫個案報告。在精神分析的黃金年代，大多數的訓練機構都有很多分析師夠格成為教學分析師，但他們都沒有（或是還沒有）被選上。這可能是種強大的約定俗成的力量，因為教學分析師往往都要等到結訓後好幾年才會有機會被選上。由於害怕失去被選上的機會，分析師可能長達十年都不敢批評自己的前輩。

教學分析師比其他的分析師賺得多（在一九九〇年的研究中，相較於剛結訓的分析師十一萬兩千美元的年收入，教學分析師平均收入為十三萬九千美元）。他們會有穩定的個案，因為所有的受訓者都得接受分析和督導，而且這些受訓者要為自己接受分析的時數付費給這些教學分析師。教學分析師會負責地區性訓練機構，而這群人的遴選過程之神祕有某種「骷髏會」[10]的神祕感，讓成年的男女退化到跟小孩子一樣恐慌。「要選上教學分析師，」一名受訓者如此說，跟我們在談論理論時的情況相比，這個話題顯然更讓他激動，「他們必須要對你的個性特質雞蛋裡挑骨頭，而這整個過程都很神祕。就拿我們要服從他們的道德態度這件事來說吧！天曉得是誰在說你如何如何，又是在什麼脈絡情境下說的——我的意思是，他們綜合了那些從沙發上聽到的東西，這過程就是一整個詭異。」

精神分析的歷史是個分裂的歷史。分析機構的門派文化是出了名的，他們會為各種細瑣的小事猛烈爭吵。「他們全部都表現得好像他們從來沒有被分析過一樣。」在一項關於精神分析師社交生活的訪談中，某位分析師陰鬱地說。在這項一九九〇年的研究中，有超過兩成以上的受訪者抱怨機構裡的政治生態。（這項研究的作者指出抱怨者並非教學分析師。）一位受訪者怒氣沖沖地說：「從國家的層次來看，幾乎每一個美國做出的決定（他指的是「美國精神分析學會」做出的決定，例如允許不具醫師身分的人接受培訓）似乎都是錯的，不然就是時機不對；整合精神分析學界的機會都被浪費掉了，或是說他們允許這些機會從手中溜走；而在地區的層次上，到處都存在門戶之見。」⑩ 許多地區機構就在激烈的爭鬥後分崩離析。

為了一點瑣事死纏爛打的內部鬥爭必然與這些關係的奇特性質有關。大多數的受分析者在結束精神分析治療的情感劇碼、踏出分析師的辦公室之後，就再也不會見到他的分析師了。相比之下，分析師受訓者完成治療後就在委員會會議室那個熟悉的環境，按照想像中同等的地位加入他

10 譯註：「骷髏會」（Skull & Bones）又稱為「騎士團」（The order）、「三二二騎士團」（Order 322）或是「死亡兄弟會」（The Brotherhood of Death）等。骷髏會是在一八三二年由美國耶魯大學畢業生威廉·拉塞爾（William Russell）創立，由耶魯大學大四學生所組成的祕密菁英社團。許多骷髏會成員在美國擁有巨大的影響力，著名的人物包括美國第二十七、四十一、四十三屆總統，以及《時代》雜誌的創辦人亨利·盧斯（Henry Luce）。

們分析師的行列。會談室裡傾斜的權力關係突然變成同儕之間的關係。這種轉換非常難，而且有些人會說這種轉換其實從來沒有完成。小小的爭吵會變成憤怒的、忠誠的、相互競爭手足間的家庭劇碼。這種情況源自於會談室關係中的極大矛盾，他們產生情感依附的那種強烈的感覺違反了大多數人對於人與人之間親密關係的標準文化期望。

就連圍繞著這些關係的建築也十分不尋常。分析師有一間辦公室，通常會配合既有的建築重新調整，好讓抵達與離開的病人不會有機會看到彼此。通往臨床會談室的門特別厚重，就像音樂練習室的隔音門，不然就是會加裝成兩扇門，完全隔離外面的世界。會談室安靜地等待使用。我只遇過一位分析師，他的辦公室就像佛洛伊德的辦公室一樣擁有數量龐大的凌亂收藏，房間裡有一張蓋著平織地毯的沙發，周圍散落著各式古董。否則那通常擺的是一張相當素樸的分析用沙發，其實就是一張墊高頭枕的平底床，用皮革或斜紋粗花呢還有一些抽象藝術裝飾。這張沙發的頭枕上蓋著一張紙巾，每位病人離開後都會換新的。分析師會坐在沙發頭部位置的後方，一般是坐在舒適的黑色皮革旋轉椅上。在他正對面的是另一張椅子，通常跟他坐的那張一模一樣，是為了心理治療患者坐起來的時候所準備的。這些椅子是相同的，這樣患者就不會因為自己的椅子有哪裡不對而有被輕視或貶低的感覺。

在分析中，一位接受分析的病人會躺在沙發上，他從沙發上看不到分析師。分析師常說，當你不必看著病人的時候會比較容易進行治療。比較容易的原因是你不需要去觀察一些社交禮節；你可以搔背抓癢，就像某位分析師觀察到的那樣。還有一個比較容易的原因是，違背社交禮節才是分析。分析師對日常會話的常見話題通常保持沉默。他不會告訴受分析者那些分析師認識的人是怎樣的人。分析師不會談論他的家庭、他的工作，或是他自己。他不會依照一般對話中常見的延遲時間來回應病人的問題。通常，他講得非常少。他會等待，然後讓他們講多一點。如果他告訴他的病人他會休個假而得離開一陣子，然後病人會問他要去哪裡，他更有可能會問病人對他休假這件事有怎樣的想像，而不是透露自己會去的地方。這種在會談室中相當有用的習慣，有時候會悄悄蔓延到日常的社交對話，令人感到十分惱火。當一個分析師確實在跟一個人說話的時候，他很少把他對此人所知的一切，或是推論、猜想什麼的全盤托出。「你被教導在分析中永遠不要真的去說些什麼。」一名資深的分析師解釋道。

這是一個你為了幫助其他人而投身其中的職業。然而，它的治療模式是要求受分析者，也就是這個接受分析的人，要求其躺在沙發上，好讓他或她無法看到分析師，而「節制性」的要求進一步規定分析師不能自我揭露，不能談論她的家庭生活或她的感受。病患會在分析中被要求袒露他最私密的想法和情緒，這通常是一種需要回報的行為。分析師不只被期待不要自我揭露，她甚至也被期待不要用正常的情緒做回應。「當那個年輕人坐在沙發上，和我在一起的最初幾個小時中的某個時刻，他拿出一根香菸點燃了它，」一位著名的分析師在一篇關於精神分析技術的著名文章中寫下這段回憶，「我問他，當他決定點燃香菸時，他的感覺是什麼。他回答，在之前的分析中他知道他不能抽菸，而他現在覺得我也會禁止它。我立刻告訴他，這一刻我想做的只有去了解他在決定點燃香菸的時候，他內在的情緒、想法和感覺是什麼。」[11] 精神分析，是以關心之名，行刻意挫敗之實。「你在沙發上，」一位分析師解釋道，「就坐在我可愛的沙發上，盯著空白的牆和窗戶。我坐在這裡，然後你說一些事情。你不知道我是不是在打呵欠、皺眉，或是微笑，或者我臉上是否有什麼感興趣的滑稽表情。」

精神分析關係的結構是一種相當大的情感剝奪。在一個人傾吐痛苦故事的談話中，精神分析的關係不允許另一個聽者用他的表情、他的觸摸，甚至他的話語做出回應。精神分析的關係不允許他以同等的方式回報或回應。⑫同時，分析的關係容許受分析者很不尋常的自由度。在這種關係裡，他第一次被鼓勵說出任何（甚至是所有）進入他腦海的東西，而不必擔心會冒犯誰或會違反什麼社會道德。這樣的關係容許他說出一切，而且是待在一個被動的、從屬的、裸露的位置得以這麼做。受分析者的告解經驗和分析師的顧忌壓抑結合在一起，造成一種非常不平衡的關係。這種不平衡讓告解者，也就是這位病人感到極度的脆弱。而這個脆弱性造成的結果就是突然湧出的強烈情緒。

這種強烈情緒非比尋常，整個超出可以控制的程度。從第一次分析會談後的幾個月、幾週，甚至幾分鐘裡，病人就會對於他們的分析師和分析本身產生很強烈的感覺。這些感覺的性質可以廣泛而多樣：憎恨、愛、恐懼、憤怒，任何感覺都有可能。但不論是哪一種感覺，其強度都難以否認、顯而易見。住院醫師在醫院跟他們的分析師對到眼的時候會感覺非常不舒服。我在去美國精神醫學會開會的飛機上遇到了一名年輕女士，她緊張地擠出微笑說，這幾日來她實在感到十分心煩意亂，有很深的不安全感。她說她常常無緣無故哭泣，但以接受分析的第一年來說，這是可以預料的，而且她相信分析最終會有所幫助。年輕精神科醫師從同儕的報告中聽到的，就像我從某位住院醫師報告裡聽到的：住院醫師在與他的治療師會談時曾說過一些這樣那樣的話，並且說「他」（用一種和緩、虔敬的語氣來說這個代名詞）也說過這樣那樣的話。他們說起他們的分析師時會突然深深笨拙且面紅耳赤地尷尬起來，去當地機構參加分析師的演講時也會出乎意料地極度害羞。他們到分析師的辦公室並且在裡面大哭，因為這是她的辦公室。無論這些感覺來自何方，它們像鐵牙似地緊咬著受分析者不放，所以我們常會聽到人們聲稱他們的生活在接受分析的頭兩年陷入混亂，而且分析師成了他們生命中最重要的人。這些感覺的猛烈程度沒有辦法簡單歸因於這個文化對精神分析的期望。這些感覺太突然、太難以預料、太強烈。

就像我前面說過的，這種強烈程度在精神分析上的解釋是，那些感覺重新創造出那些導致移情的早期關係經驗。就像一名分析師所寫的，「移情精神官能症（transference neurosis）的概念中有個很重要而且受到長久肯認的層面（是）：它把分析過程定義為（一種）早年的致病性經驗及內在的病理性變動的重現。」[13]以移情研究的才華和精妙而出名的漢斯．婁沃繼續鬆動這種「移情只會喚起過去的感覺」的想法，而他和後來的分析師也確實闡明了移情的複雜性，他們認為移情中包含了受分析者與分析師的關係現況，以及受分析者對分析師的回應中所囊括的豐富經驗。但是這種關於移情的分析性討論往往忽略了更基本的（以及人類學式的）問題：為什麼這些感覺是如此非常、非常的強烈呢？

我猜想，分析關係本身的結構，尤其是其情感上的剝奪，就是引起受分析者強烈反應的原因。

這種反應的強度並非是由分析的內容所導致，每個受分析者對分析師的情感反應毫無疑問是受分析者個人經驗的歷史產物。但是，這種高度放大的情感強度可能是分析關係中特殊的溝通結構造成的後果：受分析者將自己靈魂的祕密告訴了一個不回答、沒有對等地回應，甚至連臉都看不見的人。在一個「正常」的關係中（也就是一個符合人際關係標準期望的關係），當一個人讓自己處在容易受到另一個人傷害的脆弱處境時，另一個人會讓自己也進入同樣脆弱的狀態，並講述自己苦難與掙扎的故事作為回應。在一個「正常」的關係中，一個人在表達愛或恨的時候會引發另一個人產生強度對稱的感覺，而不是一個冷靜的聲音詢問是如何覺得分析師可愛或可恨。在一個「正常」的關係中，你會看到你正在說話的這個人的臉，你會立刻讀到這個人的情緒反應。在分析關係中，這些正常的特徵都不存在，這讓這種關係顯得很不尋常。然而，受分析者經驗到的情緒力量可能源於人類關係中一個非常普遍的特徵，即情緒會強化我們的溝通。情緒幫助我們去理解他人。如果我跟你說我的腳很痛，你可能會聽我訴苦；但是如果我是痛苦地尖叫，你就會來幫我，或是逃走。⑭當一個人向另一個人敞開心胸，得到的回應卻不太「正常」，但也沒有明確地被拒絕（好比說你的愛人並沒有說不，但也許確實有一點不想聽），那麼某人的情緒能量可能會在他拚命嘗試傳達自己給對方的過程中上升。精神分析關係中的相互性相當地扭曲，這段關係中的一個人十分權威、冷淡而且節制，另一個人則是脆弱、充滿渴求而且赤裸。它是一種會讓病患感覺被逼到要尖叫的關係。這對精神分析很有用，因為當病患尖叫的時候，或者更確切地說，是因為感覺不到自己有被聽見而放大了自己的情緒的時候，分析師可以更清楚地看到這些情緒。

如果分析關係中的情感剝奪會迫使受分析者的感覺增強（就像溫室其實是在強迫花朵綻放那樣），那這也會消除分析師的一般情緒資源。「當你不看著某人時，同理就會做得更笨拙，它就更無法……」正在跟我交談的分析師停了下來，他困惑地看著我。「首先，我不了解同理，我也不覺得有任何人了解。關於同理充滿著神祕感，也充斥著胡亂編造的噱頭。但同理基本上就是以下的總和：你所接收到的訊息、你用某種方式來辨識他人，並且將他們的經歷與你的經歷進行比較，接著如何想像彼此處於類似的情況。但是當他們躺在沙發上，你看不到他們的臉。有人可能會安靜地哭起來而你卻不知道。精神分析給病人用言語表達的壓力，要把一切都變成話語。沙發的優點在於有些經驗你不會想要坐在椅子上講。當你是病患時，你可以看到分析師坐在那裡看著你。你會跟他說你對著肉塊[11]的照片自慰嗎？要說這件事並不容易。從分析師的角度，就某種意義上來說，這樣可以有更多的空間不去看某人的舉動，不去打擾他們。」與面對面的心理治療相比，精神分析可能讓病患更容易談論自己最尷尬的問題。同樣地，在天主教徒的懺悔中，懺悔的人在透露自己可恥的行為時，也不必看著他尊敬的人的眼睛。但是，儘管

11 譯註：肉塊（Meat Loaf），本名為麥可・李・艾德（Michael Lee Aday, 1947-），是美國知名的男歌手及演員。他在一九七七年的首張專輯《蝙蝠闖地獄》（Bat Out of Hell）締造了四千三百萬張的銷售紀錄，截至二〇二〇年十二月，《蝙蝠闖地獄》已經盤據在英國音樂排行榜前兩百名長達五百二十二週，這使它成為世界上所有音樂排行榜中停留時間最長的一張專輯。〈我願意為愛付出一切（但我不會那樣做）〉（I'd Do Anything for Love）一曲更讓他獲得葛萊美獎的殊榮。他是全球最暢銷的歌手之一，亦曾經參與超過五十部電視或電影的演出。

不必看別人的眼睛更容易懺悔，對你所懺悔的人來說，這麼做卻讓他更難理解你。正如哲學家約翰・希爾勒所說，當我們看著我們的狗的眼睛，我們會知道牠們是有意識的。我們的臉孔是在解讀情緒時不可或缺的工具，在精神分析中卻派不上用場。即使分析師面對病人坐著，這種不對稱的關係仍然存在。

對於把「與他人深談」當作職業的人來說，這些特殊的關係是什麼樣子的呢？儘管每位受分析者只有一位分析師，而且在某些方面、在某段時間，分析師是受分析者生命中最重要的人，他讓受分析者幻想且魂牽夢縈，也讓受分析者感到他具有惡夢般的可怕力量；然而，每位分析師平均有十八位病患。其中有些是精神分析的病患，分析師每週看他們四到五次；有些是心理治療病患。一般的通則是，治療越頻繁、技術越正統（越節制），患者的感覺就會越強烈。然而，即使是一週一次的心理治療，病患也可能會有很鮮明的感覺。不僅僅是每個患者會對治療師產生的強烈感覺，而且人們是基於痛苦來求助於心理治療和精神分析。他們將失落的悲慟和不幸傾倒在治療師的懷裡然後離去。

「對於分析師來說精神分析是什麼」這個問題的簡短答案是，分析師經常會說他們從來沒有根據它的需求做什麼調整。一位分析師解釋說：「我會用好奇心作為防衛。我試著去思考而不是去感覺，保護自己不被感覺淹沒。藉由了解更多關於個案的事情，我就可以好好處理自己對這個人明顯產生出的感覺。這樣做很有成效，因為它幫助我弄清楚到底發生了什麼事。但是這樣做也保護我避開那種痛苦——那種因為病患在你面前受苦你也因而不得不蒙受的痛苦。他們受著苦。

但是我並不真的認為分析師可以確實解決患者的痛苦。我想這是壓力的主要來源之一。這個壓力源不僅明顯，而且深切。它不會消失，精神分析師也永遠無法解決它。」然而，分析師在專業上通常存在巨大的壓力，使其否認情緒上的壓力，甚至否認與患者之間的情感聯繫。分析師被認為應該要用臨床的冷漠（clinical indifference）來對待他們的患者。任何依附的跡象可能都表明著患者的操弄或醫師的錯誤。至少直到目前為止，這都還是該領域的標準理論。不過最近分析師開始認為，分析師對受分析者的感覺不僅僅是「虛假」的感覺、與他人之間的關係的幻想，或是一種反移情的錯誤。（近幾年來，精神分析變得更不拘束，也更加開放。）美國精神分析學會最近的會議上有篇文章認為，分析師不應該透過稱其為「反移情」來擺脫他們對患者的愛，好像那只是個妄想而不是真實的情感。

這個問題比較長的答案是，分析師對受分析者的強烈感覺就跟受分析者對分析師的感覺一樣，糾結成一團。我深入訪談了許多分析師。我記得剛開始訪談時就很驚訝分析師居然會對自己患者達到的成就這麼興奮，他們的那種興奮就好像他們是患者的父母、老師還是情人一樣。某位分析師的病人是如此的出色和鼓舞人心，以至於他必須極力自我克制不去跟病人討論文學；另一位分析師的患者將會是她那個世代最偉大的作家；還有另一位分析師的患者非常勇敢，勇敢到分析師解釋那位病患的勇氣時幾乎要哭了。然而，這些分析師與受分析者實際互動的內容似乎都很平凡無奇。一位分析師解釋有個女性病患走出辦公室，毛衣掉在地毯上。他為她拾了起來——那件毛衣和他拾起它的事實，就讓他們談了三週。這麼做是有些道理在的。就像某人尖叫時，比他低聲說話時更可以清楚地聽出他的情緒風格（你會聽到更多的情緒），你可以在那一刻的縮影中看到很多東西。當這位分析師拾起毛衣，病人有沒有覺得他很有騎士風度呢？還是覺得他很有侵略性？是在調情嗎？有點唐突？但是，不僅僅是患者會有強烈的感覺。

一九八九年舊金山地震後，美國精神分析學會會刊《美國精神分析師》刊登了一篇愚蠢又無聊的文章。它用傳聞似的口吻，以相當長的篇幅解釋尖峰時刻的天搖地動摧毀了高速公路、建築物和橋樑之後，許多舊金山分析師擔心他們的病人有沒有出事。「如果你了解精神分析師，你就知道那不是一篇愚蠢的文章，」一名分析師跟我解釋，「那篇文章的亮點在於這裡有一大票精神分析師很驚訝地發現，原來自己非常關心他們的病患。你懂的，文章裡寫道：『我在我的辦公室裡聽到這個地震，然後我想，「噢，天哪，我的病人就住在房子倒掉的那條街上啊。」「噢，天哪，我希望我的病人一切都好。」』他們對於發現這件事感到**驚訝**。這就是我發現那篇文章如此驚人的地方。那是個跟我和我朋友不一樣世代的分析師。如果我的病人開車來看我的時候在高速公路上發生了事故，我會很擔心，因為我知道我有一種連結，跟病人之間有一種真實的關係，這種關係非常緊密。當你每週與某人見面四、五次，談論張力十足的議題長達二、三、四、六、七年……你和你的**妻子**都沒聊這麼多。在精神分析中，你會有很緊密的關係，而且它們確實相當私密。做分析是一件非常奇怪的工作。」

伊桑・巴斯這個人是一位年輕的分析師（以分析師的資歷來說很年輕；事實上他已經五十歲了），也是一名教學分析師，是個熱情、充滿活力的人，最初他是以謹慎而尊重的態度對待我這個有可能亂寫些有的沒的傢伙，但後來決定相信我。他不僅聰明，個性又單刀直入，所以是他任職的這家醫院中最討人喜歡，也是最讓人害怕的督導之一。他負責住院醫師主要的心理治療研討會，並在精神分析研究所任教。他有六名精神分析患者，其中一人每週還要接受四次心理治療（那個病人不是躺在沙發上而是面對分析師坐著），另一個人則是一週來三次。他是一位經驗豐富、受人尊敬且善於表達的分析師。他最常表達的一件事情是他描述為「從事這項工作時裸露的情感」，以及其令人精疲力竭的奇特性質。

「它跟心理治療不同，」他跟我說，「它的張力更強、更親密……我總是告訴我的患者或潛在患者，進行心理治療就像租片子回家看，而分析就像直接去電影院。它真的會造成更大的衝擊，而且它真的更……你懂的，電影院漆黑一片，你無法起身去洗手間，你是真的被它給包圍了，它會牢牢抓住你。接受心理治療的時候，星期二來過了，下次再來就是一個星期之後。你有七天的時間可以擺脫治療發生的一切。所以分析確實十分神妙，但是話說回來，對於分析師而言，分析的壓力比心理治療更大。這種治療方法本身也讓分析師感到心滿意足。但它的張力很強。」

在這種脈絡下，分析師經驗到的情感赤裸當然是矛盾的，因為受分析者對於分析師的冷靜沉著感到無從遮掩與防備。但這就是這種關係的奇特力量，分析師也會感到自己很赤裸，而且被看見了，即使患者看不見他。與分析師進行相互的情感交流時所遇到的巨大障礙，讓受分析者十分敏感地留意回應細節。這是分析師有時覺得很難進行心理治療的另一個原因，因為受分析者為了探查分析師的情緒指標，會仔細觀察他們的臉部表情。「你沒有辦法在分析中隱藏自己，」巴斯繼續說道，「我的意思是，病人會開始真的了解你這個人，如果你遇到有的沒的麻煩，或者，你知道的，你今天真的不想陷入悲傷的情緒，那麼還真是謝謝你噢，病人某種程度上來說——因為你是他們的情感發生作用的所在，他們會很清楚你哪個地方是『實』的、哪裡不是，他們會戳你最脆弱的地方。」

「我的第一個訓練個案非常非常困難。我做分析治療的那位非常聰明但嚴重失序，他並不打算成為典型的病人。他不打算成為我讀過的那種、我的老師知道的那種、老師們想教給我的那種病人，而我希望他成為那樣。我們經歷了一場艱苦的搏鬥，這對我們兩個人都不好，然後我當時的督導可能是所有我能為這個個案找到的潛在督導人選中最糟的一個，而我不知道哪裡有更好的人選。他這個個案啊，有時候真的需要我握住他的手。現在我再也不會去握他的手，這就跟我不會跟他上床一樣。我就是做不到。我仍然不認為我要去握住他的手，但現在我已經能夠應付這件事，已經能夠應付這種需求、這種飢渴、這種焦慮，但是那時的我不會應付這些。那個時候我真的不知道該怎麼做，我沒有足夠的能力或自信，知道自己有辦法找到一種方法來幫助有這種需求的他。所以這讓我感到焦慮，而我讓他感到焦慮，這真的非常困難。通往精神分析的涅槃之路並不是一條簡單的道路。」

當然，精神分析之路會迫使遵循這條道路的分析師，設法忘記已經學會的諸多人際互動上的基本期待。就在精神分析面對情感剝奪的受分析者之際，它也面對著分析師結合了全能感

（omnipotence）和某種永久缺席（perpetual absence）的特殊困境。分析師常常是受分析者生命中某段時間內最有存在感的人，受分析者的幻想圍繞著這個人打轉，這個人也是他腦袋裡評論自己行為舉止的小矮人。然而相對於外面的世界，同樣的一位分析師只是他受分析者一個無聲的影子。如果受分析者在分析過程中突破了他文思枯竭的狀況寫了一本精彩的小說，分析師不能高呼自己的勝利。如果受分析者變得傑出，或是變得富有，或是變成全國知名人物，分析師不能誇耀是他幫了受分析者一把。如果受分析者是一位有名的作家而且自殺了，幾年後有個傳記作者找到他的分析師，想要索取幾次分析會談的錄音帶，這名分析師判斷這是受分析者想要的，於是選擇把錄音帶交出去，那麼，他將會遭到同儕的責難。[15]我們大部分的人是依靠大眾的肯定來確認我們的成就。分析師很少如此。除了自己的病人，分析師的臨床工作對所有人來說都是私密的，而且病人處在情緒動盪之中，他們的判斷因而難以取信於人。分析師受僱於一位客戶是為了協助她有更好的發展，這名客戶會告訴他關於她的生活、喜愛他或恨他，但分析師不會在客戶未來的生活中扮演任何角色。孩子會透過捉迷藏和奪旗賽發展出他們的協調性和人際能力，精神分析也是同樣的道理，它就像一個大型的情緒沙箱，分析師和受分析者在這個沙箱的關係中遊戲，讓受分析者得以準備好面對現實生活。

「我的角色是成為夥伴，」貝斯說道，「在兒童會談室有個小孩拿到了玩具。他說，你站到那裡去。然後，他朝你射飛鏢。你是那個輸掉跳棋的人，那個老是挫敗的人。但是你負責掌管那件唯一確定的事，那個基本規則。我在某些方面負責，在其他方面則是個受雇者，是那個被給予腳本的人，或者是那個被要求站到那裡去的人。」

「我的意思是，你嘗試創造一個能夠讓某些人使用的空間，在那個空間他們能夠自由進入他們需要進入的任何地方。我認為它像是某種燈光秀。我覺得移情就是出於某種東西的演出。它就像是病人進來然後你跟他說，『告訴我關於這題的答案吧，當您還是個孩子的時候發生了什麼事至今仍然困擾著您無法結婚，或是毀了您的愛情生活？』而這就像他們說，『我沒有辦法講這件事，但是讓我呈現給你看。』」

聽分析師談論他們的病人非常精彩，而且常令人感動，因為他們是如此明顯地被捲進了病人的生命，而且他們理想化病人的程度就跟他們被病人理想化的程度一樣。但是分析師這個角色有意思之處，在於分析師從不會在會談室外見到他們的病人——分析師知曉病人的一切，除了他在正常人際關係中的樣子——而分析對分析師來說就是個工作。這是他們賺錢的方式，而且它是一個困難的工作，對多數人的生命來說，改變是緩慢而勉強的。

無疑可以確定的是，分析師的工作也幫助他處理自己每天的挫折。「天曉得，我們大部分人做的工作都沒有辦法自由地表達自己，不管我們是在鏟煤或是在做精神分析都一樣。」巴斯曾這麼說，「這就是為什麼我們把它叫作工作——就像任何一種事情一樣，你起初只知道要怎麼做，然後你做了幾次，你做得很好，然後你做更多，你就會變得更厲害。而且啊，你可能會和上一位病人坐在那度過失望或不愉快的一個小時，然而這一小時裡所發生的仍會有它自己的邏輯和它自己的意義，足以吸引你某種程度上忘記其他事情。」儘管如此，分析就是一種這樣的工作：這工作要求某個受分析者看在錢的份上流露感覺，分析師在分析中會感覺到自己與他產生緊密而誠實的關係，但分析師也相信這個人不會告訴他真相，因為這個人就是做不到。

「你每天都沉浸在感覺裡，」巴斯繼續說道，「而且在那個當下你不可能將它分離出來。我的意思是，當你在處理一件悲傷的事情，當你也許發現自己正在哭泣，你沒有辦法區分這個悲傷是病人所經驗到的，還是你內在的悲傷所引發出來的（你內在的悲傷是病人能夠誘發你悲傷方式的來源）。你感受到悲傷的方式是喚起、觸動你自身的悲傷。但同時你也在工作，你在做你該做的事。你正在思考這一點，你正在介入那一點，你正在想自己如何回應這個病人。因此，這令人有些安慰。就像你去上班，進到辦公室，人們對你打招呼，他們認出你是誰，無論這裡之前發生了什麼，你知道這滿正常的。好吧，當你正在分析的狀態裡運作，而且運作得很好的時候，這會產生有益的作用。但是這很複雜，因為你是透過情緒、透過被觸動以及透過和他人變得親密來運作。而且呢，精神分析的信條之一是人們不會告訴你真相。他們基於某個原因告訴你一些事，而且他們是以特殊的方式告訴你。」

這種關係打破了大多數美國人對於「合宜的關係」的觀念：友誼與生意要分開、對等帶來親密、信任與誠實相伴相生。這就是人們指出精神分析師有道德虛無主義（amoralism）的其中一些原因：這些人碎唸僱用一個朋友就像租借一個妓女一樣。分析師通常會敏銳地意識到這種關係的奇怪之處。當然，分析師的病人會堅持與他們對峙，因為分析師會令人惱怒地拒絕透露度假的地點，或拒絕透露他們是否已婚。但是，分析師也在掙扎是否要掙脫「節制性」的約束——在公開場合說出病人名字、在病人哭泣時碰觸他們的肩膀，或是和他們一同比拚智力的欲望。「他是多麼的聰明又有創造性，」一位分析師遺憾地談論他的病人，「我真的得努力不要投入太多的心思在那個層次，這真的太有趣了。」這種掙扎本身對分析師而言變得十分重要，因為它是完成精神分析工作的「現場」。

彌爾頓．斯派是位優雅的人，聲音柔和，儘管他明顯謹慎而內斂，還是擔心自己被別人認為穿著過於俗氣花俏、想法過於直率、作品過於多產，而無法在當地機構裡擔任教學分析師。他有著細心周到、容易擔憂的詹姆斯式警覺[12]。作為一名督導，他相當受到喜愛和歡迎，並且有十一位接受精神分析的患者，這個數字以他所在的區域來說非常高，而這裡大多數的分析師都沒有充分的實作。跟許多年輕治療師一樣，他也是用自己的經驗解釋別人的經驗，但是他對於這個過程的描述則比較像多數的分析師，甚至比他們更細緻：「我確實發現，作為一位分析師對每個病人的經驗是不同的，因為無論是有意還是無意，我認為我在做的就是一下子把某某人的天性或是他的性格特徵整合起來，並且同時——這裡用個法文的術語——去破壞它（do violence to it）。這並不是要造成某個人的痛苦，而是要創造出一次有用的碰撞。這種碰撞要足以提供某種互補性，讓這個人在碰撞當下同時檢視自己正在做些什麼，但是我也必須夠適應這個人的天性，好讓我進入其中，了解他們正在經驗些什麼。」

因此，斯派理解到自己正以兩種方式在工作。他試圖從內在了解受分析者的經驗，就像他自己說的：「我要做的第一件事就是試著聽出別人在描述一件事情時，他內心的感覺是什麼，就像我用我自己感覺它們；而且我總是在試著了解我感覺到了什麼。」斯派還對他所謂的「無意識」（the unconscious）進行評論，他說病人自身的經驗被框限、被防衛阻擋在外，或是沒有充分地被經驗到，是因為壓抑或衝突。這種情況下，他是站在外面向內看。他正在「施加暴力」（doing violence）：「當我在聽的時候，我會開始思考更多有關無意識的部分，那些他們可能沒有察覺到的，那些在他們意識層次的經驗中可能防衛著的其他事物。好比有人說到『對於遲到我很抱歉』，然後我就在想，『其實你並沒有對遲到感到抱歉吧，你常常在遲到啊。你可能會在某種程度上感到後悔是因為你覺得自己可能在傷害我或侮辱我，但我們都知道你想傷害我，只是你對自己的這種願望有很強烈的自我批判。』我可能真的會在某個特殊的時刻對某人說這種話。如果我真的知道那是事實的話。」

當我們對於了解自己的動機感到尷尬的時候，通常就無法意識到自己的動機；分析師的工作就是指出這些。這就是為什麼斯派把詮釋（interpretation）描述為「施加暴力」。未經證實的詮釋帶來的高昂代價是極端的痛苦，而且就算佛洛伊德曾說過「犯下錯誤，提供給患者錯誤的解釋，並

12 譯註：詹姆斯式警覺（Jamesian alertness）中的詹姆斯指的應該是美國著名的小說家亨利・詹姆斯（Henry James）。詹姆斯被認為是相當偉大的英文小說家。他出身於紐約的上層知識分子家庭，長大後長期旅居歐洲，對十九世紀末美國和歐洲上流階級的生活有細緻入微的觀察，因此這些人和故事也成為小說裡常見的角色題材。這些角色中，有不少人會呈現上流社會的焦慮——對社會階層被翻轉、對於國家被移民者入侵、以及對於自己國家的文化受到侵蝕的焦慮等等。作者此處之「詹姆斯式警覺」可能指的是一種上層階級對於思想和文化上的敏感和焦慮特質。

且將之視為可能發生的事實——如果這只是偶爾發生的話，那就不至於造成損害」。但是他也說過，「錯誤一旦犯下就無法糾正。」[16]然而我們不可能知道哪一種詮釋是正確的，或者我們也不可能知道，在所有可能的時機裡，這是不是一個適合做出詮釋的時機。近年來，分析師開始主張，比起正確理解，誤解的當下才為患者提供了認識自己的最大機會。而這也是斯派的觀點。

「病人與分析師之間的這些小互動，這些微不足道的變化，變得至關重要。」他回應道，「我越來越能看見那些時刻與『反移情-移情的僵局』有關，在這種情況下，你是以一種特定的方式聆聽，然而某個程度上你並沒有真正地理解。你正在聽，但是你沒有理解它。然後可能突然發生某件事，使你能夠在這個移情之中看見自己對於這個人來說是什麼人、你的感覺像是什麼、你自己做了什麼阻礙你們彼此相互了解，以及，他們如何阻止你這麼做。這並不是說只要讓病人知道你的這些覺察就可以像摩西分海一樣，病人馬上就會聽進去然後困難瞬間解決。但是有時候他們確實做得到，而且有時候他們會帶給你一個全新的工作模式。」

「我覺得我對技術的了解越來越少，而且我也越來越不相信技術。我真的相信技術應該是每位分析師和每位患者共同發現的東西——當然，要用我能夠清楚闡明的原則來引導這樣的技術，而且它們得是重要的原則。這並不是一個毫無章法的過程[17]。但是當你讀到人們寫的那些『技術的抽象原則』的時候，你會覺得它們很蠢。我的意思是，我想我現在更加精熟於理解如何個別與每個人工作。」

對於專業治療師而言，治療的難題在於一方面需要辨識和想像患者最內在的特質，試圖了解是什麼造就了他們的個性、什麼賦予了他們獨特性，並且需要與他們一起感受他們的感受；另一方面需要退一步，先不去辨識，並透過與他人的比較去理解——去思索患者的自卑感是否確實如查爾斯・布倫納在《精神分析基礎教科書》裡所提出的，可能源於某種形式的自我攻擊。⑱精神分析師擔心模式識別（pattern-identifying）會干擾他們與患者之間的互動關係。就像斯派一樣，他們通常會談論如何抑制那種想要抽離地思考病人的誘惑——它確實是個誘惑，它是一種想要去分析病人的誘惑。

斯派繼續說：「現在我聆聽病人的方式跟以前很不一樣。我發現我現在不那麼依賴整合陳述了。[13] 我幾乎是試圖解構整合陳述。我再也不喜歡那樣思考了。我的意思是，我會做整合陳述，但我更震驚於它是如何阻礙了我聆聽病人。一個整合陳述可能會像這樣：一個男人害怕被母親以某種方式閹割，出於這種恐懼，他認同了她，而且以某種方式成為了她，他有一個潛在的願望，就是希望父親能夠保護他免受母親的傷害等等，諸如此類。我不會說現在我不是像這樣子形成對一個人的印象，那種對於每個人的動力式理解，但是我不覺得它們像以前一樣在我的心中占有這麼多分量。」

當然，這種自負就跟專業攝影師在討論沒受過攝影訓練的人的見識時一樣。斯派之所以能夠隨意地放棄整合陳述，只是因為對他來說，建構整合陳述的技藝根本是個不需要思考的反射動

13 譯註：關於「整合陳述」可參見第一章。

作。但是這種自負透露了一些訊息。那就是，分析師極為關注自己「根本不可能通盤理解」的這件事。他們努力地去理解一切，努力地去意識到所有行為和願望的涵義，儘管他們也同時深信，想要完全理解注定是不可能的。有人可能將其稱為人類認識（human knowing）的悖論：我們對某人的了解越多，就越會理解到我們可以了解他的部分有多麼地少。經驗豐富的分析師將自己捲入這個悖論的矛盾之中。用斯派的話來說：「沒有人能做到無憶無欲地聆聽。我想說的是，這是一個多麼可怕的想法啊。這個領域的人怎麼能相信自己的無意識並宣稱任何人都做得到？」分析師通常將重點放在做治療的難度。他們跟其他領域的專家不一樣，就像佛洛伊德最有名的個案「朵拉」[14][19]，他們會發表治療**無效**的案例報告。他們討論並且寫下這樣的概念：我們既不可能完全理解他人，也不可能不透過自我（the self）的濾鏡去聆聽他人。他們教導我們必須接受不確定性，以及必須放棄對於正確無誤的需求。

從這樣的挫敗感中浮現的是一種強大的感受力：令人欽佩的不是以某種方式做出的**表現**——分析師通常對患者不那麼符合常規的行為相當寬容——而是盡可能誠實地**理解**自己的行為，即使這是個不可能的任務。我們有堅定的道德承諾，就是試著藉由對這個清理內在的過程的不足、笨拙、不舒服，還有不誠實，來清楚地看見自己。精神分析師當然有屬於個人的道德準則，他們憎惡謀殺、撒謊、貪汙等等。但是這些道德立場並非精神分析所獨有。精神分析獨特的道德本質涉及了對自我理解過程的承諾。

「他們有在嘗試面對真實的自己嗎？」斯派繼續說道：「我之所以非常強調**嘗試**，是因為撒謊的人太多了。若是有人能夠談論撒謊、談論他們對自己及所愛的人撒謊，然後進一步深入探究，並在理解它之後改變它，那會是一件非常美妙的事情。而且我認為，這和人們想要克服痛苦有關。有人會把它稱之為承擔責任。我認為在這樣的行動中還存在其他有價值的東西，那就是讓人有辦法深入自己並且研究內在情感的某種柔韌。這樣的人可以用一種非常豐富的方式觀看並使用自己內在世界的地圖。因此，如果他們決定從事有不同風險的新工作，為了要知道自己的感覺，他們會檢視自己內在那些雄心勃勃或自以為是的部分，或者自覺創造力不足的部分，以及那些自我毀滅的部分。所以，這些是什麼？它們是某種勇氣。還有一件事，我覺得一個人重要的價值也在於他承受情感、承受強烈情緒的能力。愛、激情、痛苦。孤獨、親密、殘忍、興奮。你懂的。這全部的一切。去體驗它們，去享受它們。去承擔它們。」

菲利普．里夫了解到精神分析整個領域都寄託在一個天真的、崇高的希望上。嚴格來說，學會理解、學會體驗自身的感受，或多或少就是斯派所謂的「承擔它們」(bearing them)，沒有理由讓我們變得更好。「佛洛伊德並沒有解釋為什麼堅定的誠實得以抑制堅定的邪惡。」[20] 里夫指出，沒有人可以保證，只要人們不去壓抑他們自己的黑暗深處，對於其深處有更深刻覺察的人就會採取更公正或關愛的行動。也許精神官能症實際上真的阻止了患者做那些下流粗鄙行為的衝

14 譯註：朵拉是一位女孩，她八歲時開始出現精神官能症的症狀、十二歲出現偏頭痛、十六歲出現呼吸系統問題，在十八歲時（一九〇〇年末）接受佛洛伊德治療三個月，佛洛伊德於一九〇一年完成案例書寫，並於一九〇五年出版。

動。[15]畢竟，佛洛伊德對我們的無意識所說的大部分內容都令人擔憂。假如他是對的，那麼在我們那充滿仇恨和殷切渴求的暗黑鍋爐中就存在著某些欲望，這些欲望使人們不會對他人懷有善意。但精神分析的實作過程就像是在說，知識（以及分析師的照顧）會帶來善，起碼對那些因為鬱鬱不樂而接受治療的人是如此。里夫低估了分析師把「嘗試求真」視作一種倫理立場的程度。分析師似乎確實想要打從心底相信，只要你了解並接納自己，你就會對其他人充滿了愛。跟隨著漢娜・鄂蘭的腳步，他們想要假設那些學會思考和感受的人不會為惡。

一位資深分析師曾對我說（我在一次公開會議上聽過他為一位聲名狼藉的分析師辯護，理由是雖然她的舉動太過天真而且造成了災難性的後果，但她的立意良善）：「精神分析可以幫助人們，但它的真相並不討人喜歡。你會對於一個人容易犯錯的特性，以及他試圖透過幻想來保護自己的一貫方式有所理解。在接納自己的過程中，人們放棄了一個人可以成為任何事物或者會有一個理想化的父母角色來打理一切的浮誇幻想。你放棄了那種人們為了過得下去的日常的不誠實。積極的一面是你可以獨自承擔責任，你可以自立自強，你可以接受配偶的失敗、你的工作的失敗和你的能力不足，並找到一種為自己創造成就感的方法。精神分析的經驗可以使你面對自己的不誠實，也就是那種讓大家能夠過得下去的日常的不誠實。」

精神分析強烈地表現了現代人對真實性（authenticity）的信念。如果我們能夠理解「真正的我」是誰，我們終將能夠成為我們自己。我們將可以認識到我們如何以「他人」存在、這個「他人」如何創造了我們；我們將可以認識到我們之所以獨一無二，是因為那些「他人」的特性既是一種映照，也是一種變形。我們的獨特性部分在於我們的侷限性。不欺騙自己這種侷限性的存在而活著就是在做我們自己——而且是自由的自己。這種透過自我發現而獲得拯救的信念是精神分析真正的特色，而里夫指出了這個主張的弱點。里夫是正確的。在這個自我中心和自我毀滅的世紀末，聲稱知識（尤其是對自己的認識）必將帶來良善的說法似乎過於天真。

但是，精神分析還體現了里夫沒有真正理解的、更古老且更宗教性的推進力，這種動力貫穿了精神分析的實作，體現在分析師回應患者的方式、分析師評價彼此的方式，以及他們看待自己在這世界中行動的方式。佛洛伊德在給卡爾．榮格的一封信中指出，精神分析是透過愛來治療病人。哲學家和分析師強納森．李爾在名為《愛及其在自然中的地位》的書中提出了這個主題。在李爾的眼中，愛的確意味著有智慧的撫育。他認為這種撫育體現在一項精神分析的基本許諾之中：為了使治療具有治療性，分析師必須在跟患者的互動中投入情感，而且必須（在一定程度上）對患者產生同理和同情，然後在此過程中，患者可能得以成長為一個身心更完整健全的人，具有發展得更成熟的內在責任感和自由感。分析師相信，對他人的尊重和愛會隨著對自己的尊重和愛的增長而增長，並且相信對自己的尊重和愛可以由關懷照顧他人的分析師撫育出來。從分析師談

15 譯註：在精神分析中，精神官能症患者被認為運作著某些不適當的防衛機轉，常見的例子之一是去潛抑無意識中的衝動。所以這裡的意思是，也許覺察無意識可以帶來好的行動，但是也許沒有覺察而壓抑住衝動，某種程度上也是一件好事（阻止了壞的行動）。

論他們病人的方式就可以說明，他們視自己為睿智的導師或父母。他們顯然很關心他們的病人，而且是深切地在乎。除了「愛」，沒有其他詞彙能夠完全捕捉到分析師與患者之間情感聯繫的基調（不過儘管有愛，也不一定意味沒有其他的感覺）。沒有其他詞彙可以抓住這種「分析師想像自己能夠幫助患者『成為』自己」的基調。正如李爾所說，在精神分析中，「個體的創造和對個人的關懷是同一件事。」㉑

這個主張其實也有其過於天真的部分，但這種天真有著跟人類信仰一樣古老的歷史。實際上，當代精神分析有某種程度基督信仰般的感覺，儘管大多數精神分析師可能會對這種描述感到吃驚。他們很少用這麼赤裸的話語陳述自己對病患的愛，以致這種比較相當引人注目。儘管如此，基督教傳統中表現出的愛，跟分析師對病患的關愛方式，並沒有太大的不同。我們必須將精神分析的信條——自我認識和真實性是好的，而且會幫助我們變得更好——理解為一種信念，即愛會讓我們充滿愛，當我們有愛，我們就會信任他人並保護他們。我們成為好朋友、好公民，成為一個好的、完整的人。越來越多的精神分析師在其著作和論述中，強調分析師對病患的愛和接納有其必要性及力量。他們很快就證明了他們所指的那種愛並不是肉體的，也不是占有的。他們似乎是指一種信念，這種信念相信他人具有向善的能力，有時會用以下的詞彙來表達：神聖之愛（*agape*）、兄弟之愛、對另一個人的無私之愛、上帝對人類之愛。這就是偉大的老師埃爾文・塞姆拉德談到「愛病人」時所指的那種愛。他說：「最重要的事物、創造改變的事物、我們精神科醫師在處理的事物，就是愛與人性。」㉒一位分析師向我解釋，她無法接受治療戰爭罪犯，也不能接受治療任何她無法以某種方式去愛的人。這是一種普遍的觀點，儘管它更常直接展現在治療實作之中，而不是被表達為某種原則。多數分析師確實表現得好像他們愛他們的病人。在這種感知方式之下有一個最低程度的信念，就是如果一個不幸福的人，他接受的撫育、指導和接納，如同有個睿智父母關愛、撫育、指導和接納的孩子，他就會成長茁壯，成為一個像樣的人。至少有一種信念的承諾，即這種愛是使那個不幸福的人變成善良、可以信任他人的人所必須的，縱使對戰爭罪犯和社會病態者來說，光是這樣可能遠遠不夠。我相信正是這種觀點促使我的導師建議我去讀《玻璃珠遊戲：魯迪大師》這本書。正如同書中的主角約瑟夫・克內希特是在愛著那些他所管理的人的情況下進行他的工作，接受精神分析的病患也是在分析師的愛中開展自我探索的歷程。在精神分析的框架中，服務就是愛，愛就是接納他人並撫育他們，讓他們健康、聰慧地成長。「這本書是一種詮釋，就這點來說，它是一個愛的行動。」李爾寫道。

前面我所引用的那位資深分析師繼續說道：「我喜歡這個偉大的大胖子禪宗和尚在十世紀時的畫像。他手裡拿著一把蝦，臉上掛著如此優雅的笑容，顯然對於手裡拿著那些蝦子感到極大的喜悅。我喜歡那張畫像。它表現出一種意象，呈現出我對於『一個人需要對自己做些什麼』的看法；在這意象中，你可以用一種充滿愛與接納的方式握住自己的手，並稍稍地擁抱自己。」如果科學家的道德權威來自於他獲得的知識，那麼分析師的道德權威就來自於他給予的愛。

5

分裂從何而來

Where the Split Came From

這種分裂的意識在過去是怎麼產生的？二十世紀精神醫學的故事是，精神分析由歐洲輸入美國，而當時處理精神疾病的方式基本上就是拘禁。精神分析迅速變得深植人心，它被視為是解釋精神疾病的理論，也是治癒精神疾病的治療方法。如同大多數單一解法的治療方式，它給了過多的承諾。當新的精神藥物治療與理論出現，並成功治療精神分析無法治療的疾病時，新的精神醫學科學宣稱贏得意識形態的戰爭，並取代了先前的對手。對新的追隨者而言，精神分析是江湖術士的伎倆，而精神疾病其實是腦部的失能。精神分析師以同樣的方式做出回應。實務上，在一九八〇年代，更生物醫學與更精神動力式的方式，以一位資深臨床醫師所說的「快樂的多元主義」安身立命。接著，經濟趨勢改變了。當管理式照護公司開始接管保險給付，精神藥物與精神分析的意識形態張力看起來像是呈現了不同的選擇，而精神藥物的方式似乎比較便宜，也跟其他醫學領域比較像。相較於這些經濟力量，意識形態的張力看來像是家人間的爭吵。但它們聯合起來，用一種幾乎是無法抵擋的力道把精神動力的方式推出精神醫學之外。

從病患的觀點而言，這是個錯誤。無論精神疾病的原因是什麼，實際上看來證據十分清楚，精神藥物結合心理治療對大多數的精神科問題提供了最有效的治療。美國精神醫學會近來開始發布所謂的「治療指引」。其目標是說明適當的治療標準，這些標準可代表對特定疾病的「該領域專家關於當前科學知識與合理臨床實作之共識」。指引中，有關各種疾病的心理治療絕大部分都有研究支持，而且是心理治療對該疾病患者治療結果的謹慎研究；而該指引絕大部分內容指出，合併使用心理治療與精神藥物可提供最佳的治療。① 此領域最廣為使用的指引直言「在治療重鬱症上，心理治療結合抗憂鬱劑比單用任何一者更有效」、「（對於躁鬱患者而言）心理治療結合抗躁藥物，例如鋰鹽，比單用任何一者更有效」、「在治療思覺失調症患者上，抗精神病藥物不如藥物結合心理社會介入時有效」。②

這在直覺上很合理。人們可以相當方便地把精神疾病分成三類：腦部引起、疾病的器質性很明顯的一類，諸如（舉例）思覺失調症、重鬱症、躁鬱症，以及強迫症；學習與生理脆弱性似乎同樣重要的一類，諸如恐慌症，人格障礙症也有可能放在這類；那些或許可把學習算作主因的一類，諸如飲食障礙症，可能還有創傷障礙症。（我要先指出，這個分類充滿爭議，僅僅是為了說明罷了。）最具器質性的那些，大部分可能就像其他一般科別的問題：你具備該疾病的誘發因子，如果誘發因子很強，就算在良好環境中仍有可能生病，但如果誘發因子比較弱，則就只有在充滿壓力的環境下才會生病。不當養育在此的確會扮演一定的角色，但貧窮、雙親的疾病，甚或氣質過動的小孩卻有位氣質高度緊張的母親，也都是如此。重點在於，學習在罹患大多數的精神疾病過程中有其重要性。在能夠與精神疾病共存的過程中，學習確實很重要。心理治療在根本上是一種學習的過程。在心理治療中，病患學習如何用言語描述並理解自身的難處。教導病患如何理解自己的情緒世界（自己如何對他人進行解讀並做出反應，以及他人如何對自己進行解讀並做出反應）可能得以幫助病患更有效地應對，尤其是當病患開始以藥物調節自身情緒的時候。

確實有頗多研究支持這項觀點。當前已有許多針對心理治療的研究。有些聚焦於那些為憂鬱症所苦的病患，其他則聚焦於暴食症、躁鬱症、思覺失調症、社交畏懼症、邊緣型人格障礙症之類，各式各樣的問題。[3]這些研究已反覆總結指出，各種類型的心理治療皆有助於減輕病患的症狀、感到更加有效（effective）、在醫院外面待得更久，且工作上表現得更具生產力。就像那些藥物研究，這是一項統計學上的宣稱。壞的治療可以讓事情變得更糟。儘管如此，研究反覆顯示，平均而言，心理治療對非常嚴重以及有點鬱鬱寡歡的患者都有幫助。例如，一項受到大量引用的三年追蹤研究顯示，在一百二十八位接受心理治療及藥物治療的憂鬱患者中，無論是否用藥，單用心理治療就會顯著延長復發的間隔時間（最佳結果出現於兩者合併使用時）。[4]一項一九九四年的研究指出，在心理治療結束時，接受治療的患者平均比百分之八十未接受治療的患者狀況更好。[5]

然而在本質上，心理治療的研究並不像大部分的藥物研究那麼嚴謹。研究參數要嚴謹到足以產生可供檢驗的結果，研究中的心理治療的情況往往已經和真實的世界相距甚遠。[6]在研究的情境下，治療師通常是以高度特定的操作指南，針對具有一種主訴（且只有一種可供診斷之主訴）

的患者進行治療。但大多數的病患去看治療師不是因為他們有睡眠困難;他們去看治療師是因為他們感到絕望。如果病患在連續六個月每週一次的心理治療後感覺變得比較好,你很難確切地說治療師做了什麼,因為沒人確切地知道治療為何有用(這點在藥物治療上也是如此,但心理治療的不確定性更加發散)。結果是,美國國家精神衛生研究院「成效測量計畫」的一份報告指出,在一九九五年,「儘管此領域有上百個研究,我們對於各種形式心理治療帶來的改變所做出的確切陳述仍舊很少。」⑦最具說服力的成效對照研究,事實上是對病情重到得住院的患者做的那些,因為有個簡單明瞭的測量指標能區分實驗組與控制組——也就是病患當住院病人當了幾天。在病情沒重到需要住院的個案身上較難評估心理治療帶來的影響。待在婚姻或工作中是證明了心理治療的價值,還是證明它根本一文不值?對於那些聚焦於「理性化」醫療(也就是把特定結果與特定的介入處置綁在一起)的人來說,心理治療的研究似乎本質上就是模糊不清的。

有一項方法可以不用擔心改變程度的客觀參數,就是去問非常多曾經接受心理治療的人對這個經驗的看法。一九九五年,《消費者報告》報導了一項針對訂戶的調查,這是精神健康照護史上規模最大的調查,約有兩千九百名訂戶回應曾接受精神健康專業人士(大多是精神科醫師或心理師)的心理治療。「多數人有所進展,朝著解決導致自己得尋求治療的問題的方向邁進,」報導寫道,「幾乎所有人都說生活變得更可以掌握。這在我們詢問的所有狀況都成立,就算在起初感到最糟的人身上也一樣。」⑧事實上,一開始感覺最糟的人進展最大。⑨

更有甚者,《消費者報告》的調查很明確地指出治療的時間長短:持續治療越久,個案改善越多。《消費者報告》的這項調查中顯然沒有控制組，但它確實基於真實世界的情況，也的確告訴我們某些重要的事：大多數選擇向心理治療師尋求諮商的人都覺得自己從治療中獲益，而且進行治療越久，他們對治療的感受就越好。資料顯示，一年的治療「可能非常值得」，「持續治療超過兩年者，是全體受訪者中回報成效最好的一群」。⑩許多近期的研究支持「長期治療傾向帶來更好的結果」這項說法，尤其當精神科病況為慢性（如某些憂鬱症患者），或當病患受過創傷或難以與治療師維持穩定關係的時候（如邊緣型人格障礙症，這是最引人注目的一種人格疾患）。⑪一九九二年有一項特別大型的研究，對象是超過六百五十位接受動力取向心理治療（包括精神分析治療）的德國病患。這些病患在治療過程中顯著地減少其藥物使用。他們的就診次數降低了三分之一，無法工作天數降低四成，住院天數降低三分之二。這些降低的數字在治療結束後仍持續兩年以上，而且治療持續的時間越久就越成功。⑫

《消費者報告》的調查也提出了結論：精神健康專業人士在心理治療上的訓練程度會帶來不同的結果。有些回應者是向他們的家庭醫師尋求幫助。他們往往有所進展，但向精神健康專家尋求協助的那些人進展更多。無論看的是精神科醫師、心理師或社工師，回應者都覺得相當滿意。看過婚姻諮商與家庭諮商之後比較不太覺得自己有得到什麼幫助。婚姻與家庭諮商師取得碩士學位的時間通常比社工師來得短，而且他們接受督導的臨床經驗是一年而非兩年。這項證據並不是在說精神科醫師做的治療比心理師和社工師做的更好。它顯示的是，心理治療非常有幫助，應該與精神藥物並行，以及若某人在治療嚴重的精神疾病，心理治療應該是一個她要理解並且可以使用的工具。然而，若病患正在使用藥物，由精神科醫師來進行心理治療可能降低整體花費，因為保險公司不需要為藥物門診與心理治療門診分別收費。

然而，《消費者報告》的研究飽受批評，尤其是批評它的選擇偏誤（selection bias）。批評者問道，誰會回覆這類調查？可以確定的是，回覆的就是那些從心理治療中受益並會想要為之辯護的人，而且可以確定的是，那些接受心理治療最久的人，會是最投入心理治療目標的人。⑬這些疑問也為「訓練程度帶來不同結果」的說法蒙上一層陰影。

事實上，評估心理治療最重要的問題在於，如今心理治療師可以透過培訓然後執行的心理治療種類繁多。動力取向心理治療當然是聚焦於阻礙成年人行為的無意識衝突與防衛機轉。這是一種與精神分析密切相關，也是精神科住院醫師在接受心理治療培訓時訓練最周全的一種（雖然住院醫師會接觸到各式各樣的心理治療）。「人際」治療衍生自動力取向心理治療，並特別聚焦於當下與他人的關係和溝通。「認知行為」治療幫助病患辨認並打斷扭曲（與負面）的思考模式。「行為」治療處理特定行為，並試圖以更有助益的行為取代有害的行為。「家族」治療把整個家族視為一個單位來治療，而非把焦點放在其中一位成員並將其視為案主。

在真實世界中，人們帶著一籮筐的主訴進入心理治療，而非某一種特定的症狀，治療師通常使用這些不同方法的組合來治療它們。確實，當我觀察到精神科醫師學習不同的治療並運用其技巧，身為一位人類學家，對我而言似乎大多數心理治療的相似處比相異處更多，而無法從一種重點轉換到另一種重點的臨床醫師可能是個差勁的臨床醫師。《消費者報告》的研究也顯然支持所謂的「渡渡鳥假說」，就是假設治療師與病人的約診次數相同，沒有證據能夠證明某一種心理治療比另一種心理治療更好。[14]（在《愛麗絲夢遊仙境》中，渡渡鳥是賽跑的裁判，並宣布「每個人都贏了，而且所有人都一定要得獎！」）

然而，在理性化及定額分配制的醫療新世界中，這種說法似乎令人無法忍受地模糊。對於怎樣才算夠長的治療試驗時間、治療的類型，或是該由誰來做治療，這些說法沒有為任何人提供指引。正如在「照護品質」這個新領域的一位研究者對我指明的，「無論如何，關於心理治療長久以來的假設——各種形式的心理治療都能幫助病患，以及時間總是越長越好——在當代健康照護的資源分配過程中是行不通的。你無法用像那樣的廣泛主張來反駁管理式照護。你必須指出聚焦的區域，在該區域中，心理治療有明確的角色，並且以特定的群體、清楚的治療過程、明確的成效、可靠的時程，把這個角色框定起來。」但是，他繼續說，許多精神科醫師抗拒這種零散的方式，而全面的抗拒使得管理式照護全面的費用削減得以延續。

有些研究確實指出，在特定症狀上使用特定的心理治療會更好（或更糟）——思覺失調症就用家族治療、恐慌症就用認知行為治療、憂鬱症就用人際治療，諸如此類——雖然這些說法在研究文獻中通常頗具爭議。[15]而且治療方式不只有心理治療，還有許多心理社會的處遇（psychosocial treatments）：會所（clubhouse）模式、康復之家與日間照護計畫、家庭教育、職業訓練、物質濫用諮商，以及對慢性和嚴重問題病人的社區治療計畫等等。為了說服多疑的保險公司，這些介入性的處置是有幫助的，需要進行嚴謹的分析，將不同治療方案運用在相似症狀的病患身上並加以比較，其個案數量要多到足以造成統計上的顯著差異。

然而，單靠藥物通常效果不彰。「在頭幾年，你會想使用藥物，」一位精神科醫師對我提過，「當它還有用的時候。」他的意思是，藥物的新奇與別緻使其具有安慰劑的光環，這種光環幫助藥物產生效果，但之後可能就沒有了。整個精神醫學領域中都會聽到一句口頭禪，「心理治療與精神藥物的成功率都差不多」：三分之一的時間它們很有用；三分之一的時間它們有一點用；也有三分之一的時間它們一點用都沒有。[16]不用說，這句口頭禪需要驗證，但它掌握到某些真相。如今精神科醫師若不開立處方（或沒有提供開立處方的選項）給苦於最嚴重的精神疾病的患者，會被視為醫療過失。對於症狀嚴重的患者，精神藥物治療勢在必行。然而，藥物常常沒用，而且常常效果不佳。約有三分之二的憂鬱症患者對至少一種抗憂鬱劑有正面反應（改善百分之五十以上），但約有三分之一的患者對安慰劑也有同樣的良好反應。同時，有三分之一的憂鬱患者對藥物一點反應都沒有——這是個很驚人的數字，因為有十分之一的美國人終其一生為重鬱症所苦。[17]百分之八十的躁鬱症患者對鋰鹽有反應，這個數字滿高的——但有五分之一的患者沒有，而一百個人裡就有一至兩人患有躁鬱症。[18]對思覺失調症患者而言，服藥兩年內的復發率有百分之四十。[19]

心理治療能幫助某些對藥物沒有反應的人或是復發者。（至少有百分之十至百分之二十五的病人——例如懷孕的女性——無法或不要服藥。[20]）根據一項研究，思覺失調症患者使用家族治療的復發率與服用抗精神病藥物的復發率是一樣的。[21]許多比較心理治療與精神藥物的研究甚至指出它們常常同樣有效。例如，有一項研究將一百五十位在初步治療中全都對一種常見的抗憂鬱劑（阿米替林）有反應的憂鬱女性門診病患，隨機分配到以下幾種治療方式：藥物治療、安慰劑、心理治療、心理治療合併藥物治療、心理治療合併安慰劑，以及不做任何介入式處置。單獨使用藥物治療或單獨使用心理治療在預防復發上幾乎同樣有效。㉒

甚至有證據顯示，有時精神藥物與心理治療可能對患者有同樣的最終影響，任何一種方式都改變了神經傳導物質的化學作用，雖然精神科醫師更常把藥物與心理治療想成是以不同的方式發揮作用：藥物減輕症狀，而心理治療協助病患得以面對他人。在一項如今已頗負盛名的強迫症研究中，患者被給予藥物（安納福寧）[1]或心理治療。若患者狀況改善，其腦部掃描影像就會有所改變，而且無論使用藥物或談話治療改變的方式都一樣。㉓畢竟，心理治療是一種涉及腦部的學習過程。（有項可愛的研究是針對海蛞蝓學習的神經實況，名為「心理治療與單一突觸」。㉔）一九九六年，《科學人》報導，「雖然百憂解被稱為『神奇藥物』，許多獨立研究發現，在治療人們普遍求醫的常見疾病方面，包括憂鬱、強迫症，以及恐慌發作，該藥並未明顯比『談話治療』更有效。」㉕至少有一些研究指出，只有在兩種疾病上使用藥物明顯比談話治療更好：躁鬱症使用鋰鹽，以及思覺失調症使用抗精神病藥物（尤其是新的非典型抗精神病藥物）。㉖

同時，提供這些患者心理治療可能會讓健康照護的費用更便宜。為何如此？心理治療至少協

1 譯註：此為商品名，學名是氯米帕明（clomipramine），一種三環類抗憂鬱劑。

助患者持續用藥，而這絕非小事，因為當患者停止「吃藥」，他們的病情通常就會嚴重到得回去住院，住到他們又能穩定得足以在外面生活為止——這通常得花上五到十天。[27]拒絕服藥（技術上稱為「不遵囑」）是再次入院的主要原因之一。心理治療每次的費用是六十美元，住院每日要六百美元（兩者皆為預估金額；通常都要比這貴得多），因此一整年每週一次的門診心理治療如果能避免一次六天的住院就可以省到錢。事實上，有充分的證據指出，基於這個理由，提供心理治療是符合成本效益的。[28]近期一項關於一九八四年至一九九四年間針對這個主題的英文科學論文的分析指出，在百分之八十八的研究中，心理治療降低了嚴重精神疾病（思覺失調症、躁鬱症、邊緣型人格障礙症、物質濫用等等）患者的治療費用。[29]節省的費用遍及整個疾病光譜。安泰保險公司在一九七五年把不限次數的門診心理治療改為一九七六年和一九七七年的每年二十次，並沒有省多少錢，因為精神科住院率大幅上升。但軍人醫療保險在一九八九年至一九九二年間擴大其門診精神科保險的覆蓋範圍（費用從八千一百萬美元成長至一億三百萬美元），省下了兩億美元的淨利，因為其保戶的住院率劇降。在心理治療上每花一美元就可以省下四美元。[30]一項一九九〇年的研究發現，接受心理治療合併藥物治療的思覺失調症患者，二十個月內的平均住院日數從一百一十二日（控制組）減低到四十三日。[31]一九九二年，一項針對邊緣型人格障礙症患者的研究發現，一週兩次的心理治療可減少住院照護及急診照護的日數，並可減少與非精神科醫師的約診次數；每名患者節省的費用估計竟高達一萬美元，這反映了住院照護的高成本與這些患者的高住院風險。[32]

有些研究指出，接受心理治療的病患不只減少使用精神科的住院服務，也減少使用一般科別的住院與非精神科的門診服務。一項一九九〇年的研究顯示，在一間管理式醫療保險機構中，團體治療可減少百分之五十的一般科別門診就診。[33] 一項一九九一年的研究指出，髖部骨折的老年患者接受精神科會診，可降低住院機率並省下五次心理治療的費用。[34] 轉移性乳癌患者接受為期一年的每週團體治療所經歷的焦慮、噁心、疼痛較少，而且存活率是控制組的兩倍。[35] 惡性黑色素瘤患者也有類似的結果。[36] 目前已經有許多這類的研究。[37]

然而我們並不清楚的是，若醫療保險政策普遍涵蓋心理治療，會有多少人從中獲益。有些研究者稱其為「隱藏的冰山」問題。[38] 甚至在今天，看心理治療師仍帶有某種汙名。若汙名完全消失，需求可能會有怎樣的改變？就擔憂的另一端而言，或許有高達百分之七十的非精神科一般科別門診，實際上是心身症或社會心理問題。這個論點認為，這就是為什麼普遍可取得的心理治療會降低整體醫療費用的原因。但我們怎麼知道何時進行心理治療是「醫療上必要的」呢？大多數因為一段不良關係或一份充滿壓力的工作而求助於心理治療的病患，會樂於接受有自殺傾向的病患比他們更迫切需要心理治療，就像大多數在急診室中扭傷腳踝的病患會接受心臟病發的病患比他們更急切需要醫師的照護。但是，大多數病人來看他們的內科醫師是因為鼻塞和膝蓋痛，而不是重大的醫療急症。辨別出精神科與非精神科醫療照護的公平性是個惡夢般的政策問題。

當然，某些使用心理治療的方式是有問題的。最近，社會大眾對於心理治療「提取」假的記憶以及某些更怪異的說法（病患被外星人綁架啦、被撒旦教徒虐待啦），表示強烈抗議。曾有治療師被指控誘導病患回憶起可能並未發生過的事件。別忘了那些紛亂的診斷過程（精神科與非精神科皆然）總是取決於某種熱忱。人們走進醫師的診間訴說自己的困擾。那些讓人困惑的症狀更有可能被給予診斷，接著受到專業人士與社會大眾的密切關注，其病況因而受到過度診斷。注意力缺失症是當下一個流行的診斷範例；飲食障礙症與思覺失調症也曾風行一時。八〇年代早期，創傷診斷似乎解釋了先前遭到忽視的問題。那些訴說著奇特創傷的人實際上很可能是經歷了更常見的創傷（性虐待、霸凌）而使其罹病。事實上，某些創傷患者易受暗示，撒旦教徒與外星人綁架存在的幻想可能告訴我們許多關於這方面的事情。

但重點在於，醫療會有錯誤。一九六〇年代，抗精神病藥物的「適當」劑量比今日多出許多。外科醫師一度建議受熱潮紅困擾的停經女性摘除子宮。正如精神藥物以及外科手術的過度熱忱不應該導致人們摒棄精神藥理學及外科學，心理治療狂熱也不應該讓人們摒棄心理治療作為一種技術。爭議總是會出現。然而證據顯示，心理治療的通用技術幫助患者感覺更好且更有效地面對生活。

在管理式照護年代，心理治療師的兩難在於，如何維持醫療經費給一項他們知道有用的「術式」，但這種術式卻不適用於當前健康照護環境越來越需要的那種嚴謹研究。

精神科藥物——尤其是百憂解——已經深遠地改變了許多美國人看待心理治療的方式。當我對大學生教授心理人類學的課程時，有些人在精神分析的課堂上坐立難安。接著，這些學生開始小組討論並抱怨他們不該念佛洛伊德，因為佛洛伊德已經被「駁斥」了。他們時常在這兩種看待精神疾病的方式中看到非黑即白的選擇，一種是以藥物治療為基礎，討論腦部和神經傳導物質，另一種則是以語言表達為基礎，加上自我覺察的論述。這是一種誤解。從二十世紀精神醫學史來看，這種推論並非不合理，因為精神分析一度曾是主導精神醫學實作的關鍵，最近數十年的精神醫學史則是精神分析衰落，轉而由精神藥理學占優勢的故事。但二十世紀精神醫學的真實故事其實是精神疾病有多複雜、多難治療，以及人們面對這樣的複雜性仍緊緊抓著一致的解釋，如同不會游泳的人緊抓著木筏。

到了第二次世界大戰尾聲，精神分析已經完全主宰了美國精神醫學並幾乎成了它的同義詞。美國精神分析學會投票通過僅允許醫師——實際上是只有精神科醫師——能接受精神分析師的培訓，推翻了佛洛伊德明確的願望。[39]（心理師在一九八六年打贏對抗美國精神分析學會的訴訟改變了這一點，心理師與其他專業人士如今都可以接受培訓。不過即使數十年前也還是有某些例外。）戰後幾十年以來，大多數的精神科住院醫師沉迷於精神分析。大多數有抱負的精神科醫師成為精神分析師，大部分精神醫學教科書是精神分析師寫的，而大多數精神醫學老師教的是精神分析理論。幾乎所有的精神醫學領袖（也是有例外）都是精神分析師。回顧戰後數十年，一九九〇年一位暗中掌握實權者沉思道，「在某些方面，人們相信精神分析已經掌控了美國精神醫學的每個部分。」[40]

為何如此？精神分析引進了心智的理論，其複雜性與解釋力顯然優於前人，並且顯然在處理精神困擾上更有所準備。在十九世紀中期至晚期的美國，婚姻困難、財務困厄以及焦慮並不屬於專業人士的範疇，專業人士的工作是要消除這些問題。到了十九世紀尾聲，美國人顯然開始相信，快速的社會變遷正在創造一股「神經緊張」的流行，是這些神經緊張導致上述問題。而到一九二〇年代，有諸多競爭者在競逐個人問題的客群：神經科醫師、社工師、牧師、「正面思考」的倡議者等等。無可避免地，專業的爭論隨之而起，使許多人想求助的日常生活失調與困頓究竟該由哪個領域負責處理？[41]在這種情況下，佛洛伊德的理論就像蠟燭工廠裡的手電筒。他提供了心智的模型、縝密的理論、個別的解釋（對於精神病、歇斯底里，甚至是笑話），以及具體的技術。其他競爭者提供的則是樂觀的信仰和一些簡單而普通的療法。佛洛伊德的觀念為精神科醫師決定性地贏得常人憂愁的管轄權戰爭。那場勝利大幅擴展了精神科醫師的患者群。

精神分析也與病患照護的明確改善有關。戰後那段時期的醫療並未熱衷於系統性的成效研究，所以雖然有許多個案研究證實了精神分析方法的力量，卻幾乎沒有系統性的資料。然而，在戰前的數十年內，更具側隱之心且更樂觀的精神醫療早已開展。一項波士頓精神病院的研究優雅地描述了二十世紀早期的轉變，從像個獄卒似的把瘋人鎖起來，轉變為像醫師般幫助幾乎正常的人適應社會，並在狂亂的世界中找到自己的方向。[42]新的精神科醫師沒有瘋人院；他們有的是醫院。不久後他們還有了門診和私人診所。病人不再如十九世紀時那般（或多或少）被設想為怪異、與眾不同，與身體殘疾的樣子。他們就像我們其他人一樣，苦於常見的掙扎，只是這些掙扎讓他們比其他人受到更多傷害。精神分析並非人們將注意力從「異己」轉移到日常生活的原因（這種轉移在精神分析對美國精神醫學帶來重大影響前就已在進行），但隨著這種轉移的發生，精神分析變成一種強而有力的理論，正當化了精神科醫師對一般人的治療，而精神分析被譽為是一種在複雜程度與技術深度方面都勝過其他治療方式的強大方法。並非所有的精神科醫院都遵循新的人道照護標準（例如在一九四六年，一本令人不安的自傳體小說《蛇穴》，就把一間精神科醫院形容為監獄）。但病患照護的性質似乎確實有了不同的進展，變得更友善且具有希望。[43]

第二次世界大戰本身確立了精神分析在精神醫學界內部與社會大眾對精神疾病問題察覺上的價值。[44]在前線，罹患彈震症[2]的軍人接受各種技術的治療，但其症狀——使人失能的焦慮、反覆的惡夢、關於受害者的侵入性意念（intrusive thoughts）——似乎在呼喚著某種像是「無意識」的解釋。一位同時代的人回憶道，「你不需要進入深刻的理論來說明諸如（戰爭創傷中的）症狀替代（symptom substitution）或潛抑（repression）之類的東西。除了分析師，沒有人可以解釋這些事情，而且分析師可以動員這些解釋來做治療。」[45]下面這則消息震驚了社會大眾：至少有一百一十萬，甚至可能多達一百八十七萬五千名男子因精神或神經疾病而不符從軍的資格，接著，在一九四二年一月至一九四五年十二月之間，有超過一百萬因神經精神疾病而傷亡的患者住進了軍醫院。

2 譯註：彈震症（shell shock），又譯為砲彈休克症，首度出現於第一次世界大戰期間，由英國醫師查爾斯・邁爾斯（Charles Myers）所提出。當時數千名士兵出現癱瘓、顫抖、失明等症狀，起初邁爾斯認為這些症狀是由於爆炸對腦部造成的影響，後來發現從未靠近爆炸現場的士兵也有此症狀，但名稱自此沿用。當代近似的診斷分類為創傷後壓力症（PTSD）。

㊻精神分析取向的精神醫學似乎允諾了解方。之後，諸如《紐曼軍醫》這類小說提供了（顯然是）淺薄的虛構解釋，說明戰爭及具備精神分析概念（潛抑、移情〔transference〕、置換〔displacement〕，以及最重要的無意識〔the unconscious〕等）的軍陣精神科醫師，如何找出士兵恐懼的根源並使他恢復功能。一九四六年，《國家精神衛生法》大幅增加了訓練及研究經費，創立國家精神衛生研究院，並為退伍軍人署打造了由六十九間新醫院組成的網絡，主要處理精神科的傷患。在那時，多數醫院都把焦點放在精神分析。㊼

到六〇年代早期，美國社會大眾已經帶著滿滿的熱情接納了精神分析。從四十年的距離回望那個年代，精神分析看似非常外來、特別歐洲，與戰後「特百惠郊區」[3]的歡欣鼓舞截然不同，以至於有人推論美國社會大眾之所以能如此熱切地接納精神分析，是因為並未真正理解佛洛伊德本質上的悲觀主義。有些學者把社會大眾的渴求跟關於自我可完美性（the perfectibility of self）[4]的樂觀主義連結在一起，這種樂觀主義特別美式，而且深深地「不佛洛伊德」。㊽無論如何，一九六一年，《大西洋》雜誌專門發行了一份特刊，「美式生活中的精神醫學」。編輯的引言寫道，「（精神分析）革命的影響無法估計。精神分析與精神醫學普遍影響了醫療、藝術與評論、大眾娛樂、廣告、育兒、社會學、人類學、法學思想與實作、幽默、禮節與風俗，甚至制度性宗教，其影響到達一個前所未有的程度。」㊾專業人士期刊《代達羅斯》[5]一九六三年秋季號中，有一位精神科醫師評論道，「精神分析思想已遍及現代美式生活的每個層面，幾乎無須去記錄其影響程度。」㊿作者把大眾對精神分析廣泛的需求描述為「專業的兩難」：精神科醫師想幫忙，但他無法解決所有的社會問題，也無法同時出現在每個地方。背後的假設似乎是，若精神科醫師可以出現在每個地方，他將能解決所有的社會病端。這不是遭到毀滅的歐洲式精神分析，而是一種明亮、閃耀的智識上的應用，是混亂心靈的自動減震緩衝墊。一位美國評論員（非精神科醫師）開心地將精神分析形容為使「一個有利於人道關懷浮現的社群（而且這種人道關懷更甚於我們目前所知的程度）」成為可能。[51]

強勢力量放大了弱點。就算在當時應該也很清楚，精神分析的主宰地位無法將自己持續下去。這個理論本身打從一開始就創造出驗證的問題。精神分析強調無意識動機在人類受苦的角色。精神分析的核心假說是，我們最深層的動機通常是無意識的，而且常常是可怕的（自毀、毀人、充滿憤怒、貪婪、欲望和嫉妒），我們創造一系列的防衛措施以保護我們自己不要依循那些衝動而行動（潛抑、逃避、置換、幽默，昇華，只是一些較明顯的例子），以及儘管如此，這些無意識動機創造的情感衝突仍舊驅動著我們前進。從這個觀點看來，人們會生病是因為無法忍受他們發現自己正背負著的衝突。如果他們無法承受他們事實上在某些方面恨著自己的母親，他們

3 譯註：特百惠是一九五〇年代上市的塑膠容器品牌，當時非常盛行於郊區的白人中產階級。

4 譯註：依據學者徐宗林的看法，人的可完美性是十八世紀一些美國基督徒所具有的信念。他們反對原罪說，相信人性本善，相信人的可完美性。更進一步，他們相信人的完美性不是有限的，而是一種無限的追求。這種思想，部分地反映了法國啟蒙運動時的人道主義者的信仰和精神，及其對美國宗教人士的影響。節錄自https://terms.naer.edu.tw/detail/1301636/。

5 譯註：前身為《美國文理科學院學報》。

可能會讓自己生病而且悲慘，從而使母親的生活充滿負擔，他們卻渾然不覺自己的恨意。夾在自己的愛與自己的恨之間，他們充滿了罪惡感，因而拒絕讓自己感到舒服與安適。分析師的角色（至少在接下來）被視為協助某人理解自己無法看見的內在生活各個面向，然後負起跟這些面向有關的責任。精神分析的過程（如其被概念化的過程）協助患者了解他們如何無意識地毀壞自己，學習截斷這些模式，並活出更有意義且更實際的生活。

事實上，甚至連佛洛伊德都不確定，是分析師的詮釋與患者的洞見一起讓人的改變成為可能，或者是某些治療的其他特點——分析師堅定不移的注意力、持續一致的關注、可靠的存在——也同樣重要，甚至更重要。但患者對自身精神動力的認知理解，也就是所謂的「洞見」，一直被認為在精神分析的過程中是重要的，而在戰後年代，洞見時常被認為在治療性改變的過程中扮演了關鍵角色。

就本質來說，詮釋與洞見是不可靠的。一位訓練有素的精神分析師，閱讀了大量的書籍、在治療中看過許多個案，可能得以理解一個人心靈的「文法」，並因而可以協助此人了解他因為恐懼而正試圖對自己隱藏的事情。為使這點成為可能，分析師把對病患無意識模式的詮釋或描述提供給病患。若病患接受，認為詮釋是準確的，他所經歷的就是分析師所謂的洞見（病患也可能獨立於分析師的詮釋之外而經歷洞見）。沒有證據能證明分析師是對的，也沒有證據能說明分析師可以不被自身的無意識恐懼、疑惑或失誤影響。病患對詮釋的拒斥不能證實詮釋是錯的，她對詮釋的熱切贊同也不能證實其準確性。[52]

然而，當精神分析的力量到達頂峰時，精神分析師會隨意假定那些對精神分析的批評，那些來自個案、媒體，最後是新的精神醫學科學家的批評，都是受到面對精神分析詮釋時的恐懼與焦慮所驅動。在一個由不可知的無意識概念所主宰的領域，批評總是可以被詮釋為是對佛洛伊德理論所帶來的難以接受的事實之「阻抗」。因此，比較年輕的分析師對精神分析理論，甚至對其前輩行為的某些面向提出異議，時常被認為是把自身無意識的衝突行動化，就像病患一樣，而不是像個同僚般表達合理的批評。在精神分析最成功的時期，它成了一種保守而正統的專業，嚴厲且無法原諒那些偏離傳統界線的人。「當代分析的新手，」一位著名的精神分析師優雅地寫道，「並非處在一個有利的位置，他們不能完全地體會一九五〇年代與一九六〇年代佛洛伊德精神分析寫作與討論特有的嚴謹性質。」[53]所有的病患都被理解為因情感衝突而成疾，這使他們極度不悅。但病患本身被認為是解決這個衝突的最大障礙。這是他們的「阻抗」：拒絕看見衝突的本質，這是一種內心對自身真實經驗的扭曲。我們所有人都打造了囚禁我們自己的牢籠，然後再大聲吶喊我們被囚禁的不公不義，這層認識既高明且深刻。但它也能被用以辯稱，分析師總是正確的。治療的失敗總是可以歸因於病患。

這種傲慢隱含了一個假設，就是接受分析師的權威才是通往痊癒之路，而這也可能導致將注意力集中於疾病的詮釋，而非疾病本身。例如，下面有一段一九六一年出版的文字，解釋躁鬱症的躁症是一種抵抗承認痛苦的個人現實的防衛。作者引用資深的精神分析專家海倫．多伊奇來支持自己的解釋：

患者否認她缺少了陽具，而從這種核心的潛在否認中，散發出一系列顯然繼發於此的表現。「在她進行分析的時候，」多伊奇（一九三三）寫道，「她的丈夫和愛人都拋棄了她，她失去大部分的金錢，而且她經歷了母親們的憂鬱命運，也就是兒子長大後為了其他女人而拋棄她們。最後她還必須接受對其自戀的打擊，就是我告訴她，她無法成為一位精神分析師。其中沒有任何一件事可以擾亂她的愉悅（euphoria）。」[54]

讓現代讀者感到驚訝的不只是詮釋，還有分析師可以如戲劇中的旁白一般提起患者生活的崩解，這原本應該是她要看顧的。一九九〇年代末期，一位精神科醫師會把這種躁症的「欣快感」（euphoria）視為可能導致失去丈夫、愛人、金錢與兒子的情緒波動。一九六一年，患者拒絕承認分析師（對陽具欽羨）的詮釋是「核心」的否認；拒絕承認她生活其他部分的崩潰是「繼發性」的。當那些新的精神醫學科學家指控他們完全忽視了患者的疾病時，這種對分析師解釋的強調會在之後回過頭來纏著精神分析師不放。

另一個問題在於，這樣有可能把患者無法改善的失敗歸因於治療師而非患者本身，尤其是歸因於治療師對患者的焦慮及恐懼。在這裡，真正的阻抗在於醫師，而不是患者。強調醫師掙扎的精神分析師比較有可能教導年輕的精神科醫師側隱之心與仁慈。他們認為必須明確地教導醫師去學習要對患者付出關懷，因為若非如此，其無意識對親密與連結的恐懼將阻止他盡其所能地幫助患者。過去幾十年來沒有任何事情能夠減緩這種擔憂的嚴重程度。但同樣地，這種擔憂也有其危險——它會導致人們混淆分析師本身的極限跟精神分析實作的極限。從這種精神分析方式所衍生的傲慢在於，精神分析能治療些什麼，唯一的極限就是醫師側隱之心的極限。

埃爾文．塞姆拉德是哈佛教學醫院麻州精神健康中心的傳奇人物，一九五四年至一九七六年負責住院醫師訓練，許多今日精神科的領袖都曾在此受訓。塞姆拉德是個胖胖的內布拉斯加人，不特別英俊但很溫暖，帶著深刻專注的氣質。他似乎屬於那種會讓你感到自己頭腦清楚而且有能力的人，彷彿你能直面自己恐懼的現實，並有足夠能力決定要對此採取什麼作為。正如一位他的住院醫師告訴我的，他讓人感覺彷彿他比過往的任何人都更認真地聽他們說話，而且他教導他的學生，這正是病患應該要對他們有的感受。他告訴他們，他們的職責是要跟病患「坐」在一起，分析師常用這個詞來描述以下這個過程：病患在場時，分析師試圖理解、容忍，以及接受病患的憤怒及痛苦，並試圖幫助病患，以一種能協助病患找到對自身問題的解決辦法的方式看待他們的生活。塞姆拉德厭惡藥物；他認為藥物是人們用來避免處理現實議題的便宜拐杖。「如果他們得對某個東西上癮，」他說到患者時說道，「我寧願他們上癮的是心理治療而不是藥。……當你服用毒藥，遲早你會中毒。所有的藥都是毒。」[55]

塞姆拉德教導醫師透過愛來治癒——當然是一種特別的、保留的愛，但仍是愛。療癒的能力就是一位醫師關懷的能力。有一位在住院醫師時期跟過塞姆拉德的醫師，我認識他的時候，他已經憑著自身的努力成為受人歡迎的督導，說起塞姆拉德他仍充滿敬意，而且仍按照塞姆拉德的傳統，透過故事來教導學生。「我剛到麻州精神健康中心的時候，」他說，「在我正要開始摸熟這個地方之前，我被分配了一位割腕的病患。她會用任何她手上能拿到的東西來割腕，這讓我很抓狂。我沒辦法讓她停下來，每個人都在生我的氣。好吧，塞姆拉德的門總是敞開的。他跟他的住院醫師形成了很強的連結。為你的病人待在那裡、透過關懷來療癒是一段非常耗神的學徒過程，但我當時並沒有真的那麼了解。我只知道我很絕望，然後我去找他談。讓我最尷尬的是，我開始哭泣。塞姆拉德什麼話也沒說。所以我讓自己鎮定下來，坐在那邊想著我的精神科生涯要毀了。在很多醫院，那些眼淚會是一種過度涉入的象徵。但塞姆拉德用一種非常輕柔卻有信心的語調——我不可能傳達那種語調的特質——他告訴我，『我敢說如果你讓她明白你有多關心她，她就會停下來。』所以我回過頭去找她。我跟她說我很困惑，我不知道該做什麼，我很苦惱——而她停了下來。」塞姆拉德似乎滿直接的，但他也會用一些格言，常常還滿弔詭的，例如，愛是「唯一社會可接受的精神病」[56]，或者對一位住院醫師建議說，「跟著病人感受到但他自己做不到的事情走。幫他認清楚他自己無法承受的是什麼，並且跟他待在一起，直到他能自己承受為止。」[57]塞姆拉德過世後，他的兩位學生把他們可以記得的格言集結成冊。很顯然地，他們回報了這份愛。

倘若僅將精神疾病理解為對情感衝突的反應，這麼說就有其道理。由此觀點看來，精神病、精神官能症，以及健康之間的差異只是程度上的差別。真正的精神健康是一種假象。在某個程度上，我們全都受到了詛咒。我們的心靈和肉體都充斥著不被允許的欲望，對象是不被允許的父母，而在情感上我們全都在黑暗中摸索著光。精神科病患比其他人更容易受到焦慮或憤怒的強烈影響，而精神病和憂鬱則是處理他們若不如此就無法處理的感受的各種方法。年輕的精神科醫師學習到，他們的基本職責是同理地傾聽病患，試圖從病患的觀點理解病患的經驗，並理解與描述（或詮釋）病患的衝突。精神科醫師的在場能幫助病患理解他可以活出不同的生命，一種比較不受苦痛所籠罩的生命，而帶著這層理解，病患可以決定棄絕那些（直到那時都還一直將其當成庇護所的）症狀。但唯有當精神科醫師真心接納並理解病患所恐懼的事情，以至於那些事看來不再那麼嚇人的時候，才會出現這種奇蹟。那就是為何精神科醫師對病患關愛的接納如此重要。

這在麻州精神健康中心也非常困難。麻州精神健康中心的病人都是波士頓病情最嚴重、最貧窮、最慢性的患者。他們大多都被認為患有思覺失調症，這是所有精神疾病裡最黑暗的一種，是一種在表現上同時具備了精神病、情感退縮，而且嚴重失能的疾病。在那個時代，這個標籤包括了同一群慢性、困難，顯然無法治療也無藥可救的病人，自從州立精神病院成立以來，那裡面就住滿了這群病人。許多跟這些病人一起工作的人都非常明顯感覺到，這些人的大腦一定有某些生理上的問題。但在精神分析帝國主義時期，思覺失調症患者的精神病、情感淡漠，以及失去功能，都被說成是源於其強烈的情感矛盾。思覺失調症患者的母親（她被稱為「造成思覺失調症的」）給了他衝突的信號，而除了透過精神病的情感退縮，他無法消解那樣的衝突。這種雙重束縛（double bind）有個著名的範例：一位母親探訪她思覺失調症的兒子；他很開心見到她並擁抱她；她身體開始僵硬；他退縮；她問道，「你不再愛我了嗎？」[58]

對塞姆拉德而言，一位思覺失調症患者是最令人興奮的病患，是會讓年輕住院醫師成為「真正的」精神科醫師的那種棘手、困難的病患，尤其是首度「崩潰」（或稱精神病發作）的思覺失調症患者，因為那正是意識敞開之際，像破裂的頭蓋骨展示出內在無意識潛藏於下的運作。透過在精神病無意義的話語與動作中挖掘意義，醫師就能幫助病人。塞姆拉德坦言對這些病患進行每天的治療是困難的。儘管如此，其價值信念很明確。如麻州精神健康中心經典研究的紀錄者指出的，「以精神分析治療思覺失調症患者，成為大部分初試啼聲的精神科醫師最終的專業挑戰。」[59]這證明了醫師並不害怕病人，他自身的無意識防衛並沒有強到使他無法與病人產生情感連結，也證明了他有勇氣（如塞姆拉德所言）去承受病人所無法承受的，如此病人才能明白，負擔是可以承受的。正如塞姆拉德寫道，「為了要讓思覺失調症患者投入治療，治療師的基本態度必須接納他如他所是的樣子——他的生活目標、他的價值觀、他的行事模式，甚至是當它們與眾不同的時候，而且它們很常與治療師自身的看法不同。在病人（精神病）去補償（decompensation）的狀態下，如他所是的樣子去愛他，是治療師接觸病人時首要關注的問題。」[60]

這些是極為重要的課題。但關愛病人本身並沒有為嚴重精神疾病的症狀給予太多的幫助，雖然這可能協助減輕了大多數思覺失調症患者所害怕的強烈孤獨感，也可能避免復發成為更嚴重的精神病。甚至並非所有塞姆拉德帶過的住院醫師都相信「對思覺失調症患者做心理治療是困難但值得的工作」這般充滿希望的訊息。「這是胡扯，」一位醫師在事情過了三十年後對我說道，「你無法對他們做任何事。」這樣的價值信念之所以能夠維持，可能是因為在當時「思覺失調症患者」

一詞比現在的意義更廣，實際上包含了許多如今不會被稱為思覺失調症患者且確實有所改善的人。（他們其中有些人現在會被稱為邊緣型人格障礙症或躁鬱症之類的。以及，就算是在當今狹義的定義之下，一定比例的某些思覺失調症患者——可能高達百分之三十——最終會有所改善。而人們並不確定這些患者的改善是否與接受心理治療有關。）結果，雖然流行故事描寫著精神分析心理治療對病情嚴重的患者精心打造的奇蹟式的轉變——《如何幫助情緒障礙的孩子：一個問題兒童的治療歷程》、《喬迪》、《麗莎與大衛》、《五十分鐘的一小時》、《未曾許諾的玫瑰園》、《一位思覺失調症女孩的自傳》——許多最嚴重的患者仍一如既往地病著。

沒有加上適當的藥物，精神分析本身其實無法對嚴重的精神疾病帶來多大影響。但要讓這種批判成立極為困難，因為理論本身就致使觀察者把指責的矛頭對著病患或治療師，而非這項技術。當精神科醫師公開抱怨精神分析對他的病患起不了作用，他就要冒著看起來像個傻子的風險。到最後，是社會和經濟問題造就了舊時精神分析典範讓步的條件。而且因為它讓步得心不甘情不願，過程也就不怎麼有風度。

首先是分析師要治療誰的問題。一九七〇年，阿諾德．羅戈優秀的著作《精神科醫師》，可能代表了社會大眾對精神分析模式信心的巔峰。羅戈是一位政治學者，他論稱自己對精神醫學的興趣是基於精神科醫師似乎對美國人的生命掌握了巨大的權力：「這樣說或許並不為過，社會大眾一度求助於牧師、工商領袖，或是科學家，如今則是有越來越多人求助於精神科醫師。」[61]他說他試圖回想起溫斯頓．邱吉爾談論英國戰鬥機飛行員的話，來與精神科醫師做連結：「從來沒有這麼少的人為這麼多的人做出這麼大的貢獻。」這項研究發出的強烈呼籲是，應該有更多人成為心理治療師，因為有這麼多的美國人亟需幫助。到一九七〇年，心理治療的需求遠遠超過能合格提供心理治療的精神科醫師的人數。羅戈急切地寫出需要更多的心理治療師。他呼籲教授們放下書本，以任何他們可以的形式接受培訓，而他用以支持自己呼籲的論據是一項一九六九年紐約市學童的研究，此研究宣稱只有百分之十二的學童享有良好的精神健康。

事實上，至今已有許多關於美國社區高比例精神疾病的研究報告。一九六二年，「曼哈頓中城研究」提出，在由社經地位「最底層」的一千零二十位男性及女性組成的樣本中，百分之四十七的人「功能受損」，而百分之二十三的人有「中度的症狀產生」。只有百分之五的人是「安適」的。[62]這段時期的文獻運用像這樣的資料來記錄對精神科醫師的迫切需求。一九六八年一份由全國精神健康人力委員會資助進行的報告，呈現方式是熱切地招募懇求，是「一份探索精神健康職涯的邀請」。「沒有一州，」報告懇求道，「可以達成甚至是最低要求的人力標準；沒有一門專業可以產出足夠的畢業生來達成需求。如今情況緊急，未來甚至更嚴峻，因為人口正在擴張，精神健康人力的數量卻幾乎靜止不動。」報告承諾，精神分析師將「發現自己身處於巨大的需求之中」。[63]在自身權威看漲的情勢下，精神科醫師承擔起的社會責任如今看來似乎非常具有雄心壯志。在一九七〇年美國精神醫學會的主席演講中，講者宣布「我們身為精神科醫師，長久以來皆聚焦於個人的精神健康」。[64]他繼續說道，是時候讓精神醫學把注意力轉向汙染、人口過多、種族主義，以及核子戰爭了。

但羅戈自己的資料揭露了精神分析事業中一個重大的經濟難題。分析師不喜歡治療病情最嚴重的患者，儘管精神分析的承諾是治療所有的精神疾病，也儘管大多數精神科醫師都是被訓練要治療病情嚴重的患者。羅戈寄了一份問卷給美國精神醫學會及美國精神分析學會會員名單上每一個排序為三十的倍數的會員，其中有一百八十四人回覆。三十五人是精神分析師兼精神科醫師。四分之一是猶太人且大多出身中產階級。他們大部分把自己形容為精神分析取向，並以這種方式治療大部分類型的患者。他們大部分偏好治療「精神官能症」——換言之，是那些並沒有病得太重的病患。大多數的患者都是白人，從事商業或其他專業領域。其中有五分之一的分析師，他們的患者有百分之七十五至百分之百是猶太人；另有四分之一的分析師，其患者有百分之五十至百分之七十五是猶太人。沒有分析師有任何一位患者是波多黎各人、墨西哥人，或美洲原住民。只有三位分析師有黑人患者，而且占其病患比例非常少。只有一位分析師有藍領階級的患者，然而比半數略多的精神科醫師至少有一位藍領患者。患者半數是女性，其中大部分是家庭主婦。一九七〇年，在許多城市一次心理治療門診的平均費用是三十五美元，所以為期一年每週一次治療的費用是一千五百至兩千美元，而一年精神分析費用遠遠超過五千美元。一九六九年，美國平民男性收入的中位數是六千八百九十九美元。[65]

這項紀錄透露出我們無可迴避的景象：一門醫學專業中最重要的執業者，他們看診的對象是最富有且最健康的一群患者。另一項發表於一九六九年的研究真誠地寫道，「真的只有百分之二的美國成年人承認他們曾為個人問題求助於精神科醫師或心理師，但實際接受治療的人的重要性超越了人數本身。」[66]這與其他科別形成強烈對比，其他科別最好的醫生的病人可能很富裕，但也通常是病情最嚴重的一群。求助於精神科醫師的重要人士很難算是這類病人。一九七〇年，每兩張住院病床就有一張被精神科患者所占，而大部分的精神科訓練都是在住滿慢性患者的醫院中進行的。但那些患者並非最受人尊敬的精神科醫師的患者（不過我們也總是會看到，儘管存在著階級偏見，某些最好的精神科醫師仍會選擇繼續跟病情最嚴重、最貧窮的一群患者一起努力）。最受人尊敬的精神科醫師是精神分析師，而他們的患者健康到無法住院。精神分析界普遍的看法甚至也支持這個立場。佛洛伊德曾經針對精神分析「適宜性」(suitability)的問題寫過文章，並明確指出，只有具備健康自我強度的（非精神病的）患者才適合進行精神分析治療。所以，這門專業抱負遠大的承諾與其真正的實作之間其實是矛盾的。不過，直到有真正的治療替代方案之前，人們並沒有太多動力去面對這個矛盾。

然而，一九七〇年代早期，社區精神健康運動嘗試將精神科的思維運用到整個社會的窮人和病人身上，但其顯而易見的失敗開始讓精神分析受到懷疑，至少在病情嚴重患者的治療上是如此。一九六三年，約翰·甘迺迪的總統演說上，關於精神健康的方面，他提出「現在是採取大膽新做法的時代了」。[67]此一倡議建立了社區精神健康中心，它們以在當地搶先治療的方式治療精神科的問題，如此一來，住院病人可回歸家庭，有住院風險的病人也不會病得那麼重。當地的精神科醫師對當地負責，憑著他們的專業技能維持社區的精神健康。當時的理想主義仍縈繞於那些為了投身其中而成為精神科醫師、社工師，以及心理師的記憶當中。「當時很美好，」一位精神科護理師難過地說起那段日子，當時她在一間以社區精神健康為目的而設立的醫院內工作，「士氣很高昂。我們全都很投入。那真是令人興奮。如今已經不一樣了。」經費從未真的有著落，儘管缺乏在地社區照護，但許多住院病人還是從醫院被放了出來。[68]這被稱為「去機構化」（deinstitutionalization）。因為從未建立起社區精神健康照護的基礎建設，無家可歸（homelessness）成為許多原本住院患者的唯一選項。對社會大眾而言，尤其是在接下來的十年，當房地產市場狂飆，許多先前負擔得起的住房被轉為更有利可圖的投資的時候，許多精神疾病的嚴重慢性程度變得顯而易見。[69]

與此同時，「反精神醫學」（antipsychiatry）運動開始出現，並匯聚成一股力量。自六〇年代早期以來，厄文・高夫曼、連恩、湯瑪士・薩斯、托馬斯・謝夫等人（有些人是精神科醫師，有些人不是）不斷寫出生動、精彩的書籍，論稱精神疾病患者並非生病，只是與常人不同。該運動是當時反叛、反建制的時代產物，而且受到廣泛的關注。他們以不同方式提出批判：高夫曼指出，人類行為深刻受到制度生活所影響，所以精神病院的病人很快就學會了如何當一個精神病人；謝夫論稱，精神疾病那些被社會團體貼上「異常」標籤的明顯症狀，比較好的理解是「不服從」。人們普遍認為，精神科疾病是個「貼標籤」的問題，而精神疾病是一種迷思。[70]一九七四年，精神科醫師福樂・托利出版一本書，書名為《精神醫學之死》，開頭寫著：「精神醫學是穿新衣的國王，赤裸裸地站在那裡。」他認為大部分接受精神科醫師治療的人是生活上的問題，的確不需要由受過醫學訓練的人治療；其他剩下的人則是患有腦部疾病，應該交還給神經科醫師診治。精神分析的精神科醫師在精神疾病的根源上視為情感衝突的事物，反精神醫學陣營則將其視為對體制反叛的、藝術的、不同於常人的拒斥。一九七三年，美國精神醫學會的會員投票將同性戀從精神疾病的名單上移除的事實，彷彿疾病的標籤只是一種觀點，並無助於減輕這些廣眾之中的疑慮。

確實，精神分析在健康與疾病之間不確定的邊界讓人很難說誰真的生病了。一九七三年，《科學》雜誌發表了一篇讓精神醫學界深為尷尬的文章。[6] 該文作者是心理學家大衛·羅森漢恩，他說服了八個人前往十二間不同醫院，主訴他們每個人都聽到有聲音在自己耳邊說「轟」。除了這個「幻聽」，他們沒有更動自己的生命故事，不過他們都改了名字，以及若他們原本的工作屬於精神健康領域，也改掉了自己的職業。每位假病人都被收治住院；除了一人，其他全都被診斷為思覺失調症；他們平均住院的天數是十九天。一般情況下，病房裡的其他患者會懷疑這些假病人是記者、視察員，或無論如何總之是個神智正常的人，但醫護人員從未懷疑過他們。相反地，他們準備了病歷和個案報告，彷彿這些假病人真的是思覺失調症患者。一位假病人在他的出院摘要中被這樣描述：

> 這是一位三十九歲的白人男性……長久以來在親密關係中展現出相當大的情感矛盾，而這始自童年時期。他與母親的親密關係在青春期時冷卻。與父親的疏遠關係被形容為非常緊張。他試圖控制面對妻兒時的情緒反應，卻被憤怒的爆發打斷，發生在孩子身上則是一頓狠打。他說他有幾個好朋友，卻也可以感受到鑲嵌於這些關係中的情感矛盾。(71)

情感矛盾是思覺失調症患者精神動力的註冊商標。羅森漢恩清楚明快地為精神科工作人員對假病人的態度下了結論：病人在精神病醫院裡，所以他一定有精神科方面的困擾。[72]

這種不確定性同樣帶來經濟上的負面影響。在精神分析的年代，診斷本身並不那麼重要。許多精神科醫師認為診斷標籤無關緊要並隨意地使用這些標籤。一項接一項的研究證實了診斷過程有多不可靠；有人發現年輕的精神科醫師對患者的診斷與考官的診斷相符之程度，並沒有比隨機猜測更高。[73]這種模糊程度讓判斷實際生病人數變成一個重要的公衛謎題，也的確讓人懷疑稍早「曼哈頓中城研究」中那可怕的估計數字有多少可信度。一九七八年，總統精神健康委員會報告指出，隨時都有百分之十五的人口需要某種形式的精神健康服務——接著，驚人的是註解中提到這個估計數字並沒有數據支持：「理想上，我們想知道精神疾病真正的盛行率……我們怎麼會接受還沒有這類資料的存在？」[74]換言之，這個估計數字是猜出來的。

這對一九七〇年代開始廣泛將醫療照護納入涵蓋範圍的保險公司而言是個重大問題。一九六〇年代，安泰及藍十字保險公司透過聯邦雇員福利計畫，對精神疾病與其他一般科別疾病的治療提供實支實付的給付。到了一九七〇年代中期，安泰把給付涵蓋範圍縮減為每年二十次門診就診

6 譯註：然而，此研究也飽受爭議，例如記者蘇珊娜・卡哈蘭（Susannah Cahalan）於二〇一九年出版的《大偽裝者》（*The Great Pretender*）即針對此研究做了深入的調查。

及四十天住院天數。一位官員解釋其原因：

相比於其他類型的（醫療）服務，有關精神科診斷、治療形式，以及提供照護的機構種類，其專有名詞較不清楚也較不一致……此問題的某個面向來自於許多服務隱微或私密的本質；只有患者與治療師直接知道提供了什麼服務，以及為何提供這些服務。[75]

這當然是真的。基於保密的理由，除了診斷之外不會有任何資訊被釋出給保險公司，而診斷本身幾乎沒提供什麼資訊。

此外，精神分析的堡壘突然面臨來自闖入者的競爭，這批闖入者被允許可以協助分擔心理治療日益增長的需求。一九六〇年代中期，唯有精神科醫師被認可為正統的心理治療提供者，而且如我們所了解的，唯有精神科醫師可以接受培訓成為精神分析師。心理師確實提供治療，但只有精神科醫師可獲得保險公司的給付。不過因為治療的需求遠超過供給，一九七二年，聯邦醫療補助允許心理師為其服務開立帳單收費，一開始是心理測驗，接著是心理治療，到了一九七四年，政府允許將臨床心理師列名為合格獨立的心理治療提供者。[76]社工師迅速跟進，敞開服務的大門。精神科醫師不再看起來好像在做某些獨特、其他人做不到的事情。

約莫在那個時期，一九七〇年代開始出現一種新的精神科醫師。這些精神科醫師視自己為科學家，對他們來說，科學家這個詞把他們跟精神分析區隔開來，他們當中有許多人公開對精神分析表示敵意，只有少數人認為精神分析是科學的。（精神分析師仍傾向像佛洛伊德那樣認為自己是科學家。我會用「精神醫學科學」一詞來指涉這波新的精神醫學運動。）精神醫學科學家獻身於他們所謂的嚴格的證據標準，而且依照這些標準，他們傾向認為精神分析理論的因果關係既無法證實，也無法否認。他們決心要創造一種看起來更像其他醫學科別的精神醫學，在這種精神醫學中，病人被理解為身患疾病，而醫師可以辨認疾病，接著透過治療身體而鎖定疾病，就像醫學辨認並治療心臟病、甲狀腺炎以及糖尿病那樣。

他們已經有藥物了。自從一九五四年史克美占藥廠引進可以減少精神病幻覺症狀的托拉靈，精神科藥物就一直存在。[77]（事實上，人們更早之前甚至曾用過一種名為蛇根鹼的藥物，但因為它會引發憂鬱，便不再開立這個處方。）早年，許多精神科醫師——其中多位是教導住院醫師、在期刊發表文章，並擬定政策的那些精神科醫師——輕蔑這些藥物，把它們視為處理症狀而非疾病背後精神動力的粗糙工具。托拉靈確實是一把不太鋒利的器械：它減輕了精神病，但時常會讓患者發呆。它也會造成肌肉痙攣和拖著腳走的小碎步（shuffling gait）。六〇年代的住院醫師會向慢性患者投予高劑量的托拉靈，仍以精神分析模式主導其症狀的解釋，他們在醫院裡學到「托拉靈碎步」這種說法。然而，七〇年代出現了一整批新的精神科藥物，其中許多作用更精確，副作用的破壞性也比較低。[78]鋰鹽開始被廣泛用於處理躁鬱症的情緒波動，而且驚人地有效。（鋰鹽於一九四九年由約翰・凱德所發現，但因為它具有毒性，所以直到七〇年代早期，人們研發出可測量與控制血中濃度的檢驗後，才開始自由地受到使用。）眠爾通、利眠寧、煩寧，以及其他抗焦慮劑，這些「媽媽的小幫手」都是醫師常開立的處方。可靠的抗憂鬱劑（三環類藥物）也已面世，雖然它有令人不快的副作用。精神科醫師有了豐富的藥物。精神科醫師還沒有明確知道的是患者身體健康上究竟哪裡出錯，以及如何把特定的判斷應用到特定的醫療計畫。

新興的「科學」或「再醫療化」的精神醫學學派，其擁戴的對象並非佛洛伊德，而是一位與佛洛伊德同年出生（一八五六年）的德國精神科醫師，埃米爾．克雷普林。透過研究症狀叢集和罹病後果，加上收集家族史以追溯遺傳特徵，克雷普林創造了一套重要的精神疾病分類學。[79]除此之外，他也因將「早發性痴呆」（dementia praecox）一詞用於一種始於青春期、以痴呆收場的疾病群而聞名。（如今使用的詞彙是「思覺失調症」。）實際上，這些新的精神醫學科學家認為，精神醫學追隨佛洛伊德而非克雷普林是個錯誤的轉向。（他們的方法被稱為新克雷普林學派。）他們傾向相信，若某種障礙（disorder）能按照特定的準則、共同的臨床病程以及可能的家族史而被明確辨別出來，它就可能具有背後的器質性原因，並且是一種疾病（disease），就像其他疾病那樣。

許多初期的成果來自於華盛頓大學一群從一九五〇年代起便持續進行研究的研究者，其中著名的有伊萊．羅賓斯、李．尼爾肯．羅賓斯、薩繆爾．古茲、喬治．溫諾克。他們會先描述一種疾病，接著擬定其診斷準則（例如自殺意念、憂鬱情緒、無法專心），這些準則會明確到不同觀察者也能對同一名患者給出同樣的診斷。他們透過臨床智慧（clinical wisdom），但也會運用實驗室檢查、家族研究，以及追蹤研究來做到這點。這是個新穎又帶有威脅性的想法，而且在一九八〇年代看起來很奇怪。他們產出的準則有時被稱為「費納準則」，這是在那位幸運的住院醫師於一九七二年以第一作者身分在《一般精神醫學檔案》發表日後知名的〈供精神醫學研究使用之診斷準則〉一文之後的事。這篇論文詭異地落在目錄上那些諸如「論無能去愛」和「表現於中國兒童故事之中國人對父母權威的態度」標題之間。它的筆法謹慎小心，無趣的文章卻帶有革命性的語調：「診斷在精神醫學上的功能跟在醫學其他方面同樣重要。」[80]

一九八〇年，美國精神醫學會出版《精神疾病診斷與統計手冊》第三版，通常稱為*DSM-III*。前兩版的《精神疾病診斷與統計手冊》是輕薄、螺旋裝訂的小冊子，並未受精神醫學界重視。美國精神醫學會於一九五二年出版第一版的診斷手冊時，大多數精神疾病都被列在「心因性或無明確生理因素或腦部結構變化之障礙」這個明確的標題之下。[81]現行精神醫學標籤的診斷原型被明確地描繪了出來；但它們是形容詞而非名詞。手冊上說的不是「思覺失調症」而是「思覺失調反應」。這顯然是精神分析的用語。例如，「精神官能症」是「焦慮反應」、「強迫反應」，以及「憂鬱反應」，而非（如今的）「廣泛性焦慮症」、「強迫症」、「重鬱症」。早期的手冊是以這種方式描述所有那些問題：「這些疾病的主要特徵是『焦慮』，它可能被直接感受與表達，或可能透過使用各種心理防衛機轉被無意識且自動地控制住。」[82]

*DSM-III*是一本巨冊。有更多診斷，診斷有更精確的細節，而且以科學研究作為其配備。精神動力消失了。佛洛伊德幽靈所在之處，屹立的是**克雷普林**。（「這非常特別，」當我描述年輕精神科醫師的訓練時，一位精神分析師對我說道：「克雷普林。他們要回歸克雷普林。」）如同費納準則產出的環境，*DSM-III*就醫學上而言是「科學的」（至少這是它的意圖）。負責*DSM-III*的精神

科醫師在羅伯特・史匹哲的帶領下集結，他是一位高挑、迅速、害羞的人，接受過精神分析師訓練。史匹哲認為*DSM-III*的「創新」能夠「捍衛醫療模式使其應用在精神科的問題上」。[83]命名與統計工作小組首次會議的紀錄如下：

> 若已符合診斷準則，就應該做出診斷……希望這能促進精神科醫師對已知與假設之間區別的理解……診斷手冊本質上是行為的，有已知病因的情況除外……手冊中一致認為「功能性」（functional）不再適合指定給思覺失調症與情感性疾患這組病況，它們已不再被視為是純粹心因性的。[84]

換言之，精神科診斷應該是重要的。診斷應該表示得到這個診斷的人生病了，而且是以不同的醫師都能夠可靠地辨識的方式生病。手冊列出超過兩百個類別（常用的僅有少數）。每個類別之下有診斷準則，往往也包含納入診斷時的規則，比如以下九項中的六項、以下十六項中的八項。若患者達到準則，就是有精神疾病。若患者沒有達到準則，他或她就沒有精神疾病。患者的個人史，像是他或她的情感矛盾、如廁訓練、基本信任、伊底帕斯情結的消解、依賴，無論什麼都無關緊要。由*DSM-III*的觀點看來，患者如何或為何變得憂鬱並不重要。重要的是他達到必要的準則數目，而這（或多或少）可以在一次精簡的會談中判定。突然間，精神健康與疾病之間有了一條清楚明白的分界線。

而且那條線被認為是由科學決定的。臨床醫師對精神動力溝通細微之處的敏感性已不復存。理論上，這些診斷是根據任何人都能觀察到的事物（事實上，使用手冊涉及大量的技術），而委員會竭盡全力想要表明，不同的人可以對同一名患者做出相同的診斷。針對這些類別的信度與效度研究報告中使用了大多數精神科醫師從未接觸過的數字與統計詞彙。例如，一九七九年有一篇針對情感性疾患類別診斷信度（diagnostic reliability）的文章，其中包含「F」值、「kappa」值、「雙尾」顯著值、交叉表列、區分與非區分標準、信度係數之類的表格。「雖然大多數診斷信度的研究，」該文作者指出，「得出點四到點六的kappa值（校對一致性的一種信度指標），研究診斷準則的kappa值超過點七，且通常超過點八。」[85]在一本令人耳目一新、書名為《推銷DSM》的書中，兩位社會科學家指控史匹哲以統計準確性的虛幻精準感矇騙了這個領域。他們說他使用了「kappa」這個可應用性令人存疑的統計詞彙，並產出許許多多的kappa值來證明精神醫學是一門科學。[86]他們無疑得出了一部分的真相；但也很明顯的是，這些新的類別遠比舊類別更加具體。

看看*DSM-II*對思覺失調症的定義，其實涵蓋了大多數人處於人生低潮時的情況：

這種精神病的特徵主要是對外界的依附及興趣緩慢且不知不覺地減退，以及情感淡漠和漠不關心導致人際關係困頓、精神惡化，還有在程度較低的功能上進行適應。一般而言，這種病況的精神病不如青春型、僵直型與妄想型思覺失調症那麼戲劇化。而且，它也與孤僻型人格形成對照，後者的病情進展的程度很少或不會惡化。

現在來看看*DSM-III*的這一則：

A在疾病期間至少有下列一項：

一、怪異的妄想（內容明顯荒謬且**沒有**可能的事實基礎），諸如控制妄想、思想廣播、思想插入，或思想抽離。

二、身體、誇大、宗教、虛無，或其他妄想，沒有被害或嫉妒的內容。

三、伴隨任何類型的幻覺，且有被害或嫉妒內容之妄想。

四、幻聽，有一個聲音持續對個人的行為或思想發表評論，或兩個以上的聲音彼此交談。

五、許多情況下有幻聽，內容多於一或兩個字，與憂鬱或情緒高昂無明顯關聯。

六、不一致，顯著的聯想鬆弛，顯著不合邏輯的思考，或顯著的言談貧乏，若與至少下列一項有關：

（一）遲滯、平板，或不適切的情感

（二）妄想或幻覺

（三）僵直或其他整體混亂的行為

B在諸如工作、社交關係，以及自我照護等方面從先前的功能水準降低。

C時間：在個案一生中的某些時期，疾病徵兆至少持續出現六個月，且目前有某些疾病的徵兆。此六個月期間一定要包含活躍期，其症狀符合診斷準則A，及可包括如下列定義的前驅期。

前驅期：在疾病活躍期之前有明顯的功能降低，且不是起因於情緒困擾或物質使用障礙症，並包含**至少兩項**下列症狀。

殘餘期：在疾病活躍期之後持續有**至少兩項**下列症狀，且不是起因於情緒困擾或物質使用障礙症。

前驅或殘餘期症狀：

一、社交孤立或退縮
二、身為受薪者、學生或主婦的職業功能顯著受損
三、明顯怪異的行為（例如收集垃圾、公然自言自語，或囤積食物）
四、維持個人衛生和儀容整潔的能力顯著受損
五、遲滯、平板，或不適切的情感
六、離題、模糊、過度詳細、迂迴，或隱喻的言談
七、奇怪或怪異的意念，或神奇思維，例如迷信、透視、心電感應、「第六感」、「其他人可以感受到我的感覺」、過度強調的念頭、關係意念
八、不尋常的感官經驗，例如反覆的錯覺、感受到力量或並非真正存在的人的存在

範例：六個月的前驅症狀，並有一週診斷準則A的症狀；沒有前驅症狀，並有六個月診斷

準則A的症狀；沒有前驅症狀，並有兩週診斷準則A的症狀與六個月殘餘症狀；六個月診斷準則A的症狀，隨後數年明顯地完全緩解，目前發作有一週診斷準則A的症狀。

D完整的鬱症或躁症症候群（鬱症或躁症發作的診斷準則A與B），若存在，是在任何精神症狀後出現，或此情緒障礙症相對於診斷準則A的精神症狀期間僅占一小部分。

E四十五歲以前出現疾病前驅或活躍期的症狀。

F並非起因於任何器質性精神障礙或智能不足。[87]

然而，人們可以指控工作小組操弄，因為毫無疑問地，當兩名精神科醫師使用*DSM-III*時，他們更可能比使用*DSM-II*時，以同一個標籤來描述同一個患者。若會談的精神科醫師用的是*DSM-III*，羅森漢恩的假病人可能從來就不會被診斷為思覺失調症。

精神醫學界有過一場針對*DSM-III*的大辯論（雖然它立刻就被採納了），對一名辯論的旁觀者而言，這場辯論很精彩，因為倡議者可以明確喊出其好處，而反對者卻只能掙扎於一股說不上來的恐懼，那就是在渴望受到科學尊重之際，有些事情已錯得離譜。一九八四年，《美國精神醫學期刊》出版了一篇關於*DSM-III*的辯論，主角是四位精神醫學界鼎鼎有名的大人物：傑拉德・克勒曼、喬治・華倫特、史匹哲，以及羅伯特・米契爾斯。如前所述，史匹哲領導*DSM-III*的工作小組。華倫特是一位備受喜愛的精神動力學教師，以一本探討成人發展的著作《適應人生》聞名。米契爾斯是一位精神分析師，同時是康乃爾大學精神科主任，沒多久也成了康乃爾醫學院院長。

克勒曼則是在哈佛被提名為主任。支持*DSM*的論點（克勒曼與史匹哲）指出，*DSM-III*的分類使醫師得以梳理不同的精神科病況，並提供精神科醫師們一種描述性的語言，讓他們可以橫跨城市、州界甚至國界彼此交流。（「在日本，」克勒曼寫道，「很高興看到日本精神科醫師，尤其是教授們，隨身攜帶小本的*DSM-III*，並以典型的日本人的氣勢來研讀它。」）除此之外，這些分類並不仰賴任何需要經過複雜、無法證明的過程才得以推論出來的事物。[88]反對的論點（華倫特與米契爾斯）指出，若你對思覺失調症感興趣，有信度的資料（誰身高很高）並不一定有效度，或者實用。他們認為診斷是偏狹且化約論的。但大部分反對的論點聲稱，*DSM-III*無法捕捉某些情感受苦的本質。如華倫特所指出的，「比起*DSM-III*追求符合電腦科學冰冷二元邏輯的演算法，（精神醫學）與偉大戲劇無可避免的模糊性有更多共通點。」[89]

到了八〇年代早期，許多醫院的精神科已經變成了後人認為的那種「兩個陣營」之間廣泛的對抗：「精神疾病像一種疾病，可靠的診斷很重要，精神藥物是主要且關鍵的介入」，不然就是「診斷不重要，精神藥物的作用就像根拐杖」。某些醫院曾經有過一場寧靜的戰爭，至少在我研究的最大型精神科醫院是如此，留下關於過往時光的傳說與苦楚的斷簡殘篇，當時生物精神醫學醫師（如這群人往後的稱呼）與精神分析師在午餐時分坐不同桌，而個案討論會則是殘酷卻隱微的決鬥。某些較年輕的精神科醫師確實因為新的方式鬆了一口氣。科學的精神醫學移除了住院醫師責任的重擔，他們堅定地試圖透過關懷來治療他們病情最重的患者，只發現儘管他們帶著一片好意又努力工作，卻完全沒有造成任何影響。精神分析督導通常把患者缺乏進展視為年輕醫師害怕親密與投入的徵兆：精神科醫師並非「真的」努力。（這裡有個問題在於，住院醫師在醫院看診的病人，他們的病情要比精神分析師私人執業看診的病人嚴重得多。）有了新的生物醫學方式，這些年輕精神科醫師得以擺脫那種批評。並非他們不夠格；而是他們是處理慢性患者的醫師，這些患者的疾病沒有足夠的醫學治療可用。「在住院醫師訓練尾聲，我對精神分析感到相當苦惱，」一位資深精神科醫師回憶道，「精神分析模式確實主導一切，而當我對患者有不同看法的時候，我會被告知是我在阻抗。我覺得自己不夠格。當生物醫學革命到來，這感覺非常熟悉。而我覺得證明了自己的清白。」

意識形態鬥爭最有名的例子剛好出現在一九八〇年*DSM-III*出版、既有的權力平衡轉移之前。一九七九年一月二日，一位四十二歲的內科醫師拉斐爾・歐舍洛夫被收治入住板栗居，這是一間在華盛頓特區外圍的高級精神科醫院，他有焦慮與憂鬱的症狀。他在板栗居接受密集的精神分析取向心理治療。儘管接受了這種治療，他的憂鬱症仍明顯惡化。他的體重掉了四十磅，無法入睡，而且開始不停踱步，這讓他的腳變得腫脹並起了水泡。幾個月後，在家屬對長時間住院的煩惱和患者缺乏改善的驅使下，醫護人員舉辦了一場針對治療計畫的個案會議。會議的結論是，歐舍洛夫醫師接受的精神動力取向心理治療是適當的。更具體而言，會議結論認為精神科藥物可能會干擾心理治療過程。歐舍洛夫的病況持續惡化。在板栗居住院治療七個月之後，飽受挫折的家屬最後讓他出院，並住進另一間精神科醫院，康乃狄克州的白銀山基金會。他在那裡立刻被施予藥物，三週內就展現出明顯的進步。他在三個月內出院，並且很快地回歸正常生活。[90]

一九八二年，歐舍洛夫控告板栗居醫療過失。他控告的精神科醫師是精神分析師。這些精神分析師認為，歐舍洛夫的憂鬱症是他發展出失常性格的諸多症狀之一。他們判定他自戀（narcissistic），這個專有名詞在精神分析理論化方面相當重要。自戀者其實就是個成年嬰兒，童年早期受到育兒失敗的傷害之深，使得他很難辨認他人的需求。從精神分析的觀點看來，憂鬱症意味著歐舍洛夫對自身匱乏的適應能力終於崩解了。他的醫師拒絕為他開藥，理由是藥物無法處理他們認為的根本問題，實際上還可能會抑制任何改變的動機。對於在歐舍洛夫控訴板栗居一案中作證的精神科醫師而言，憂鬱症是一系列的症狀——體重減輕、失眠、激動踱步、憂鬱情緒——而無論別人怎麼做，精神科醫師的職責就是以自己的能力治療症狀。這條推論的路線打破了分析師對疾病根源的理解與疾病本身之間的因果鏈結，並使憂鬱症成為一個不再受前述鏈結拘束的醫學問題。這個推論背後的想法是，精神科醫師看到了什麼，他就應該治療什麼。

到這個案子庭外和解的時候（要晚得多，得等到一九八八年），很明顯是由歐舍洛夫獲得了道德上的勝利。一九九〇年四月，傑拉德．克勒曼在《美國精神醫學期刊》上發表一篇文章，標題為「精神科患者接受有效治療的權利：歐舍洛夫訴板栗居案的意義」。[91] 克勒曼以清晰、合理的文字闡述他對該名患者住院期間發生什麼事的理解。其實在歐舍洛夫住院前，已經有一位私人執業的精神科醫師開過抗憂鬱劑給他，雖然歐舍洛夫很快就停藥，但從板栗居的醫師可取得的病歷中明顯可以看出藥物改善了他的情緒；儘管有充分的證據指出他處於憂鬱且心理治療沒什麼用，板栗居的醫師仍拒絕開藥；而歐舍洛夫一旦接受開藥的新醫師的照護，病情很快就改善了。

然而，這篇論文令人寒心的部分在於它對精神分析取向心理治療的評斷：「沒有科學證據支持精神動力取向之密集個人心理治療的價值。」[92]**沒有科學證據**。[93]大部分精神動力取向的精神科醫師將心理治療視為一種細緻的關係，其成效有賴於患者信任的親密關係與醫師的直覺，顯然不是那種可以用量化單位測量出來的事物。他們知道它有用；其中許多人把精神分析稱為一種科學；這種指控使人困惑且難以掌握。

哈佛法學院教授艾倫．史東，曾擔任美國精神醫學會主席，以其敏銳的機智而聞名，他試圖在同一份期刊上為板栗居的醫師辯護以回應克勒曼的指控。他用相當長的篇幅解釋，因為此案已經庭外和解，並沒有創造法律上的先例——事實上，他聲稱他不是在談論「歐舍洛夫案」——並接著承認這個訴訟，以及隨之而來的克勒曼一文，具有「潛在嚴重的法律後果」。[94]他指出一九七九年時的照護標準與今日不同，並接著論稱那些標準依然有效，以此為板栗居的醫師辯護並回應克勒曼的評斷。他指出歐舍洛夫會有所改善是因為他在板栗居的時候太憤怒了，轉到另一間醫院讓他充滿了勝利的喜悅，這與良好的健康是無法分辨的。史東在為板栗居的做法辯護時甚至一度提到，「所有的醫師做的大部分事情都沒有展現出療效——甚至處方開立原應有效的藥物也是如此。」[95]「艾倫．史東醫學博士的反駁，」幾個月後，有一篇讀者投書悲痛地寫道，「可能是一個聰明人所能做出的最佳回應。」[96]

史東論點的拐彎抹角，部分是因為他是在為落敗的一方而戰。沒有人懷疑拉斐爾．歐舍洛夫當時陷入嚴重憂鬱。到了一九九〇年，若不對病況嚴重到得住進精神科病房的憂鬱症患者投予藥物，看起來相當地荒謬。但史東的論點中來來回回的複雜性，有一大部分是因為他感受到必須面對自己的論點中有個根本的改變，就是那些精神分析師視為理所當然的事情，突然間甚至已經不是對話的一部分了。而那正是這個年代，人們閱讀精神分析師和精神醫學科學家之間的交流時會有的感受：讀完論點之後困惑的摸索、打從心底無法理解另一方到底在說什麼、急於攻擊某個另一方根本從未這樣認為的論點。在整個一九八〇年代，那些在摸索的人是精神分析師。他們似乎無助地費力往前邁進，稍微承認另一方的價值；他們似乎很少真的掌握到另一方的思考模式，因為彼此思考方式的目標和結構完全不同。如今有時則正好相反。精神疾病已經轉變為完全不同的事物，這種無法理解是轉變的結果，所以分析師看著精神醫學科學家不了解他們在做什麼，而科學家回過頭看分析師也不了解為何他們如此疑惑。

在這些戰役中，科學精神醫學的支持者給人的印象是合理又直截了當，而節節敗退的精神分析師卻顯得迂迴、模稜兩可，而且複雜。有時他們講話還滿刺耳的。在克勒曼與史東對歐舍洛夫案交鋒之後的幾個月，《美國精神醫學期刊》刊出了一大堆投書。其中大多是督促精神科醫師們不要太快把這個領域分化為生物精神醫學和精神分析兩個戰場，但這些人隨即又選邊站。精神分析的支持者指出，藥廠證實藥物有效只是因為它們想要賣藥——「研究者有極大的壓力，有意無意地，要產出支持藥物療效的結果」——而且用藥反應的雙盲試驗（其中醫師或患者都不知道誰吃了什麼藥）很少是真正雙盲的（也就是說，醫師和患者時常會猜他們吃的是哪種藥）。因此，這些支持者認為，精神藥物療效的報告大部分可歸結於一種安慰劑效果，這效果反映在醫生本身對使用「真的」藥物的病人不言明的興趣。[97]事實上，的確有一些實證研究支持這種立場。藥物會有副作用，從患者回報的身體感覺，通常可以分辨出哪些患者正在服用「真的」藥物。在一篇針對使用活性與非活性安慰劑（「活性」安慰劑會帶來各種身體感覺）的抗憂鬱藥物試驗的回顧中，有百分之五十九使用非活性安慰劑的研究報告指出藥物優於安慰劑，但在使用活性安慰劑的研究中只有百分之十四是如此。[98]然而，這些投書的語調引發了對藥物及其療效觀念更全面的抗拒。

在權力平衡轉移之前，精神分析的自我辯護常會表現出這種令人惋惜的語調。歐舍洛夫住進板栗居的那年，在新精神醫學科學的力量完全展現之前，在成效研究變得可量化且可再製之前，《美國精神醫學期刊》發表了一篇論文，旨在描述精神分析是多麼有效。該文作者約翰·蓋多解釋，「基於執業者團體的成果報告，對精神分析作為一種治療的潛能造成了誤導的悲觀印象，因為這類調查中包含了人數不成比例的、經驗不足的分析師。」他用「經驗不足的分析師」指涉所有並非完全從事精神分析的醫師；若是如此，那全部受過訓練的精神分析師（除了一小部分人之外）都變得不算數了，因為大多數的精神分析師還是會以每週或每兩週一次的頻率為不是接受分析的患者看診。蓋多繼續提到，他自己全心全意投入精神分析，所以他能夠讓自己的技術夠純熟，而且他想點出這些技術在大多數時候都是有效的。這是一次對精神分析領域的辯護，來自一位下筆毫不害臊的男人，他在二十年的職業生涯中幫助了三十六人，全都是「專業與學術上的菁英」。他宣稱他全部的患者都苦於「複雜且嚴重的性格障礙」，但「無論症狀是什麼，我的方針向來不變，接受任何認真想要尋求自我了解的人（進入治療）」。他解釋他的分析最少需要六百至一千節才能得出成功的結論，甚至在失敗的個案中，他也沒有「達成勉強的結論」，直到分析過程「有機會能以平常的方式在數年之間開展出來」為止。他接著說明——這才是此文的重點——他的患者大多有所改善。不幸的是，他坦承自己並未進行系統性的追蹤，但他有無意間聽聞患者的狀況：「相較之下，我很少聽過患者沒有成功結束分析的消息。」[99]這的確讓讀者目瞪口呆。

精神科藥物在過去十五年來[7]的快速進展為生物醫學提供了強而有力的後援。現在的藥比以前更多，它們有時更有效，而且服用起來通常更舒服，也比較沒那麼危險。（早期精神科藥物的主要問題之一是副作用讓人難以忍受，以至於患者往往在出院後便不再服藥。）新進展中最重要的顯然是百憂解（鹽酸氟西汀），以及它的表親百可舒、樂復得之類的藥物。百憂解在一九八七年首度問市，現在全世界有兩千萬人都在服用它，而事實上它治療憂鬱的效果並沒有比上一代的抗憂鬱劑（三環類抗憂鬱劑）更好。[100]但服用三環類藥物會導致體重增加、排尿困難、便祕，還會出現乾眼與口乾舌燥、手汗、昏沉，也會提高心臟問題的風險。而服用百憂解，體重其實是下降的（至少一段時間內如此），對大多數人來說，主要的副作用似乎是緊張，以及會對顯著比例的男性造成陽痿。百憂解代表人們常會為了焦慮和憂鬱而服用的精神科藥物，而就實際上而言，服用它已經毫無風險。（當然，我們現在並沒有充分的數據能夠說明，服用幾十年的百憂解會造

7 譯註：本書出版於二〇〇〇年，故作者指的是一九八五到二〇〇〇年。

成什麼後果。）百憂解甚至是以一種相對而言已被充分了解的方式發揮其作用：它抑制神經元對神經傳導物質血清素的回收（雖然我們仍不清楚那代表什麼意思）。事實上，幾乎所有對憂鬱症有效的藥物都與血清素有些關聯。百憂解成了藥物的第一個好例子，它的作用明顯與腦部功能有關，也與血清素的調節問題有關。它帶領許多研究者更進一步探索神經傳導物質在精神科疾病中的角色。

這些日子以來，研究精神醫學（research psychiatry）是神經科學的一個分支。許多最重要的研究者參與神經科學學會的年度會議並在會中進行發表（這曾經是個小型學術會議，如今此一年度盛事已有超過兩萬名的參與者）。許多參與者在實驗室內工作。他們用的是化學物質與培養皿。他們拿大鼠做實驗。他們掃描大腦以判斷各種情況下相對的血流狀況。對這些成果科學上的尊重反映在國會對國家精神衛生研究院資金的撥款上。一九七〇年代早期，國會極度不信任國家精神衛生研究院——一九七六年對該機構的撥款金額事實上比一九六九年還少——正是因為沒有能夠分辨精神健康與精神疾病的方法。某位在那個年代掌握大權的精神科醫師向我解釋，國會的政治訊息是「讓我們看到你是在做真的研究，我們就會資助你」。一九八三年，國家精神衛生研究院的預算增加了兩千萬美元，而且持續增加。到了一九九四年，國家精神衛生研究院的預算到達六億美元，這是從一九七六年的九千萬美元一路往上加的結果。在路易士．賈德的領導下，國家精神衛生研究院說服國會宣布一九九〇年代是「大腦的十年」（the Decade of the Brain），這十年內的神經科學研究（包括精神醫學研究），將會是全國最優先要進行的研究。「神經科學，」賈德論稱，「已成為成長最快，也可以說是前進最快的生命科學分支……來自世界各主要國家的神經科學與神經精神藥理學社群，世界性的大腦的十年『草根』運動的前景，已開始成為現實。」[101]

然而，新的精神醫學科學本身並未對動力取向精神醫學帶來威脅其生存的危險，因為儘管精神分析在它傲慢自大的年代非常愚蠢，精神動力取向的心理治療確實對患者的生命帶來重大改變，而大部分的精神科醫師都明白這點。儘管有意識形態上的衝突，到了一九八〇年代中期，許多醫院已經安於許多人視為「兩種樣貌」的精神醫學。住院醫師訓練計畫論及（如同他們一直說的）對「整合」精神醫學的需求。在一九八〇年代中後期的住院醫師訓練計畫，（約略地說）有兩種精神醫學取向：生物醫學與精神動力學。（這種對比過度簡化了精神醫學實作的複雜性，但對比時常是簡化的；意識形態張力的其中一項後果就是創造出比其他情況下更為二元對立的感受能力。）一位年輕住院醫師可能與兩種前輩都有密切接觸。誠然，儘管強調整合的重要，許多人似乎都經歷過必須在兩者間做選擇的情況。就算在一九九〇年代早期，許多年輕的精神科醫師也已經感受到這兩種方式之間的強大張力。他們會說像「到你第二年的尾聲，你得決定自己是哪個陣營的人」之類的話。許多人告訴我他們刻意選擇「折衷的」住院醫師訓練，因為他們把所見所聞視為該領域中的深刻分歧。我個人覺得，「整合」在許多情況下頂多意味平行式的解決問題。「我試圖整合這兩者，」一位剛結束住院醫師訓練的精神科醫師說道，「但這比較像是我換檔，卻還有點生澀。我一直在來來回回地換檔。」一九九〇年代早期，大多數年輕的精神科醫師說，真正整合的模式寥寥無幾。「你認為一個好的精神科醫師應該怎麼做？」我問一位新進住院醫師。

「我知道，也不知道。」她說道。「我知道的是，在從事心理治療和使用精神藥物的工作人員之間有一道真實的裂隙。我看到有人很擅長其中一樣，而我想兩者兼得。但在醫護人員中有點難找到一個樣樣通的人。」

動力取向精神醫學真正的危機並非新的精神醫學科學，而是管理式照護（managed care）與一九九〇年代的健康照護革命。更具體地說，不只是管理式照護本身，而是在意識形態張力脈絡下的管理式照護，把動力取向精神醫學轉變為幽魂。要去思考心理治療、思考患者的精神動力、把患者看成能適用這些想法的人，變得更困難了；因為在醫院裡必須完成的事完全屬於新精神醫學科學的範圍，而那種思考方式被認為是對心理治療努力的否認與反駁。並非精神科醫師認為心理治療不重要。他們大多認為它重要。他們之中的大部分人甚至認為精神科醫師應該學習進行心理治療，心理治療應該不只是心理師與社工師的領地。但他們花越多時間在電話上跟保險公司代表談判——因為患者仍有自殺傾向而必須把六天的住院時間延長成九天，他們還需要做更多入院會談，需要打更多出院摘要——動力取向精神醫學的思維與經驗方式就越無法適用，它們似乎越沒什麼關係或甚至不真實，而越多的精神科醫師就會願意退回這樣的意識形態位置：精神疾病的起因與治療是生物學的，是精神藥理學的。正當訓練計畫變革之際，我見識到這種兩種方式逐漸分歧。就是我大部分描述的那些。接著，在我田野的尾聲，我看見那種平衡無可挽回地傾斜了。

6

管理式照護的危機

The Crisis of Managed Care

我在葛楚完成住院醫師訓練的那間醫院遇到強納森，不過是在一九九六年。葛楚已經和她同屆同學一起畢業，而醫院也經歷了戲劇性的轉變。「他們決定砍掉圖書館裡精神分析的期刊。精神分析的期刊。」強納森當時是一位住院醫師，一個高挑、褐髮的年輕人，雄辯滔滔但顯然很苦惱。「有時候，」他繼續說道，「感覺像是那些掌權者願意把任何東西丟出窗外以求生存。他們會做任何事。然而這並不像他們說的那樣，嗯，我們知道我們應該對人類和精神病理學保持平衡的觀點，而我們要睜眼說瞎話，說我們只相信生物學。這跟滾雪球一樣越滾越大。相信那種模式的人開始成為掌握更多權力的人。他們獲得升遷，其他人則沒有，而最終你被使用這種語言的一整個機構所包圍。而我認為這是一種對於當時精神分析師當家作主的對抗。有些人顯然是在報復他們。」

「但你知道，」他繼續往下說，「我現在比較不會把這看成生物取向的人和動力取向的人之間的裂痕。我比較把它看成是那些身分認同的中心思想是臨床工作的人，以及那些身分認同的中心思想是成為治療體系一部分的人，這兩者之間的差異。整個精神醫學界有一種越來越強烈的感受，那就是沒有人認為『你是醫生，你看病人，而病人的最佳利益是你的首要顧念而且你身涉其中』。現在很明顯，醫病關係被制度的需求給汙染，尤其是保險公司的需求。的確，醫師的需求總是會涉入醫病關係之中，但如今變得更加複雜。從前，一位患者你可能想要一週看個五次，因為那樣做你會賺更多。但你可以在你自己的良心裡掙扎要不要這麼做。這是一個巨大的體系。它的範圍遠超出醫院，擴及保險公司還有其他機構。身為醫師，你處於這座……機器的最前端。你並不是跟患者處於個別關係的醫師。而那道裂痕似乎是介於兩群人之間，一群認為自己屬於健康照護引擎的一部分，另一群則把自己視為照顧患者的醫師。生物學取向的人傾向更能適應這座機器，但並非總是如此，而這個制度轉變的過程是如此幽微。我以前總是認為我應該在它發生的當下把它寫下來，留點筆記，但我沒這麼做，如今有時我坐在這裡想著，這到底是怎麼發生的？而我坐在這裡的感覺是某些事物消失了，有一種極大的失落感，彷彿我是難民兒童似的。我坐在這裡說，這個體系瘋了，它不會管用的，而老一輩的人說，它過去不是這樣的。」

幾年前，在我與葛楚和她同屆同學相處那兩個漫長夏季之間的幾個月，與醫院合作的幾家最重要的保險公司聘請企業來處理他們不斷膨脹的醫療費用。記得在第二個夏季某天和煦的午後，我坐在某間有大型住院醫師訓練計畫精神科醫院的行政主管辦公室，聽著一位務實的女性闡述新政策對她的醫院將造成什麼影響，而我越來越不自在。一九八八年，他們約有十一萬個住院能支付治療費用的住院「天數」。那一年，一九九三年，他們會有六萬九千個住院天數，減少了四萬天，也少掉了一年四千萬美元的收入。一位患者的平均住院時間從一個月左右降低到十三天，而且持續下降中。同時，平均住院次數增加了一倍多。這是龐大的人力支出，因為大部分困難的工作是在入院與出院時完成——書寫長篇的病歷、聽打出院摘要、完成各種安排。要讓病床維持滿床，卻使住院時間減少一半以上，等於在沒有增加人力的情況下把工作量倍增。事實上，還必須解僱醫護人員。行政主管算出醫院每天照護一名患者的最低費用超過七百美元，但醫院才剛跟一間主要的保險公司簽約，以五百三十五美元來支付這項費用。她說醫院必須簽這個約，因為不這樣做，那些患者會去別的地方，然後醫院就會破產。但是，沿路往下有一間醫院，它沒有庭園、沒有學生，也沒有資深的明星精神科醫師。它出價四百美元。而她說，這就是競爭。當我們談話的時候，她的醫院面臨該年度儿百萬美元的短缺。

「人們過去想當精神科醫師是因為他們想跟病人談話。」這位行政主管繼續難過地說道。她認為那再也不可能了。時間就是不夠。精神科醫師變得更像內科醫師，只能在每個病人身上花十五分鐘左右的時間。他們會是一組社工師與護理師團隊的領導者，忙到沒時間坐下來認識病人。而病人會到醫院住一段非常短的時間，可能五天，或是兩、三天。這位行政主管把這個年代的動力取向心理治療比擬為整形美容手術。「但你知道，」她補充道，「你仍然有六節心理治療的時間，可以跟病人坐下來談談他那進入青春期的孩子。」長廊底的那間房間，其他的行政主管忙著設計一套能對特定診斷的病人提供精準治療準則的電腦程式（住院天數、用藥，以及劑量）。它假設個別醫師將不再被允許來做這些判斷。

到了一九九〇年，美國的健康照護費用超過六千億美元，占國民生產毛額百分之十二以上，光在一九八九年至一九九〇年就增加了百分之十點五。①一九九四年，美國健康照護的總費用接近每年九千億美元。②為了回應這些不斷增加的費用，健康保險公司越來越會採用後來被稱為「管理式照護」（managed care）的策略，其中醫療費用不單是事後給付，連病人照護費用都受到事先與保險公司簽訂的合約「管理」。在收治病人住院前，醫院（或醫師）必須打電話給病人的保險公司並取得住院及住院天數的授權。像藍十字／藍盾這樣為大量病人保險的公司會與一批醫院協商每天的住院費率，其中包含所有相關費用，而且大大低於先前相同服務的給付。醫院會競爭這些合約。結果就是管理式照護有時會被稱為「管理式競爭」。政策制定者希望醫療服務提供者之間的自由市場競爭可以降低整體照護費用，品質卻不會大幅下降。事實上，他們認為市場競爭可以提升品質。但政策制定者並沒有完全理解，以品質為基礎的競爭得以成立，是基於有意義且可行的品質指標，而要得出這些指標有多困難。

管理式照護絕不是邪惡的。舊時的精神分析方式讓病人在醫院待上數個月，甚至數年，就算在精神藥物出現之後依然如此。對於其中某些病人來說，這延長的時間是種救贖。在醫院的安全環境中，他們可以試出並最終熟習更有效處理自身困難的方式。但對許多人而言，延長的住院時間是某種回到幼兒園的狀態，那裡有其他人餵飽他們、清洗他們的衣物，並設定他們生活依循的規則。那些病人落入一種如孩童般依賴的退行狀態，而非漸入佳境。這種治療方式的理論基礎在於必須要讓病人的防衛崩潰，如此一來他才能從自己的瘋狂中破繭而出，成為更成熟、更有韌性的人，不過即便在那個時代還是有許多精神科醫師並沒有被說服。某天下午，我坐在一位精神動力取向精神科醫師的診間，聽她抱怨這個領域的愚蠢，因為它並未發展出關於病人改善程度的合理測量指標。一陣子之後她停了下來，抬頭看著我。「事實上，」她緩緩說道，「那些被削減的部分，有很多對病人來說其實更好。如今住院治療把重點放在立即讓人們恢復到更健康的功能層級，而非進行深度、內在精神運作（intrapsychic）的工作。治療者將從由內在開始的工作方式，變成無需如此便得以開始。它將使人們感到更有能力、更能掌握，發展出更多自尊。對我們而言，退行很少是好的。」許多精神科醫師回望那段長期精神分析取向住院治療的年代都帶有一些恐懼。從更當代的觀點看來，那些非常長的住院時間既浪費又沒有效，雖然臨床醫師苦澀地抱怨當前的混亂，但似乎極少人想重返過去幾乎像是監獄般的囚禁。

更有甚者，在管理式照護的年代之前，某些精神科醫師為了他們自己的財務收入，恣意濫用醫院、病人及保險公司。無需租金的診間及有給薪的時間被大量用來進行私人執業。他們從病房中精挑細選富有的病人來做每日的心理治療，就算其中某些人缺乏參與或從中獲益的能力。其中某些工作是由臨床哲學驅動，麻州精神健康中心對思覺失調症病人做的精神分析治療就是如此；某些則主要是由財務收入所驅動。而放眼全美國，定義不明問題的治療方法因臨床醫師而異，來求助的病人對問題也不太了解。許多精神科醫師如今似乎覺得鬆了一口氣，因為這一行開始被要求更嚴格聚焦於治療方案及其成效。[3]

然而，從短期看來，管理式照護的問題很明顯，而許多治療計畫正處於痛苦的混亂。有臨床訓練計畫的醫院為了與那些比較沒那麼菁英的醫院競爭所苦。首先，在醫學院附屬的醫院進行照護成本比較高。學生們動作慢，他們需要督導，而且需要為他們提供講座課程、研討會，以及個案會議。儘管學生提供便宜的勞動力，但這整個系統效率比較低且成本比較高。聯邦醫療保險與聯邦醫療補助給「培訓」醫院的給付總是稍微高一些，以補償較高的成本。接著，被送到大學醫學中心病人的病情也可能比送去其他醫院的更嚴重，因為大學醫院是研究人員和菁英醫師的聚集之處。他們提供所謂的「三級照護」，超越普通醫院所能提供的照護等級。有比平均病情更嚴重的病人，也有比平均花費更高的費用，新的給付政策已經把許多大學醫院逼到接近破產的程度。精神醫學這類領域面臨的短缺尤其嚴重，因為精神科治療需要的時間模糊不明。管理式照護接管精神科服務時，精神醫學很少有「成效」研究。「成效」研究評估的是治療與病人復原之間的關係。藥物試驗必然涉及在某段特定時間的成效（研究必須展現出藥物比安慰劑顯然更加有效）。但心理治療的成效研究相對而言比較少（一九九〇年代早期開始明顯有比較多的研究），也很少有研究探討精神科的任何特定診斷住院十天或兩週的差異，而且比起許多非精神科的醫學問題，縮短精神科問題的住院時間也比較少常理上的限制。在精神科，沒有病人必須留院的昂貴醫院儀器或靜脈注射藥物（電痙攣治療可能是個例外）。因此，比起其他醫學分科，精神科醫療受到管理式照護政策更嚴重的打擊。

在強納森擔任住院醫師時期重訪葛楚曾待過的那家醫院，這樣的經驗有點像是倫敦大轟炸後回到綠樹成蔭的倫敦街頭。行政主管瘋狂地試圖削減費用。幾乎所有的非醫療服務——備餐、洗衣、草坪修整——都被外包給獨立包商，園丁、餐廳員工，以及其他在醫院工作過的人被立即解僱，有的人已經在這裡工作了幾十年。醫院病房開開關關，就像馬戲團的帳蓬那樣移動重組。舉例來說，「精神病病房」在那個夏季被移動了兩次，為了騰出空間給一項新的計畫或另個醫院孤注一擲拼湊出的計畫，以提供其他醫院沒有的獨特服務。病人、他們的家當、他們的檔案、他們的藥物、布告欄、廚房，就是一個可以睡得下二十個人並能容納醫護人員的空間的所有相關用品，得在一個週末的時間打包、移動，然後開箱。有時，一項新計畫幾乎已經發展到了可以收治病人的程度了，然後被一個新的商業計畫砍掉，而傾畢生之力籌備這個計畫的人會被解僱或重新分配職務。第二個夏季之後不久，三分之一的醫護人員被解僱，其他人的底薪很快被減半，許多人自願離職，希望其他地方的狀況能好一點。行政主管這種作為在屬下看來就像是虐待狂，彷彿他們是在一場嚴重的飢荒中囤積糧食。（然而，他們很可能也拯救醫院免於破產。）一位臨床醫師對我說，在一次少有的臨床醫師會議中，醫院主任展示了一張標題為「你應對管理式照護的選項」的投影片，內容有一項條列式的建議：「搬到懷俄明州。」沒有人笑。人們之間流傳著這樣的故事，說一位花了大半輩子在這間醫院的醫生是怎麼在電話上被解僱，另一位是如何在答錄機訊息上被炒魷魚，而草皮管理員沒被告知做錯任何事，直到參加全院會議才聽到他們的工作已經被外包。剩下的醫護人員變得充滿敵意且忿忿不平。「可怕的事情正在發生，」一位精神科醫師回憶道，「那就像他們會把你們全都帶進一間房裡，跟你們說在一個月內你們有八成的人會被射殺。一個月後，他們會再告訴你，不，只有兩成的人死了。你們會變得非常擔心自己的安危，以至於倖存的時候會覺得鬆了一口氣。」

「我自己離開的時候是這樣，」這位精神科醫師繼續說道，「當時有位病人來到我的病房，在頭一天結束時已經試圖上吊自殺兩次，但服務使用評估單位（Utilization Review，醫院內部與保險公司協商的處室）說她只獲准住院兩天，等下就得出院。我不斷想著，如果她自殺了陪審團會怎麼說，而我是那個要負責任的人。」這是一種現實的恐懼。出院的法律責任在於醫師。若精神科醫師認為病人尚未準備好出院，但保險公司拒絕給付進一步的治療，精神科醫師面臨必須在以下兩者間做出選擇：讓可能自殺的病人出院而使醫病雙方都冒著這個結果的風險；或是持續治療，但了解到每多住一天對病人的家庭都是沉重的財務負擔，他們可能永遠都付不出來。

這些新的政策深遠地改變了心理治療的角色。若病人只住院五天，住院心理治療的意義不大，所以醫院乾脆停止提供這項服務。收治住院的病人待在安全、封閉的環境，被投予藥物以減緩導致這次住院的危機。住院目標是讓病人穩定下來，就這樣。與此同時，門診心理治療計畫則是一片混亂。曾經涵蓋一年每週一次心理治療一半費用的保險政策改變了規則，因此潛在的個案必須打給保險公司，解釋他想接受心理治療的是什麼問題，才能被核准一次就診；治療師接著必須在該次看診後打給保險公司確認問題存在，並取得更多次門診的核可。這整個過程非常耗費心力、令人尷尬，也使人惱怒，以至於醫師與病人常常就放棄了。我記得一位精神科醫師臉上痛苦扭曲的表情，當時她談到一位想針對焦慮和陽痿進行心理治療的病人，他無法忍受在電話上反覆對保險公司辦公室冷漠的聲音解釋自己的問題帶來的那種羞辱。剩下的分析師大部分都被解僱了。過去有許多精神分析師診問的那棟建築物，前方的停車場常常幾乎是空的。那裡的車位曾經一位難求。

住院病房的狀況也不太好。大多數的病人都處於他們危機最糟糕的時期，因為不在這個階段的病人再也沒辦法住院了。他們被投予很重的藥物，而且時常對他們的醫師感到憤怒。精神病患者尤其如此，他們常在完全理解自己病得多嚴重之前就出院了。年長的精神科醫師說，在早期，精神病患者剛到病房時會對被監禁感到憤怒；接著，在三到四週的住院後，他們會冷靜下來，對於他們瘋狂時的所作所為感到沮喪，到他們離開的時候，他們會對精神科醫師讓自己回復正常感激不已，有時眼中充滿淚水。「這讓我們感覺還不錯，」一位精神科醫師說道，「而現在的病人再也無法住到那個時間點了。如今他們離開的時候跟剛進來時同樣憤怒，只是不那麼瘋狂而已。」所以病房很緊繃，醫護人員士氣低落，病人病得比以往更重。他們會生著病出院，而精神科醫師的情緒瀕臨極限，覺得自己要為時常有自殺傾向且僅能勉強維持功能的病人負責。有一股厄運與恐慌的暗流在蔓延。

到了住院醫師訓練期的尾聲，葛楚（她現在已經成為一名優秀精神科醫師）被精神醫學發生的事情嚇壞了：「這非常讓人沮喪。很明顯的是，在住院病房，我們絕大部分的行為都受到管理式照護所主宰。我們有很大的壓力要在病人準備好以前讓他們出院，而且也有很大的焦慮，因為有些病人仍有自殺傾向。管理式照護公司仍然會說我們需要把病人移出病房，而責任當然是在醫生身上。如果你讓一位病人出院，然後他自殺了，那是你的錯。管理式照護公司會說，『請勿執行任何你認為臨床上不夠周全的做法。』但接著他們就會要家屬為龐大的帳單負責。這對家屬而言非常不公平，對我們也不公平。情況越來越糟。我在那裡的第一年，一切只是開始。隔一年，我們輪到門診，門診當時仍相當不錯。但接著如果你把門診病人送到醫院接受治療，他們不會真正獲得治療，他們會得到救急的ＯＫ繃。他們只會在那裡待三天，因為管理式照護公司不會再給付更多，所以你就有了這位病情非常、非常嚴重的病患，而你得把他當成門診病人處理。那很糟糕。」

「你真的會有一種心理治療被晾到一旁的感覺。你知道你在急性病房的目標是儘快讓病人穩定下來。在過去的日子裡，他們會在病房內做心理治療。一開始，當我還是醫學生的時候，你一週得做三次心理治療。那是人們的期待。接著到了最後，人們的期待不再是如此。你在病房只會做精神藥物的處置，甚至連這一點也做不到——當病人在醫院只住三天，你根本沒辦法試新的藥物。精神病患者是最容易的。你有明確的理由說他們必須住院。如此一來管理式照護公司會保持距離，而你至少可以讓病人們開始用氯氮平，或讓病人開始調藥。對其他病人而言，他們真的病了，但並非千真萬確地有精神病性症狀，那就更困難了。你絕對會感受到，有時會有不適當的照護存在。」

比起心理治療，精神藥物更能輕易符合這些時間的限制。然而正如葛楚指出的，在非常短的住院時間內（三至五天），甚至沒有足夠的時間啟用一種新的藥物並判斷病人對藥物的反應。在這些情境中，精神藥物的「處置」通常包含開立病人因這次危機住院前就已經在使用的任何藥物。

而心理治療仍存在於醫院之外。心理師、社工師、婚姻諮商師，以及其他人將持續進行心理治療，雖說隨著保險給付的縮減，他們的實作也備受影響。但這裡的問題並非臨床心理師能夠接手治療的「關係」面向。問題是，在意識形態分裂的脈絡下，心理治療開始顯得比較沒有療效、不怎麼必要，而且更浪費資源。心理治療的思考模式開始與照顧病人的工作沒什麼關係。

葛楚提出的問題並非只是精神醫學與精神科醫院內這種有效治療方法承受的風險，其風險更在於，失去這種治療方法將會破壞精神科醫師有效處理病人的日常能力，無論他們是用藥物或談話做治療。從葛楚的觀點看來，管理式照護的問題不僅僅是病人受到的照護太少（例如在病人仍有自殺傾向時讓他出院，所以某位嚴重憂鬱者會突然回到有剃刀、藥丸及繩索的家中），也在於危及了住院醫師訓練。她認為年輕精神科醫師會更難診斷是哪裡出了問題。（她的新工作就是負責督導他們。）她把這點歸咎於對心理治療突如其來的貶低。儘管她顯然把自己定位為精神藥理學家，但她仍相信這是正確的。

「**無庸置疑**的是，」她說道，「沒有深入接觸過心理治療，你**無法**成為一位好的精神藥理學家。它讓你心裡有底，這就是你的直覺。病人的媽媽在生產後陷入憂鬱，所以這會影響依附關係（attachment），所以她可能比較不會服用你開的藥物。有心理治療的訓練，你就知道某些病人為何這麼難處理。有些可憐的內科醫師對於這個病人為什麼這麼難處理毫無頭緒，而你只要聽聽這個病人講話，然後感受一下，你就會覺得這人我聽起來像是邊緣型人格障礙的患者。重點在於，一切都關乎你是如何與你的雙親建立連結，這跟你如何以成人的身分與世界互動有絕對的關係。人們總是在假裝。你必須仔細傾聽幽微、無關緊要的事物，那些人們不認為重要但會讓你挑起眉毛的事情。有人說，在我成長的過程中我媽媽從來都不在身邊，他們會若無其事地說這件事。嗯，那可是件大事。你還不明白那意味著什麼，但你把這件事深深記在心裡了。」

「我已經宣稱自己是一位精神藥理學家，但沒有那層心理治療的背景，你就不算有受過好的訓練。我在自己現在工作的病房看到很多這樣的事，有許多並未接受良好心理治療訓練的人，他們因為不當的原因試圖使用藥物。事實上，他們似乎完全沒有接受過心理治療的訓練。我的意思是，住院醫師訓練計畫顯然必須通過評鑑，所以一定會有一些心理治療的成分，但以前不是這樣的。現在他們把什麼都看作憂鬱症。就連資深醫師也是如此。當然，你無法忽視管理式照護的壓力。若你說這跟性格有關，它們就不會給付。但我不認為這全都是為了讓病患照護獲得保險給付的嘗試。我認為他們看待診斷的方式有問題，因為他們從來沒有心理治療的背景。如果心理治療消失，我們的麻煩就大了。」

葛楚是對的，因為心理治療的訓練確實讓精神科醫師成為一個更好的診斷者。一軸診斷的實際訓練教導住院醫師吸收病人的經驗並使其成為一種原型——或者，如同一位憤怒的精神科醫師所生氣的，「整體而言，生物醫學精神科醫師真的只聽取病人論述中符合他們生物學典範的那個部分。」[4]這種憤怒可能放錯了地方，但她堅持認為期望影響了我們傾聽的方式，尚稱中肯。只聽取主要的、可診斷的、保險有給付的一軸診斷是很容易的：思覺失調症、憂鬱症、躁鬱症。

但有些像是憂鬱症或思覺失調症等一軸診斷的人，也時常患有人格障礙症——在難治型（treatment-resistant）的住院病人中，這種組合（技術上稱為「共病」〔comorbidity〕）可能存在於多達百分之七十一的病人身上。[5]「症狀鑲嵌於人格結構，」一本教科書開頭寫道，「而動力取向精神科醫師體認到，在許多個案中，若不先處理人格結構，便無法治療症狀。」[6]事實上，若對於病人的性格沒有某些理解，就無法總是準確辨認出症狀。那是葛楚的觀察，而的確也是我的觀察。住院醫師歷經訓練後真正改變的，大多並非辨認什麼是憂鬱症的能力（他們在第一年住院醫師時就能輕易做到這點），而是辨認什麼不是憂鬱症的能力——看來可能像是憂鬱症的事物，實際上是邊緣型人格障礙症、酒癮、逐漸接受其疾病的思覺失調症患者，或是一位焦慮、充滿罪惡感的學生，正煩惱於開始看精神科醫師的羞恥感。那是精神動力訓練教導的辨認技能，而住院的生物醫學照護時常無法做到這點。正是這個原因，許多精神科醫師認為，無論一位精神科醫師的專長為何，生物醫學與動力取向精神醫學的技能兩者兼需，才能把各自的工作做好。[7]越多精神科醫師僅僅專注於生物醫學模式，他們會越難辨認人格障礙症，與其他看來可能主要像生物醫學議題實則不然的性格問題。

舉例而言，一九九三年，我參加了一位年輕女性的個案討論會。我該稱她為波妮吧，她當時十七歲。總體看來，她似乎罹患思覺失調症。在住院前的六個月，她覺得人們盯著她看，而且在笑她。她認為他們知道某些她身體疾病的尷尬細節。她知道某些同學在談論她。她看到其中一人在對街。那個人讀她的脣語，然後把她的想法傳給其他人。其他那些人跟蹤她，還捉弄她。他們對她指指點點。接著，即使他們不在那裡的時候也會對她說話。他們的聲音叫波妮「小混蛋」。一天傍晚，她看到他們的其中一輛車停在外面，她就去把天線拔了下來。事情發生的時候，一位鄰居報了警，波妮被送到醫院裡。她看來不像躁症，先前也沒有語速快、意念飛躍，或能量充沛的情形。過去一年她在學校的表現明顯退步。她有一點強迫症狀。這讓她有時得花上三個小時吃飯，而且她會反覆洗手。

讓診斷比單純的思覺失調症更複雜的，是波妮的媽媽以許多方式與疾病「共謀」。她賣力為波妮的困境尋找生理上的解釋。她讓波妮被診斷出對普通食物有許多種類的過敏，也因為校園的空氣遭受汙染而把她帶離學校，並把她的困擾——包括視幻覺與聽幻覺——歸因於一系列的腸道疾病。她讓波妮待在家中，遠離學校，以照顧腸道的問題。波妮在住院時說她無法排便，除非她媽媽叫她做，在許多層面上，這種母親與青少年之間的關係，更像是母親與更為年幼的小孩之間的關係，而且似乎是媽媽選擇要這麼做的。媽媽認為自己除了照顧波妮之外不可能做任何事，所以她無法打掃家裡，以至於整個屋子亂七八糟。

如果你是為這位病人看診的精神科醫師，你會怎麼做？至少你一定要能對疾病的家庭環境感興趣，而且你一定要意識到這位年輕女性的生活中有一種兩人的共有型精神病（folie à deux）。接著你必須要能明白，單靠藥物無法真正解決問題。思覺失調症不會完全被清除並消失；處理這類病人對共同生活者所造成的失常，家族治療往往有很大的幫助。但尤其是在這個病人身上，了解這種疾病意味著了解這名母親的行為可能已經使問題惡化；波妮的媽媽可能也共有潛藏的強迫症問題；治療這位指定的病人代表也要治療她的母親，而讓媽媽一起參與治療可能是改變的關鍵。波妮的問題不只是她的精神病，還有她與母親的糾纏（enmeshment）。精神科醫師要能看到這一切才能幫助病人，而被教育與經濟環境鼓勵只著眼於器質性腦部失能的精神科醫師可能無法做到這一點。

此外，精神科醫師要能發揮效用，他們必須要能讓出院病人去他們會接受的環境，也一定要能讓出院病人帶上他們願意服用的出院藥物。對病人的能力做出這些迅速的評估——可以判定她能融入哪個團體家屋（group home），能預測她服藥的可信度——無疑受到專門聚焦於個人的精神動力訓練所加強；而建立能使病人信任醫師的關係，牽涉到的是心理治療所允許的時間。在管理式照護新的條件之下，醫師只有非常少的時間能評估病人並擬定治療決策，這時能夠快速料想到每個人特定的需求與脆弱之處就變得格外重要。⑧精神藥理學的專業涉及了解藥物如何交互作用的本領，以及哪種藥物對哪種病人有療效的直覺。而精神動力學的專業則涉及判斷病人是哪種人，以及他或她將如何在特定情境下做出反應的本事。

在我身處醫院的時間，以及與醫護人員和病人的討論中，我明確見識到心理治療在管理式照護政策的影響下被消音。這件事之所以發生是為了回應保險公司的擔憂。精神科醫師認為更多談話取向的做法不重要，並不是因為精神藥理學和生物精神醫學的新發展，而是因為心理治療正好無法符合保險公司偏好的短期做法，這是可以理解的。當然，也有精神科醫師想完全廢除心理治療。「心理治療，」一位精神醫學科學家曾經氣惱地對我說，「是牧師能做的事。我們是醫師。」

然而，大部分的精神科醫師相信，心理治療訓練讓他們更有效地為病人看診。但壓倒性的現實在於，保險公司不會給付夠長的住院日數讓住院患者能夠進行心理治療，至於是否給付門診心理治療則是相當猶豫，尤其是由精神科醫師提供的心理治療，無論精神科醫師是否已經為病人提供精神藥物治療。到了一九九〇年代中期，我知道只有非常少數的精神科醫師（無論其投身的領域為何），認為保險給付政策得以使大部分的精神科病人獲得充足的照護。很少人會認為當前的實作訓練能夠教導精神科醫師提供那樣的照護。

真正的問題不只是資金變得十分短缺。問題在於這樣的財務危機處在揮之不去的意識形態張力脈絡之下。面臨精神照護可能無法獲得給付的恐懼，許多精神科醫師、精神科遊說團體，以及病患遊說團體（其中最有效的可能是全美精神疾病聯盟）主張，精神疾病如同其他任何疾病一樣是一種醫學上的疾病，應該得到相同的給付，或者「平起平坐」（parity）。大部分健康保險計畫都有年度與終生精神健康的給付上限，其限度遠遠低於非精神科醫療的給付上限。關於精神疾病的醫學本質的論點是個好論點，但隨著辯論持續開展，鼓勵了精神科醫師與非精神科醫師把精神疾病模糊的複雜性，簡化為由單純的生物學失調所造成的疾病，以及最好由單純的藥物介入予以治療。

同時再一次地，由於意識形態張力的結果，精神醫學的制度結構持續把精神動力與生物醫學區隔開來。這些方式被呈現於不同的課程，由不同的老師教導，與不同的病人有關，並在不同的環境之下學習。新的政策大幅強化這種區隔並嚴重地截斷心理治療那一端。除了特定患者群體，心理治療甚至不再是住院治療名義上的一部分（對創傷病患來說，心理治療仍是唯一有效的介入，[1]而在住院環境中建立的治療關係時常以門診為基礎持續下去）。考量到工作量與短暫的住院時間，就算是經常與病人接觸，「密切、親密的關係」在住院的基礎上也已經幾乎變得不可能。在一間我曾到訪的醫院，一位住院醫師過去習慣在她的病房主要負責一至兩位病人。當時她可能每天花一小時或更多的時間，就只是在與病人談話。如今同樣的醫師可能在同樣的時間要看四位或更多病人，而且這些病人來來去去非常頻繁。她無法每天訪視每一位病人。除了入院當天與每一位病人談話，還有在團隊會議之前或之後看病人幾分鐘，她無法做得更多。門診心理治療已經遭受根本上的縮減，精神藥物的門診病人被安排在十五分鐘的時程內看診則是司空見慣。心理治療已不再是大多數精神科醫師從住院醫師結訓時預期自己將來會做的事情。

結果，年輕精神科醫師越來越難以了解心理治療代表的不同方式的重要性，而他們的老師也很難知道要如何以一種能論及這些不同現實情況的方式教學。精神動力學的老師們對這點感到沮喪。「我問第一年住院醫師們，」一位老師黯淡地說道，「如果一位他們做心理治療的病人直接叫他們的名字，而不是稱呼他們為某某醫師，他們的心裡會想到什麼；我要他們想想看，他們會如何處理。其中一位住院醫師說，她會認為這個病人處於輕躁狀態。」換言之，這位住院醫師完全

1 譯註：目前除了心理治療，如眼動減敏與歷程更新療法（EMDR）與選擇性血清素回收抑制劑（SSRIs），皆證實對治療心理創傷有療效。

沒想到，人們時常認為治療的經驗是親密而個人的；她並不明白，這個問題的重點在於探討如何在維持親密的同時，仍能保持適合於醫病關係的界線。相反地，這位住院醫師把這次相遇視為診斷一位生病的患者，而不是與一位受困擾的人談話的過程，這讓她動力取向的老師非常驚訝。「你能說什麼？」這位老師繼續說道，「你還能說些什麼，好讓那位住院醫師了解病人的感受？」我常常從在不同時期從事教學的精神動力學老師那邊聽到這類灰心喪志的評論。「我哀悼，」一位資深精神科醫師嘆氣，「只有極少數的住院醫師對於學習如何更接近病人感興趣。因此我哀悼。我哀悼於把火炬傳承給生物學家們，雖然在某些方面這可能是人們想要的。我覺得某些非常特別的事物即將消逝。」

這種哀悼是普遍的。一九九五年，在北加州美麗的山丘上，我參加了一場聚集了各醫院精神科主任的小型菁英會議。他們在研討會上展示服務使用的圖表與財務流量表。他們知道誰使用了服務、有多常使用，以及使用了多久。他們說明在各自的州有哪些項目獲得保險給付，而這些給付的模式是如何改變精神醫學的未來，以及最終如何改變精神科住院醫師訓練的結構。他們的住院醫師訓練計畫全都能存活下來，而他們沒有任何人對於精神醫學是否能作為一門專業存活下來有任何疑慮。與會者大多是以科學家或生物醫學研究者的身分而聞名。然而他們幾乎全都談到他們的絕望。他們似乎帶著害怕的無可奈何看待管理式照護下的新精神醫學。在場的男男女女在許多方面是打造這些變革的建築師。儘管保險公司認為精神疾病並非真的醫學疾病，因此並不真的屬於健康保險的範圍，他們仍協助精神醫學生存下來。他們成功說服政府單位與保險公司，精神疾病是醫學疾病，因而需要納入醫療保險給付的範圍，但代價是幾乎毀了定義精神醫學這門領域以及吸引他們投身其中的感受能力。一位著名的精神科醫師曾經低聲對我說道，「你有機會見識到我們這一行偉大日落的美景。」[9]

強納森是對的。這並非大腦勝過心靈的故事。精神醫學非常強烈感受到的失落是與病人緊密的臨床關係的失落，在這層關係中，醫師對病人知之甚詳，也對其照護負起全責。這曾是整個醫學界臨床照護的模式，而隨著管理式照護使我們的健康照護科層化、理性化，這些長期且個人為之共鳴的關係的失落，便受到橫跨各專科的哀悼了。但沒有任何一個專科的醫病關係像精神醫學這樣深厚，尤其是動力精神醫學，沒有任何一處的關係被如此深刻地理解，也沒有任何一處的關係失落是如此令人震驚。在管理式照護之下，精神科醫師已經開始從與病人一對一的關係，轉變為僅僅是一個由心理師、社工師與護理師所組成的治療團隊的領導者。當然，在醫院裡，精神科醫師已經以治療團隊成員的身分工作很多年了。然而，他們是這些團隊當中最昂貴的成員，因此也是保險公司最不想給付的對象。精神科醫師越來越被推向團隊中的管理位置，或是根本被推出了管理職轉而進入照會諮詢的角色，也被推出了密切而不受中介的醫病關係。

結果是人們失去了對於人以及人如何在群體中進行互動，一整個面向的思考方式。一九九三年，也就是葛楚的醫院開始變革的同一年，我拜訪了那個州的另一間醫院。直到一九九〇年代早期，萊西醫院長久以來都是特立獨行的知識分子的屬地。它是一間服務當地城市窮人的公立醫院。那裡的診間又小又髒，而且數量不足：有時三個住院醫師會被分配到一間診間，所以需要事先仔細協調治療時間。整個精神科只有一台可用的傳真機和一台影印機。那裡的走廊需要重新粉刷。某項治療計畫被安置在停車場的一輛拖車裡面。然而這裡的精神科住院醫師訓練計畫是全國競爭最激烈的，也是最菁英的。大多數的醫師都曾接受良好且昂貴的教育。他們閱讀當代小說。他們往往是積極的自由派。在我參訪期間，這間醫院的一位年輕分析師決定要對精神科講一堂課。他談的是在喬伊斯與海德格的作品當中的時間概念。不僅是這個主題被認為符合該場合的正式教學目的——在其他醫院，這類課程的主題通常是諸如「多巴胺與D2受體」之類的——而且演講廳裡擠滿了人。

位於這種風氣核心的是一位古怪但充滿魅力的男人。如同麻州精神健康中心全盛時期的塞姆拉德，哈波．法蘭克因為與精神嚴重困擾的病人一起工作而聞名。他尤其擅長協助妄想的病人。他在會談中會把自己的椅子跟病人的椅子並排放，並讓自己與病人瘋狂、偏斜的世界觀站在一起——病人會低聲地說：「醫生，我覺得他們全都跟在我身後。」而法蘭克會低聲回應：「對，你不能相信這裡的任何人，你轉過身就會有人在你背後插一把刀。」——直到病人咯咯笑著斥責醫生的怪異信念為止。住院醫師們通常認為自己無法讓這種技巧發揮作用。他們比較少向法蘭克學習他必須教導的明確知識，更多是參與他對世界的解釋。他熱衷於格言和隱喻，頑固地鄙視機構，也熱衷於以迂迴、探尋的眼光看待世界，而年輕住院醫師們深受此吸引。「他教導我的是，」一位住院醫師解釋道，「一個人可能具備全部的事實，卻仍然無法掌握真相。」

我參與超過十週的病房有時候被形容為一個時光膠囊，是一個採取精神藥理學革命之前的病房運作方式來運作的精神科病房。兩位主任強烈認同自己是心理治療師。他們會說了解病人比診斷病人更重要。當他們提到他們每天做的事情，使用的詞彙是「任務」和「工作」。他們一週會舉辦好幾次「社區會議」，參加者包括全體病人（這個病房有二十一張床位）以及大多數的醫護人員（人數幾乎與病人一樣，包括七位精神科醫師，其中五位是住院醫師；五位心理師，其中四位是實習生；五位社工師，其中四位實習生；以及人數不定的全職與兼職護理師及精神健康工作者）。醫護人員和病人的社區會議為時半個小時。沒有預定的議程。參加者應該要討論任何對他們而言重要的事。他們通常會談到主任和副主任，而這兩位在對話圍繞著他們開展的時候通常保持沉默。之後，醫護人員會再繼續半小時的會議——這被稱為「總結」——來討論先前說的內容的意義。醫護人員的會議也以同樣的方式進行，但就沒有正式的總結。他們認為，為了了解病人，他們需要時間談一談。

這個病房裡假定任何事物都可以被檢視；假定沒有任何行為背後是沒有動機的，只是人們對此動機的認識總是不足；也假定領導者的存在並非發號施令，而是負起責任並要求其他人對任何發生的事承擔同等的責任。幫助病人的關鍵被認為在於了解他們的感受，但因為據說心理過程時常對醫護人員和病人而言都是無意識的，為了要協助病人，醫護人員應該需要與彼此談論病人帶給他們的感覺是什麼，以及為何讓他們有這種感覺。年輕的精神科醫師被認為將經歷到強烈而壓倒性的感受，一方面是受到病人痛苦的影響，如同傳染一般，另一方面則是來自「工作」要求的團體過程是如此充滿壓力，以至於他們會發現自己退回兒時慣用的防衛機轉。在這些預期之下所乘載的，是威爾弗雷德．比昂的龐大理論。

威爾弗雷德．比昂是精神分析世界中深具影響力的團體關係（group relations）模型背後的巨人。身為一位風格艱深、文字稠密的作家，他是精神分析師，而他對於分析過程的觀察——例如，分析師應無憶無欲地聆聽（listen without memory or desire）——已深深滲入精神分析的理論化過程中。他針對團體關係的作品催生了塔維史托克人類關係研究所與萊斯研究所，兩者在數十年來皆已見證數千人參與它們對團體動力的實驗性訓練研討會。在《比昂論團體經驗》一書中，比昂列出他這種方式的前提：人們在團體中的情緒會變得像孩童一般：「成人必定要與他生存其中的團體的情感生活建立連結，這項任務對成人而言會顯得如同乳房對嬰兒的關係而言那般巨大，而他的退行則展現出他無法達成這項任務的要求。」[10]

本質上，這個方式是採用梅蘭妮．克萊恩對於嬰兒生活的黑暗模型，並將之運用於團體。克萊恩認為，年輕的嬰兒無法整合他們對母親乳房兩種衝突的強大情緒，他們同時感到愛的依賴與憤怒的挫敗，結果是他們在感知好乳房和壞乳房之間搖擺不定。克萊恩的理論不再被認為是對嬰兒心智的合理描述，但它之所以成為強大的精神分析理論——如同所有強大的精神分析理論——是在於其描述成年人的情緒時能引發具有情感且充滿隱喻的力量。當比昂將這個理論運用到團體，是類推且鬆散地用它，他認為雖然團體在多年的累積與意志堅定的投入，可能會偶爾展現出成熟、理性且科學的行為（這些被稱為「工作團體」；這個詞彙想必是謎樣的「工作」一詞的來源），但其他大部分時間他們都擺盪於他們集體的感知之間，擺盪於依賴他們領導者的好，或是希望團體中出現意外的一對以攻擊或逃離被感知為壞的領袖。

當人們閱讀比昂的作品時，很明顯的是許多他談論的對象對於比昂從自己身上推衍得來的理論感到有點驚訝。比昂如此形容其中一個團體：

在場有三名女子及兩名男子。……一名女子帶了一些巧克力，她怯生生地邀請右手邊的鄰座女子一起分享。一名男子正在吃三明治。一位哲學系的畢業生，他曾在先前的幾次會談中對團體說他不信神也沒有宗教信仰，他沉默地坐著，正如他時常表現的那樣，直到其中一位女子用尖酸的語調說他還沒問任何問題。他回應道，「我不需要說話，因為我知道我只需要來這裡夠久，我不需要做任何事，所有的問題也都能獲得解答。」

我接著說，我已經成了某種團體的神；問題都指向我，彷彿我不需要進行任何工作就能知道答案；進食是操弄團體的一部分，讓他們希望對我保持的信念得以成真；哲學家的回應意味著不相信禱告的效果，但似乎也跟他早先所述的不信神相互牴觸。當我開始詮釋，我不只相信它的真實性，也毫無疑問地相信我能透過質問大量的素材而說服其他人……直到我說完話時，我覺得好像有點失態了；我被空洞的眼神包圍；證據消失了……原本正在進食的女子，連忙吞下她的最後一片巧克力。⑪

面對這種刻意寫成的散文，你很難不去思索是否是理論創造了證據。比昂本人坦承沒有獨立的方法可驗證他的理論，讀者只能透過「回想自身對於某些會議或聚會的記憶」。⑫

然而無疑地，在這種團體待了幾個小時，團體內又有這種製造詮釋的領導者，團體成員對彼此（尤其是領導者）產生了強烈且孩子般的感受。比昂捕捉到了人類在團體內部經驗的真實現象。在我參訪的一個病房，總醫師可能會公開（雖然並非在病人面前）告訴病房主任，她在前幾次會議中對他很火大。其他時候她可能會哭泣；其他人也會哭泣；直到我第三次參加醫療工作人員會議，在一個全體醫護人員會議（其中，我在病房的存在成為討論話題。「我們不能在一位人類學家的面前開誠布公地談話」，某人用故意講給別人聽的悄悄話說道。「這很危險。」），主要的討論聚焦於住院醫師對主任在他被攻擊時保持被動的憤怒，在那之後我感受到被某種不知怎的，彷彿不屬於我、比我更大的感受所攫取，這讓我感到自己是團體中不可或缺的一分子。精神醫學的前提是，醫護人員會把在病人之間感受到的張力行動化，反之亦然，所以要維持病房的安全就必須知道誰在對誰生氣，並把它處理掉。一九五四年一份針對板栗居詳盡的人類學研究，確實大量記載了醫護人員彼此的張力與病患症狀嚴重程度之間的關係。⑬

這個病房如今處於危機之中。自從聯邦醫療補助和聯邦醫療保險採用管理式照護策略後，醫院生活的步調突然間發生了變化，這些聯邦保險機構涵蓋了大部分像這間醫院裡的那種社區醫院病患。入秋以來，平均住院時間從三十日降到二十日；隔年春季，也就是一年後，又再降到八日。結果，住院的次數大幅上升，病房的工作也隨之暴增。二月，主任宣布他們無法在沒有更多醫護人員的情況下完成工作，而且在目前的人員配置下，受訓者是在學習怎麼向保險公司要錢，不是了解病患。醫院管理者只會冷冷地回說沒有人對這些變革感到開心，但他們會留下來，而且（坦白說）醫護人員應該要徹徹底底習慣這種變化。主任們威脅要辭職。醫院管理者禮貌地點點頭，祝他們好運，並開始著手病房照護重組計畫。主任們於是決定辭職，而病房隨即陷入震驚。

在震驚的餘波中，病患之間的危機似乎變得更加緊迫。「我們會殺人的。」病房主任在我到病房的第二天戲劇化地宣布。我是來參加晨間報告的，這是為醫護人員總結昨天從早到晚發生的事件的會議。心理師、社工師、護理師、精神健康工作者，以及精神科醫師全都聚集在一個小小的房間裡圍著一張長桌。在報告過所有的病患之後，病房主任輕聲而刻意地說，他已經在前一晚把病房「關」了，雖然還有床位，他拒絕再接受更多入院安排。他說他這麼做是因為病房不安全。「某些團隊成員對其他成員有所隱瞞，因為他們不想傷害其他人。這是混亂和混淆。」他這麼說道。「在這些情況下，」他接著說，「我們會殺人的！」他像牧師似的突然大喊出這句。一位震驚而沉默的醫護人員聽完剩下的報告。那天稍晚，我和他一起走出去喝杯咖啡的時候，他說，你在精神科病房必須要做的是管理病房無意識的生命。

但在一個週期越來越短的世界，談到「病房無意識的生命」並不好過。一位住院醫師就公開嘲弄這點。瑪莉把病患視為這個體系中精明的操縱者。「你知道，」她說，「主任有點歇斯底里。我的意思是，我覺得他指的是我有個年收入大約兩萬八千美元的病人。這個病人用完了保險的福利，他有兩個選擇，一個是以每天高達七百美元的金額自費住院，一個是出院接受一次一百一十五美元的心理治療。所以他們讓他出院——他說自己沒有自殺傾向——而他回家然後用藥過量。這讓他免費回到醫院。主任指的就是這個，但這和我們治療他的方式完全無關。這跟財務有關，而對那位病人來說這麼做很合理。」

主任推斷，病人用藥過量是一種痛苦與悲慘的行動，而且病房的壓力和挫敗可能已經把他逼到承受的極限了。住院醫師認為這種詮釋太戲劇化，而且有點不理性。周遭環境鼓勵她思考，她反而認為這對病人來說是完全「合理」的：吞下足以自殺的藥物、打給一一九、被救護車趕著送來醫院、到院時被洗胃。這一切只因為他想說服他的管理式照護專員核准他在醫院多待幾天。

隨著主任們另覓他職並由不同的人所取代，病房正在失去的、即將無可挽回地失去的，是人際互動的細緻，以及病房的氣氛緊張對病人而言是很重要的那種感覺。注意到團體動力已經成了一種奢侈。醫護人員之間的緊張可能會造成或反映病患之間的緊張，而思索這件事成了一種奢求。談論無意識什麼的讓未曾接觸過這些的住院醫師感到困惑，儘管他們是來醫院學習的，他們也經常對此不屑一顧。那位認為她的病人企圖自殺是為了要再多住幾天醫院的住院醫師接著說，「我剛來這裡的時候，我們有個長達六小時的會議在討論跟病人握手：這算違反界線嗎，或是透露出某些你並非有意這麼做的事情？**六個小時**。我想，這是**社交慣例**。你是醫師，你可以跟病人握手。他們還會討論病人改掛別的醫師對病人而言是一種損失嗎，我想說，『拜託，你是醫師，你的病人終究會改掛別人的。』」

「接著還有那些椅子，」她繼續說道，「社區會議的時候，總醫師總是坐在同一張椅子上。沒有其他人可以坐那張椅子。一開始我覺得這很奇怪。現在叫病人不要坐那個位子似乎很自然。但在我的第一次醫療工作人員會議時（在主任辦公室舉行），那裡有一張辦公椅，我沒坐，不過等我坐下的時候被告知『這是副主任的位子，請起身』；接下來當主任休假的時候，副主任會坐在主任的位子，但總醫師並沒有坐在副主任的位子，而我們一整個小時的醫療工作人員會議就是在討論誰坐在哪個位置的意義。那是一整套的行話：我們討論工作、安全，以及涵容（containment），你知道的。在某些方面來說這是好事。我開始思考這個病房的『框架』和『內容』。雖然這讓人惱怒，還是有教你某些事情。這有點像紐約的劇場經驗。」

藥物越來越取代了醫師與病人的關係。另一位住院醫師，他是個溫文儒雅又盡責的人，我稱他為史提芬，他有一位六十二歲的女性病患，被她的哥哥騙走了好幾萬美元。在威脅要殺掉她哥哥的女朋友之後，她在她母親過世那天被送進了精神病房。她有點智能不足，而且極度聒噪，她說她在家的時候會覺得他的爸爸媽媽哥哥全都在房間裡。她說她知道這是幻想，但這很好，因為他們會跟她說話，警告她不要接近某些人。史提芬認為她可能處於精神病狀態，並開了奮乃靜的處方給她，這是一種藥效比較強的抗精神病藥物，雖然他苦笑說他真的更希望自己是病人的老朋友，談談紅襪隊什麼的，而不是診斷他們的任何症狀。但不久後他就判斷她不再處於精神病狀態，並想調降奮乃靜的劑量。副主任要他提高劑量，因為護理師說她變得更激躁了。他們擔心她處在精神病狀態。

接著哈波．法蘭克在每週的個案會議上對病人進行會談，所有的醫護人員聚集一堂聽一位局外人進行會談，並且討論他們的一位病人。法蘭克當著所有醫護人員的面宣布這病人用的藥太重了。（她變得激躁可能是藥物的副作用。）史提芬大大鬆了一口氣，覺得自己被證明是正確的，接著他和其他住院醫師帶我到走廊尾端的一場會議，那裡在討論護理師是如何想要病人用藥重一點，因為護理師害怕病人。之後我走進辦公室發現總醫師非常困擾。她向來支持副主任堅持為這位病人加更多的奮乃靜，因為她相信護理師的直覺。她自己也看過這位病人。她哭著說她知道哈波可能對病房比較不客氣，他認為病人全都被施予過重的藥物，而精神科醫師真正的角色首先是跟病人產生連結。她認為相信這點很好，這很重要而且在根本上是正確的，但現在這些不管用了。這在醫學上過於天真。當病人住在病房的時間只夠把行李打開放好，這就不是醫師的角色。「她不是可愛的老奶奶，」總醫師絕望地說道，「她來住院的時候是計畫要殺死一位女人接著再自殺。」她看起來心灰意冷。「哈波比我們任何人都更了解病人的人性。但她仍然需要奮乃靜。」

史提芬曾經想要了解病人的意圖。他非常受到精神動力模式的概念所吸引。他想說服病人她不需要覺得想殺人或想自殺，他認為他們的關係可能可以幫助她感到不那麼孤單。他可以強烈地感受到這一點，因為我們真的不清楚她是否處於精神病狀態。這個病人是否描述了她從未企圖採取行動的幻想，或她事實上是否有著瘋狂的妄想，確實是模稜兩可的。畢竟，當她被收治入院時是有談到要殺掉她哥哥的女朋友，但她也承認自己某些瘋狂的想法純屬幻想。但因為她待在醫院的時間只有一週，最合理、務實、安全的治療方式就是把她視為處於精神病狀態的病人然後開藥給她。這裡有某種帕斯卡的賭注（Pascal's Wager）[2]。一位被投以藥物的病人，就算她不需要藥物，也不會像未用藥卻需要藥物的病人那樣危險或難以預測。病人花在醫院的時間越少，醫師越會覺得自己被迫對模稜兩可的症狀給藥。縮短住院日數可能有很好的理由，但無可避免的反應是要對病人更積極投以藥物。

當藥物取代了醫病關係，病人不僅會苦於積極用藥的副作用，也失去了關係的療癒力量。心理治療訓練教導醫師某些在任何與病人接觸的時機都適用的東西，也就是醫病關係的重要性，以及深度理解這層關係的重要性。病人對治療有反應、獲得慰藉、信任醫師並因此服用他開的藥，感受到若聲音變得越來越劇烈而惱人，有一個安全之處能讓自己尋求照護，醫病關係可說是病人得以做到上述種種不可或缺的一部分。史提芬可能浪漫化了他與病人的關係，但至少他對她的依附讓他願意聆聽她並非精神病的那些部分，並使她確信有人照顧她、關心她。

管理式照護甚至破壞了急診室那個病人快速流動的地方的醫病關係。這間醫院的精神科急診服務就跟我看過的任何醫院一樣好，之所以能如此，是因為醫護人員表現出的樣子彷彿他們

2 譯註：意指理性的個人應該相信上帝存在。假使相信上帝，而上帝不存在，人沒有什麼損失；若不相信上帝，但上帝實際上是存在的，人則可能損失慘重，例如永遠下地獄。

跟病人有著長期的關係。我在那裡待了好幾個小時，在一間像是一艘無畏潛艇的艙房那樣狹小、沒有窗戶的房間。有一位綁著馬尾且極具幽默感的醫護人員會定期出去營救那些躲在家裡不願出門的病人，但大多數醫護人員處理的都是被家人、朋友或警察帶進急診室的病人。這些病人裡面有許多熟面孔，可能多達三分之一。某些人就是從馬路上直接走進急診室。（處理精神疾病費用的其中一項驚人結果，是州政府官員有時把病人送到其他州的方式。在南加州，病人會出現在精神科急診室，並解釋他們待過明尼蘇達州或伊利諾州，而且曾在公車站遇到一位來自郡立精神健康部門的好人買給他們一張到聖地牙哥的車票；他們認為病人會想去聖地牙哥。我在萊西醫院的時候，一位病人在跟魔鬼有過一場糟糕的對話之後來醫院就診，魔鬼在火車上就跟著他了。顯然地，病人原本在紐約的賓州車站，有一位警官問他是不是想離開，還付了車票錢好讓他走得成。）

話雖如此，許多病人都是醫護人員原本就認識的當地人。急診工作人員已經很清楚哪些藥對他們有效、他們住哪些病房比較好，而醫護人員也能（或多或少）在社區裡看顧他們。當熟悉的臉孔出現（這些病人時常如此），醫護人員知道如何有效處理他們。醫護人員看似自在地和病人互動，相較於其他急診室，那裡比較少暴力、比較少明顯的操弄，也比較少為了獲得一晚的床位而裝病的病人。（該市的遊民庇護所比大多數庇護所的服務好多了。）

然而，那些關係正在被體系破壞。管理式照護政策已經上路，伴隨的是將精神專科醫院私有化的決策。許多醫院關閉，病床數的競爭變得越來越激烈。病人像一袋袋洋蔥那樣被送來送去，送往他們不認識的人，這些人用少於必要程度的資訊做出判斷。這在技術上被稱為「照護的碎片化」(fragmentation of care)，呈現出醫病關係最根本的崩解。

因為保險公司現在會跟特定的醫院簽約、因為許多醫院會競爭這些合約，也因為許多醫院已經關閉，舊時社區醫院的理想已經幾乎消失殆盡。萊西醫院是作為這些醫院的其中之一而創立的。過去的概念是，醫院可以處理它「轄區」(catchment area，指的是醫院提供服務的地理區域)內所有人（或大多數人）的需求。病人與醫院、醫院的醫護人員有著長期的關係，所以當他們以瘋狂的狀態來到醫院，人們會知道他們是誰以及可能可以幫得上什麼忙。這對精神科病人而言特別有幫助。我們全都受益於與特定照顧者長期、知之甚詳的關係。我們不需要每次生病都詳細解釋我們的病史，我們知道我們的醫生或多或少掌握了我們的狀況。對於時常處於恐懼、處於憤怒的精神科病人而言，信任甚至更為重要。當人們身患時常讓他們回到醫院的疾病——思覺失調症、躁鬱症——若他們知道自己要被送去哪裡、將是誰來照顧他們，他們會過得比較好，待在醫院的時間比較短，而且當他們離開的時候能被說服要遵照醫護人員的建議。

管理式照護上路之前，萊西醫院的病人或許半數都是「常客」。「會有在社區裡的病人，」某位精神科急診室工作人員解釋道，「他們每隔一陣子就會來急診。他們會走進來，對那裡的人打招呼，然後離開。這讓他們能控制住自己的情緒，接著，當他們確實被收住院的時候，他們完全知道會發生什麼。」然而，我在那裡的時候可能的情況是，這樣的病人出現在急診室會被送去另一間醫院，可能是因為他的保險公司沒跟萊西簽約，或是因為現在沒有病床，病房內住滿了從其他地方來的病人。一次短暫的住院幾乎沒什麼時間能把病人的舊病歷從萊西送到他最終落腳的醫院。所以不只是病人被他的新環境弄得驚慌失措，他的醫師也是，醫師之前從未看過他，除了病人本身可以呈報的資訊，醫師必須在不清楚任何病史的情況下決定如何幫他開藥。過去可能一年在萊西住院三次的病人，如今可能住進三間不同的醫院，獲得三份不同且彼此毫無關係的病歷，然後被投以三種不同的藥物組合。急診室內常識的智慧是，這既花錢又危險，病人病得更重，大量的精神科工作變得重複而多餘。當我到那的時候，精神科急診室工作人員似乎花了一半的時間在電話上，打給保險公司取得照護的許可，而病人則無精打采地坐在隔壁房間。醫院裡通常空床很少，卻擠滿了從其他轄區來的病人；當地的病人必須離開前往其他醫院。有時即使有空床，他們還是會被送走，因為他們的保險公司已經和另一間醫院談妥合約。這一切看來都對病人沒什麼幫助。

管理式照護造就的這種大幅受限的醫病關係，對生物醫學模式來說最有意義，並且最不會冒犯到採取這種模式的臨床醫師。若精神疾病是一種腦部失能，而藥物是它的主要治療方式，與病人的關係似乎就無關緊要了。因為這種意識形態張力，它使得生物醫學方式看來是對的，精神動力方式是錯的。就像七〇與八〇年代發展的那些論述：如果精神疾病是生物性的，它就應該以藥物治療；如果它是心理上的，就應該採取心理治療。今日許多人得出逆向的結論：如果一種疾病是用藥物治療，它就必定是一種生物學上的疾病。短期住院和藥物試驗時常效果不彰？不用在意這些。意識形態戰爭的歷史讓我們從生物醫學治療的使用中推斷出精神動力方式的失敗。

但這是個錯誤。這個錯誤使我們對此巨大損失的代價視而不見。沒有做心理治療的病人過得比較不好。他們過得比較差、更快再次住院、診斷更不準確，用藥也更隨機。結果是，在健康照護革命之前就投身醫業的醫師，把管理式照護以及相應而來的心理治療消逝視為一種道德問題。當他們拋棄了他們跟病人緊密的臨床關係，他們覺得自己在做某種道德上錯誤的事。他們覺得自己正在提供惡劣的照護，對病人漠不關心，病人因此受苦。

「真實的事物是值得為之奮鬥的事物，同時也是好的事物，」一位資深精神科醫師這麼告訴我，「好的事物跟真實的事物是一起的。你不可能在某些方面不違背道德，同時還能堅持你的謊言。」麥可．格里菲斯（假名）在某些方面已經拒絕了他的精神分析訓練，但管理式照護的入侵讓他發現自己處於道德的絕望之中。他是一位輪廓分明的英俊男子，像許多精神科醫師一樣直截了當而犀利。「麥可是自由的，」他的一位同事羨慕地說，「無論他的病人喜不喜歡他，對他來說都無所謂。這使他非常擅長處理那些非常嚴重的病人。」麥可．格里菲斯在塞姆拉德的麻州精神健康中心接受住院醫師訓練，但他之所以出名，部分是因為他證明了洞見取向（insight-oriented）的治療，也就是密集的精神動力取向心理治療，對思覺失調症患者而言並沒有特別的幫助。他打破了二十世紀中葉精神分析世界觀的主要信條，而且他從頭到尾參與了《精神疾病診斷與統計手冊》診斷分類的發展。但他的終極關懷在於個人生命的複雜性，雖然他認為許多和他一起工作的分析師的某些信念是錯誤的，他仍對毫無限制的生物醫學願景感到震驚，並因為他所認識的精神醫學的消逝感到深切的悲傷。

「我接受精神分析訓練時或許比大多數人更有一些距離感，」他在某個下午對我解釋道，「我的背景並非出身都市的猶太人，所以在文化上這並不是我的一部分。我沒有像是過往的失敗關係或工作困境那種壓倒性的個人問題，會讓我熱切希望接受訓練的分析深具療效。當我開始接受訓練時，精神藥理學正首次進入精神醫學的實作，雖然當時主流的精神分析社群仍對其投以懷疑的眼光，但也很明白的是，這裡有某種以實證為基礎且無法被看輕的事物。所以精神醫學最終出現的裂痕早已是我訓練經驗的一部分。」

「但我為什麼逐漸遠離了主流的精神分析呢？我的訓練過程先是精神醫學，接著是精神分析，身為一個心理治療師這讓我覺得非常有自信。一路走來我的能力都獲得非常正面的回饋。問題在於病人的治療反應並不是那麼好。不只是思覺失調症患者，是所有的病人。儘管那些洞見十分美好，理論也相當有深度。嗯，我當時還在接受訓練。接著我被指派要負責一個長期治療的病房。病人會一直來一直來一直來，而精神醫學社群中所有的聰明人都是他們的治療師——他們毫無疑問都接受過充分的訓練——而天啊，有時病人顯然變得更糟了。這些治療師在這裡意志堅定地用信念和承諾奉行這種模式，而病人沒有好轉。我看到許多分析師被理論和自身利益蒙蔽了。他們受到錯誤且無法被驗證的觀念引導。這就像是一種宗教，緩慢但確實地把我推往一個疾病與治療的多因子模型（multifactorial model）。它並未讓我對於精神分析在更健康的人們生命中的地位感到幻滅，也沒有讓我對於把精神分析視為一種了解我們所見的大部分事物的體系感到幻滅。這並不是說精神分析提供的解釋是錯的。但它們有所不足。你必須看到家庭以及器質性的那一面；你必須看到社會復健——教導病人和其他人一同坐在餐桌上而沒有過於不適切的舉止——有多重要，而且有多受到精神分析師的低估。」

所以他挑戰了人們假定洞見取向心理治療對病情更重的病人有效的觀念，並開始提供替代類型的心理治療介入。他開始看待病人經驗的社會脈絡，並提供教導病人如何在該脈絡下維持功能的治療。他使用藥物。他被某些老一輩的人視為叛徒。然而，他對生物學革命的轉變仍有所猶豫。比起在心理社會處遇脈絡下的藥物，他認為單靠藥物在臨床上的效果較差。他仍認為精神動力式的理解和心理社會處遇對於充分的治療病人是必要的。他擔心，純粹仰賴精神藥物的方式甚至比他一開始抗議的精神分析觀點還要狹隘。

「這些日子，」他繼續說道，「精神分析或甚至心理社會的解釋，有時會獲得跟獨尊精神分析的前輩思想家們對社會或生物學因子，同樣盲目的鄙視。我記得有一位前同事，他是在我所在的這間醫院轉往生物學典範的熱情先鋒。他說以能獲得診斷的不尋常且不健康的方式做出反應的病人都是生病了，他指的是腦部疾病。這是一個強而有力的訊息，而從這個訊息做出的推斷是錯誤的。如果你把一個人關在密室裡十年，他們的大腦化學也會起變化。把他們放出去，這種變化可能會恢復，也可能不會。這種大腦化學並非由基因決定。它是可變的，而且大幅受到心理社會因子所影響。兒時的事件留存在腦中，它們影響了腦部的神經化學，而你能在成年人的腦中見到可被藥物改變事物的這個現象並無法對病因提供太多解釋。而且透過使用像是『腦部疾病』這樣的詞彙暗示心智與心理社會因子並未牽涉其中，是不正確的。你能夠從心理社會治療獲得跟藥物治療同樣的效果。它只是需要更長的時間。它也可能可以維持更久，而且端看病人，它也可能更有效。」

「真正困擾我的是，我那熱情的同事是盲目的。他並沒有看清楚在他眼前的是什麼。是人。是複雜的人，有著生命故事和非常個人化的預後選項，極度不確定自己是怎麼變成這個樣子，也很難說他的治療介入會有怎樣的效果。他治療每個層面都是用黑白分明的方式。彷彿他知道一切。而他其實不知道。就像瞎子摸象，他**無法**知道的。」

有次我去拜訪格里菲斯，他似乎早就等著要告訴我那週讓他非常心煩意亂的某件事情。他才剛對一位被診斷有思覺失調症的年輕男子做完諮詢照會。這個診斷不是沒有道理：這個年輕人退縮不前，有間歇性的精神病狀態，他的生活變得雜亂無章。但格里菲斯解釋，負責這個個案的精神科醫師沒考慮到的是，他的父母在他生病之前不久離婚了。在他的健康照護體系，認為他患有思覺失調症，以及人們對於思覺失調症的預期，將會宣告他無法治療。他的照顧者會假定他即將走上慢性、逐漸衰弱的病程。他跟他的照顧者會失去連結。

「當然，經濟壓力正在改變精神科醫師的工作方式，」格里菲斯說道，「讓病人出院的壓力太大了，所有心理社會治療的給付都被削減，因為目前你無法像藥物試驗那樣記錄它的治療效果。就算是現在，我還是會在半夜醒來對臨床決策的執迷不悟感到憤怒。他們的所作所為可以理解。管理式照護公司的主要利益在於削減成本，他們必須有個規則指引他們為哪些事物付錢，或不付錢，而這會導致不適當的臨床決策。隨著時間過去，我變得比較能適應了。我把這看成是歷史進程的一部分。我不會把這件事個人化——推動這一切的力量非常龐大，如果我每天都為我在意卻贏不了的事情奮鬥不懈，我最終會老得很快而且不開心。」接著他停了一下，臉上浮現出極為痛苦的表情。他似乎想要相信他剛才說的，但顯然他做不到。

「我必須要停止了。」他說。他搖搖頭，看向窗外，「你來這裡問那些我熱情所在的事物，而面對這些可怕的侮辱，我已經非常盡力維持我的平衡。這對我來說好難。」

7

瘋狂與道德責任

Madness and Moral Responsibility

本書原本結束在前一個章節。但在此有一個深刻的道德面向，超越了管理式照護與意識形態張力。我們整個社會如何設想精神疾病是至關重要的。這影響了應付精神疾病的人們如何經歷這一切。這影響我們如何投票決定健康照護政策、如何回應街角的無家者，如何照顧那些我們所關心的，那些掙扎於精神疾病的人們，以及如何處理我們自身的焦慮、憂鬱和絕望。最重要的是，我們如何理解精神疾病，影響我們如何設想自己身為一個人，尤其是當我們面對他人的苦痛時，我們如何設想自己為一個好人。這影響我們身而為人的道德直覺。

精神疾病的疾病模式一直是對抗汙名與爭取健康照護保險平等給付的寶貴資產。而且很顯然地，疾病模式的確是用以捕捉真實情況的好方法。精神疾病常帶有器質性的特質。當人們聽到幻聽或認真考慮要自殺的時候，他們就是難以控制自己的情緒和行為，而他們的疾病很少是單純因父母的不當教養所造成的。然而，停在那個模式，號稱精神疾病就只不過是疾病，就好像是在說歌劇就只不過是音符一樣。精神疾病會榨乾我們。它會耗盡我們對人類可能性的想望。最暴烈的精神疾病殘忍地懲罰那些在其中掙扎的人，那些就像與扭動的蛇搏鬥的勞孔般掙扎的人。

「我是加州精神健康規畫委員會的成員，是州政府的精神健康負責人指派的消費者代表。」如今五十多歲的約翰已經與他的思覺失調症共處三十年了。他很幸運，因為過去十年來他的症狀已經緩和了一些。他仍符合思覺失調症的診斷準則，但他是那種所謂「高功能」的病人，而他也成為加州精神健康政策領域為病人發聲的有力代表。他對診斷的觀點得到許多生命受精神疾病摧殘的病人所認同。「當我們探訪其他人並自我介紹的時候，我會說『我的名字是約翰．M．胡德三世，我有一顆生病的腦袋』，而他們全都笑了。這是我日常的一部分，我做作的幽默。你能想像如果你轉向我並對我說『我很**遺憾**你的腦袋生病了』，那會有多侮辱人嗎？說到底，醫學模式對我而言是一種侮辱。說我的腦袋生病了並沒有辦法證明我是誰。我有一個複雜的思考系統，還有各種不同的行為。」

約翰是非常聰明的人，青少年時期還曾經是個數學天才。他說即使在幼稚園他就是個已經比較孤僻內向的人，並不「社會性適切」(socially appropriate)，這是他從精神醫療那裡學來的詞彙。「接著，在六年級的尾聲，我對我自己說，我要成為一個重量級人物，我要走出去跟學校最受歡迎的人做朋友。而我做到了。這很有用。在心理上，我仍然無法處理現實。但我被選為班上的男生代表，也被選為班上的紅十字會代表，甚至還被選為全班的班代表。我做了一些瘋狂的事。我在生理學課堂上把一隻貓剝了皮，釘在一位年輕美麗的英文老師辦公室的門上。我覺得她對於自己的性，還有這些高中男生正在發展的性，有某些認同上的問題。我因為那件事變得惡名昭彰。然後我曾經花一整堂課的時間報告一場從未舉辦過的會議。我才剛在百科全書查了『紅十字會』的條目。我很擅長找資料這類事情。」

約翰高中畢業那年他的父親搬去倫敦（他的父親要去倫敦大學學院攻讀博士學位），約翰最後在科羅拉多州的加油站打工，而且住加油站樓上活板門後的閣樓。他從來不洗澡。加油站裡沒有淋浴間，他也沒想過要去找其他地方洗，而且他沒有朋友。這樣的生活他持續過了三個月。「在某種意義上，這一切都是病態的，但真正的症狀，當我意識到這些是症狀時，是之後的事情。」他上了一年大學——非常好的大學——而且表現還算不錯。他在大學裡開始投入反文化（counterculture）。「如果我可以在反文化裡調適自己，我就會沒事。反文化讓我在第一年保持穩定。」

那年夏天，他動身前去英國探望他的父母。當時越戰如火如荼，披頭四正當紅，那些青少年時期的男孩子頭髮長到超過耳朵，還嗑藥，還在家裡惹麻煩。約翰在這方面很難說跟其他人有什麼不一樣。但他從加州出發去探望他那不常吐露心思的父母時，他在紐約停留了一晚。在紐約，在一間和陌生人共享的廉價旅館房間內，他感覺自己的思緒飛起來了。「我的想法一直轉一直轉，而且停不下來。」儘管如此，他平安無事地抵達了英國。那是個糟糕的夏天，既寂寞又孤獨。他不認識半個人，還經常跟父母吵架，父母被他在嗑的藥嚇壞了，也被他的頭髮、衣著，還有生活方式嚇壞了。他回到加州，但是因為嗑藥的時候父母拒絕給他支援，他沒有錢住學校宿舍。他在朋友家打地鋪。他覺得他有很多朋友。但有人仍然幫他約了精神科門診，要他跟醫師談談「心靈的運作」。在看診前一晚，約翰整夜沒睡，寫了一頁又一頁他自己的心靈哲學。「我預期我會教他。」看診時，精神科醫師問他是否願意在醫院待一陣子，而約翰同意那可能是個好主意。畢竟，他向那位精神科醫師指出自己當時無家可歸。約翰在醫院被診斷患有妄想型思覺失調症，並在十天後出院，因為他的父母想要在英國的家裡照顧他。他發現自己在那裡很難集中注意力。除了父母，他一個人也不認識，而且他和父母處得非常糟。八個月後，在他的父親完成博士學位之後，他回到了加州。

自從那時開始，約翰住了十多次醫院，雖然他已經超過十五年沒住院了。他服用精神科藥物超過三十年，而且吃的藥中有些是強效的抗精神病藥物。他並不是完全接受他的藥，也會想要停掉，但他發現藥物很有幫助。約翰從來沒有聽到幻聽的聲音，但他會聽到牆壁響亮反覆地嘎吱作響。他覺得那些嘎吱聲是來懲罰他的：「我很執著地認為有一種超自然的力量讓牆壁發出嘎吱聲，這些聲音是上帝在告訴我，我做錯了什麼，到現在還是這樣。真的有聲音。你可能不會注意到，但它就在那邊。我知道，我已經花了三十年試著處理這些聲音。」他剛成年就意識到他稱作「社交遊戲」的那回事，那是人們對他發出信號的方式，人們透過抓下巴或耳朵、變換位置或靠在手肘上，讓他知道他們正要攻擊他，他並以此進行防禦。如今他說這是一個妄想的系統——但也是他薩滿信仰（shamanism）訓練的一部分，現在的他把自己視為一位薩滿。他說自己並不真正相信任何一個宗教的神，但他從很小的時候就開始認為自己是復活的耶穌基督，並準備著他期待已久的回歸：「我認為有一份職責，一份美好而純淨的職責，就是耶穌再臨，而我認為我符合這份職責的條件，儘管我並不相信聖經預言或任何類似的事情。所以我把自己視為擁有比普通人更多的權威與力量。那是妄想。」他在家裡收藏了各種尺寸不一的藥瓶。他的牆上掛著他在精神健康領域的工作而獲得的獎項，那是他的另一種收藏。他名列許多州的政策規畫委員會，並且因為工作上的這些獎項、頒獎典禮以及進一步的工作指派而獲得肯定。一九九八年，他獲得當地精神健康領域最有名的獎項，也就是「年度精神健康人物」，這是個每年一次、頒發給個案或服務提供者的獎項。領獎的時候，他在七百名聽眾的面前演講。他在精神健康社群向來是個熱心的新聞通訊製作人。他也寫詩和劇本。他在一間郡立的精神科醫院以同儕輔導員（peer counselor）的身分受到聘用，在那裡一個上鎖的病房工作，病房裡住的是他們這個郡裡許多失能最嚴重的病人。

約翰積極投入所謂的精神健康病患倡議，這是代表那些被診斷患有嚴重精神疾病的病人所做的遊說工作。檯面上有許多這類團體。某些團體會把自己稱為「精神醫療倖存者」（psychiatric survivors），並堅決反對強制使用精神科藥物。舉例來說，有一本名為《樹突》的雜誌特別聚焦於其作者群稱為強迫精神科投藥的替代方案。這本雜誌的發行量為六千本，估計有一萬五千名讀者。它一九九七／九八的冬季號主打的是「伯奇之家」，那是一間在新罕布夏州的治療中心，以連恩在英國的治療社區為榜樣，那裡不會使用精神科藥物來穩定急性精神病發作的病人。許多病患倡議團體認為，伯奇之家的治療方式在管理式照護的世界是行不通的。儘管如此，他們強烈傾向於偏好以社區為中心且以心理治療為中心的模式，而非醫療模式。

並非所有為精神科病人進行遊說的團體都是如此。舉例來說，全美精神疾病聯盟一直是擁護醫療模式的一股有力聲音，也在國會裡有相當的聲量。全美精神疾病聯盟是個非常大的病患倡議團體，在全美有超過十萬名的會員。它以醫療模式有效地論稱人們亟需更多的精神醫學研究，因為精神疾病並非社會化不佳或父母教養不足所造成，而是一種需要醫療關注的醫療病況。它的出版品充滿磁振造影掃描、精神藥理學研究，以及流行病學調查。全美精神疾病聯盟的政策聲明形容自己是為「有腦部疾病的個人及其家庭」而成立的草根組織，並宣稱這個組織促進「廣泛的科學判斷，明白『嚴重精神疾病』是腦部疾病，目前無法預防也無法治癒，但能以結合藥物、支持性輔導，與社區支持服務的方式治療及處理」。全美精神疾病聯盟用這種方式去除精神疾病的汙名，可想而知，它也用這種方式說服社會大眾及國會，精神疾病就像其他疾病一樣，只是一種醫學上的病況。全美精神疾病聯盟在精神醫學社群內廣受尊敬，它被認為是一個優秀的組織，具有強大的政治影響力與驚人的效能。但許多病患主導的倡議行動都對全美精神疾病聯盟抱持懷疑的態度，將之視為致力於抹除父母罪疚的「父母組織」（事實上，全美精神疾病聯盟深信「精神疾病不是任何人的錯」；其政策聲明寫著，對付精神疾病汙名最強大的武器是科學）。病人懷疑的，主要是全美精神疾病聯盟對醫療模式的支持。

如同許多病人，約翰堅決反對醫療模式，因為對他而言這讓他的想法、他的目標、他的渴望看起來並非真正出自於他，而是某些不是他自己的事物所造就。他不同意全美精神疾病聯盟的立場：「全美精神疾病聯盟強調的完全試圖避免談到教養。你會說，『約翰．胡德認為他是個巫師，他有非常熱烈的情感表達形式，他的多巴胺過多，他不為他想的事情負責。』但身為同儕輔導員，我重視的是：為你的行為負責，己所不欲勿施於人，而且要有幽默感。如果我有一位病人來找我並跟我說，『我昨晚跳得比月亮還高。』我會認可他的想法。無論要認可到什麼程度我都會做。你無法不被認可而活。而你也無法毫無疑問地活著。那就是醫療模式登場的地方。每個人都在尋找答案。尋找某些東西。但沒有簡單的答案。就是沒辦法有簡單的答案。」

瘋狂是一件可怕的事情。瘋狂難以治療，難以與之共存，難以理解。大多數人都沒有意識到這個問題有多奇怪、恐怖而難以處理，也不明白看進瘋狂之人的眼裡卻不見可辨識的回應有多可怕。許多人寧願匆匆走過一位有精神病的乞丐，而不是跟他打交道，寧願假裝精神病患並不存在。我們被精神病與憂鬱嚇到是有道理的，因為精神疾病扭曲了人之所以為人的基本特徵，而見識到精神疾病，我們就被提醒了我們存在的基礎是如此脆弱。瘋子，就是故意把剃刀藏起來，然後當他們的媽媽上床之後，偷偷切開她們的肉身直到鮮血滲滿床單的那種人。他們囤積好幾個月的安眠藥，就算之前的藥都沒拆封還是繼續收集新的處方箋，接著一口氣配著伏特加全吞下去並在醫生的語音信箱裡留言。他們好幾個月都不倒垃圾，直到惡臭侵擾鄰居，管理員進門才發現滿地蟲子在爬。他們不吃午餐，每天晚上只吃一顆番茄跟一個鮪魚罐頭，仔細把食物切成一千份，一小匙一小匙地吃上一個小時。他們根據我們聽不到的聲音和我們無法知曉的信念行事。他們籌畫；他們決定；他們選擇。他們的疾病是他們為人的一部分，這似乎與癌症的異形入侵截然不同。

我們身處的社會通常把癌症病患、心臟病患，或是斷了腿的病人視為無辜的受難者，我們通常覺得他們有權要求我們的幫助，而支持他們度過非他們所願也非他們應得的苦難是一件好事，是一件正確的事。但若是精神疾病，情況就不是這麼明確了。我們常常很難把精神病患視為無辜的受難者，因為服藥過量看起來是故意而為、是選擇要這樣做的，罹患癌症就不是這樣。我們有時甚至發現很難把他們看作是人，因為當一個人處於精神病狀態，他失去了在人群中做出像人的行為舉止的能力。這讓人很難同理瘋狂，也很難知道要如何適切回應。這種尷尬深植於我們宗教的遺緒之中。

我們不應該毀壞自身。借用荷馬的話，命運是命運之索以苦痛編織而成的，而難以映照出本應是良善的造物主。但倘若你接受允許這種強烈苦難的神存在（如前幾世紀的人那樣），倘若你承認神給人痛苦是有理由的，那麼採取什麼立場才是正確的？你會欣然接受支氣管炎，當成神的贈禮，直到祂將之去除為止？或你試著靠自己把它治好，實際上是傲慢地挑戰神的智慧？[1]馬丁．路德解決了這個難題（其他人也是），他論稱上帝要求人為自身的健康（wellbeing）負責。[2]「自己不做任何屬於農業的事、不犁田也不耕種，農夫並不會用這種方式把他農田的照顧歸給上帝。」他解釋道。[3]「許多人輕率地論述命定的必然，並說『若上帝想要保護我，即使沒有食物沒有藥，我也能在瘟疫與飢荒中生存下來；但若我即將消失，所有的一切對我而言都無濟於事』。這些想法是不虔誠的，也是被上帝禁止的，因為祂並未將祂如何或何時想幫助你的祕密建議提供給我們。」[4]換言之，拒絕追尋健康，就是要求上帝為我們做我們能為自己做的事情。

同樣的道理，刻意傷害自己就是摒棄了上帝。這是傲慢的。「身體是上帝賜予我們的，」路德寫道，「這並不是說我們應該透過禁食或守夜來殺死它，而是我們應該以食物、飲水、衣物、睡眠和醫藥來照顧它。」[5]由此觀之，自傷是褻瀆的，也可能是邪惡的，即使是以崇敬的名義所為亦然：「不要選擇你自己的磨難……上帝賜予你兩隻眼睛，你不要毀傷或挖出它們；也賜予你兩條腿，你不要截斷它們。相反地，若你的同伴生病了，上帝想要你使用醫藥來治癒他們。但倘若暴君殺了你或用其他方式迫害你，那麼你必須忍受，讓上帝來治理。」[6]

在這裡路德運用了一種舊時的宗教區別，我將其稱為介於非本質性的受苦與本質性的受苦之間的區別，介於人可以採取行動的苦難與天主教神父可能會說的人必須奉獻給上帝的苦難之間的區別。我們無法避免本質性的受苦，但如果可以，我們必須從中存活下來。本質性的受苦是固有的困境，遍布於人類的生活、我們的煩惱、我們掙扎於世間的方式，以及作為特別的人，在特定的時間和地點，所具有的特定性格。我們苦痛的特殊歷史，把我們的性格進一步鑄造為我們所成為的人。人的痛苦是無法避免的，而世界上一切的知識和熱情都將無法將之洗滌安全與純淨。娜丁·葛蒂瑪說過一位急切想把世界從種族隔離中拯救出來的南非年輕基進分子的故事，有一天她拿著午餐到公園，發現對面長椅上有一位安靜、不打擾人的男子。當一隻鴿子棲息在他肩膀上時，她才意識到他已經死了，而她已吃完了自己的三明治。她想，當革命到來時，會有正義、平等、人類的兄弟情誼，以及人性尊嚴吧，仍然會有這一切的，她把三明治的透明包裝紙丟掉，像小偷一般地消失於人群中。[7]人類生活很艱難。我們個人的歷史就是歷經滿布傷害的微小環境中遺留的蹤跡。

非本質性的受苦是我們能治療的痛苦。我們能除去非本質性的受苦，因為它是某些可被改變之事的結果。當它消失，它對我們而言就是非本質性的。它沒有使我們成為我們。路德認為能被治癒的疾病、能被餵飽的飢餓，以及能獲得溫暖的寒冷，都是非本質性的受苦，而除去它們是我們的責任。路德也認為那些鞭打、挨餓，或是折磨自己以榮耀上帝的那些狂熱的崇拜者被嚴重地誤導了。只有無可避免的苦難必須被接受。唯有當我們以愛與呵護照料農田的時候，我們才能要求上帝善待我們的作物。「愚人！」《塔木德》如此寫著。「從你自己的工作中，你難道不了解……就算是農作物，倘若不除草、施肥和耕耘，便不會生長……人的身體亦然。肥料是醫藥，農人是醫師。」⑧

這種區別被我們的猶太基督教傳統所繼承，醫學處理非本質性的受苦，宗教處理本質性的受苦，而刻意傷害則落入混沌（limbo），不為醫學所治療，亦不為宗教所容許。醫師的角色是治療那可治療的，處理那可處理的。醫師並非被訓練來處理病人的存在危機，或在極端的狀況下處理病人與死亡的對抗。那正是為何醫院設有神父、牧師，以及拉比，雖然醫師難以避免罹病的肝臟所造成的個人悲劇，但醫師的任務並非關注它，前方大廳裡的緊急情況可是搶在那些已接受治療卻陷入絕望的病人前面。醫師被教導如何理解疾病的進程並將之攔截。神父或拉比則被教導如何幫助我們度過那些無可挽回的時刻。⑨我們看醫生是要解決關節疼痛和鼻塞的問題，彷彿醫師是備受崇拜的人體技師，我們上教堂則是要解決我們在無窮時空中的孤獨問題。這正是為何三、四十歲的人時常開始覺得需要宗教的原因之一，因為屆時他們已然了解到生命是一連串被迫抉擇的累積，卻有著無法預知的結果；了解到壞事也會發生在好人身上，有時甚至是以糟糕的方式發生；也了解到儘管如此仍要把生命視為美好，而這需要人們在靈性之中尋求到的那種智慧。或是在偉大的小說中找到的那種。瑪麗・戈登寫過，《米德鎮的春天》她讀了三遍。十多歲時，她渴望多蘿席亞跟浪漫、瀟灑的拉迪斯拉夫結婚。二十多歲時，她對多蘿席亞在與她顯然不平等的男人的陰影之下度過一生而感到憤怒。到她四十五歲上下，她了解到情感強烈而熱情的多蘿席亞，在找到自我的情況下，已經盡她所能的活得最好，而戈登直到此時才第一次把《米德鎮的春天》看成一本關於優雅、正直與信念的悲傷之書。⑩

宗教慰藉的力量在於其重構與重新詮釋生命無可避免之痛苦的能力。在教堂裡，我們與周遭環境替我們塑造出來的命運和解，我們學著盡自己最大的努力，並接受我們的掙扎對自己而言是本質性的。我們學著把痛苦理解為生命的一部分，在某些意義上，這也是一堂精神上的課程。相比之下，現代醫學把生病的人與他／她的疾病分隔開來。意圖（intentions）則從身體的問題中被區別出來。若病人弄斷手臂是因為他在足球場上表現得像個白痴，沒有醫師會拒絕處理他斷掉的手臂。無論病人吸菸與否，她都會幫他治療肺癌。在醫學裡，為了要治療傷病，導致痛苦的複雜環境以及痛苦造成的複雜情況，都從傷病中區別了出來。即使是那些把自己視為全人療癒或投身社會正義的醫師，其所接受的訓練也都是要治療病灶、根據病況行動，並移除病灶。我們已將如何區別「醫療必要」這個詞彙給制度化了，而這也是管理式照護的核心政策概念。在醫療補助法規的文字中，醫療必要的照護是「為診斷或治療疾病或傷害，或改善變形身體部位的功能之合理而必要」的照護。⑪醫師處理異常的病況、減輕非本質性的受苦，並忽略尋常的生命低谷。「若要選出醫學中一項最重要的基礎概念，」一位醫學史學者寫道，「那會是……身體異常的病況能為人所辨別。」⑫

精神醫學很難套用介於異常、可治療的問題與人生的起伏之間的那種二分法，因為當某人把她的姓名縮寫刻在她的手臂上，你無法把可治療的問題與個人的背景完全區隔開來。那裡沒有可以切掉的腫瘤。沒有任何特定事物是你能擱置一邊，然後說，看這裡，如果我們治好這個，痛苦就會消失。甚至沒有多少對於何謂正常的明確界線——健康的人像這樣，不健康的像那樣——至少跟一般醫學相比沒有，而一般醫學也已經夠複雜了。⑬精神科問題是跟每個人獨特的人生緊緊綁在一起的，因為精神科問題與某人刻意選擇的方式，與她渴望、意圖及決定的方式，是緊緊綁在一起的。在精神疾病裡，受傷的是環繞著痛苦的、複雜的刻意處境。在隱喻上，壞掉的，是病人想要受傷或失敗，這種想望並不像良性可開刀切除的腫瘤，而是連結到許多其他的想望、恐懼、抱負等等，那些和病人成為的那種人緊密交織在一起的想法。⑭意圖的問題是精神疾病固有的。然而，我們賴以生存的文化的確具有譴責刻意受苦的宗教傳統，以及把意圖排除在外的醫療實作。

所以，我們的精神疾病模式，就是精神疾病對我們呈現出來的問題的解方。事實是，如同我先前指出的，主要的精神疾病都有複雜的成因，而且合併精神藥物治療與心理治療能提供最好的結果。執業的精神科醫師通常會對個人的掙扎有豐富、複雜、多重因素的理解。但精神科醫師被教導的這兩種方式，每一種都已成為意圖的問題的解方，尤其是對自毀的意圖感到惻隱之心（compassion）的問題的解方。在我們新教的、個人主義的文化裡，我們幫助那些幫助他們自己的人。

我們想幫助那些因為颶風、洪水，或其他天災而失去房子的人；我們對那些燒毀自己房子然後說自己沒地方住的人沒什麼同情心。精神醫學科學與精神動力學是我們的文化做出的選擇之一，選擇如何理解人自己造成的苦難，如此我們才能夠對那些受苦者懷有惻隱之心，我們才會想要幫助他們。⑮

精神動力學透過聚焦於無意識來處理這個議題。它有效地讓某些意圖成為非意圖的（unintentional），但也使苦難的成因鑲嵌於複雜的意圖之網中。精神醫學科學的處理方式是積極地將意圖的影響最小化，如此一來，看似有意為之的事物（扣下手槍扳機自殺、吞下巴比妥類藥物與蘭姆酒），就成了需要治療的身體功能失常。精神動力學與精神醫學科學都試著以幫助我們感受到惻隱之心的方式，去處理那些瘋狂、無法理解且自毀的意圖。兩者都是透過有效地讓意圖成為非意圖，來解釋人們的自毀意圖。但兩者採取的方式不同，而其差異對我們如何為我們必須協助的人懷有惻隱之心，造成了深遠的影響。

惻隱之心仰賴同理心（empathy），而同理心總是不完美的。我們永遠無法真正感受另一個人的痛苦。反之，我們感受到的是我們感知（perceive）的情緒苦痛的回音，我們在我們認為自己所見到的人身上，伴隨著我們對人的期待，呈現的是我們想成為的人，而且是以我們認為能夠對那個人表達自我的方式。我們**學習**去感知。這或許是最基礎的人類學洞見。在別人面前，人們從來都不是「他們自己」。他們是誰，取決於**對誰而言**他們是誰，取決於他們被理解、回應，以及……互動的方式。我們對彼此而言並非透明的。所以同理心從來都不是純粹的。我們從自己的期待中出發去同理彼此。那些期待隱含著我認為的「建築結構」。我們如何設想與想像自己眼前所見之人、我們希望自己成為怎樣的人、我們期待受苦之人如何對待我們，以及我們學習如何對待他們，打造了這些建築結構。我們通常看不見這些「建築結構」：我們純粹就是對特定的人、以特定的方式去同理，並懷有惻隱之心。

當一位精神科醫師（就算不是精神科醫師也一樣），對約翰這樣的人展現同理時，他會根據他理解病患痛苦的方式而展現出不同的同理。這個人是誰，為何他會感受到他的痛苦？從醫學的角度，他的痛苦是非本質性的受苦。這苦難並未使他成為現在的他。它並非出自於他過往的複雜性，也沒有在他的未來占據核心的位置。這是這種看待精神疾病方式的大禮。痛苦並非你母親的冷酷或是你父親的執念；痛苦並非你災難般的選擇、你的尷尬、你的不足。跟冬天的感冒相比，這種精神疾病的痛苦並沒有涉入更多的「你」。因此醫學模式可以把人從汙名中拯救出來，這種汙名是我們社會生活真實且可怕的特色。憂鬱症與思覺失調症不該比糖尿病更令人難為情，但事實上就是如此，因為精神疾病對我們的宗教傳統造成了棘手的問題。透過把疾病視為某種外在的、被加諸於我們有意圖的自我之外的方式，一如斷腿或腎功能異常與我們個人無關，醫療模式解決了這個問題。當我們學著透過醫療模式去同理，我們學到的是同理某人是外在環境的受害者，我們同時也學著去同理那個人是屬於其他人的分類的其中一員——那些苦於憂鬱症、思覺失調症、洪水或其他天災的人——他們都是同一種人。當精神科醫師在生物醫學的環境觀看病人，當他們必須做出診斷並開立處方，他們被教導要看到的是疾病的分類：病人是憂鬱、焦慮、精神病、思覺失調、躁鬱。為了治療的目的，病人是他症狀所代表的分類。

從精神動力的觀點，精神疾病的痛苦是本質性的受苦。它是一個人、他的生命經驗、他的成長與未來，固有的本質。痛苦可能有某些身體上的原因，但精神動力學派設法把體驗痛苦的方式視為個人掙扎的核心。治療師設法幫助病人了解自己選擇如何處理憂鬱，以及他的憂鬱是如何形塑他愛、工作與娛樂的方式。精神動力模式的贈禮在於，疾病並非外在的、任意的、屬於他者的。失能，至少有部分的失能是病人（無意識地）選擇處理他的苦惱的方式：他反覆自我控訴的想法、他對所愛之人的爆炸性憤怒，以及他企圖擺脫焦慮的混亂嘗試。那麼，疾病就並非無法控制，而是某種他可能可以掌握的事物。當我們透過精神動力模式來同理某人，我們同理的是那個人獨一無二的生命歷程：他的希望、他的失落、他的錯誤、他的脆弱、他的勇氣，以及他的長處。當精神科醫師在精神動力的環境觀看病人，他們看到的是個別生命的複雜性：這個特定的人是如何做夢、恐懼、嚮往、逃避，以及選擇。

根據他採用的模式，以及他在醫病關係中想成為什麼樣的人，精神科醫師也成了不同的人。成為某種類型的自我、適合某種環境，而且有一個目標：變得像是在這裡最受敬重的那個人、被認為像那個人，以及受到像那個人一樣的敬重。「我們走路、移動、比手勢、說話的方式，」哲學家查爾斯·泰勒寫道，「正是從我們剛開始意識到這些的時刻所形塑的。意識到自己在面對他人，意識到我們身處公共空間，以及這個空間可能充斥著敬重、鄙視、驕傲，或羞恥。」⑯心理治療環境的公共空間是由精神分析師的典範所塑造，這是一個複雜、矛盾、難以捉摸的人物，分析師察覺得到一個人為他人扮演的多重角色，不停提出質疑、永遠都不確定，並對於我們與他人互動中那些隱藏、不透明、被省略的事物感到好奇。精神分析師看到人類生命的悲劇，這是我們把精神分析師視為世俗時代的牧師或拉比的原因之一。在此，最重要的承諾是與病人保有某種愛與滋養的關係，以及相信自我認識在本質上是好的。在生物醫學的環境中，公共空間是由知識淵博的科學家形象所塑造。科學家擅長運用資料、檢測、實驗結果，以及未來的成果。科學家不是臨床醫師，但在其能力範圍內，他或她打造的是未來的醫學治療得以成功的條件。這是一種強大的道德上的善，但這是對所有病人整體而言的善。針對某位特定病人的關係並非作為一個科學家的擅場之處。精神醫學科學家的專業在於他們對神經傳導物質與腦部機制的知識；精神分析師的專業在於他們對個別之人的了解和關懷。

現實當然比這更複雜；比起我們其他人，對精神科醫師而言有更多因素形塑他們如何使用這些精神疾病模式（他們認為誰對誰會造成危險、認為他們文化的矛盾何在）。儘管如此，不同的方式仍有不同的風氣，一者認為問題是疾病、理想典範是科學家，而另一者則認為問題在於選擇與互動，而理想典範是精神分析師。對於我們這些不是精神科醫師的人而言，當我們認為一個生病的人，其疾病是藥物能治療，且終極的治癒仰賴科學進展，或者當我們認為一個人有混亂的過往，他能因為接受理解與指導而受到幫助，我們展現同理的方式就有所區別。

有人可能會把由生物醫學模式所建構的同理心稱為「單純同理心」（simple empathy）。你照顧精神疾病患者的職責（若那是你的職責）在於盡你所能地治療非本質性的受苦，並殷切盼望更好的研究將帶來處理這類問題更好的方法。你同理情精神疾病的受害者；你認同科學家，並對於從地球上除去這種疾病感到道德上的急迫感。同理心是單純的，因為問題是單純的。其中並沒有複雜的意圖。

對比之下，有人可能會把由精神動力模式所建構的同理心稱為「複雜同理心」(complex empathy)。受苦並不總是非本質性的，因為雖然自我毀滅的意圖（自殺、失敗、不完美）是無意識的，它們仍是故意的，而這些意圖與一個人過往的複雜網絡相互交織在一起。它們是他的一部分。它們就是他之為他。你無法以他彷彿是最近一次颶風受害者的方式，去覺得這個人不過是個憂鬱症受害者。憂鬱症的颶風是他之為他的一部分，而要同理他，就要同理他的自我毀滅，以及他的絕望。

而單純同理心與相應而生的惻隱之心，唯有在苦難可以消失的時候才能幫助受苦之人。當我的斷腿在笨重的石膏裡，我想要有人能和我一起對我的斷腿所帶來的恥辱和疼痛同甘共苦，我想要有人能了解這有多痛，我想要有人在我撐著枴杖掙扎上樓的時候能對我說，這件事真的沒什麼大不了。我想要有人幫我，讓我明白一切都會沒事，儘管有這種可怕、痛苦，令人沮喪的困境，沒有什麼事情真的變得不同。但如果我背部骨折，如果我要永遠坐輪椅，我不會想要有朋友對我說輪椅沒什麼大不了。輪椅會變成我的一部分，弄斷一條腿不會。如果我把自己看得跟以前一樣，只是多了一張輪椅，那麼比起從前的我，我永遠會有所不足。如果我把自己看成一個不同的人，一個不同的自我，但仍是一個具有完整人性、具有意義的自我，我可能可以帶著驕傲與樂觀活著。約翰知道他不一樣。他知道他永遠無法從事高薪的工作。但他認為他有一種能有效看待世界的方法，他有權待在這裡，而且他對其他人的生命有所貢獻。把他的思考和感受視為「生病的」會讓他想要蜷縮於羞恥之中。

把一個人和他的精神疾病分開來理解，當疾病猛然來襲又消散的時候，當憂鬱消失而這個人穿破自殺迷霧的時候，當躁症減緩而這個人不再相信自己有能飛的翅膀的時候，以這樣的方式理解人是很有用的。當精神疾病好了，認為人主要是因疾病受苦，是非常有道理的。這麼做能消除汙名的威脅。痛苦並非真的是那個人的錯，也不是他或她父母的錯。沒有人該被責怪。除了身體（或許還有一點點壓力），沒有其他原因。此一觀點帶來深遠的正面影響，因為在精神分析主宰的年代，通俗化的精神分析模式被用來羞辱並侮辱那些受苦孩子們的父母。

但當精神疾病久久無法痊癒，醫療的解方就沒那麼好了。若人們的人格特質與他們的精神疾病是各自獨立的，但疾病永遠不會消失，且疾病存在於他們思考、感受及行動的方式，他們就永遠無法把自己視為完整的人，別人也會這麼看待他們。他們的大腦生病了，他們的意圖是病態的，而倘若（這其實太常發生）藥物並未消除疾病，他們會覺得自己或其他任何人對此就沒什麼能做的了。他們之所以為人的一切——思考、選擇、感受——都生病了，而且他們控制不了。

當精神科病人主要把自己視為疾病的受害者，而病一直好不了，他便失去了掙扎的理由。弗農投入病患倡議工作將近三十年的時間。他講話緩慢但充滿熱情，他深切地思考過這些兩難的困境。小時候，他被診斷患有兒童期思覺失調症（childhood schizophrenia）——「我一輩子都必須跟它共存」——但如今他更常被稱為躁鬱或「情感思覺失調」（schizoaffective），那是一種結合情緒（或情感）障礙（在他的例子中是憂鬱）與更像思覺失調症的症狀（例如幻聽）的合成物。他在三十五年前刺傷了五個男孩之後開始了首次的住院治療，相較之下他現在好多了。他已經停藥超過一年。他把這個成功部分歸於他第一個孫子出生的喜悅。然而，他大部分歸因於他學會與疾病共存，他不把它當成一種外來的疾病，而是屬於他自己的一部分：「我還是會聽到聲音。但我發現的是，這很複雜。我太太一九八五年過世，當時我在空軍基地服役，我以為自己要整個精神崩潰了。精神科醫師跟我說不會。他為我打開了一道門，從另一個觀點來了解心理學。他問我，你曾經讀過庫伯勒-羅斯嗎？他說，那就是你正在經歷的，悲傷。悲傷就像急性精神疾病的開端。知道這一點，我就知道如何照顧我自己，而不是由一位精神科醫師告訴我該做什麼。如今我用像全美精神疾病聯盟這樣的組織根本不會想嘗試的方式來協助病人，因為這種方式太花時間。我花了三十年才讓自己不用服藥。這一路很辛苦，但我有生活。其中很大一部分原因是我找到正確的替代方案。在讀過庫伯勒-羅斯之後，我把自己視為是悲傷的人，而非精神病患。我現在把精神疾病視為一種生命處境，類似庫伯勒-羅斯的延伸。」

我問他，把標籤從「疾病」移轉到「生命處境」，為何有所幫助？他說，「我有一位精神科醫師，他把我所有問題都放到一個類別下面，『情感思覺失調』，而他並沒有看出這可能是任何其他的事物。我想，如果你用不同方式思考它，你就會意識到這些事情是一步一步來，而你也會意識到你能夠做些什麼。我有一個我稱作『SENAP』的體系。S是自我覺察（Self-awareness）和表達的自由。E是在沒有壓力的情況下啟動能量（Energy activation）。你有權利在受到控制的環境之中、接受對你而言是舒服的治療方式。N是對自我的新覺察（New awareness）。若我要變得更好，我必須檢視我的飲食習慣、我的衣著，並讓我自己逐漸擺脫壞習慣。A是對現實的覺察（Awareness of reality）。真的，我的意思是，精神病、妄想，以及幻覺，都是有意義的。它們有社會與藝術上的意義。你必須要看見這一點。P是問題解決（Problem solving）。你一次只處理一小部分事情，一步一步來。你必須要看到，這當中是有創造力的。」

所以，我大聲問他，當有人說你生病了，你為何會感到不舒服？「當我開始投入加州精神健康病患網絡，我們從來都沒辦法得出一個答案。即使現在，我們仍沒辦法得出一個答案。我們唯一知道的是，我們不會接受生物化學。病人會接受生理學，還有一點神經學。他們都同意你可能永遠無法擺脫『精神疾病』這個詞彙，雖然他們希望可以。但它就像這樣：假設我有糖尿病。它會持續許多年，可能直到我失明為止。若你創造出精神疾病這種病，你就必須要準備接受最後的結果。我自從一九八三年以來已經失去了超過十二個自殺身亡的朋友。若是生病，你可以做些什麼。感冒是一種疾病，你知道怎麼照顧它。得了精神疾病，知道有不同的方法能看顧它，有兩條通往痊癒的道路——一條是藥物，但還有一條是談話、社區，像會面點那樣的地方（市區的一個場所，病人可以上門拜訪並彼此交談）這種心理社會的面向——這給了你希望。它讓你變得真實。精神科醫師或全美精神疾病聯盟的人做他們能做的，但這仍取決於那個人，那個病人，去說我準備好要進到下個階段了。像我，如果我沒有投入政治工作，我可能會病得更重得多。我可能會待在州立醫院或監獄裡。我可能會就這麼放棄了。」

弗農無法獨立保持他對自己的感覺，他無法超脫他的精神科醫師以及他的社會所認為的他是誰。他活在他人隱而不顯的期待之中，我們所有的人都是如此。正如同他看待自己的方式與我們看待他及同理他的方式緊密結合，我們的期待也會逐漸變得跟我們的道德判斷緊密結合，而且這些道德判斷又會回到我們對於如何處理精神疾病的判斷。同理心時常涉及道德。呼應詹姆斯．威爾森對同情心（sympathy）精彩的探討，同理——至少在學步期之後——就是判斷。[17]同理就是評估另一個人的處境與性格，根據自己的專業、社會，以及個人史去詮釋那個人；在此基礎上去推論那個人會有什麼感受；以及無可避免地，去判斷已發生之事的是非對錯。要能夠同理，你必須了解一個人為何這麼做，以及他是否意圖達成這種行為的結果。[18]在這個意義上，同理心（empathy）是我們主要的道德資源之一。

道德當然有許多面向。人類學家及心理學家理查．史威德指出，在不同文化中，關於什麼是對的、什麼是善的，有三種主要論述。一是自主權（autonomy）的倫理，論及正義、傷害、權利，以及人類自由；二是神性（divinity）的倫理，論及純淨、聖潔，以及上帝的意志；最後則是社群（community）的倫理，論及責任、義務，以及集體的善。[19]不同的社會以不同的方式組織這些不同倫理的重要性。但無論你的社會是一個把家庭責任放在一切之上的社會，或是一個強調個人權利的社會，判斷人類行動的基本工具是去了解為何一個人如此行動，以及他行為的後果是否是刻意為之。你必須判斷你怎麼看待另一個人，你希望自己在跟他的關係中扮演什麼樣的人，以及你認為他應該如何對待你。[20]

或許這一切並非理所當然。當然，啟蒙運動在休謨與康德之間的爭論聚焦在情緒、同情心和同理心在道德判斷上的角色。休謨認為同情心／同理心在我們的動機上扮演絕對重要的角色；他宣稱道德行為及良善的品行一如所有其他的事物，是奠基於我們的熱情。康德則回應，就像我們所理解的，我們的道德要求絕非受制於我們的感受和傾向。道德考量提供我們之所以行動的理由，這些行動是（也確實必須要是）獨立於我們純粹的欲望之外的。在康德哲學中，道德並非根據我們是否偶然對他人感到同理而指引我們如何對待他們；道德定義並限制了我們可能允許自己如何對待他人，即使當我們不喜歡他們、對他們也並未展現出同理或感受到惻隱之心的時候亦然。

但什麼是人？這是人類學家和哲學家會給出完全不同答案的那種問題。哲學家討論的是世界應該是什麼樣子：我們應該如何設想人與他們的權利，我們應該如何設想我們的道德責任，為何我們應該要如康德堅持的，必須把每個人視為目的而非手段。人類學家比較沒那麼有野心，只是單純試著以她所發現的來描述這個世界。她知道自己研究的每種文化之間都相當不同，不僅是因為某些社會建造摩天大樓而另一些搭蓋泥屋（mud huts），還因為人類理解的根本基礎大不相同。例如，在美拉尼西亞社會，能被認為是一個人的要件，並非如我們所見的要活著、要像人類，而是要擁有角色、擁有地位，以及擁有某隻豬的權利。在非洲部落，除非你是合法結婚女性的婚生子女，否則你就不真的算是一個人。任何社會中的偏見或種族滅絕，取決於拒絕承認特定群體的

成員——女性、猶太人、非裔美國人——為完整的人類。㉑

人類學家看的並非道德判斷應該是什麼，而是人們如何在特定的時空背景下努力成為好人。我們活在（正如一位民族誌學者所言）充滿急迫性與必要性的世界中，活在艾略特所稱的「認為自己是好人的永無止盡的努力」。㉒人類學家以一種豐富且複雜的方式，描述在那個社會中人如何與其他人相處，在這裡成為一個人真正的意思是什麼。事實上，這是人類學領域最廣為人知的一項試圖了解道德的研究的主要成就。「五種文化中的價值比較研究」計畫是哈佛大學從一九四九年至一九五五年執行的研究，最終於一九六六年出版為《緣岩之人》一書。艾馮．沃特和約翰．羅伯茲組織了一個由各種社會科學背景學生所組成的團隊，並帶領他們前往新墨西哥州，在那裡，他們發現一天內的車程可以抵達納瓦荷保留區、祖尼人的村莊、西裔美國人的城鎮、德州與奧克拉荷馬州農人的自耕農社區，以及墨西哥人的城鎮。作為旨在確立在任何社會中，「價值」之定義的一次正式而科學的嘗試，這個計畫是一次糟透的失敗，因為沒有人能對抽象的詞彙達成一致的看法。但田野工作者很容易就能描述在各個社群中被視為道德行為的事物。㉓他們記錄人們投入情感並受之激勵的想法，這些想法源於他們在社群中學習到的與他人建立關係的方式。那——我們想像他人是什麼樣子的方式、我們如何想像自己跟他人在一起、我們如何深刻感受到某件事情是正確良善且真實的——是人類關係的基石，也是奮力要在某種環境下成為某種人的基礎。

而那牽涉到同理心，因為同理心是人們藉此對他人投以隱而不顯的期待的在地過程（local

process）的名字，這時的他人被視為懷抱著有意義的希望與需求，而且是社群中值得尊重的成員。我發現「同理心」是思考這些隱微的期待，一個有用的方式，因為我們之中很少有人能辨識出，我們每天的情緒反應有多少是歸因於我們文化模式中如海面下冰山的那個部分，又有多少是由特定的在地環境所形塑出來的，有效且良好地與他人產生關係的自我。[24]我們的道德直覺立基於複雜的基礎上，其中包含我們的諸多期待：我們和誰在一起，當我們和他們在一起的時候我們想成為什麼樣的人，以及相處過程中的正確行事方式。當某人做了某件我們認為在道德上是錯誤的事情，我們便感到震驚；若我們並不因此感到煩亂，我們可能認為那個人「只是」古怪或標新立異——而非不道德。當我們以自己認為不道德的方式行事，我們會感覺糟透了；若我們的感覺並沒有不好，我們可能會說我們在做的事情可能並不真的是錯的，因為它「感覺很可以」。社群中的人們學習與他人在情感上產生關係，並用自身情感來將這些關係詮釋、判斷與形塑為好的或壞的關係。

而我們把自身設想為道德主體（moral agent），也被他人設想為道德主體的方式，影響了我們的能動性（agency）——即使在我們與思覺失調症搏鬥時亦然。約翰厭惡醫療模式，因為這讓他覺得自己不像一個人。並非他認為醫療模式提出的事實不準確。至少，他的確說過醫療模式是錯的，但他結結巴巴地說不上為何這個模式有錯，而且他也坦承自己的大腦有某些功能失常和器質性的差異。他知道他需要他的藥。但他思考與說話的方式與他身為思覺失調症患者是分不開的。若思覺失調症是一種腦部疾病，我們所見的他的人性與人格——他的思考、感覺、意願以及想望——

都已經無可挽回地被破壞了。那麼，他必須把自己視為一個其疾病必須被切除、拋棄、移除的人；但疾病也是他「是誰」（who-ness）必要的一部分。

思覺失調症的精神科診斷對像約翰這樣的人而言是一個重大的問題。他需要這個診斷，因為診斷給予他享有福利的權利——健康照護、住房、生活費——否則他不會獲得這些。然而，他覺得認同診斷為一種醫療病況，這等於是在說他的心靈與自我在生物學上是不合格的。為了處理這一點，他解釋自己的方式——身為薩滿、思覺失調症患者、巫師、心理治療大師、依賴他人者、個案——會變得驚人地複雜。「我的真相非常複雜，沒有人能弄得清楚，」他說道，「我是用某種動力的方式在運作的。重點是我的系統太複雜了，而它讓我得以度過諸多困難。」他持續拒絕以診斷分類的方式進行思考。我曾問他，那間由個案所創辦的無需預約諮詢中心，創辦人得到的診斷是什麼。我問他的時候，他皺了皺眉頭。當時我們正站在一間破敗的豪宅樓上，它昔日的優雅已被凌亂的交誼廳和廚房所取代。創辦人的照片掛在藝術工作室的樓上，旁邊懸掛的是大膽、色彩鮮豔而視角奇特的畫作。「我們在這裡並不真止談論診斷，」他說道，「這不是個案喜歡的行事作風。」

約翰想被視為一個負責任的人。但他認為，他不用對生病負責。三十或四十年前，精神分析模式會在某種程度上怪罪他（和他的母親）。精神醫學科學偉大的進展之一，是把人從那種可怕負擔的內疚中解放出來。約翰確實承認自己有器質性的問題。但他拒絕把他的思覺失調症想成是一種疾病，因為它影響了他的心智，而他希望把自己視為對自己的選擇、想法、寫作，以及政治工作負責任的人。他希望成為社會中值得信任的成員。他希望被視為這樣的人，一個固然有其限制，但在這些限制內是可靠、有信譽，而且正直的人。那正是為何他成為這麼優秀的輔導員。他教導個案，無論他們的限制為何，他們能夠、也必須成為公民。

如同許多個案，約翰以英雄般的方式來闡述他的奮鬥。[25]「這是這個國家裡面最被汙名化的群體，」他對我說道，「即使到今天，當我從口袋裡掏出藥丸吃掉的時候，我依然會在我母親的臉上看到內疚。我有一顆生病的心靈，必須服藥——這件事就足以讓你討厭自己。」取而代之的是，在他透過肯認瘋狂的價值而生存下來的方式之中，他創造了某種崇高的特質。他把這稱為「認可」(validation)。「你覺得我是天才嗎？」他曾經這樣問一位過度自信的精神健康工作者。那位工作者說他當然不是。「所以我說，『夥伴，聽著，我花了三十五年學習如何當一個天才，而且我有一千五百本書，我知道書裡面在講什麼，而你有膽跟我說我不是天才？』接著我對他說，『好了，現在我要你告訴我，你對我的反應有什麼感覺。』他說，『嗯，你小題大作了。』所以我說，『你剛才已經不認可我情緒穩定度的系統兩次了。別走精神科護理這一行。』」

約翰想把自己視為一種特別的人，因為他已經應付過這種可怕的侮辱。他在一場演講中提過，他就像一個坐輪椅的人：「(我) 過去三十年裡大部分的時間都活在地獄裡。如今，因為我學到的技能以及我個人的成長，我夠穩定到可以擔任精神健康服務的提供者。我可以坦白地說，精神疾病絕對不是開玩笑的，它需要現實的資金來源，而且在復元過程中，還需要一個接納你的具備惻隱之心的社群。」[26]相信你是一個負責任的人、你對生活有(某些)掌控，並有一個接納你的具備惻隱之心的社群，上述這些信念是約翰復元處方的關鍵成分，也是大多數病患倡議政策立場的核心要素。

約翰承認，他有多少能力教導精神科個案，讓他們知道自己能盡其所能的成為社會上負責的成員，有賴於他們是否能把自己理解為在道德上負責任的人，而這又反過來在某種程度上取決於他們是否被我們社會視為道德的行動者。這與我們選擇同理他們的方式、理解他們的經驗、對他們設身處地，以及為他們的苦難感到惻隱之心的方式，是分不開的。

毫無疑問，精神醫學科學以及新的生物醫學精神醫學典範，在對抗精神疾病的戰鬥上是個巨大的進展。治療有了戲劇性的改善。附著在受苦者及其父母身上的令人生厭的汙名，雖有部分仍存，現在已大幅消減。不再有「造成思覺失調症的」母親，不僅必須掙扎於擔心孩子消逝於瘋狂中的恐懼，還要與責怪、內疚，以及自我控訴搏鬥。憂鬱症患者不再需要被祕密治療、藏在樓頂貼有黃色壁紙的臥房內，也不用再將他們的自殺偽裝成家中的意外事件。了解更多腦內過程的能力，大幅造就了新精神藥物治療的探索，諸如新的抗精神病藥物，這些療法讓許多思覺失調症患者的生命獲得改變。

危險在於，生物醫學模式將成為精神醫學內處理精神疾病的唯一方法，並在我們的文化當中主宰大眾對於精神疾病的理解。這對病人而言是直接的危險，因為（讓我再說一次那句咒語）研究指出藥物治療合併心理社會治療（或心理治療）對病人而言最好，研究也顯示這種組合長期下來花費較低。

但我們看待病人的方式以及他們看待自己的方式，也存在著一種道德危險。流行而通俗的醫療模式讓我們把精神疾病患者看成不太像人，尤其當他們的問題是慢性且無法緩解的時候更是如此。這個模式把我們帶往一種道德直覺，而正是我們在這種直覺中對移除汙名的努力，導致我們認為這些生病的人不像我們這樣是人，不像我們這樣活著。這是因為精神疾病並不像肝功能失調。它擾亂了一個人的推理和感受。當疾病永遠不會消失時說某人的推論和感受生病了，就是說她並非一個完整的人。在通俗的生物醫學模式中，精神疾病患者是受到某種外來事物的衝擊。這種疾病從一開始就不受控制，而且它能受控制的程度，始終不比醫生能控制它的程度來得多。

醫療模式對已經找到治癒方法的人提供了巨大的希望，但譴責那些無法治癒的人。就事實而論，單看醫療模式是錯的。像思覺失調症這般的疾病終究是難以理解的疾病。它受基因影響，卻並非完全由基因而定（若同卵雙胞胎中有一人患有思覺失調症，另一位患上思覺失調症的機率只有百分之四十至五十）。它也受環境影響。思覺失調症在鄉村地區的預後比在工業化的都市環境要好得多。[27]而它在任何環境的預後皆有不同。約有三分之一的思覺失調症患者似乎會在三十年後自行緩解。若我們整個社會把思覺失調症——以及憂鬱症、躁鬱症與其他威脅生命且使人失能的精神科問題——理解為**僅是**醫學上的問題，當藥物無法完全發揮作用時，我們便剝奪了人們的希望。我們剝奪了他們能掌控自己的感受，剝奪了他們在我們世界中完整的人格，剝奪了他們認為自己能思考及感受（只是與其他人不同罷了）的能力。他們變成比較不完整的人，比較不完整的行動者，比較不完整的道德生命。我們在邁向成熟而完整的人類途中許下承諾，而我們剝奪了他們的這些承諾。

這對精神科醫師而言並不是一個特別兩難的困境。接受生物醫學與精神動力學兩種訓練方法的精神科醫師，似乎能夠對這些疾病維持一種豐富、複雜的理解。大部分精神科醫師在他們不同的任務之間輕鬆轉換，一如我們所有人以合乎道德的方式與學生、個案、朋友、孩子、父母，以及伴侶產生關係，並隨對象而轉換。確實，若一位精神科醫師拒絕某一種方法，她就會時常對這種方法感到道德上的憤怒。像班克斯這樣生物醫學取向的精神科醫師就是無法理解，為何分析師可以心安理得地繼續接受一種拒絕把疾病跟人分開的、處理人類苦難的方法。這些精神科醫師把精神動力取向心理治療視為殘忍的行為，因為它把病人的痛苦歸咎於他們自身。而精神動力取向的精神科醫師，同樣也無法理解（他們認為）生物精神醫學取向的精神科醫師對身處痛苦之人所做的殘忍行為，他們對於醫師可能以外科醫師治療心臟病患的方法去治療一位憂鬱的病人感到相當震驚。當你作為一位精神科醫師，身處於對抗兩方中的某一方，你會覺得使用另一種方法的某人是在做某種錯誤的事情，你會在道德上深刻而熱切地感受到這一點，因為受苦之人正處於危險之中。但大多數的精神科醫師並不處於這種位置。他們唯有在無法以他們認為正確的方式照顧人的時候，才會感受到這個職業的道德困境。這正是為何管理式照護對醫師而言是一種道德危機，尤其是對那些主要認同為心理治療的精神科醫師而言更是如此。

見識到周遭的醫療世界正在改變的精神科醫師們，他們的絕望並非只是關於金錢的絕望，甚至並非主要是關於金錢的絕望——儘管有些人這麼認為。精神藥物的給付比心理治療更好，而醫院的工作雖然比以前壓力更大，但仍是賺錢的（一直從事心理治療的精神科醫師總是可以找得到從事精神藥物工作的職位）。絕望是來自一種違反道德的感覺，來自擔心自己無法以好醫師（他們理解的好醫師）的方式照顧人、擔心他們被迫要破壞他們與病人之間的信任、擔心他們再也無法同理地給出回應。他們覺得自己像壞人。他們覺得自己接受的訓練是要去觀看並理解怪誕可怕的悲劇，然而他們所能做的全都只是拿出生物醫學的棒棒糖給那些被監禁的人，然後轉過身去。他們覺得自己彷彿是在公園長椅上吃著午餐的人，對面的男子都已經死了，而他們只是看著，什麼也沒做。

真正的兩難困境是我們社會面臨的困境。困境在於我們是否允許這種誘惑，讓通俗的生物醫學模式征服我們自己對於複雜的人類生命負責任的承諾。當人們讀到精神醫學科學大眾化的成功，更廣泛的文化似乎要從生物醫學精神醫學當中去尋求讓氣質至臻完美的可能，這是某種機器靈魂的科技展望（technovision）。「害羞？健忘？焦慮？恐懼？執迷？」《新聞週刊》一九九四年二月號提出了這個問題。「科學將如何以一顆藥丸改變你的性格。」封面故事繼續描述已知的（或被認為即將揭曉的），關於害羞、衝動、強迫、焦慮，以及專注力的神經化學，還有不同精神科醫師用來調節這些情緒的藥物。「史上首次，」被引述的神經精神科醫師理查．瑞斯塔說道，「我們將能夠設計自己的腦袋。」[28]有些精神科醫師如今說著「美容精神藥物學」並認為我們應嚴肅看待這種可能，我們可能得在接下來的數年內使用藥物來「治癒」害羞、拒絕敏感度（rejection sensitivity)，以及其他導致人們苦惱的氣質狀態。這種前景遠遠超過了當前的能力，但這種「設計師」性格的概念，意即用某種精神藥物的美容手術來修剪並形塑性格，我相信它有強大的指引力量。提出「美容精神藥物學」一詞的精神科醫師彼得．克拉馬，在《神奇百憂解》一書中寫到病人變得「比好還要好」，變得更專注、較不焦慮、更有自信、更平靜。雖然許多精神科醫師不以為然，認為那些人其實為數甚少，至少跟真正憂鬱的人相比非常少，但毫無疑問的是，百憂解吸引了中產階級的消費者尋求那種理想（這並非克拉馬在他深思熟慮的探究中試圖傳達的論點）。此外，若沒有獲得診斷，就難以獲得精神醫療照護；而診斷會以藥物治療；似乎每年都有一個新的診斷變得時尚，而且多了數千人被投以藥物。一位美國製藥公司的高級主管近期推測，二十年內，全世界將有三分之一人口接受精神科藥物治療。㉙

同時，這裡也有著對佛洛伊德的憤怒。百憂解——或至少以合理有效且容易使用的藥物來處理一度以精神分析取向心理治療來治療的問題——讓人對佛洛伊德感到憤怒，因為，這是第一次對於人類的不快樂出現了另一種貌似有理的解釋，而且內容豐富到足以成為真正的替代方案。到了一九八七年百憂解出現時，已經很明顯的是，不僅僅是精神病或使人想自殺的絕望這種重大病況，甚至日常的情緒低潮都能用藥物處理，至少部分能夠處理，人們越來越能言之成理地說出不快樂是某種神經傳導物質所造成，而非對自我的否認、衝突或憤怒。有一整個世界的人跟做法是建立在憂愁是藥物可治療之腦部失能的前提，也有一整套文化對於什麼是一位負責任的好醫師會對病人做的事情，有它自己的道理。有受到政府慷慨資助的知名研究人員。有診所、醫院病房，以及專精於精神藥理學的臨床醫師，他們有時會宣稱精神藥物是對精神疾病唯一有效的介入方式。對於什麼是人，也有一個與佛洛伊德截然不同的模型，而且有一整套根據這個模型所提出的常規，跟精神動力領域的那些常規一樣有良好的發展。有通俗的書籍把研究和實作翻譯給主流大眾——一九八一年出版的《心靈、情感與藥物》，以及一九九三年出版並成為暢銷書的《神奇百憂解》——而到一九九〇年代早期，則有一場渴望任何看來比先前的醫療更便宜的健康照護辯論。所以，這是第一次，人們開始有可能拒絕佛洛伊德對人類本性的見解，而且不會容易受到「拒絕精神分析的人只是太尷尬且太軟弱而無法誠實看待自己」的指控。人們開始有可能懷有可信的道德憤怒。

一九九五年，知識界的頂尖期刊出現了一場奇怪的辯論。擁有許多未發表的佛洛伊德文件的美國國會圖書館，當時計畫舉辦一個展覽來紀念佛洛伊德。《夢的解析》出版一百週年的紀念日即將到來，而這似乎是個適合的時機，為一位對二十世紀深具影響力的人物來個紀念性的見證。國會圖書館籌組了一個由精神分析學者組成的顧問委員會，並著手開始工作。六個月後，這場展覽被延期了。五十名批評者簽署了一份請願書，譴責這場受提議舉行的展覽，其中一位簽署人，葛羅莉亞·史坦能，控訴稱國會圖書館實際上是計畫要向這個人致敬，而非把他呈現為一位深受困擾之人；媒體上定期出現針對顧問委員會進行的人身攻擊（展覽計畫是「明顯要粉飾太平的企圖」而且「完全屈服於佛洛伊德的忠實支持者」）。彼得·史韋爾斯是其中一位抗議聲量較高的批評者，他解釋道，「我是以保護消費者的名義而行動。」[30]（這項展覽如今已對困惑的社會大眾開放。）

過去幾年以來，對於精神分析不足之處的宣言（「痛擊佛洛伊德」（Freud bashing））已經如同重大科學發現般被公諸於眾。這些作者聲稱，佛洛伊德是科學的江湖術士，他的方法是錯誤的，他個人的誠信是虛假的，他的整個精神分析事業都是自戀帝國主義的載體，因為精神分析無法仰賴真相，所以訴諸於厚顏無恥的虛構。據稱他的性生活不忠——對象是他妻子的妹妹明娜・貝內斯——而且他並未醫治病人，而是竄改個案，他的女病人們曾被她們的父親虐待，透過壓抑這層理解，他得以繼續獲得她們父親的資助。「佛洛伊德死了嗎？」《時代》雜誌在一九九三年感恩節那週的封面上這樣問道。《紐約書評》刊載一系列充滿敵意的文章，其作者們數個月來持續去信，精神分析師與反對分析者在致編輯函的版面上進行冗長、謹慎而無趣的意見交換，雙方的砲火都比對手更強，而雙方都感到驚訝與困惑，對方竟無法掌握明顯的真相。

「精神分析作為一種治療模式，歷經了漫長制度性的衰退，這點已不存在嚴重的爭議。」〈未知的佛洛伊德〉一文的開頭寫道，這是斐德烈克・克魯斯近期在《紐約書評》上批評佛洛伊德的一篇文章，「也沒有理由，」他繼續寫道，「雖然有些病人聲稱獲得深刻的自我洞察，甚至是性格的改變，但整體而言，在消除精神官能症狀方面，精神分析已被證實是一種算不上成功且非常沒有效率的方法……接受密集分析的經驗可能具有某些真正的價值，如同一種延長形式的冥想，但它似乎帶來的是更多皈依者，而非治療方法。」[31]在這篇文章中，克魯斯把精神分析指涉為一種「知識上的篩網」，說它「受致命的汙染」，而且發源於「誤導性的前例、空洞的偽物理隱喻，以及一長串的錯誤推論」。[32]他質疑「這個曾經備受敬重，卻被證實其實證基礎十分薄弱的理論體系，究竟可以挽救些什麼」。[33]他不僅譴責佛洛伊德宣稱的有效性，也抨擊這個人本身的素質：「從未有紀錄顯示佛洛伊德是否曾對毀滅四個人的生命表示懊悔，但我們知道以他的個性是不會這麼做的。」[34]「他非常缺乏我們希望任何負責任的科學家都具備的實證與倫理上的顧忌，遑論他是這麼重要的一位科學家。」[35]

再舉一個例子，傑佛瑞・莫薩耶夫・麥森是（或曾經是）一位風度翩翩、多采多姿的分析師，珍妮特・馬爾科姆在《紐約客》中記錄了他權力的起落。他開始對精神分析感到幻滅，在一九九〇年出版了《最終分析》，描述他起初受精神分析的吸引而最終拒絕它的過程。這是本有時顯得粗暴的書，但在某個時刻，讀者會突然對從書頁裡看到的那個垂頭喪氣的年輕人感到同情。「所有分析師都有他們的盲點……然而他們全都認為把自己當成榜樣是合理的，而他們的個人分析師候選人（訓練中並接受他們分析的年輕分析師）應該模仿他們的生活。」[36]你會覺得麥森正在說：這些人是分析師。他們被認為是要去評斷、引導並理解個別的人的生命，因而他們應該是比其他人更好的人。但他們並不是。麥森認為分析師是受到他們自己的理論欺騙的人，他們情操高尚地展現一門正直的科學，但事實上是一場盛大的自我放縱唯我論（solipsism）。他們相信他們能以他們病人的最佳利益來行事；事實上，他們是無可避免地把他們自己自私的幻想給行動化。他們是乏味、平凡的人，他們並沒有比我們其他人好到哪裡去。「你唯一能對錯覺所做的事，」麥森在一個章節的結尾這樣解釋，「就是粉碎它。」[37]

對佛洛伊德的憤怒並非對過時的知識理論的憤怒。某些最尖刻的批評者曾在精神分析方面接受訓練或做過深刻的閱讀。他們的憤怒是對於背叛與信念遭到背棄的沮喪，是對於善意受到欺騙與承諾被拋棄的沮喪。這種打從內心的絕望，性質就像是督導年輕精神科醫師的分析師發現，年輕醫師不再認為精神動力取向心理治療是重要的；這也跟第一代具有生物醫學思維的精神科醫師受驅策的憤怒相同，他們想從督導那裡知道恐慌症是否是一種腦部疾病，卻被告知那是他們害怕親密，接著他們便投身自己的專業生涯以證明他們的督導是錯的。我相信這種憤怒是一種道德憤怒的呼喊，唯有在百憂解及其同類藥物創造了一種能設想情緒痛苦的替代方案，並扮演情緒痛苦的道德主體之後，這種呼喊才成為可能。

危險就在於此。精神醫學科學的發現是如此令人興奮，治療精神疾病的承諾是如此實際，抹除我們憂愁的呼籲是如此誘人，以至於美國人很容易就想採納這些觀念並全心把它們概括為對何謂身為一個人的普遍認知，儘管事實上真正的科學遠比這更細緻而複雜。這種新的精神醫學科學提供了這麼多，以致佛洛伊德的一切遺緒很容易就被人拋諸腦後，因為其中某些內容最終被證實是錯誤的、受誤導的，或遭到濫用。這是令人遺憾的事。確實有某些寶貴的事物存在於來自佛洛伊德這種理解人類苦難的方法，對於精神分析事業的一切盲點與困難，以及新的精神醫學科學的一切權力而言都是如此。它具備的是一種人性複雜與深度的感受，是一種與自己的抗拒進行搏鬥的迫切要求，以及對人類生活困難的尊重。面對人類的痛苦，精神分析教導的是謙遜。它的核心概念是無意識，它的主題在於人生中憑運氣發生的事情比我們認為的少，而人生隱藏於我們意識之外的部分比我們想像的多。從精神分析的觀點看來，我們的生命蘊含更多的意義；而我們所了解的卻是更少。精神分析也教導人們，尊重某人就是承認他有多掙扎，他的困難有多大，並看到他自身的恐懼與不安全感向來是他最大的障礙。無意識的概念意味著人生比我們所意識到的更困難，因為我們不僅根據可見的環境去行動，還同時抗拒著我們感到非常驚恐，以至於我們甚至拒絕承認的恐懼和憤怒。因此精神分析也敬佩以堅定的好奇心檢視自己、努力不要成為一隻縮頭烏龜的勇氣。「一場戰鬥可能是為了佛洛伊德而打，」精神分析師與哲學家強納森・李爾寫道，「但這場戰爭則是為了人類心靈的文化形象而戰。我們是否要把人類視為具有深度——如複雜的心理有機體，在他們理解的表面之下產生多層意義？還是對我們自己而言，把自身視為透明的存在？」[38]

我們極度需要維持（或者對悲觀者而言，是要重新創造）一種責任的文化。正如知名分析師漢斯・婁沃評論精神動力取向心理治療所說的，「從無意識到意識經驗，從本我的本能生活到自我的反身性、有目的的生活的這場運動，意味著對自身的歷史負起責任，這是曾經活過的歷史，也是正在創造中的歷史。」[39]精神動力方法教導的是，責任感必須伴隨著承認環境的限制。環境顯然很重要。你罹患思覺失調症或躁鬱症，你天生有生病的脆弱性而且那種脆弱性已經變成疾病，你受到無法控制的外在事件的創傷，這些都至關重要。這是受苦的脈絡。然而在這些環境之內，你必須學著把自己視為一個有意圖（intentional）、有效、完整的人，而且也被他人如此看待。這些相互的承諾打造出成為一個有意圖且有效的人的條件。說一個人或他的家庭要為他聽到幻聽或感到想自殺負起責任，可能既沒有幫助也不準確。但從那種洞見跳到「他無法做出負責任的選擇」的感覺，便是否認他作為一個道德上完整的人的地位，並限制了他表現得像個完整的人的能力。這並非意味著精神分析應該是思覺失調症的治療選項。差遠了。這說明的是，精神動力取向思考方式的洞見可能會用一種純粹生物醫學上的洞見無法做到的方式來幫助精神科病人。

我們的社會變得很輕易使用醫療模式來撇清責任。一九九八年，在一位患有思覺失調症的男子射殺另一個人之後，陪審團認為他的精神科醫師要對他進行賠償，理由是精神科醫師並未告訴他，他的病有多嚴重。[40]這不僅荒謬，而且適得其反。這在兩個層面上造成反效果。首先，若病人知道儘管他生病了，但仍必須學著為他在世界上的行為負責，病人就會過得更好且預後較佳。這就是約翰．胡德擔任同儕輔導員時試著教導他個案的事；這是心理治療介入所試圖教導的，我們得為我們生命中發生的大部分事情負責，承認這種責任就能掌握我們自己的生活，並使它變得更好。再者，若我們能帶著這樣的理解在我們的文化之內工作，把所有的人都當成複雜、矛盾的人，他們無可避免地會受苦，但必須學會與其共存，並且即使如此仍選擇活出良好而有生產力的生命，那麼整個社會就能過得更好。從精神動力的觀點看來，每個人與生俱來就有克服惡劣環境的力量。痛苦不一定真的分為醫生能切除的那種痛苦，跟你被迫要與之共存的那種痛苦。知道不幸是無可避免的，不只是因為市場失靈、洪水來襲，以及喜愛的動物過世，而是因為男男女女都把他們的希望與無以名狀的恐懼糾結在一起，明白這一點，能深刻地使我們對人們勉力達成之事的尊重變得更厚實，儘管惡魔仍緊緊攫著他們的夢想。精神動力學教導我們非常多關於人類悲傷的事情，也教導我們許多關於對人類可能性的掌握與信念。

「我們是人，不是診斷。」一位名為「口琴豪伊」的近期過世個案，在一本談論由個案帶領的自助團體的書上這樣宣布。[41]在那些被診斷患有重大精神疾病的病人之間，這是一種常有的感嘆。這本書（以及其他類似的書）充滿統計數字，而這讓精神疾病患者感到無力、被汙名化，感到他們無法控制自己的治療與人生。個案帶領的團體聚焦在協助個案去辨認他們的創造力、他們身為一個人的能力，以及他們不只是精神疾病患者的自我理解的方法。如同約翰．胡德所說的，「就拿《布萊迪法案》的布萊迪[1]當例子吧。比起當一個腦袋壞掉的傢伙，我賭他更想要有尊嚴。我覺得他會希望因為做了某些更有建設性的事情而被人記得。說到底，無論有沒有全美精神疾病聯盟，都沒有比個案認為自己的腦袋生病更大的汙名了。如果我抽菸而我最後得肺癌，城裡沒有人會憐憫我，因為是我自找的。但把這放到醫療模式裡就像是在為我的行為找藉口。我跟人說話時得說，『我是一個有思覺失調症的人』，我不喜歡那樣。我不是『有』任何東西。我在生活的某些方面有嚴重的功能限制。我不是『有』任何東西，我就是我。我在病房裡所做的是去教人們怎麼做事。我成立一個演講團體。接著我成立開會技巧團體。這樣是教人們事情。我教人們為自己的行為負責任。那挺好的。」

我有次參加一間市立醫院的巡診，見到一個女人，她在歷經七小時、把她故意割到見骨的手腕縫回去的手術之後，被收治入精神科病房。她的傷口很嚇人，但醫療花費跟醫師花的時間也很嚇人。從擠在門前的一小群醫師的角度來看，把她視為患上一種自己無法控制的疾病顯然很有幫助，而且合理化了這場手術，否則我們算什麼，憑什麼阻止這樣堅決的自殺？雖然把她的絕望視為純粹是身體上的，並不足以幫得上她。她陷入憂鬱，但她同時也無家可歸、酒精成癮，而且是在一個又一個的寄養家庭中長大。她有充分的理由憤怒，而且沒有理由認為她的環境會有所改變。要給她一種有可能的感覺，而這需要有人教導她責任與選擇：選擇不再喝酒，不再無家可歸。她也需要資源，才能在有信心認為真有選擇可做的情況之下去做出這些選擇。她需要知道，若她不再喝酒，她會有地方可去，有事情可做。對一個有著像她這般過往的人，這個過程可能需要時間，需要犯錯，需要妥協，也需要彈性。我們的社會需要對我們虧欠像她這樣的人多少關心做出實際的決定。正如一位精神科行政主管對我指出的，你能用這種方式來處理思覺失調症患者：把五十個人放在一間房間，裡面有病床、幾位護理師，還有一大堆托拉靈。然而，我們也需要做出一個道德決定，意即是否將這些人純粹理解為大腦故障的碎屑，還是將他們也理解為那些受苦與我們牽連的人，他們的掙扎與我們的掙扎產生共鳴，他們身處特殊的文化，而他們的複雜性與深度，使我們必須把他們的受苦視為他們在努力成為得體、負責任的人的過程中所產生的痛苦。

我們多想把自己視為可修復、可以變得完美的大腦。但失去我們的靈魂是要付出高昂代價的。

1 譯註：詹姆士・布萊迪（James Brady, 1940-2014）是雷根總統的白宮新聞祕書，在一九八一年的雷根總統暗殺事件中，他腦部遭到槍擊，導致終生癱瘓。此後布萊迪致力於推動槍枝管制。

研究技術附錄

Technical Appendix

研究條件

本研究的資金來自於一個人類學研究計畫，這個計畫由美國國家精神衛生研究院、史賓塞基金會、溫納格林基金會和加州大學聖地亞哥分校出資贊助。田野時間從一九八九年八月延續至一九九四年九月，在一九九五年和一九九六年間追加了幾個星期，而在一九九八年和一九九九年主要是與患者做進一步的訪談和互動。資助單位的補助涵蓋了計畫中的不同部分——包含了不同的時間區段、地點，和不同的特定目標。

本研究作為一項一般性計畫，在我研究的幾間特定醫院和我任教的大學都取得了研究倫理審查委員會的核准；除了某一間醫院以外，其他都允許我獲得口頭同意即可進行研究。如果我作為一個觀察者的存在對於患者來說是不尋常的，我總是會特別詢問他們是否允許我進行觀察（舉例來說，在一個病例討論會中通常會有多個觀察者，於是會問患者被一整個小組觀察的感覺是否自在）。值得一提的是，我參與觀察了入院會談（admission interview）或收治會談（intake interview），卻沒有觀察治療性會談，或者（大多數情況）患者與醫師有長期關係的藥物門診。患者通常會允許我旁聽初診，這個初診的目的是做醫療上的診斷，但他們也常拒絕我。當我擔任治療師時，我會明確告知個案我目前正在接受培訓、我沒有執照，而且我是一名人類學家。我所接受的培訓的目標是學習如何像治療師一樣行事並提供適當的治療。基於這樣的情況，我以志願治療師的身分在診所服務，我的個案則是無法負擔其他治療師費用的患者。雖然我在某種意義上接受過開藥的訓練，我參加過培訓講座，也具備專家知識來了解許多精神藥理學的處方，但我從未開過藥。

我透過病患權利倡議團體接觸到了約翰．M．胡德三世，並透過約翰．胡德聯繫了弗農以及其他人。他們願意跟我談談，我們在一年中經常見面。他們已閱讀、修編，並同意了本書最後一章的內容。

保密

我試圖維持與我交談過的人的隱私，除非他們同意透露姓名。為此，在研究裡所描述的某些人物（但不是全部）其實是兩個或三個人的混合體，而此人所說的話同樣也混合引用了這些人的話語。

我也以保留原意但更易於閱讀的原則，重新編輯整理了這些人與我的錄音對話。因為讀者在閱讀我與受訪者的對話時，是將其作為文本閱讀，而不是口語對話，這兩種媒介的規則是不同的。我的目的不是要讓受訪者的話語看起來不如本人實際說話時流利，然而若不加編輯、完全逐字引用口語對話就會變成那樣。

資料收集的背景

我關心的是我所進行田野研究的醫院或參與的計畫是具有代表性的。我與幾組住院醫師進行了研究。最顯著的是，他們分別是西岸一所公立大學的住院醫師和東岸一所私立大學的住院醫師，他們參加了幾個不同的培訓計畫。兩所大學都以其在生物醫學及精神動力學領域教學上的專家知識（expertise）著稱，並且都根據了美國精神醫學會所制定的標準，對住院醫師進行這兩個領域的培訓。想當然耳，該學會對於培訓還有更多具體的要求，包括參與神經內科與精神醫學史的訓練。然而，西岸的大學清楚地強調以精神動力的培訓作為門診的臨床實踐。它的住院病房包括退伍軍人病房和忙碌的市立醫院的附屬病房。東岸的大學則有更多樣化的治療取向，它的一些病房顯然是生物醫學式的，並且是由生物醫學取向的研究典範推動；有些病房則顯然是精神動力學式的，雖然這些都在迅速變化當中；有些病房的目標則是想要整合兩者。此外，某些病房是提供給較窮的內城區，其他的則滿足了菁英階層——儘管這些病房也正在迅速變化。這所大學為精神醫學提供了幾種不同的培訓計畫。

此外，為了把這些經驗放在書中，我到東部的一間精神分析取向菁英治療中心參訪兩週；我花了一個星期和東部州立醫院附屬日間治療中心裡的病人相處，那裡的病人很窮，而且患有慢性疾病；我在西部社區醫院的住院部待了一週，那裡的病人同樣又窮又有慢性病；我花了超過一週的時間與一家大型醫院研究部門的菁英科學家交談；我在中西部的一家沒有附屬於大學的大型私立醫院待了幾天，也在南方的一家大型公立大學醫院待了幾天。此外，我還與來自其他系統的培訓主管和住院醫師進行了非正式的訪問和交談，有些是很老牌的系統，有些則否。

研究計畫

我最初的研究前提是住院醫師培訓經驗中的某些特徵，除了個別住院醫師的偏好，還與住院醫師傾向生物醫學或精神動力的精神醫學密切相關。然而，在我研究的過程中，我參訪地點的精神醫療開始發生戲劇性的變化。例如，在我第一次和第二次到東岸密集做田野之間，聯邦醫療補助和聯邦醫療保險被納入管理式照護系統，這很大程度上影響了對住院醫師任務的要求。在此期間，很明顯地，精神動力精神醫學可預見的黯淡未來已經深深地影響了住院醫師對自己未來從事臨床工作的看法。因此，我重新調整了研究重點，試圖了解不同觀點對於住院醫師的要求，以及他們為了完成這些任務而發展出的不同技能。特別是，我一邊聚焦在診斷和精神藥理學的任務，另一邊則聚焦於心理治療。

資料收集來源

參與觀察

我在西部的一個培訓計畫中參與觀察了三年（最初我只是一名學生）。那段期間我大部分是兼職參與——每週花十到二十個小時——但大約有四個月的時間，我全職投入其中。我試圖熟悉每個主要病房的基本結構：入院會談或收治會談、團隊會議、急診室、呼叫、住院醫師的日常生活。我在全職觀察期間嘗試每週花兩天在門診診間、兩天在退伍軍人病房，還有一天待在市立醫院病房。在那些日子，我會參加講座課程、醫護人員會議、個案討論會、團隊會議和社區會議；我試圖了解住院醫師、其他醫護人員，以及患者。

我花了大約十到十二個星期的時間在一個東部的培訓計畫，其中絕大多數的時間都在其中一間病房度過。不過我還是在兒童精神科病房待了大約兩個星期，也會定期去精神科急診室看看。我在另一個地方待了四個多月，有一個固定的行程，包括去聽講座、看入院過程，以及花點時間在生物醫學病房，但我也嘗試在許多不同的病房跟著交班與巡房，並且試圖在不同時間與周圍所有的住院醫師碰面，並跟著他們。我每天在每一個場合都會做大量的筆記。

半結構式錄音訪談

我在西部培訓計畫總共花了三年的時間，每年都系統性地對兩屆住院醫師進行半結構式訪談。整個訪談會自然順著對話的節奏，但仍聚焦在住院醫師學到了什麼及他們對於學習歷程的感受。我在東部的計畫停留的時間較短，我在他們作為畢業後第二年醫師（PGYIIs，即第一年住院醫師）剛報到的頭幾個月便對一整個班級進行了訪談，一年後再訪談一次。同樣地，我專注於他們的學習過程：住院醫師對於做診斷、對於使用《診斷手冊》、對於《診斷手冊》中不同的診斷軸線、對於心理治療等等有什麼感覺。我請住院醫師描述他們如何得出對病患的診斷或評估，以及他們如何得出治療計畫。

在東部的計畫中，我還挑選了某些住院醫師進行了各種主題的深入訪談。同樣地，我試圖與不同類型的住院醫師交談：較研究取向的住院醫師、較為臨床而精神藥理學取向的住院醫師、較以心理治療為主的住院醫師等等。我在這裡的目標是找到「明日之星」並要他們向我解釋「他們認為他們知道什麼」以及「他們是如何知道的」。

此外，我挑選了資深精神科醫師進行短期或長期的錄音訪談。同樣地，我的目標是找到大家公認的專家教師，並試著讓他們向我解釋他們對於教導住院醫師的感受、他們如何教學，以及他們是否認為自己成功了。在我的計畫接近尾聲時，我還以精神醫學面臨的挑戰為主題採訪了一些資深主管。在我參與的每一項計畫中，我都訪談了該計畫的資深精神科醫師；只是並非所有人都同意錄音，某些不適合錄音的情況，我也會選擇不錄。

我有大約兩百小時半結構式的錄音訪談材料，其中大部分都有做謄寫與審查。住院醫師和資深精神科醫師話語的引述大都來自於此。

教學參與

我參加了不同地點、不同住院醫師課程的講座。在西部的培訓計畫中，我參加了畢業後第二年醫師（第一年住院醫師）的所有講座、大約五分之一的畢業後第三年醫師（第二年住院醫師）培訓，還有半數畢業後第四年醫師（第三年住院醫師）的講座。在東部的一個培訓計畫中，我參加了為期兩個月的第一年住院醫師的講座：這是他們的暑期「速成班」。我在第二年的夏天參加了同一個班級的講座。此外，我閱讀了這些課程中指定的閱讀資料，以及沒有特別指定但住院醫師們會用來學習和使用的其他參考資料（如標準精神醫學手冊）。

我還參加了多次（大約十五次）精神醫學相關會議：美國精神醫學會會議（至少三次）、生物精神醫學會會議、美國精神分析學會會議等等。

最後（但同樣重要的）一點是，我盡己所能地參與在培訓過程中我可以參與的各種訓練。我參加了研討會，而且在過程中提出並回答了許多問題。在某種程度上我接受了成為治療師的培訓。為了開始做心理治療，我被要求進行與入院病歷非常相似的「收治」（intake）會談，並在這種情況下學會了撰寫診斷性入院病歷。我作為一名志願治療師對八名個案進行了精神動力取向的心理治療，其中三名個案每週做兩次治療，做了超過一年；有四分之一的個案則是每週一次，持續治療的時間略少於一年。我並為此接受了四位訓練有素督導的督導。我還與一位資深分析師進行了每週兩次的精神動力心理治療大約三年。我是按照這樣的建議來做的：為了理解心理治療，必須同時做治療以及接受治療。

借鑑精神醫學和心理人類學的相關文獻

我廣泛閱讀了與該領域田野研究的相關文獻，並使用這些材料來擬定問題、研究假設和研究目標。因為這本民族誌的讀者不全是人類學家，所以即使沒有辦法在「註釋」中合理地評價文獻的深度和周延程度，我還是把我所引用的大部分文獻都放進了「註釋」。我引用了包括醫院、精神醫學和其他方面，醫學和精神醫學培訓、精神病患、診斷實作，以及道德、自我和專家知識等領域，豐富的文化與社會學文獻。

謝辭

Acknowledgments

在這本書漫長的寫作道路上有許多人為它做出了貢獻。我要在此非常高興地感謝阿古普・阿奇斯科、Daniel Bell（他想出了本書的書名）、Shelley Burtt、Lincoln Caplan、Jennifer Cole、強納森・科爾、Michael Cole、Roy D' Andrade、Steven Frisch、哈沃德・加納德、蘭迪・戈勒帛、Alice Graham-Brown、Leslie Greis、約翰・岡德森、休・葛斯特森、Leston Havens、理查・赫曼、Anne Hoger、約翰・M・胡德三世、基姆・霍伯、馬爾迪・霍羅威茨、Carol Janeway（一位出色的編輯）、Jean Jackson、凱・潔米森、路易士・賈德、凱博文、Jill Kneerim（一位厲害的經紀人）、Jonathan Kolb、Donald Kripke、George and Winifred Luhrmann、Matthew McCubbins、Kathleen Much、Robert Nemiroff、Joel Robbins、Lisa Robinson、Simon Schama、Edward Shapiro、Bennett Simon、Neil Smelser、Melford Spiro、Carola Suarez-Orozco、Robert Tyson、弗農、艾倫・溫納、Sidney Zisook、以及那些我沒有點到名但慷慨地讓我與他們共度時光的精神科醫師和病人們。

譯後記

作為一個精神科醫師，我要做的是理解病人受苦的本質，並且找到換檔的策略

張復舜

二〇一七年年初，左岸出版社舉辦了一系列以精神醫學為主題的人文社科講座，我在其中一場講座遇見《兩種心靈》這本書。

那場講座由慈濟大學的彭榮邦老師主講，內容精彩絕倫，而最令我感動的部分是老師對《兩種心靈》一書所做的介紹：作者魯爾曼認為在面對他人受苦時，我們都會感受到一種道義責任，而不同的取向會有不同的回應方式。魯爾曼借用了基督神學的受苦概念，區分出人的兩種受苦（本質性的受苦、非本質性的受苦）。因為存在著這兩種受苦，精神醫學發展出兩種取向分別與之對應——精神動力取向與生物精神醫學取向。

* * *

在台下聽到這個解釋模型時，我記得當下的興奮與激動簡直像是點著的野火，熊熊燃燒著。

在講座的半年後，我買了《兩種心靈》來讀，那時是我當第一年精神科住院醫師的尾聲，就跟作者一部分的田野研究對象一樣，處在一個青黃不接的階段。從書裡的描述可以發現台灣的精神醫學的確緊緊跟著美國發展，因為那時的美國住院醫師訓練的內容和情節簡直鏡映了我的狀態：例如菜鳥醫師第一次獨立值班的緊張感，或是剛開始對於《精神疾病診斷與統計手冊》診斷的不熟悉與疑慮，這些都是我才剛經歷不久的事情。這些細膩的描述，讓我驚嘆於人類學家敏銳的洞察力和扎實的田野功夫，因為鮮少有外人能了解這些隱微的心理狀態，甚至連我也無法把自己的經歷講得如此清晰。

之所以難以講得清晰，有一部分的原因是精神醫學嘗試解決的是人類的心理問題，所以人的心理有多抽象多複雜，精神醫學就有多抽象多複雜。然而我初入精神科的時候，還沒有領略到整個精神醫學有多困難，甚至在我第一次接觸它的臨床基礎課程上，主治醫師就開宗明義地表示：「**精神疾病就是大腦的病。**」多麼簡潔易懂的一句話！「精神疾病就是大腦的病。」這句話被重複提及了好幾次，以至於日後一講到它，我的耳裡就會迴盪起那位醫師的聲音。

我當時對這句話的理解是，主流認為生物精神醫學才是對的，精神分析不夠科學，只是一種過時的理論。那為什麼精神醫學界仍然會聲稱「生物-心理-社會」的整合模式才是最好的治療模式呢？來到臨床之後發現，精神醫學的樣貌有點奇怪——醫院不會沒有心理和社會的層面，心理師和社工師的工作量並不小；但是「生物」的比重的確高出許多，而且這三者之間的關係似乎有點疏離。好比說，每個住院病人都會服藥，但其中很少人接受心理治療；病房會以調藥或是具體的安置計畫為主軸，病人的精神動力討論通常點到為止。《瘋狂簡史》的譯者巫毓荃研究員用「拼貼」來形容精神醫療，我覺得非常貼切。

《兩種心靈》對現代精神醫學的怪異樣貌有清晰的解答。作者魯爾曼做田野研究的時間落在一九九五年前後，而一九八〇年代剛好發生生物精神醫學取得主流地位、精神分析式微的典範轉移。魯爾曼不僅仔細地描述其中的關鍵動力，還指出了這些因素中，只有管理式照護與醫療保險真正導致精神分析的生存威脅。這讓我對於當今的精神醫學有更深的理解——我們常以為生物精神醫學之所以變成主流是因為它比較科學，但若參考這段分析以及本書最後一章的概念，我們將會發現科學並非最關鍵的因素，因為魯爾曼指出醫療的核心是面向受苦，而非治療病人有多科學。這兩種治療取向在精神醫學中並非互相衝突，甚至精神醫學本質上需要這兩種治療模式。有了這樣的圖像，我對於現況整個豁然開朗：為什麼精神醫學照護體系中心理治療的存在空間很小，但精神醫學會規定住院醫師至少要接受一年以上的心理治療訓練？又，為什麼即使有這個規定，很多主治和住院醫師卻不重視，顯得心理治療訓練可有可無？為什麼有越來越多醫院不願意支付院外心理治療督導的費用？在這一點上，《兩種心靈》分析得精準而深刻。

更令我興奮的是，《兩種心靈》不只回應了我的觀察，它還解答了我在臨床工作中屢屢冒出的疑問。

＊　＊　＊

臨床工作中有很多情境牽涉到我怎麼看待自己身為精神科醫師的角色、如何看待(或評價)病人、怎麼聆聽病患的話語(我要聽的是症狀還是意義)、能否讓病人自主決定(例如能否讓病患自行調藥)等等。例如,某位重鬱症患者因自殺未遂住進病房,一週後自述心情已經恢復了想要出院,這時候我要相信他出院後不會自殺嗎?精神科醫師應該怎麼判斷病患言詞的真假?又或者,一個每天都要睡滿十小時的男子突然間連續三天不睡,而且一向害羞的他卻跑到路上主動搭訕路過的女子。這時候我跟他說「我覺得你有點太興奮,可能是躁症發作喔」,他卻說自己沒問題,說可能只是平常睡太多所以這幾天才比較有精神——這時候是病人比較了解他自己,還是懷疑病人躁症發作的精神科醫師比較了解病人的心智狀態呢?還有,如果一個行為脫序的病人同時有著躁鬱症和人格障礙,那他的行為是來自無法控制的疾病,還是來自於刻意的挑釁與捉弄?他該不該為這個行為負責?

隨著臨床經驗的累積,我越來越了解疾病與人的關係,也更確定哪些行動合乎倫理。但即便是這樣,其中的不確定性仍然存在,偶爾我仍會感到遲疑與猶豫。我希望能夠更清楚地了解,是什麼樣的意識形態或邏輯在支撐著這些醫療常規和臨床判斷;希望清楚知道該如何在當今的精神醫學中自處與做出對的選擇。

* * *

《兩種心靈》給我的提示是,《精神疾病診斷與統計手冊》第四版的五軸系統很適合作為回答這些問題的起點。書中有位住院醫師說，他尊重第一軸診斷的病人，但是對於第二軸診斷的病人，他對他們的感覺就是比較差。魯爾曼對此的分析是，用生物精神醫學看待第一軸診斷時，疾病和人的關係是很清晰的：病人要麼是個生病的理性的人，要麼就是個非理性的人；而不管前者或後者，因為疾病被認為來自於大腦，所以病人無需對他的疾病負責。這就是為什麼通常醫師會尊重第一軸診斷的病人。然而當這種模式面對第二軸診斷（人格障礙症）時，很難充分說明疾病就是出在大腦而不是成長歷程，因此病人應該要對自己負責，這也是為什麼醫護很難不對這類病人做出負面評價。這種同理受苦的方式被魯爾曼稱為「簡單同理」。

用精神動力學來看待精神問題的時候，問題則來自於這個人的心靈——或是佛洛伊德說的「精神裝置」（mental apparatus）。精神動力學理論把心靈分成多種層次進行分析，而治療師據此理解病人，即為魯爾曼所謂的「複雜同理」。運用「複雜同理」會看到病人心靈的複雜度，因此治療師更有可能「涵容」第二軸診斷的病人。然而精神動力對於某些藥物治療成效良好的第一軸精神疾病似乎就顯得成效不彰，好比思覺失調症，心理治療可能可以幫助病人與幻聽共存，但是藥物有可能直接就把幻聽消除。

最後魯爾曼指出，疾病的來源不會「非身體即心靈」，病人也不會是「非理性即瘋狂」，這中間存在著真正的不確定性。因此，其實多數醫師都會在臨床治療中交叉使用這兩種模式的技能與概念——儘管它們幾乎是分開訓練，如何混用也沒有明確的指引。書裡有位住院醫師說的貼切：「我試圖整合這兩者，但這比較像是我換檔，卻還有點生澀。我一直在來來回回地換檔。（……）

在從事心理治療和使用精神藥物的醫護人員之間有一道真實的裂隙。（……）我想兩者兼得，但在醫護人員中有點難找到一個樣樣通的人。」魯爾曼的層層探索讓我理解到如何解決自己的困惑：我必須要交叉運用兩種模式的「同理」技術，理解病人的受苦本質，找到換檔的策略——作為精神科醫師，需要有足夠扎實的精神病理學基底去辨認症狀，但也要能看見「症狀現象」對於病人的意義為何。有了這樣完整的理解後，我想要補充第一堂課主治醫師對精神醫學簡潔的說明：「**精神疾病既是大腦的病，也是心靈的病；所以我們會交叉運用生物精神醫學和精神動力學的同理技術，提供病人最合適的治療，解除病人的多重受苦**。」

* * *

《兩種心靈》不僅詳細解答了我許多的好奇與疑惑，它還有一個難能可貴之處，在於它的立場是少見的——關注精神醫學的社會科學著作非常豐富，但是絕大多數都採取鮮明的批判立場。早期作品多在批判精神疾病的真實性或是精神醫學的監禁與規訓，後期則多批判診斷的去脈絡化、藥廠與醫界的合謀和生物醫療化。它們指出了精神醫學的盲點與缺失，喚起社會大眾的重視，並促使精神醫學做出改變。不過，全部都只聚焦在精神醫學產生的副作用，在我看來似乎存在著三種風險：一來是無法掌握精神醫學／精神疾病的認識論及其複雜的程度；二來是這些批判容易被過度解釋或錯誤使用，從而對精神醫學、精神病患與照顧者造成難以預期的傷害；三來是社會科學的批判性視野與（精神）醫學的認知模式差異甚大，故對話和交集有限，難以從精神醫學內部點燃改變的引信。

這本民族誌並沒有預設批判的立場，而是純然地好奇著精神醫學的養成與邏輯，在田野中做深描，並用這些材料提煉概念，因此它呈現出來的精神醫學十分貼近精神醫療工作人員的經驗。不管是我的臨床經驗，還是魯爾曼的田野，都顯示精神醫學界是真誠地相信自己在做「對」的事情——他們相信自己受過的訓練、相信自己能夠確實看見病人的疾病，並相信自己有著解決病人受苦的道德責任。最大的差別在於有的人相信科學會帶來更好的願景、有的人相信深刻理解症狀的意義才是治療的核心。但無論如何，精神醫學之所以在批判和反對運動中仍然存續，有個關鍵因素在於——精神醫學一直在臨床實作中與病人協商，所以精神醫學不會只有生物醫學，也不會只有精神動力。

* * *

在這本書中，我先是共感於美國住院醫師的訓練，接著走進從未想像過的精神分析醫院；後面魯爾曼引領我釐清兩大模式發生典範轉移的因素，最後把問題從政治經濟因素拉回精神醫學的核心，統合各種經驗以指出精神醫學真正的樣貌。因為《兩種心靈》的閱讀之旅對我來說如此富足，使它在我心中的重要性不亞於任何一本精神醫學教科書。而且，我覺得《兩種心靈》不只適合精神照護體系的從業人員閱讀；無論是疾病當事人、照顧者，或是任何想要了解「精神醫學是什麼」的人，都能從這本書中獲得不同的理解與體悟。

最後非常感謝編輯德齡、前室友偉翔、醫社雙棲的傑出學長易澄，沒有這三位就不會有這本中譯本；祝福每位讀者都可以在這趟閱讀的旅程中收穫滿盈。

二〇二一年七月　於台北

譯後記

閱讀及翻譯《兩種心靈》的快樂

廖偉翔

綜觀台灣的書市，廣義的精神健康相關書籍可說幾乎每年都推陳出新，經年累月下來不僅累積諸多眾人皆知的名著，若就數量來看，在實體書店逛一圈應可看到一整櫃的心理或精神醫學相關的書籍陳列。其中從早年各種精神分析的經典，如佛洛伊德、榮格、阿德勒、佛洛姆、荷妮、比昂、溫尼考特等等，到精神醫學、心理學與心理治療的各種概述或疾病專著，如憂鬱症、焦慮症、強迫症、躁鬱症、思覺失調症、厭食症、邊緣型人格障礙症等等，又或者如醫師、心理師、護理師、社工師等臨床工作者的各種觀察、反思或批判，乃至於各類病人誌的書寫，還有各種科普、小說、散文、人物傳記、社會觀察、特定主題的個論、論文集、精神醫學史著作，以及專為臨床實務所寫的技術指引等等，不一而足。這些書籍不僅主題多樣，切入點更是多元，擁護、批判、同理、同情、正反並陳、存而不論……形成一幅色彩繽紛雜沓的光景。那麼，在眾聲喧嘩的現狀下，為何要閱讀《兩種心靈》這本書，它又有怎樣獨特的重要性呢？

首先，這實在是一本難能可貴的民族誌，讓讀者得以身歷其境。除了紮實的田野調查，廣博的背景閱讀，作者魯爾曼如書名那般，親身沉浸在「兩種心靈」的切換與整合之中。魯爾曼不僅跟著田野對象（精神科住院醫師）一起、如田野對象那般地工作與生活，還投入心理治療，為病人做治療，本身也接受治療與督導。這可說是難以想像的苦工。可以想像的是，倘若你身為精神科住院醫師，還得以在「兩種心靈」之間預先選擇自己的傾向與偏好，把一者當成主旋律，另一者則當成伴奏；無論個人原先較認同的是動力取向精神醫學或生物精神醫學，早在選擇住院醫師訓練機構的時候就可以依此為根據做決定，而在這樣刻意選擇之下的訓練過程，實際上是比較接近其中一者，而非另一者。換言之，實際上的情況常常是，你可以當更像是科學家的精神科住院醫師，或是更像是心理治療師的精神科住院醫師。當然，有人一定會問，既然有統一事先制定的精神科訓練計畫，內容也是兩者皆有，住院醫師訓練過程不是應該兩者並重？然而真實情況時常更像是一方有較深入的鑽研，而另一方或許僅是做到符合最低要求即可。但魯爾曼做田野的目的在於真正深入其中，因此她不像她的田野對象住院醫師那般得以「偏食」、厚此薄彼，反而在某個意義上而言，她甚至比田野對象更辛苦，必須把兩者都做到一定程度的精熟。這是相當不容易的事。再加上精神醫學本身向來被大眾認為是醫學中較為模糊、複雜，甚至充滿爭議的一門專業，這般研究主題想必也有較高的進入門檻。在進入門檻高的前提下，還要做到深入現場、全盤觀照，這確實是一本得來不易的民族誌。

第二，這本書能成為當前精神醫學各種爭論開展前必備的參考書籍。各種與精神疾病相關的社會事件向來都存在於我們社會，但或許隨著資訊爆炸的時代來臨，在社群媒體發達、大眾媒體追求快速及點閱率等背景下，精神疾病的「爭議」似乎變多了，相關議題的能見度變得更高，甚至也出現影視作品（如《我們與惡的距離》）或專書（如《成為一個新人》）。然而，許多看似即時而迫切的當代爭論，其實在相關文獻的記載中，早已不是新聞。因此常有的狀況是，檯面上熱騰騰、火辣辣的討論，卻偶爾給人穿越時空之感。也常有的狀況是，某個事件發生了，臨床或實務工作者因而被論者指著鼻子罵到臭頭，但以前早就發生過類似事情，做過許多相關的探討，實際上事件發生的原因往往跟制度性的缺漏或經費不足有關，而非第一線的工作者不知道這些問題的存在。比如說治療精神疾病似乎跟使用藥物畫上等號；比如說精神醫學是否限制了病患的自由；比如說精神疾病的汙名；比如說心理治療相較於藥物治療的弱化；比如說精神疾病患者為何難以穩定就醫或服藥……。魯爾曼在書中針對醫療政策及保險制度的影響、精神藥物的重要性與限制、精神醫療實務上的困境、精神醫學在哲學上對於「什麼是人」的預設等重要議題，都做出了精簡扼要的背景爬梳與回顧。由於許多議題的探討實際上早已不是「新聞」，這也是為何我認為這本書即使在出版二十年後的現在讀來仍深深貼合現實的原因。

再者，這本書也可以當成一個「線頭」或「引子」，讓讀者可以由此開始抽絲剝繭，一窺當代精神健康領域為何以及如何發展成目前的樣貌。由於書中的田野對象是醫師，相對於其他專業的精神健康工作者，或是相對於其他領域者，醫師時常掌握較多的實質及象徵資源。這並非單純認同或提倡某種大人物主導的敘事，而是我們無法忽略，在得以合法處理精神疾病的各種專業中，醫師經常扮演舉足輕重的角色，因此往往影響了精神健康相關研究、政策、法規，乃至於輿論等等的走向與發展。（當然，精神科醫師在整體醫師群體中似乎算是相對弱勢，這則是書中比較沒有論及的部分。）也因此，要了解精神健康工作的地景，必然少不了要了解精神科醫師，而要深入了解精神科醫師的社會化及養成過程，這本書便是絕佳的起始點。

然而，就如同所有的書一樣，《兩種心靈》絕非沒有缺點。比如艾倫．霍維茲（《我的悲傷不是病》一書作者之一）就寫過這本書的書評，其中提到此書較缺乏的是把自己的民族誌放在歷史與比較的脈絡來看待，也較少說明此書的理論背景。[1]霍維茲肯定這本書是對於精神醫療內部的生物精神醫學與動力取向精神醫學兩種世界觀最好的描述。然而在動力取向精神醫學的應用與興衰方面，忽略了文化脈絡的重要性，也過度把其凋零連結到管理式照護上。霍維茲有力地指出，《精神疾病診斷與統計手冊》第三版早在一九八〇年就出版，意味著生物醫學模式的興起，而當時管理式照護尚未廣布。而伊莉莎白．歐青克羅斯（《精神分析的心智模型》一書作者）也在《美國精神分析學會期刊》撰寫書評說明，儘管肯定魯爾曼提出精神分析觀點在精神醫學的重要性，但她並未提及太多「好消息」，諸如醫學生與精神科住院醫師心理治療訓練的需求上升、精神分析取向心理治療的研究進展、精神分析的心智模式與生物精神醫學在基礎科學方面整合的可能性等等。[2]只能說，《兩種心靈》這本書讓相關領域的重要學者都為之撰寫書評，足見其影響力與重要程度。

而就我的個人經驗而言，這也是一本不可多得的傑作。閱讀過程中，時常有感同身受的貼切感。在精神醫療臨床工作上的雷同之處當然無須贅述，而且更有許多會心一笑的時刻。舉例來說，當我仍在波士頓大學就讀碩士班時，曾有數門課的教授要求學生以美國國家衛生研究院的研究計畫書為參考範本來撰寫課堂作業，理由是往後若朝學術界發展，練習寫研究計畫去申請經費是很重要的，也因此才認識了如密碼般的研究計畫，比如說R01研究計畫（R01 grants）、K01研究計畫（K01 grants）等等的區別。而在魯爾曼寫到精神醫學科學家的生活時，提到他們不僅非常仰賴研究計畫補助，而且還因此不能提出失敗風險太高的計畫。當時我的一位教授曾說，「愛因斯坦來申請研究計畫應該沒辦法通過，因為太創新了。」對照魯爾曼書中的描述，實在心有戚戚焉。

另外，我曾經翻譯或審訂過的精神醫學相關書籍，都在這本書中獲得不同角度的印證或反證。比如說，《在懸崖邊緣，接住你》論及精神醫學實務常常更接近某種智識上的折衷主義（《兩種心靈》還是本書推薦的延伸閱讀）；《精神病大流行》試圖說明不夠好的精神醫學科學可能對病

1 Horwitz, A. V. (2002, June). Of two minds and the therapeutic corporation: A review. In *Sociological Forum* (Vol. 17, No. 2, pp. 345-349). Wiley, Springer.

2 Auchincloss, E. L. (2002). Book Review: OF TWO MINDS: THE GROWING DISORDER IN AMERICAN PSYCHIATRY. By T. M. Luhrmann, New York: Alfred A. Knopf, 2000, 337 pp., $27.95. *Journal of the American Psychoanalytic Association*, 50(1), 377–382.

人造成的傷害；而《瘋狂之所在》則論及我們社會如何對待「瘋狂」是亙古的難題。然而，儘管出版年份最早，《兩種心靈》卻分別一一提出更細緻的說明與描繪。《在懸崖邊緣，接住你》一書的作者已是名醫，閱讀起來多少有些距離感；《精神病大流行》對藥物使用經驗及相關研究犯了採櫻桃（cherry picking）的謬誤，難免只挑選對己方立場有利的證據來說明論點；而《瘋狂之所在》則是讀歷史的趣味大於臨床實務的契合程度。若讀者意在了解精神醫學臨床工作者的生活樣貌、困境與掙扎，《兩種心靈》一書則是拿捏得恰到好處，可說是做到了增之一分則太長，減之一分則太短的程度。

最後，我記得自己二〇一八年在波士頓時，曾大膽冒昧寫信給凱博文教授，希望能約時間就教於大師。而在數次信件來回後，凱博文慷慨允諾，給了我半個小時。當時的我碩士班即將畢業，雖已打定主意要回台灣申請精神科住院醫師，但心中對於自己往後究竟要做什麼研究或該朝什麼領域發展，想法其實模模糊糊。凱博文不僅給了我許多實用的建議，還細心推薦我幾本必看的書，其中之一就是《兩種心靈》。沒想到幾年後就成為這本書的譯者之一，而且在凱博文曾經工作過的台大醫院服務。只能驚嘆於命運的奇妙安排。

總而言之，因緣際會下，有機會翻譯魯爾曼的《兩種心靈》這本當代經典，對我而言是既榮幸又戒慎恐懼。榮幸的是，雖說《兩種心靈》是早在二〇〇〇年就出版的書，但現在讀來其切合現實的程度卻顯得不減反增。能翻譯此一名著，並與作者的名號並陳於書脊，本身就是一件令人欣喜的事。相對地，我也難免會擔心自己沒能好好傳達作者的本意與言外之意，因此戒慎恐懼。

但無論如何，樂見這本書的出版，期望它能帶來更多對精神疾病與人類心靈的理解、討論與交流，也邀請各位有機會一定要翻開這本好書。

二〇二一年七月　於台北

譯名對照

γ 氨基丁酸受體 GABA receptor

1畫

《一位思覺失調症女孩的自傳》*Autobiography of a Schizophrenic Girl*
《一般精神醫學檔案》*The Archives of General Psychiatry*

3畫

《上帝之屋》*The House of God*
「口琴豪伊」Howie the Harp
《大西洋》*The Atlantic*
山姆 Sam
山德士 Sandoz

4畫

《五十分鐘的一小時》*The Fifty Minute Hour*
內斯特勒，艾瑞克 Nestler, Eric
內森・克萊恩精神醫學研究所 Nathan Kline Psychiatric Institute
厄爾 Earle
巴里許，史蒂夫 Parish, Steve
巴斯，伊桑 Bass, Ethan
〈心理治療的比較研究〉Comparative Studies of Psychotherapies
〈心理治療的效果：一項評估〉The Effects of Psychotherapy: An Evaluation
《心智架構》*Frames of Mind*
《心靈、情感與藥物》*Mind, Mood, and Medicine*
戈勒帛，蘭迪 Gollub, Randy
戈登，瑪麗 Gordon, Mary
比昂，威爾弗雷德 Bion, Wilfred
《比昂論團體經驗》*Experiences in Groups*

5畫

主題統覺測驗 Thematic Apperception Test
《代達羅斯》*Daedalus*
加州大學聖地亞哥分校 University of California, San Diego
加州精神健康病患網絡 California Network of Mental Health Clients
加州精神健康規畫委員會 California Mental Health Planning Council
加德納，哈沃德 Gardner, Howard
卡克奇克爾瑪雅人 Kaqchikel Maya
古茲，薩繆爾 Guze, Samuel Barry

6畫

7畫

伯奇之家 Burch House
佛洛伊德，西格蒙德 Sigmund Freud
《佛洛伊德：道德主義者的思想》*Freud: The Mind of a Moralist*
佛洛伊德式的口誤 Freudian slip
佛瑞達，尼可 Frijda, Nico
克里斯 Chris
克里普克，索爾 Kripke, Saul
克拉馬，彼得 Kramer, Peter
克恩伯格，奧圖 Kernberg, Otto
克涅克，約瑟夫 Knecht, Joseph
克勒克利，賀維 Cleckley, Hervey
克勒曼，傑拉德 Klerman, Gerald
克莉弗，瓊 Cleaver, June
克萊恩，內森 Kline, Nathan
克萊恩，梅蘭妮 Klein, Melanie
克萊頓，寶拉 Clayton, Paula
克雷普林，埃米爾 Kraepelin, Emil
克魯孔，克萊德 Kluckhohn, Clyde
克魯斯，斐德烈克 Crews, Frederick
利眠寧 Librium
利普欽，邁倫 Liptzin, Myron
坎波斯，約瑟夫 Campos, Joseph
《巫術的信念》*Persuasions of the Witch' s Craft: Ritual Magic in Contemporary England*
希爾 Hill
希爾勒，約翰 Searle, John
李爾，強納森 Lear, Jonathan
李維，史蒂芬 Levy, Stephen
杜瑞爾，艾略特 Turiel, Elliot
杜雷爾，勞倫斯 Durrell, Lawrence
沃特，艾馮 Vogt, Evon
貝內斯，明娜 Bernays, Minna
貝克，哈沃德 Becker, Howard
貝都因人 Bedouin
里夫，菲利普 Rieff, Philip
里德，肯尼斯 Read, Kenneth

8畫

亞希彼斯 Aesculapius
使得安靜 Stelazine
〈供精神醫學研究使用之診斷準則〉Diagnostic Criteria for Use in Psychiatric Research
兒茶酚胺 catecholamine
兒茶酚胺假說 catecholamine hypothesis
兒童期思覺失調症 childhood schizophrenia
《其他意圖》*Other Intentions*
奇弗，蘇珊 Cheever, Susan
《宗教生活的基本形式》*The Elementary Forms of the Religious Life*
岡德森，約翰 Gunderson, John
《幸福童年的祕密》*The Drama of the Gifted Child*
披頭族 beatnik
拉科夫 Lakoff
拉斯克，瑪莉 Lasker, Mary
拉薩路，理查德 Lazarus, Richard
明尼蘇達多相人格量表 Minnesota Multiphasic Personality Inventory
板栗居 Chestnut Lodge
法蘭克，哈波 Frank, Harper
波士頓精神病院 Boston Psychopathic Hospital
波妮 Bonnie
注意力不足症 Attention Deficit Disorder
肯特，克拉克 Kent, Clark
肯塔基大學醫院 University of Kentucky
舍柏－休斯，南希 Scheper-Hughes, Nancy
芮克里夫－布朗，阿弗列 Radcliffe-

9畫

10畫

海曼，史蒂文 Hyman, Steven
涂爾幹 Durkheim, Émile
《消費者報告》*Consumer Reports*
烏杜克人 Uduk
特百惠 Tupperware
特克，雪莉 Turkle, Sherry
特沃斯基，阿莫斯 Tversky, Amos
班克斯，喬治 Banks, George
眠爾通 Miltown
《神奇百憂解》*Listening to Prozac*
神經科學學會 Society for Neuroscience
神經傳導物質 Neurotransmitter
納瓦荷 Navaho
納科爾斯，查爾斯 Nuckolls, Charles
《紐約客》*The New Yorker*
《紐曼軍醫》*Captain Newman, M.D*
茱蒂絲 Judith
退伍軍人醫院 Veterans Administration Hospital
馬丁 Martin
馬爾科姆，珍妮特 Malcolm, Janet
高夫曼，厄文 Goffman, Erving

11畫

勒曼瑞斯，蘿瑞 Lemaris, Lori
《國家精神衛生法》National Mental Health Act
《基礎精神藥理學》*Essential Psychopharmacology*
婁沃，漢斯 Loewald, Hans
寇哈特，海因茲 Kohut, Heinz
《專業心理學》*Professional Psychology*
崔西 Tracy
康納曼，丹尼爾 Kahneman, Daniel
強納森 Jonathan
情感思覺失調 schizoaffective
《推銷DSM》*The Selling of DSM*
曼哈頓中城研究 Midtown Manhattan Study
梅索，強納森 Metzl, Jonathan
理思必妥 Risperdal
《聆聽烏木》*The Listening Ebony*
莎莉 Sally
《蛇穴》*The Snake Pit*
蛇根鹼 reserpine
《這世上竟沒有我的容身之處？》*Is there No Place on Earth for Me?*
速悅 Effexor
連恩，朗納 Laing, Ronald David (Laing, R. D.)
麥卡尼，保羅 McCartney, Paul
麥克萊恩 McLean
麥角酸二乙醯胺 LSD
麥森，傑佛瑞・莫薩耶夫 Masson, Jeffrey Moussaieff
麻州精神病院 Massachusetts Mental Hospital
麻州精神健康中心 Massachusetts Mental Health Center
麻薩諸塞州總醫院（麻州總醫院）Massachusetts General Hospital, MGH

12畫

傅柯，米歇爾 Foucault, Michel
傑克森，馬克 Jackson, Mark
凱博文 Kleinman, Arthur
凱森，蘇珊娜 Kaysen, Susanna
凱爾，法蘭克 Keil, Frank
凱德，約翰 Cade, John
勞孔 Laocoön
勞倫斯利佛摩實驗室 Lawrence Livermore Laboratory

13畫

14畫

Psychoanalysis and the History of the Individual
《精神分析的基礎：一個哲學的批判》*The Foundations of Psychoanalysis: A Philosophical Critique*
《精神分析的態度》*The Analytic Attitude*
《精神分析政治》*Psychoanalytic Politics*
《精神分析基礎教科書》*An Elementary Textbook of Psychoanalysis*
《精神科醫師》*The Psychiatrists*
《精神疾病診斷與統計手冊》*Diagnostic and Statistical Manual of Mental Disorders, DSM*
精神疾病與健康聯合委員會 Joint Commission on Mental Illness and Health
《精神病院》*Asylum*
《精神病患者》*Being Mentally Ill*
《精神健全的面具》*The Mask of Sanity*
《精神醫學之死》*The Death of Psychiatry*
《精神醫學的分子基礎》*The Molecular Foundations of Psychiatry*
《精神醫學評論》*Review of Psychiatry*
《精神醫療新聞》*Psychiatric News*
維肯，尤尼 Wikan, Unni
維爾比，馬庫斯 Welby, Marcus
蓋多，約翰 Gedo, John
蓋勒，溫尼弗雷德 Gallagher, Winifred
赫曼，理查 Hermann, Richard
赫塞，赫曼 Hesse, Hermann
赫瑞修 Horatio

15畫

《寬恕與銘記》*Forgive and Remember*
德弗羅，喬治 Devereux, George
《憂鬱帝國》*The Empire of Depression: A New History*
樂復得 Zoloft
歐舍洛夫，拉斐爾 Osheroff, Rafael
歐青克羅斯，伊莉莎白 Auchincloss, Elizabeth L.
潔米森，凱 Jamison, Kay
《窮途末路》*The End of the Line*
《緣岩之人》*The People of Rimrock*
複雜型部分性癲癇 complex partial seizures
《適應人生》*Adaptation to Life*
鋰鹽 lithium
魯伯斯基，萊斯特 Luborsky, Lester
魯迪克，莎拉 Ruddick, Sara

16畫

奮乃靜 Trilafon
《樹突》*Dendron*
盧茨，凱薩琳 Lutz, Catherine
諾頓醫舍 Norton Inn
《遺失心靈地圖的女孩》*Girl, Interrupted*
霍柏，基姆 Hopper, Kim
霍維茲，艾倫 Horwitz, Allan V.
霍根，約翰 Horgan, John
霍羅威茨，馬爾迪 Horowitz, Mardi

17畫

戴維森，唐納德 Davidson, Donald
聯邦雇員福利計畫 Federal Employees Benefit Program
聯邦醫療保險 Medicare
聯邦醫療補助 Medicaid
薛姆，賽繆爾 Shem, Samuel
謝夫，托馬斯 Scheff, Thomas
謝弗，彼得 Shaffer, Peter
謝弗，羅伊 Schafer, Roy

參考書目
Bibliography

Abbott, Andrew. *The System of Professions*. Chicago: University of Chicago Press, 1988.

Acocella, Joan. "The Politics of Hysteria." *The New Yorker*, April 6, 1998, pp. 64–78.

Akiskal, Hagop. "Mood Disorders." In Harold Kaplan and Benjamin Sadock, eds., *Comprehensive Handbook of Psychiatry VI*. Baltimore: Williams & Wilkins, 1995, pp. 1067–1079.

____. "Mood Disorders: Clinical Features." In Harold Kaplan and Benjamin Sadock, eds., *Comprehensive Handbook of Psychiatry VI*. Baltimore: Williams & Wilkins, 1995, pp. 1123–1152.

____. "The Temperamental Foundations of Affective Disorders." In Christoph Mundt et al., eds., *Interpersonal Factors in the Origin and Course of Affective Disorders*. London: Gaskell, 1996.

Akiskal, Hagop, et al. "Borderline: An Adjective in Search of a Noun." *Journal of Clinical Psychiatry* 46: 41–48 (1985).

Akiskal, Hagop, and William McKinney. "Overview of Recent Work in Depression." *Archives of General Psychiatry* 32: 285–305 (1975).

American Psychiatric Association. *Careers in Psychiatry*. New York: Macmillan, 1968.

____. *Diagnostic and Statistical Manual of Mental Disorders. DSM I:* 1952; *DSM II:* 1968. *DSM III:* 1980. *DSM IV:* 1994. Washington, D.C.: American Psychiatric Press.

____. "Practice Guidelines for Eating Disorders." *American Journal of Psychiatry* 150: 212–228 (1993).

____. "Practice Guidelines for Major Depressive Disorder in Adults." *American Journal of Psychiatry* 150 (suppl.): 1a–26a (1993).

____. "Practice Guidelines for Bipolar Disorder in Adults." *American Journal of Psychiatry* 151 (suppl.): 1a–36a (1994).

Andreasen, Nancy, and Donald Black. *Introductory Textbook of Psychiatry*. Washington, D.C.:

American Psychiatric Press, 1995.

Andreasen, Nancy, et al. "Thalamic Abnormalities in Schizophrenia Visualized Through Magnetic Resonance Imaging." *Science* 266: 294–298 (1994).

Anscombe, G. E. M. *Intention.* New York: Cornell University Press, 1963.

Antonuccio, David. "Psychotherapy for Depression: No Stronger Medicine." *American Psychologist* 50: 450–452 (1995).

Antonuccio, David, William Garland, and G. DeNelsky. "Psychotherapy vs. Medication for Depression: Challenging the Conventional Wisdom with Data." *Professional Psychology* 26: 574–586 (1995).

Antonuccio, David, et al. "Raising Questions About Anti-depressants." *Psychotherapy and Psychosomatics* 68: 3–14 (1999).

The Atlantic. Special Supplement: "Psychiatry." 208 (1) (July 1961).

Axline, Virginia. *Dibs: in Search of Self.* New York: Ballantine, 1964.

Bachrach, H., et al. "On the Efficacy of Psychoanalysis." *Journal of the American Psychoanalytic Association* 39 (4): 871–916 (1991).

Balsam, Rosemary M., and Alan Balsam. *Becoming a Psychotherapist: A Clinical Primer.* Boston: Little, Brown, 1979.

Barker, Pat. *Regeneration.* New York: Penguin, 1991.

____. *The Eye in the Door.* New York: Penguin, 1993.

____ *The Ghost Road.* New York: Penguin, 1995.

Barlow, D. H. "Cognitive-Behavioral Therapy for Panic Disorder: Current Status." *Journal of Clinical Psychiatry,* 58 (suppl.): 32–37 (1997).

Barlow, D. H., and C. Lehman. "Advances in the Psychosocial Treatment of Anxiety Disorders." *Archives of General Psychiatry* 53: 727–735 (1996).

Basch, Michael F. *Doing Psychotherapy.* New York: Basic Books, 1980.

Bateson, Gregory. *Steps to an Ecology of Mind.* New York: Ballantine, 1972.

Baxter, L., et al. "Caudate Glucose Metabolic Rate Changes with Both Drug and Behavior Therapy for Obsessive-compulsive Disorder." *Archives of General Psychiatry* 49: 681–689 (1992).

Becker, Howard S., et al. *Boys in White.* Chicago: University of Chicago Press, 1961.

Begley, Sharon. "Beyond Prozac." *Newsweek,* February 7, 1994, pp. 37–42.

Bion, Wilfred. *Experiences in Groups.* New York: Basic Books, 1961.

Blatt, S., et al. "Impact of Perfectionism and Need for Approval on the Brief Treatment of Depression: The NIMH Treatment of Depression Collaborative Research Program Revisited." *Journal of Consulting and Clinical Psychology* 63: 125–132 (1995).

Bodkin, J. A., R. L. Klitzman, and H. G. Pope. "Distinction Between Biological Psychiatrists

and Psychotherapists." Unpublished manuscript.

Bosk, Charles. *Forgive and Remember.* Chicago: University of Chicago Press, 1979.

Braff, David, Dennis Saccuzzo, and Mark Geyer. "Information Processing Dysfunction in Schizophrenia: Studies of Visual Backward Masking, Sensorimotor Gating and Habituation." In S. R. Steinhauer, J. H. Gruzelier, and J. Zubir, eds., *Handbook of Schizophrenia,* vol. 5: *Neuropsychology, Psychophysiology, and Information Processing.* New York: Elsevier Science Publishers, 1991.

Brauer, Lee David. "Basic Report About Members Who Are Graduates of Institutes. Survey of Psychoanalytic Practices." New York: American Psychoanalytic Association, 1990.

Brenner, Charles. *An Elementary Textbook of Psychoanalysis.* New York: International Universities Press, 1973 (first published 1955).

Campos, Joseph. "A Reconceptualization of the Nature of Affect." Review of Nico Frijda, *The Emotions. Contemporary Psychology* 34 (7): 633–635 (1989).

Campos, J., et al. "A Functionalist Perspective on the Nature of Emotion." *The Japanese Journal of Research on Emotions* 2 (1): 1–20 (1994).

Caton, C. L., et al. "The Impact of Discharge Planning on Chronic Schizophrenic Patients." *Hospital and Community Psychiatry* 35: 255–262 (1984).

Caudill, William. *The Psychiatric Hospital as a Small Society.* Cambridge, Mass.: Harvard University Press, 1958.

Cheever, Susan. "A Designated Crazy." Review of Susanna Kaysen, *Girl, Interrupted. New York Times Book Review,* June 20, 1993, p. 25.

Chi, M., R. Glaser, and M. Farr. *The Nature of Expertise.* Hillsdale, N.J.: Lawrence Erlbaum, 1988.

Clark, Kenneth. "Empathy: A Neglected Topic in Psychological Research." *American Psychologist* 35 (2): 187–190 (1980).

Cleckley, Hervey. *The Mask of Sanity.* St. Louis: Mosby, 1941.

Cooper, Arnold, and Robert Michels. "Review of *Diagnostic and Statistical Manual of Mental Disorders III.*" *American Journal of Psychiatry* 138 (1): 128–129 (1981).

Crews, Frederick. "The Unknown Freud." *The New York Review of Books,* November 18, 1993, pp. 55–66.

Crisp, A., et al. "Long-Term Mortality in Anorexia Nervosa." *British Journal of Psychiatry* 161: 104–107 (1992).

Crits-Christoph, P., A. Cooper, and L. Luborsky. "The Accuracy of Therapists' Interpretations and the Outcome of Dynamic Psychotherapy." *Journal of Consulting and Clinical Psychology* 56: 490–495 (1988).

D' Andrade, Roy. *The Development of Cognitive Anthropology.* Cambridge, England: Cambridge

University Press, 1995.

Demos, Virginia. "Empathy and Affect: Reflections on Infant Experience." In Joseph Lichtenberg, Melvin Bornstein, and Donald Silver, eds., *Empathy.* Hillsdale, N.J.: Analytic Press, 1984.

Desjarlais, Robert, et al. *World Mental Health.* New York: Oxford University Press, 1995.

Detre, T., and M. McDonald. 1997. "Managed Care and the Future of Psychiatry." *Archives of General Psychiatry 54:* 201–204 (1997).

Devereux, George. *Basic Problems in Ethnopsychiatry.* Chicago: University of Chicago Press, 1980 (first published 1956).

Dossman, R., et al. "The Long-Term Benefits of Intensive Psychotherapy: A View from Germany." In Susan Lazar and James Bozzuto, eds., *The Journal of the American Academy of Psychoanalysis: Extended Dynamic Psychotherapy: Making the Case in an Era of Managed Care.,* 1997, pp. 74–86.

Dudley, Kathryn. *The End of the Line.* Chicago: University of Chicago Press, 1994.

Eisenberg, Leon. "Mindlessness and Brainlessness in Psychiatry." *British Journal of Psychiatry* 148: 497–508 (1986).

Eisenberg, Nancy, and Jane Strayer. *Empathy and Its Development.* Cambridge, England: Cambridge University Press, 1987.

Ekman, Paul, and Richard Davidson, eds. *The Nature of Emotion.* New York: Oxford University Press, 1994.

Ekman, Paul, and Wallace Friesen. *Unmasking the Face.* Englewood Cliffs, N.J.: Prentice Hall, 1975.

Elkin, Irene. "The NIMH Treatment of Depression Collaborative Research Program: Where We Began and Where We Are." In Allen Bergin and Sol Garfield, eds., *Handbook of Psychotherapy and Behavior Change,* 4th ed. New York: John Wiley and Sons, 1994.

Ellenberger, Henri. *The Discovery of the Unconscious.* New York: Basic Books, 1970.

Endicott, J., and R. Spitzer. "Use of the Research Diagnostic Criteria and the Schedule for Affective Disorders and Schizophrenia to Study Affective Disorders." *American Journal of Psychiatry* 136 (1): 52–56 (1979).

Engel, George. "The Clinical Application of the Biopsychosocial Model." *American Journal of Psychiatry* 137 (5): 535–544 (1980).

Ericsson, K. Anders, and Neil Charness. "Expert Performance." *American Psychologist* 49 (8): 725–747 (1994).

Ericsson, K. Anders, Ralf Krampe, and Clemens Tesch-Romer. "The Role of Deliberate Practice in the Acquisition of Expert Performance." *Psychological Review* 100: 363–406 (1993).

Estroff, Sue. *Making It Crazy.* Berkeley: University of California Press, 1981.

Eysenck, Hans J. "The Effects of Psychotherapy: An Evaluation." *Journal of Consulting Psychology* 16: 319–324 (1952).

Fairburn, C., et al. "Psychotherapy and Bulimia Nervosa: Longer-Term Effects of Interpersonal Psychotherapy, Behavior Therapy, and Cognitive Behavior Therapy." *Archives of General Psychiatry* 50: 419–428 (1993).

"Fallen from Grace: How Psychotherapy Can Redeem Its Tarnished Reputation." *Family Therapy Networker,* March–April 1995.

Falloon, I., et al. "Family Management in the Prevention of Morbidity of Schizophrenia." *Archives of General Psychiatry* 42: 887–896 (1985).

Fawzy, F. I., et al. "Malignant Melanoma: Effects of an Early Structured Psychiatric Intervention, Coping and Affective State on Recurrence and Survival Six Years Later." *Archives of General Psychiatry* 50: 681–689 (1993).

Feighner, J., et al. "Diagnostic Criteria for Use in Psychiatric Research." *Archives of General Psychiatry* 26 (1): 57–63 (1972).

Fisher, Seymour, and Roger P. Greenberg. "How Sound Is the Double-blind Design for Evaluating Psychotropic Drugs?" *Journal of Nervous and Mental Disease,* 181: 345–350 (1993).

____. "Prescriptions for Happiness? (Effectiveness of Antidepressants)." *Psychology Today* 28: 32–38 (1995).

Fonagy, P., and M. Target. "Predictors of Outcome in Child Psychoanalysis: A Retropective Study of 763 Cases at the Anna Freud Centre." *Journal of the American Psychoanalytic Association* 44: 27–77 (1996).

Foucault, Michel. *Madness and Civilization.* New York: Vintage, 1965.

Fox, Renee. *Essays in Medical Sociology.* New Brunswick, N.J.: Transaction Books, 1988.

____. *Experiment Perilous,* Philadelphia: University of Pennsylvania Press, 1959.

Frank, Ellen, et al. "Three-Year Outcomes for Maintenance Therapies in Recurrent Depression." *Archives of General Psychiatry* 47: 1093–1099 (1990).

____. "Efficacy of Interpersonal Psychotherapy as a Maintenance Treatment of Recurrent Depression." *Archives of General Psychiatry* 48: 1053–1059 (1991).

Frank, Jerome. *Psychotherapy and the Human Predicament.* New York: Schocken, 1978.

Freud, Sigmund. *The Question of Lay Analysis.* New York: Norton, 1950.

____. *Therapy and Technique.* New York: Macmillan, 1963.

____. *Dora: An Analysis of a Case of Hysteria.* New York: Collier, 1963.

Friedman, Laurence. *Menninger.* New York: Knopf, 1990.

Frijda, Nico. *The Emotions.* Cambridge, England: Cambridge University Press, 1986.

Gabbard, Glen. *Psychodynamic Psychiatry in Clinical Practice.* Washington, D.C.: American

Psychiatric Press, 1990.

Gabbard, Glen, et al. "A Psychodynamic Perspective on the Clinical Impact of Insurance Review." *American Journal of Psychiatry* 148: 318–323 (1991).

____. 1997. "The Economic Impact of Psychotherapy: A Review." *American Journal of Psychiatry* 154: 147–155 (1997).

____. "Psychotherapy, Cost-Effectiveness and Cost Offset: A Review of the Literature." Unpublished manuscript.

Gallagher, Winifred, *I.D.* New York: Random House, 1996.

Gardner, Howard. *Frames of Mind.* New York: Basic Books, 1983.

____. *The Mind' s New Science: A History of the Cognitive Revolution.* New York: Basic Books, 1987.

Gay, Peter. *Freud.* New York: Doubleday Anchor, 1988.

Gedo, John. "A Psychoanalyst Reports at Mid-career." *American Journal of Psychiatry* 136: 646–649 (1979).

Geertz, Clifford. *The Interpretation of Cultures.* New York: Basic Books, 1973.

Gelernter, C. S., et al. "Cognitive-Behavioral and Pharmacological Treatments of Social Phobia." *Archives of General Psychiatry* 48: 938–945 (1991).

Gellman [Gollub], R. L., and G. K. Aghajanian. "Serotonin 2 Receptor–Mediated Excitation of Interneurons in Piriform Cortex: Antagonism by Atypical Antipsychotic Drugs." *Neuroscience* 58: 515–525 (1994).

Goffman, Erving. *Asylums.* New York: Doubleday, 1961.

Goldsmith, S. R., and A. J. Mandell. 1969. "The Dynamic Formulation—A Critique of a Psychiatric Ritual." *American Journal of Psychiatry.* 125(12):123–130.

Goleman, Daniel. "Provoking a Patient' s Worst Fears to Determine the Brain' s Role." *New York Times,* June 13, 1995.

Gollub, Randy, and Scott Rauch. "Neuroimaging: Issues of Design, Resolution and Interpretation." *Harvard Review of Psychiatry* 3: 285–289 (1996).

Good, Byron. *Medicine, Rationality and Experience.* Cambridge, England: Cambridge University Press, 1994.

Good, Mary-Jo Delvecchio. *American Medicine: The Quest for Competence.* Berkeley: University of California Press, 1995.

Gordimer, Nadine. *Burger' s Daughter.* New York: Viking, 1979.

Gordon, Mary. "George Eliot, Dorothea, and Me: Rereading (and Rereading) *Middlemarch.*" *New York Times,* May 8, 1994.

Gottesman, Irving. *Schizophrenia Genesis: The Origins of Madness.* New York: Freeman, 1991.

Greenberg, Joanne. *I Never Promised You a Rose Garden.* New York: Holt, Rinehart and

Winston, 1964.
Greenberg, Roger, and Seymour Fisher. Letter. *American Journal of Psychiatry* 148 (1): 141 (1991).
Greenson, Ralph. *The Technique and Practice of Psychoanalysis.* New York: International Universities Press, 1967.
Grob, Gerald. *Mental Institutions in America.* New York: Free Press, 1973.
____. "Origins of *DSM*-I: A study in Appearance and Reality." *American Journal of Psychiatry* 148: 421–431 (1991).
Grunbaum, Adolf. *The Foundation of Psychoanalysis: A Philosophical Critique.* Berkeley: University of California Press, 1984.
Gunderson, John, et al. "Effects of Psychotherapy in Schizophrenia. II: Comparative Outcome of Two Forms of Treatment." *Schizophrenia Bulletin* 10 (4): 564–598 (1984).
Gusterson, Hugh. *Nuclear Rites.* Berkeley: University of California Press, 1996.
Hafferty, Frederic. *Into the Valley: Death and the Socialization of Medical Students.* New Haven: Yale University Press, 1991.
Hale, Nathan. *The Rise and Crisis of Psychoanalysis in the United States.* New York: Oxford University Press, 1995.
Hatfield, Elaine, John Cacioppo, and Richard Rapson. *Emotional Contagion.* Cambridge, England: Cambridge University Press, 1994.
Hellman, C., et al. "A Study of the Effectiveness of Two Group Behavioral Medicine Interventions for Patients with Psychosomatic Complaints." *Behavioral Medicine* 16: 165–173 (1990).
Hesse, Hermann. *The Glass Bead Game (Magister Ludi).* New York: Henry Holt, 1969 (first published 1949).
Hogarty, G. E., et al. "Family Psychoeducation, Social Skills Training and Maintenance Chemotherapy in the Aftercare Treatment of Schizophrenia. II: Two-Year Effects of a Controlled Study on Relapse and Adjustment." *Archives of General Psychiatry* 48: 340–347 (1991).
Hoke, Lizbeth. "Longitudinal Patterns of Behavior in Borderline Personality Disorder." Ph.D. dissertation, Boston University, 1989.
Holzman, Philip, et al. "A Single Dominant Gene Can Account for Eye Tracking Dysfunctions and Schizophrenia in Offspring of Discordant Twins." *Archives of General Psychiatry* 45: 641–647 (1988).
Hood, John. "Commentary." *Corner Clubhouse Newsletter,* Winter 1996–97, p. 1.
Hopper, Kim, "More Than Passing Strange: Homelessness and Mental Illness in New York City." *American Ethnologist* 15 (1): 158–167 (1988).

Hopper, Kim, et al., eds. *Prospects for Recovery from Schizophrenia—An International Investigation: Report from the WHO—Collaborative Project, the International Study of Schizophrenia.* Westport: Psychosocial Press, in press.

Horgan, John. "Why Freud Isn't Dead." *Scientific American,* December 1996, pp. 106–111.

Hudgens, R. W. "The Turning of American Psychiatry." *Missouri Medicine,* June 1996, pp. 283–291.

Hyman, Steven, and Eric Nestler. *The Molecular Foundations of Psychiatry.* Washington, D.C.: American Psychiatric Press, 1993.

Jakobovits, Immanuel. *Jewish Medical Ethics.* New York: Bloch, 1975 (first published 1959).

James, Wendy. *The Listening Ebony.* Oxford: Clarendon, 1988.

Jamison, Kay Redfield. *Touched with Fire.* New York: Free Press, 1993.

____. *An Unquiet Mind.* New York: Knopf, 1995.

Jones, Thom. *Cold Snap.* Boston: Little, Brown, 1995.

Judd, Lewis. "The Decade of the Brain in the United States." Unpublished manuscript.

____. "The Decade of the Brain: Prospects and Challenges for NIMH." *Neuropsychopharmacology* 3: 309–310 (1990).

Kadushin, Charles. *Why People Go to Psychiatrists.* New York: Atherton, 1969.

Kaiser, D. "Not by Chemicals Alone: A Hard Look at 'Psychiatric Medicine.' " *Psychiatric Times,* December 1996, pp. 42–44.

Kandel, Eric. "Psychotherapy and the Single Synapse: The Impact of Psychiatric Thought on Neurobiologic Research." *New England Journal of Medicine* 301: 1028–1037 (1979).

____. "A New Intellectual Framework for Psychiatry." *American Journal of Psychiatry* 155: 457–469 (1993).

Kaplan, Harold, and Benjamin Sadock. *Pocket Handbook of Clinical Psychiatry.* Baltimore: Williams & Wilkins, 1996.

Kaysen, Susanna. *Girl, Interrupted.* New York: Random House, 1993.

Kendell, R., J. Cooper, and A. Gourley. "Diagnostic Criteria of American and British Psychiatrists." *Archives of General Psychiatry* 125 (12): 1738–1743 (1971).

Kingsley, P. Letter. *American Journal of Psychiatry* 148 (1): 139 (1991).

Kirk, Stuart, and Herb Kutchins. *The Selling of DSM: The Rhetoric of Science in Psychiatry.* New York: A. de Gruyter, 1992.

Kleinman, A. *Social Origins of Distress and Disease: Depression, Neurasthenia, and Pain in Modern China.* New Haven, Yale University Press, 1986.

____. *Rethinking Psychiatry.* New York: Free Press, 1988.

____. *Writing at the Margin.* Berkeley: University of California Press, 1995.

Kleinman, A., L. Eisenberg, and B. Good. "Culture, Illness and Care: Clinical Lessons from

Anthropologic and Cross-Cultural Research." *Annals of Internal Medicine* 88 (2): 251–258 (1978).

Klerman, G. "The Psychiatric Patient' s Right to Effective Treatment: Implications of *Osheroff vs. Chestnut Lodge." American Journal of Psychiatry,* 147 (4): 409–418 (1990).

Klerman, G., et al. "Treatment of Depression by Drugs and Psychotherapy." *American Journal of Psychiatry* 131: 186–191 (1974).

____, "A Debate on *DSM-III*." *American Journal of Psychiatry* 141 539–553 (1984).

Kluft, Richard P. "The Natural History of Multiple Personality Disorder." In Richard P. Kluft, ed., *Childhood Antecedents of Multiple Personality.* Washington, D. C.: American Psychiatric Press, 1985, pp. 197–238.

____. "The Post-unification Treatment of Multiple Personality Disorder: First Findings." *American Journal of Psychotherapy* 42: 212–228 (1988).

Kohut, H. "Introspection, Empathy and Psychoanalysis." *Journal of the American Psychoanalytic Association,* 7: 459–483 (1959).

____. *The Analysis of the Self.* New York: International Universities Press, 1971

Kramer, Peter. *Listening to Prozac.* New York: Viking, 1993.

Kripke, Saul. *Naming and Necessity.* Cambridge, England: Cambridge University Press, 1980.

Kronenfeld, Jennie, et al. "Changing Health Practices: The Experience from a Worksite Health Promotion Project." *Social Science and Medicine* 26: 515–523 (1988).

Kronenfeld, Jennie, ed. *Changing Organizational Forms of Delivering Health Care: The Impact of Managed Care and Other Changes on Patients and Providers.* Greenwich, Conn.: JAI Press, 1998.

Kupfer, D., et al. "Five-Year Outcome for Maintenance Therapies in Recurrent Depression." *Archives of General Psychiatry* 49: 769–773 (1992).

Laing, R. D. *The Divided Self.* London: Tavistock, 1960.

Lakoff, George. *Women, Fire and Dangerous Things.* Chicago: University of Chicago Press, 1987.

Lambert, M. J., and A. E. Bergin. "The Effectiveness of Psychotherapy." In Allen E. Bergin and Sol Garfield, eds., *Handbook of Psychotherapy and Behavior Change,* 4th ed. New York: John Wiley and Sons, 1994, pp. 141–150.

Lazar, Susan, ed. *Supplement: Extended Dynamic Psychotherapy: Making the Case in an Era of Managed Care. Psychoanalytic Inquiry.* New York: Analytic, 1997.

Lazar, Susan, and Glen Gabbard. "The Cost-effectiveness of Psychotherapy." *Journal of Psychotherapy Practice and Research* 6 (4): 307–314 (1997).

Lazarus, Arthur, ed. *Controversies in Managed Mental Health Care.* Washington, D.C.: American Psychiatric Press, 1996.

Lazarus, Richard. *Emotion and Adaptation.* New York: Oxford University Press, 1991.

Lear, Jonathan. *Love and Its Place in Nature.* New York: Farrar, Straus and Giroux, 1990.

____. "The Shrink Is In." *The New Republic,* December 25, 1995, pp. 18–25.

Levy, Stephen. "Empathy and Psychoanalytic Technique." *Journal of the American Psychoanalytic Association* 33: 353–378 (1985).

Lewin, Bertram D. *The Psychoanalysis of Elation.* New York: Psychoanalytic Quarterly Press, 1961.

Light, Donald. *Becoming Psychiatrists.* New York: Norton, 1980.

Lindner, Robert. *The Fifty Minute Hour.* New York: Dell, 1954.

Linehan, M., et al. "Cognitive-Behavioral Treatment of Chronically Parasuicidal Borderline Patients." *Archives of General Psychiatry* 48: 1060–1064 (1991).

Linehan M., H. Heard, and H. Armstrong. "Naturalistic Follow-up of a Behavioral Treatment for Chronically Parasuicidal Borderline Patients." *Archives of General Psychiatry* 50: 971–974 (1993).

Lipsey, Mark, and David Wilson. "The Efficacy of Psychological, Educational and Behavioral Treatment Confirmation from Meta-analysis." *American Psychologist,* 48: 1181–1210 (1993).

Lock, Margaret. *Encounters with Aging: Mythologies of Menopause in Japan and North America.* Berkeley: University of California Press, 1993.

Loewald, Hans. *Psychoanalysis and the History of the Individual.* New Haven: Yale University Press, 1978.

____. *Papers on Psychoanalysis.* New Haven: Yale University Press, 1980.

Luborsky, L., et al. "Do Therapists Vary Much in Their Success? Findings from Four Outcome Studies." *American Journal of Orthopsychiatry* 56: 501–512 (1986).

Luborsky, L., B. Singer, and L. Luborsky. "Comparative Studies of Psychotherapies." *Archives of General Psychiatry* 32: 995–1008 (1975).

Lunbeck, Elizabeth. *The Psychiatric Profession.* Princeton, N.J.: Princeton University Press, 1994.

Luther, Martin. *Martin Luther: Selections from His Writings,* John Dillenberger, ed., Garden City, N.Y.: Doubleday, 1961.

Lutz, Catherine. *Unnatural Emotions.* Chicago: University of Chicago Press, 1988.

Malcolm, Janet. *Psychoanalysis: The Impossible Profession.* New York: Knopf, 1981.

____. *In the Freud Archives.* New York: Knopf, 1984.

____. *The Purloined Clinic.* New York: Knopf, 1992.

Marcus, E., and S. Bradley. "Concurrence of Axis I and Axis II Illness in TreatmentResistant Hospitalized Patients." *Psychiatric Clinics of North America* 10: 177–184 (1987).

Markus, Hazel, and Shinobu Kitayama. "A Collective Fear of the Collective: Implications of Selves and Theories of Selves." *Personality and Social Psychology Bulletin* 20 (5): 568–579

(1994).

Masson, Jeffrey Moussaieff. *Final Analysis.* Reading, Mass.: Addison-Wesley, 1990.

McManus, Joseph. *The Fundamental Ideas of Medicine.* Springfield, Ill.: Charles C. Thomas, 1963.

Melnick, S., and L. Lyter. "The Negative Impact of Increased Concurrent Review of Psychiatric Inpatient Care." *Hospital and Community Psychiatry* 38: 300–303 (1997).

"Mental Health: Does Therapy Help?" *Consumer Reports,* November 1995, pp. 734–739.

Michels, R., and P. M. Marzuk. "Progress in Psychiatry," part I. *New England Journal of Medicine* 329 (8): 552–560; part II, 329 (9): 628–638 (1993).

Miklowitz, D. "Psychotherapy in Combination with Drug Treatment for Bipolar Disorder." *Journal of Clinical Psychopharmacology* 16: 56S–66S (1996).

Miller, Alice. *The Drama of the Gifted Child.* New York: Basic Books, 1981.

Miller, N. "Managing McLean." *The Boston Globe Magazine,* September 10, 1995.

Millett, Kate. *The Loony-Bin Trip.* New York: Simon and Schuster, 1990.

Neisser, Ulric, ed. *Concepts and Conceptual Development.* Cambridge, England: Cambridge University Press, 1987.

Pearlman, T. Letter. *American Journal of Psychiatry* 148 (1): 139 (1991).

Persons, L., M. Thase, and P. Crits-Christoph. "The Role of Psychotherapy in the Treatment of Depression: Review of Two Practice Guidelines." *Archives of General Psychiatry* 53: 283–290 (1996).

Plutchik, Robert. *Emotion: A Psychoevolutionary Synthesis.* New York: Harper and Row, 1980.

President' s Commission on Mental Health, *Report to the President from the President' s Commission on Mental Health,* vols. I–IV. Washington, D.C.: U.S. Government Printing Office, 1978.

Putnam, Hilary. *Reason, Truth and History.* Cambridge, England: Cambridge University Press, 1981.

Rabinow, Paul. *Making PCR: A Story of Biotechnology* Chicago: University of Chicago Press, 1996.

Radcliffe-Brown, Alfred Reginald. *Structure and Function in Primitive Society.* London: Cohen and West, 1952.

Rako, Susan, and Harvey Mazer. *Semrad: The Heart of a Therapist.* New York: Jason Aronson, 1980.

Rauch, Scott. "Advances in Neuroimaging: How Might They Influence Our Diagnostic Classification Scheme?" *Harvard Review of Psychiatry* 4: 159–162 (1996).

Rauch, Scott, et al. "A Positron Emission Tomographic Study of Simple Phobic Symptom Provocation." *Archives of General Psychiatry* 52: 20–28 (1995).

Read, Kenneth. *The High Valley.* New York: Scribner' s, 1965.

Rhodes, Lorna. *Emptying Beds.* Berkeley: University of California Press, 1991.

Rieff, Philip. *Freud: The Mind of the Moralist.* New York: Viking Press, 1959.

Rogow, Arnold. *The Psychiatrists.* New York: Putnam, 1990.

Romano, J. "Reminiscences: 1938 and Since." *American Journal of Psychiatry* 147: 785–792 (1990).

Rosch, Eleanor. "Natural Categories." *Cognitive Psychology* 4: 328–50 (1973).

____. "Principles of Categorization." In Eleanor Rosch and Barbara Lloyd, eds., *Cognition and Categorization.* Hillsdale, N.J.: Lawrence Erlbaum Associates, 1978, pp. 27–48.

Rosen, Lawrence, ed. *Other Intentions.* Santa Fe, N.M.: School of American Research, 1995.

Rosenhan, David. "On Being Sane in Insane Places." *Science* 179: 250–258 (1973).

Rosser, R., et al. "Breathlessness and Psychiatric Morbidity in Chronic Bronchitis and Emphysema: A Study of Psychotherapeutic Management." *Psychological Medicine* 13: 93–110 (1983).

Rubin, Theodore. *Jordi: Lisa and David.* New York: Ballantinc, 1962.

Ruddick, Sara. *Maternal Thinking.* Boston: Beacon Press, 1989.

Sabshin, M. "Turning Points in Twentieth-Century Psychiatry." *American Journal of Psychiatry* 149: 1267–1274 (1990).

Sargant, William. "Psychiatric Treatment Here and in England." *Atlantic Monthly* 214 (1): 88–95 (1964).

Schafer, Roy. *The Analytic Attitude.* New York: Basic Books, 1983.

____. *Aspects of Internalization.* Madison, Conn.: International Universities Press, 1990 (first published 1968).

____. *Retelling a Life.* New York: Basic Books, 1992.

Scharfstein, S. "The Catastrophic Case." *General Hospital Psychiatry* 11: 268–270 (1989).

Scheff, Thomas. *Being Mentally Ill,* 2nd ed. New York: Aldine, 1984.

Schooler, N., and S. Keith. "The Role of Medication in Psychosocial Treatment." In Marvin Herz, Samuel Keith, and John Docherty, eds., *Handbook of Schizophrenia: Psychosocial Treatment of Schizophrenia,* vol. 4. New York: Elsevier Science Foundation, 1990, pp. 45–67.

____. "The Clinical Research Base for the Treatment of Schizophrenia." *Psychopharmacology Bulletin* 29: 431–446 (1993).

Schreter, Robert, Steven Sharfstein, and Carol Schreter, eds. *Managing Care, Not Dollars: The Continuum of Mental Health Services.* Washington, D.C.: American Psychiatric Press, 1997.

Schwartz, J. M., et al. "Systematic Changes in Cerebral Glucose Metabolic Rate After Successful Behavior Modification Treatment of Obsessive-Compulsive Disorder." *Archives of General Psychiatry* 53: 109–113 (1996).

Scull, Andrew. *Decarceration.* Englewood Cliffs, N.J.: Prentice Hall, 1977.

Sechehaye, Marguerite. *The Autobiography of a Schizophrenic Girl.* New York: Grune and Stratton, 1951.

Shaffer, Peter. *Equus and Shrivings.* New York: Avon, 1975.

Shapin, Steven. *A Social History of Truth.* Chicago: University of Chicago Press, 1994.

Shapiro, David. *Neurotic Styles.* New York: Basic Books, 1965.

Shear, M. K., et al. "Cognitive Behavioral Treatment Compared with Nonprescriptive Treatment of Panic Disorder." *Archives of General Psychiatry* 51: 395–401 (1994).

Sheehan, Susan. *Is There No Place on Earth for Me?* New York: Vintage, 1982.

Shem, Samuel. *The House of God.* New York: Dell, 1978.

____. *Fine.* New York: St. Martin' s Press, 1985.

Shweder, Richard, and Jonathan Haidt. "The Future of Moral Psychology: Truth, Intuition and the Pluralist Way." *Psychological Science* 4(6): 360–365 (1993).

Shweder, R., M. Mahapatra, and J. Miller. "Culture and Moral Development." In Jerome Kagan and Sharon Lamb, eds. *The Emergence of Morality in Young Children.* Chicago: University of Chicago Press, 1987, pp. 1–79.

Simon, Herbert, and William Case. "Skill in Chess." *American Scientist* 61: 394–403 (1973).

Slavney, Phillip R., and Paul R. McHugh. *Psychiatric Polarities.* Baltimore: Johns Hopkins University Press, 1987.

Smith Kline and French Laboratories. *Ten Years of Experience with Thorazine 1954–1964.* Philadelphia: Smith, Kline and French Laboratories, 1964.

Spanier, C., et al. "The Prophylaxis of Depressive Episodes in Recurrent Depression Following Discontinuation of Drug Therapy: Integrating Psychological and Biological Factors." *Psychological Medicine* 26: 461–475 (1996).

Spiegel, D., et al. "Effect of Psychosocial Treatment on Survival of Patients with Metastatic Breast Cancer." *Lancet* 2: 888-891 (1989).

Srole, Leo, et al. *Mental Health in the Metropolis: The Midtown Manhattan Study.* New York: McGraw-Hill, 1962.

Stahl, Stephen. *Essential Psychopharmacology.* Cambridge, England: Cambridge University Press, 1996.

Stanton, Alfred, and Morris Schwartz. *The Mental Hospital.* New York: Basic Books, 1954.

Stanton, A., et al. "Effects of Psychotherapy in Schizophrenia. I: Design and Implementation of a Controlled Study." *Schizophrenia Bulletin* 10 (4): 520–563 (1984).

Starr, P. *The Social Transformation of American Medicine.* New York: Basic Books, 1982.

Statistical Abstract of the United States. Washington, D.C.: United States Dept. of Commerce, 1971.

Stevenson, J., and R. Meares. "An Outcome Study of Psychotherapy for Patients with Borderline Personality Disorder." *American Journal of Psychiatry* 149: 358–362 (1992).

Stone, A. "The New Paradox of Psychiatric Malpractice." *New England Journal of Medicine* 311: 1384–1387 (1984).

____. "Law, Sciences and Psychiatric Malpractice: A Response to Klerman' s Indictment of Psychoanalytic Psychiatry." *American Journal of Psychiatry* 147: 419–427 (1990).

Storr, Anthony. *The Art of Psychotherapy*. New York: Methuen, 1980.

Strain, J., et al. "Cost Offset from Psychiatric Consultation-Liaison Intervention with Elderly Hip Fracture Patients." *American Journal of Psychiatry* 148: 1044–1049 (1991).

Strober, M. "Report Prepared for the Use of the Mental Health Working Group, White House Task Force for National Health Care Reform." 1993.

Strupp, H., and S. Hadley. "Specific vs. Nonspecific Factors in Psychotherapy: A Controlled Study of Outcome." *Archives of General Psychiatry* 36: 1125–1136 (1979).

Styron, William. *Darkness Visible*. New York: Vintage, 1990.

Sussman, Michael. *A Curious Calling: Unconscious Motivations for Practicing Psychotherapy*. Northvale, N.J.: Jason Aronson, 1992.

Szasz, Thomas. *The Myth of Mental Illness*. New York: Hoeber-Harper, 1961.

Talbott, John. *The Death of the Asylum: A Critical Study of State Hospital Management, Services and Care*. New York: Grune and Stratton, 1978.

Target, M., and P. Fonagy. "Efficacy of Psychoanalysis for Children with Emotional Disorders." *Journal of the American Academy of Child and Adolescent Psychiatry* 33: 361–371 (1994).

Taylor, Charles. *Sources of the Self*. Cambridge, Mass.: Harvard University Press, 1989.

Tomes, N. *The Art of Asylum-Keeping*. Philadelphia: University of Pennsylvania Press, 1994 (first published 1984).

Tompkins, Silvan. *Exploring Affect*, V. Demos, ed. Cambridge, England: Cambridge University Press, 1995.

Torrey, E. Fuller. *The Death of Psychiatry*. Radnor, Pa.: Chilton, 1974.

Traweek, Sharon. *Beamtimes and Lifetimes: The World of High Energy Physics*. Cambridge, Mass.: Harvard University Press, 1988.

Trilling, Lionel. *Sincerity and Authenticity*. Cambridge, Mass: Harvard University Press, 1972.

Turkle, Sherry. *Psychoanalytic Politics*. New York: Basic Books, 1978.

____. *Life on the Screen*. New York: Simon and Schuster, 1995.

Ursano, R., and E. K. Silberman. "Psychoanalysis, Psychoanalytic Psychotherapy and Supportive Psychotherapy." In Robert Hales, Stuart Yudofsky, and John Talbott, eds., *The American Psychiatric Press Textbook of Psychiatry*, 2nd ed. Washington, D.C.: American Psychiatric Press, 1994.

Vogt, Evon Z., and Ethel Albert, eds. *The People of Rimrock*. Cambridge, Mass.: Harvard University Press, 1966.

Waggoner, R. "The Presidential Address: Cultural Dissonance and Psychiatry." *American Journal of Psychiatry* 127: 41–48, 1970.

Waldinger, Robert C., and John G. Gunderson. *Effective Psychotherapy with Borderline Patients: Case Studies.* New York: Macmillan, 1987.

Wallerstein, Robert. *Forty-two Lives in Treatment: A Study of Psychoanalysis and Psychotherapy.* New York: Guilford, 1986.

____. "The Psychotherapy Research Project of the Menninger Foundation: An Overview." *Journal of Consulting and Clinical Psychology* 57: 195–205 (1989).

Warner, Richard. *Recovery from Schizophrenia: Psychiatry and Political Economy.* New York: Routledge and Kegan Paul, 1985.

Waskow, Irene E., and Morris B. Parloff, eds. "Psychotherapy Change Measures: Introduction." Outcome Measures Project, Clinical Research Branch. Rockville, Md.: National Institute of Mental Health, 1995.

Weissman, M., et al. "Sex Differences in Rates of Depression: Cross-National Differences." *Journal of Affective Disorders* 29: 77–84 (1993).

Weissman, M., and J. Markowitz. "Interpersonal Psychotherapy." *Archives of General Psychiatry* 51: 599–606 (1994).

Whittington, Horace. *Psychiatry in the American Community.* New York: International Universities Press, 1966.

Wikan, Unni. *Managing Turbulent Hearts.* Chicago: University of Chicago Press, 1990.

Wilson, J. Q. *The Moral Sense.* New York: Free Press, 1993.

Wilson, Mitchell. "*DSM III* and the Transformation of Psychiatry: A History." *American Journal of Psychiatry* 150: 399–410 (1993).

Wright, Robert. "The Evolution of Despair." *Time,* August 28, 1995, pp. 50–57.

Yalom, Irvin. *Love' s Executioner.* New York: Basic Books, 1989.

Young, Allan. *The Harmony of Illusions.* Princeton, N.J.: Princeton University Press, 1995.

Zalewski, D. "Fissures at an Exhibition." *Lingua Franca,* November–December, 1995, pp. 74–77.

Zients, A. "A Presentation to the Mental Health Working Group, White House Task Force for National Health Care Reform," April 23, 1993.

Zinberg, N. "Psychiatry: A Professional Dilemma." *Daedalus,* 1963, pp. 808–823.

Zinman, S., "Howie the Harp," and S. Budd, eds. *Reaching Across.* Sacramento: California Network of Mental Health Clients, 1987.

註釋

Notes

註：此處的參考資料以簡短的形式呈現；完整參考資料內容請見參考書目。

引言

① Michel Foucault, *Madness and Civilization*, pp. 278, 247.

② George Devereux, *Basic Problems in Ethnopsychiatry*, p. 15.

③ Peter Shaffer, *Equus and Shrivings*, pp. 63–64.

④ R. D. Laing, *The Divided Self.*

⑤ Susan Cheever, "A Designated Crazy." Review of *Girl, Interrupted*, p. 20.

⑥ Susanna Kaysen, *Girl, Interrupted*, p. 41.

⑦ Ibid., p. 75.

⑧ Irving Gottesman, *Schizophrenia Genesis: The Origins of Madness.*

⑨ William Styron, *Darkness Visible*, pp. 43–50.

⑩ Harold Kaplan and Benjamin Sadock, *Pocket Handbook of Clinical Psychiatry*, p. 97; Stephen Stahl, *Essential Psychopharmacology*, pp. 99ff.

⑪ 報告顯示憂鬱症的終生盛行率，所有男性為 10%，所有女性為 20%。見 Kaplan and Sadock, *Pocket Handbook of Clinical Psychiatry*, p. 102.

⑫ 這顯然只是個簡略的描述；我們可以在精神科手冊中找到對當前思維更全面描述，例如：Kaplan and Sadock, *Pocket Handbook of Clinical Psychiatry; Diagnostic and Statistical Manual of Mental Disorders IV*，還有本書後面的部分。思覺失調症患者通常無法過濾掉無關的噪音，他們眼睛常常以不尋常的方式追蹤物體，而且大腦腦室相對於頭顱的比例也大於平均值。見 Philip Holzman et al., "A Single Dominant Gene Can Account for Eye Tracking Dysfunctions and Schizophrenia in Offspring of Discordant Twins" ; David Braff, Dennis Saccuzzo, and Mark Geyer, "Information Processing Dysfunction in Schizophrenia: Studies of Visual Backward

Masking, Sensorimotor Gating, and Habituation" ; Nancy Andreasen et al., "Thalamic Abnormalities in Schizophrenia Visualized Through Magnetic Resonance Imaging."

⑬ Kaplan and Sadock, *Pocket Handbook of Clinical Psychiatry*, p. 83.

⑭ Susan Sheehan, *Is There No Place on Earth for Me?* p. 3.

⑮ Kay Redfield Jamison, *An Unquiet Mind*, 1995, pp. 36–38；凱特・米勒特（Kate Millett）也寫了一部扣人心弦的回憶錄，即《瘋人院之旅》（*The Loony-Bin Trip*）。

⑯ Jamison, *An Unquiet Mind*, p. 107.

⑰ Ibid., p. 114.

⑱ Arthur Kleinman, *Rethinking Psychiatry*, p. 16。凱博文也在該書第18頁之後統整了至今的文獻。

⑲ 參見凱・潔米森關於創造力與躁鬱症之間關係的研究，特別是詩選集《火之觸》（*Touched with Fire*）裡的詩人。這兩者之間的關聯性其實是有爭議的：在溫尼弗雷德・蓋勒（Winifred Gallagher）的《身分證：遺傳和經歷如何讓你成為自己》（*I.D.*）一書中報告了阿古普・阿奇斯科（Hagop Akiskal）對此做出了不同的分析。

⑳ Sue Estroff, *Making It Crazy*, p. 255.

㉑ 厄文・高夫曼（Erving Goffman）的《精神病院》（*Asylums*），頁35。有充分的證據表明，思覺失調症的預後在工業社會中比在部落村莊更差。有些人認為這種差異可能是診斷過程中的人為偏誤而非疾病本身所造成，但很明顯地，社會結構對於疾病的預後確實有影響。另見 Kleinman, *Rethinking Psychiatry*; Richard Warner, *Recovery from Schizophrenia: Psychiatry and Political Economy*; Kim Hopper et al., *Prospects for Recovery from Schizophrenia—An International Investigation: Report from the WHO—Collaborative Project, The International Study of Schizophrenia.*

㉒ 艾倫・楊（Allan Young）《錯覺的和諧》（*The Harmony of Illusions*）。其他著名的精神醫學人類學家包括：凱博文（Arthur Kleinman）、南希・舍柏－休斯（Nancy Scheper-Hughes）、洛爾納・羅德斯（Lorna Rhodes）、理查・華納（Richard Warner）、基姆・霍柏（Kim Hopper）等。

㉓ See Joan Acocella, "The Politics of Hysteria."

㉔ Robert Desjarlais et al., *World Mental Health*.

㉕ Robert Wright, "The Evolution of Despair."

㉖ Kaplan and Sadock, *Pocket Handbook of Clinical Psychiatry*, p. 207.

㉗ 許多文章都有做這種區分，但這裡轉述自 Arthur Kleinman, Leon Eisenberg, and Byron Good, "Culture, Illness and Care: Lessons from Anthropologic and Cross-Cultural Research."

㉘ Ibid., p. 252.

㉙ Margaret Lock, *Encounters with Aging: Mythologies of Menopause in Japan and North America* 中報導和討論了這些事實。

㉚ George Engel, "The Clinical Application of the Biopsychosocial Model."

㉛ Hugh Gusterson, *Nuclear Rites*。其他案例可見 Sharon Trawick, *Beamtimes and Lifetimes: The World of High Energy Physics*; and Paul Rabinow, *Making PCR: A Story of Biotechnology*.

㉜ 關於同理心的嚴肅討論可以在以下作品中找到：Elaine Hatfield, John Cacioppo, and Richard Rapson, *Emotional Contagion*; Nancy Eisenberg and Janet Strayer, *Empathy and Its Development*; Virginia Demos, "Empathy and Affect: Reflections on Infant Experience" ; and Kenneth Clark, "Empathy: A Neglected Topic in Psychological Research."。Joseph Campos et al., "A Functionalist Perspective on the Nature of Emotion," and Joseph Campos, "A Reconceptualization of the Nature of Affect" 提供了一個情感模式，有助於重新關注情感傳感（affect contagion）的理想模式。這些著作大部分集中在利用同理心來理解困厄；當然，通俗來說被描述為「同理的」人通常被視為理解他人痛苦的人。出於這個原因，一位著名的情感研究者理查德・拉薩路（Richard Lazarus）在《情感與適應》（*Emotion and Adaptation*）中主張用「憐憫」（compassion）一詞代替「同理」，詹姆斯・奎恩・威爾森（James Q. Wilson）在《道德感》（*The Moral Sense*）中也含蓄地提到了這一點，他在分析他所謂的道德感時討論了同情（sympathy）。學術心理學家似乎更常認為同理（empathy）是一個過程，而不是一種情緒，但他們描述的過程的確相當接近「憐憫」和「同情」的含義。正如兩名情感研究者所說，同理是「一種情感反應，此種情感反應源於另一個人的情感狀態或狀況，並與另一個人的情感狀態或狀況一致」（見 Eisenberg and Strayer, *Empathy and Its Development*, p. 5）。我的感覺是，那些強調「憐憫」或「同情」的人指的是基於認同他人的經驗而做出的行為；那些強調「同理」的人則聚焦於認同他人經驗的過程。研究人員辨識出了牽涉同理過程的認知特徵：區分自我和他人的能力、他人情緒狀態的線索與同情者過去出現類似情緒的經驗之間的直接關聯程度、指出他人感受的象徵性線索與指出同情者過往痛苦的象徵性線索之間的象徵關聯程度，以及同情者在沒有相關過去經驗的時候其角色扮演的能力。

1 病人出了什麼問題？

① 這裡改編自美國精神醫學會出版的《精神疾病診斷和統計手冊》（第四版）（*DSM-IV*），頁 423，使用了較容易閱讀（但較不精確）的語言。

② Nancy Andreasen and Donald Black, *Introductory Textbook of Psychiatry*, pp. 324–325.

③ 美國精神醫學會，《精神疾病診斷和統計手冊》（第四版），頁 327。同樣地，相比於 *DSM-IV* 中的措詞，本書的用字遣詞較不精確，但對讀者來說更容易理解。

④ 埃莉諾・羅施（Eleanor Rosch）在這一個領域完成了經典的研究工作（參見其

1973、1978年的文章），證明了常用類別具有可定義的結構：這個類別圍繞著一個核心成員所建構，而這個成員具有該類別其他成員的許多特徵，並被判斷為是該類型的代表（這就是原型〔prototype〕）；而且在該類別的描述層次（descriptive hierarchy），如人造物、家具、椅子、搖椅，會有一個層次，可以讓人們以最容易的方式學習這個類別、記住它們的名字等等。她將此層次稱為「基本層」（basic level）類別：狗、鳥、桌子和椅子是基本層類別的範例，但動物和寫字檯則不是。重點在於，類別有「明確的目的性」：正如哈沃德・加德納（Howard Gardner）在《心智架構》（*Frames of Mind*）中指出的那樣，類別反映了「被感知者的感知結構、人們可以執行的動作種類、世界的物理結構」（p.346）。這方面的研究已經有了相當大的改進——拉科夫（Lakoff）對理想化認知模型（idealized cognitive models）的描述就是一個例子，在理想化認知模型中有某種基本信念是在「範疇的使用」上所固有的——但是我們似乎無法否認以下這種說法：人們把訊息聚集或併合在一起，然後根據先前的聚集模式去解釋後來的經驗。除了哈沃德・加德納的《心智架構》，以下幾本也有助於更加了解這個主題：George Lakoff, *Women, Fire and Dangerous Things*; Ulric Neisser, *Concepts and Conceptual Development*; Roy D' Andrade, *The Development of Cognitive Anthropology*.

⑤ 關於效應，一個更普遍的經典例子是，當有個跟兩個特徵都有關聯的認知模型時，它會影響我們對兩者發生機率的判斷。例如，阿莫斯・特沃斯基（Amos Tversky）和丹尼爾・康納曼（Daniel Kahneman）要求一組受試者（1983年之前）估計下面兩個句子發生的機率：

a. 1983年加州的一場大洪水導致一千多人溺死。

b. 1983年加州的一次地震引發了一場洪水，造成一千多人死亡。

第二句通常會被認為比第一句更有可能發生，儘管它需要兩個事件（第一句只需要一個），實際上發生的可能性更小。然而，人們有著這樣的認知模型：加州是個會發生地震，並且地震會造成可怕破壞的地方（Lakoff, *Women, Fire and Dangerous Things*, p. 90）。當精神科醫師擁有針對不同疾病的認知模型時，他們更有可能預期到與模型一致的症狀。

⑥ 這位是來自阿拉巴馬大學（the University of Alabama）的查爾斯・納科爾斯（Charles Nuckolls），他對精神科住院醫師以及精神醫學做了大量的研究。

⑦ 得為這場討論負最大責任的哲學家可能是索爾・克里普克（Saul Kripke，著有*Naming and Necessity*）和希拉里・普特南（Hilary Putnam，著有*Reason, Truth and History*）。心理學家法蘭克・凱爾（Frank Keil）透過實驗資料指出，雖然人們判斷實驗者可以藉由改變人造物的定義特徵從而改變此人造物，但他們反對實驗者可以藉由改變自然物的定義特徵從而改變自然物的這種想法：「如果有人拿起一把椅子，小心翼翼地將椅腳加長並鋸掉椅背，大多數人會說你現在已經把它變成了凳子。相比之下，你如果適當地將一隻浣熊的毛染色，抖鬆牠的尾巴，

在裡面縫一個臭皮囊，甚至訓練牠在受到驚嚇時分泌囊袋裡面的東西，大多數的人會說你的這隻仍然是隻浣熊，儘管牠是一隻外表和行為都很像臭鼬的奇怪浣熊。」(Keil, in Neisser, *Concepts and Conceptual Development,* p. 187) 凱爾認為，人類對於文化人造物和自然類做出區辨這件事在年紀很小的時候就出現了，甚至學齡前兒童中也存在，而對物體起源的描述對於這種區辨至關重要。

⑧ 有許多診斷可以共同診斷，因此它們被稱為「共病」(comorbid)。然而，「三大症」——思覺失調症、躁鬱症或雙相情緒障礙症以及重鬱症——往往被視為互斥而不能一起下的診斷。

⑨ 這個例子是由心理學家艾倫・溫納 (Ellen Winner) 所提供，他沒有萊姆病。

⑩ 這一段轉述自 Andreasen and Black, *Introductory Textbook of Psychiatry,* pp. 154–160.

⑪ Stephen Stahl, *Essential Psychopharmacology,* p. 119.

⑫ 這些數字可參見該領域的兩位領導者的文章：*New England Journal of Medicine*; R. Michels and P. M. Marzuk, "Progress in Psychiatry."

⑬ 佛洛伊德之前的人對無意識進行了大量的討論。關於這段歷史的經典討論可見 Henri Ellenberger, *The Discovery of the Unconscious.*

⑭ 海因茲・寇哈特 (Heinz Kohut) 很明顯是在討論同理的時候通常會被提到的一位精神分析師。我在這裡之所以不把他納入，不僅是因為他的作品在我參與觀察的計畫中存在爭議 (當然，被視為主流的是拉爾夫・格林森〔Ralph Greenson〕和羅伊・謝弗〔Roy Schafer〕)，也因為在他的理論中，同理不只有在描述分析師的技術上發揮作用，也被用於自戀精神病理學 (narcissistic psychopathology) (參見 Kohut, *The Analysis of the Self* and "Introspection, Sympathy and Psychoanalysis")。精神分析在同理方面研究的文獻回顧，包括寇哈特的貢獻，可參見史蒂芬・李維 (Stephen Levy)〈同理和精神分析技術〉(Empathy and Psychoanalytic Technique) 這篇文章。

⑮ 著名的經典文章是 Herbert Simon and William Case, "Skill in Chess."

⑯ 要描述這個過程，最簡單的方法是描述這兩者的區別：先嘗試記住一串隨機數字 53268127——這很難做到，除非你努力地背它——然後再試圖記住 19951996 這串數字。後者很容易，因為你將數字「集組」(chunk) 在一起，這樣你真正需要記住的只有兩個項目，而不是八個。這個專家知識領域中的一位專家安德斯・艾立信 (K. Anders Ericsson) 認為，在一個以知識為基礎的領域，是深思熟慮的實作造就出專家的表現——而不是天賦。而且他認為，這種實作主要包含了以有組織的方式掌握資訊。幾乎所有的專家知識專家 (expertise experts) 都認為，要精熟這種方式得花上十年。這方面優秀的文獻包括：K. A. Ericsson and N. Charness, "Expert Performance," and K. A. Ericsson, R. Krampe, and C. Tesch-Romer, "The Role of Deliberate Practice in the Acquisition of Expert Performance"。另請參閱 Michele Chi, Robert Glaser, and M. J. Farr, *The Nature of Expertise*。哈沃德・加德納提

出了一個更奠基於大腦的觀點，但仍將專家知識描述為對有意義的模式的理解；見加德納的《心智架構》。

⑰ 參閱 Lakoff, *Women, Fire and Dangerous Things*，關於空間隱喻：它們在談論抽象概念時很常見，而除了形容抽象概念之外，這種隱喻沒有什麼特別的。

⑱ 部分實驗證據表明，有些人確實能夠提高自己辨認他人情緒的能力。部分研究可在以下這本著作中找到：Elaine Hatfield, John Cacioppo, and Richard Rapson, *Emotional Contagion*.

2　傷害的指向

① Byron Good, *Medicine, Rationality, and Experience,* p. 71.

② Renee Fox, "Training for Uncertainty."

③ 這種「不可能性」(impossibility) 是早期醫療民族誌持續出現的主題。蕾妮・福克斯(Renee Fox) 是最早的這批民族誌學者其中之一，她的著作(包括《危險的實驗》〔*Experiment Perilous*〕及其他作品) 集中在面對不確定性(uncertainty) 的痛苦經驗。哈沃德・貝克(Howard Becker) 與其合著者在一項名為「白袍男孩」(*Boys in White*) 的著名研究中強調了年輕醫師在醫學培訓中的深刻轉變。最近，瑪麗－喬・德爾維基奧・古德(Mary-Jo Delvecchio Good) 對哈佛醫學生的研究《美國醫學：對能力的追求》(*American Medicine: The Quest for Competence*) 則是強調學習行醫的任務變得多麼不可能。她認為，學生應該同時發展能力和愛心，而後者有時會因追求前者而受損。

④ Frederic Hafferty, *Into the Valley,* p. 62.

⑤ B. Good, *Medicine, Rationality, and Experience,* p.73.

⑥ 當然，相較於非西方系統，這種明確的身心二分是西方醫學的顯著特徵之一。

⑦ Samuel Shem, *The House of God*, p.79.

⑧ Ibid., p. 97.

⑨ Charles Bosk, *Forgive and Remember.*

⑩ 在蘇・埃斯特羅夫(Sue Estroff) 對貧窮精神病患所進行的出色的參與觀察研究中，這是更引人注目的結論之一。她指出，去機構化沒有奏效的原因之一是，基於副作用的緣故，患者並不總是喜歡他們的抗精神病藥。因此他們不會把藥物帶到醫院外面，藥物產生的良好效果也就不會實現。例如，有位患者說：「那個該死的復康(Prolixin。譯註：第一代抗精神病藥，復康為商品名，學名為 Fluphenazine)。它讓我沒辦法清楚地想事情。在我吃下這麼多顆藥的時候，我就不是我自己了。在我告訴醫護人員我的感受時，他們不會聽我的。他們會說，『你看起來很自然。』我的背很痛。我坐不住。他媽的見鬼了！我什麼都做不了。我的腿半懸在空中。因為這些藥的關係它們整個變得很重。我覺得如果

你願意，你應該可以換個醫師。但我不喜歡那樣。你應該可以從其他醫師那裡得到其他對藥物的意見。這對我一點幫助都沒有。」（"Martin" in Estroff, *Making It Crazy*, p. 99）無可否認的是，馬丁（Martin）說這番話的時候，他服用的劑量遠遠超過了現在一般會給的正常劑量，儘管如此，我還是聽過類似的抱怨。應該說，有些患者並沒有受到副作用的困擾，但有許多人受夠了困擾，放棄了藥物治療，儘管他們承認藥物會讓他們感覺不那麼瘋狂，而且那會讓他們變好。

⑪ 珍妮特．馬爾科姆（Janet Malcolm）在她對精神分析的精彩描述中使用了這個比喻。對於精神分析式心理治療做出引人入勝的描述的作品還包括：Robert Lindner, *The Fifty Minute Hour;* Samuel Shem, *Fine;* Irving Yalom, *Love's Executioner*。關於如何教授心理治療，有很多經典的說法，其中有：Rosemary Balsam and Alan Balsam, *Becoming a Psychotherapist: A Clinical Primer;* Michael Franz Basch, *Doing Psychotherapy;* Anthony Storr, *The Art of Psychotherapy*，以及在更廣的範圍中包括了：Jerome Frank, *Psychotherapy and the Human Predicament*。另一本有趣的書為 Michael Sussman, *A Curious Calling: Unconscious Motivations for Practicing Psychotherapy.*

⑫ 當代主流精神分析思想中，關於移情的經典陳述，或許是漢斯．婁沃（Hans Loewald）在《精神分析和相關人物的歷史》（*Psychoanalysis and the History of the Individual*）和《研究精神分析的論文》（*Papers on Psychoanalysis*）中的論述。

⑬ 部分基於這個原因，反社會型人格障礙症這一類別的診斷準則已經被廣泛討論。對於沒有良心的行為，許多人更想看到的是更多心理方面的描述，例如賀維．克勒克利（Hervey Cleckley）在名為《精神健全的面具》（*The Mask of Sanity*）的經典著作中概述的那樣（事實上，最新的《診斷手冊》中的某些診斷準則已經朝這個方向修改了）。

3 文化及其矛盾

① Lorna Rhodes, *Emptying Beds.*

② 我在這個段落中聚焦於某間特定的病房，但也把另一間非常相似病房的一些軼事結合進來。

③ 這個經典的人類學討論是阿弗列．芮克里夫－布朗（A. R. Radcliffe-Brown）在《原始社會的結構與功能》（*Structure and Function in Primitive Society*）中對所謂「戲謔關係」（joking relationship）的描述。在母系社會中，遺產是由母系繼承，兒子通常與父親住在一起，但從母親的兄弟或（用我們的話來說）他們的叔叔那裡繼承遺產。所以侄子經常會期望從自己的叔叔那裡得到一些東西，但叔叔可能更願意把這些東西送給自己的兒子，因為他與自己的兒子有著更大的情感紐帶。叔侄關係通常透過一種社會允許的「戲謔關係」來避免兩人之間的緊張，在這種關係中，兩人被期待要互相戲弄和騷擾。普遍的論點是，笑聲的規則與

兩人間社會性的張力密切相關。

4 精神醫學科學家與精神分析師

① See, e.g., R. L. Gellman [Gollub] and G. K. Aghajanian, "Serotonin 2 Receptor–Mediated Excitation of Interneurons in Piriform Cortex: Antagonism by Atypical Antipsychotic Drugs."

② 這項研究發表在 Daniel Goleman, "Provoking a Patient' s Worst Fears to Determine the Brain' s Role"；更技術性的研究可見 S. L. Rauch, et al., "A PET Study of Simple Phobic Provocation."

③ 關於這個領域更技術性的文獻回顧，請參閱 Randy Gollub and Scott L. Rauch, "Neuroimaging. Issues of Design, Resolution and Interpretation" 和 Scott Rauch, "Advances in Neuroimaging: How Might They Influence Our Diagnostic Classification Scheme?"

④ Hagop Akiskal, "Mood Disorders: Clinical Features" ; "Cyclothymic Temperamental Disorders" ; "Borderline: An Adjective in Search of a Noun," and "The Temperamental Foundations of Affective Disorders."

⑤ Akiskal, "Borderline: An Adjective in Search of a Noun," p. 529.

⑥ 1980 年代，一項針對與主要醫學院相關的精神科醫師的調查（J. A. Bodkin, R. L. Klitzman, and H. G. Pope, "Distinction Between Biological Psychiatrists and Psychotherapists"）表明，經過一般的年齡校正後，區分生物取向的精神科醫師與精神動力取向的精神科醫師的差異如下：生物取向的人比較不會對他們的工作感到「非常滿意」、更可能是男性、更可能有在做研究、不太可能離婚，而且不太可能有罹患精神疾病的親戚，或者至少不太可能有直系親屬罹患精神疾病。區隔生物取向的精神科醫師和心理治療師的差異中並沒有宗教種族，儘管有種說法認為猶太精神科醫師比較有可能成為精神動力取向的心理治療師，而基督教精神科醫師比較有可能成為科學家。他們比較不會「非常滿意」於自己的工作——這項發現頗令人驚訝，直到有人意識到大多數調查受訪者其實是精神藥理學家（而非科學家），而且過了一段時間後，開立處方會開始使人感到厭煩，尤其是與心理治療的強烈情感投入相比之下更是如此。最後一個顯著的差異是，精神動力取向的精神科醫師嘗試過非法藥物的比較多。麥角酸二乙醯胺（LSD）可能把一群精神科醫師派去研究大腦，而且還支持了他們對器質性病因的信念；其他人則似乎是基於其他原因而被藥物吸引，而且這毫無疑問地解釋了他們的藥物使用正是他們早年依賴或叛逆需求的症狀表現。顯然，在我從「科學家」那裡聽到他們對非法藥物的經驗充滿熱情的脈絡下，這最後一句話似乎很奇怪——但的確，雖然只有科學家和我談過娛樂性藥物對於職業轉換的影響，但實際上似乎有更多的分析師使用過這些藥物。

⑦ Steven Shapin, *A Social History of Truth,* p. 417.

⑧ Hermann Hesse, *The Glass Bead Game (Magister Ludi)*, p.154.

⑨ Lee David Brauer, "Basic Report about Members Who Are Graduates of Institutes. Survey of Psychoanalytic Practice."

⑩ Ibid., p. 18.

⑪ Ralph Greenson, *The Technique and Practice of Psychotherapy,* p.279.

⑫ 保羅·艾克曼（Paul Ekman）是與情緒的臉部溝通研究最相關的心理學家。1975年，艾克曼和他的同事發表了一項研究，表明某些臉部表情，其情緒意涵的解釋具有高度的跨文化一致性（尤其是在有文化的社會）。某些理論家認為，情緒主要是臉部的反應，儘管這一立場並未得到廣泛認同。情緒的一般性調查可以在下面的文獻中找到：Robert Plutchik, *Emotion: A Psychoevolutionary Synthesis,* and Paul Ekman and Richard Davidson, eds., *The Nature of Emotion*.

⑬ Hans Loewald, *Papers on Psychoanalysis,* p. 308.

⑭ 有個研究情緒的較新取向，是由尼可·佛瑞達（Nico Frijda）和約瑟夫·坎波斯（Joseph Campos）等人提出的情緒功能理論（the functional theory of emotion）。這個理論強調情緒不是單純的表達方式，而是要調節個人之於環境和目標間的關係。有個更具演化觀點的取向強調了情緒在溝通過程中扮演的角色；這也許是達爾文研究工作的最終方向，並在後來的演化理論中發揮了重要作用。這個討論中有趣的精神分析部分是，我懷疑，分析關係（analytic relationship）奇特的受剝奪性質，之所以迫使受分析者變得比他／她自己平常更情緒化，只是作為一種溝通的手段。在精神分析情境中，情緒起了強化溝通的作用。席爾文·湯姆金斯（Silvan Tomkins）的作品也許最強烈地體現了情緒的這個面向；參見Tomkins, *Exploring Affect*; Nico Frijda, *The Emotions*; and Ekman and Davidson, *Nature of Emotion*.

⑮ 安妮·塞克斯頓（Anne Sexton）的治療師在她去世後把他們治療過程的錄音帶提供給她的傳記作者。儘管他是在深思熟慮之後才這樣做，而且他感覺她想要他這麼做，但他的行為還是受到了精神分析社群的嚴厲譴責。

⑯ Sigmund Freud, "Therapy and Technique," pp. 278, 236.

⑰「野蠻分析」（wild analysis）一詞為佛洛伊德所創，用以表示精神分析實踐和理論可能會被誤用，而沒有為患者服務。

⑱ Charles Brenner, *An Elementary Textbook of Psychoanalysis,* p. 120.

⑲ Sigmund Freud, *Dora: An Analysis of a Case of Hysteria*。珍妮特·馬爾科姆寫了一篇關於個案朵拉的精彩文章，轉載於 Malcolm, *The Purloined Clinic.*

⑳ Philip Rieff, *Freud: The Mind of a Moralist,* p. 322.

㉑ Jonathan Lear, *Love and Its Place in Nature,* p. 187.

㉒ Elvin Semrad in Susan Rako and Harvey Maze, *Semrad: The Heart of a Therapist,* p. 119。

塞姆拉德還評論道：「愛就是愛，無論你如何切割也還是一樣。觸碰愛就像是觸碰孕肚一樣。」（"love is love, no matter how you slice it. A touch of love is like a touch of pregnancy"）（ibid., p. 33）

5 分裂從何而來

① 對於重鬱症的成年患者，治療指引寫道：「某些輕度憂鬱症的病人可以單獨使用心理治療……慢性或中至重度憂鬱症的最佳治療，一般而言需要某種形式（藥物或電痙攣療法）的身體治療，並合併心理治療。」參見 American Psychiatric Association, "Practice Guidelines for Major Depressive Disorder in Adults," p. 6。對於躁鬱症患者，心理治療的研究較不充分，也較少被強調，但仍同樣重要：「精神科處置與精神藥物治療，是躁鬱症患者急性發作與預防未來發作的必要治療元素。此外，其他特定的心理治療可能是對某些病患治療計畫的關鍵元素。」參見 American Psychiatric Association, "Practice Guidelines for Bipolar Disorder in Adults," p. 15。對於飲食障礙症患者，「目前最佳的結果似乎是與恢復體重相關，並在患者準備好參與時，合併個人及家族治療。」參見 American Psychiatric Association, "Practice Guidelines for Eating Disorders," p. 214.

② Harold Kaplan and Benjamin Sadock, *Pocket Handbook of Clinical Psychiatry,* pp. 109, 111, 85.

③ L. Luborsky, L. B. Singer, and L. Luborsky, "Comparative Studies of Psychotherapies"; M. W. Lipsey and D. B. Wilson, "The Efficacy of Psychological, Educational and Behavioral Treatment: Confirmation from Meta-analysis"。一項自1950年代起針對600位精神分析病人的研究，發表於《美國精神分析學會期刊》（*Journal of the American Psychoanalytic Association*）（H. Bachrach et al., "On the Efficacy of Psychoanalysis"），結論指出，60%到90%的病人因精神分析的結果而見到「顯著」改善。亦參見D. H. Barlow, "Cognitive-Behavioral Therapy for Panic Disorder: Current Status" (an overview); D. H. Barlow and C. Lehman, "Advances in the Psychosocial Treatment of Anxiety Disorders" (on anxiety disorders); C. Spanier et al., "The Prophylaxis of Depression Episodes in Recurrent Depression Following Discontinuation of Drug Therapy: Integrating Psychological and Biological Factors" (on depression); E. Frank et al., "Efficacy of Interpersonal Psychotherapy as a Maintenance Treatment of Recurrent Depression" (on depression); C. Fairburn et al., "Psychotherapy and Bulimia Nervosa: Longer-Term Effects of Interpersonal Psychotherapy, Behavior Therapy, and Cognitive Behavior Therapy" (on bulimia); D. Miklowitz, "Psychotherapy in Combination with Drug Treatment for Bipolar Disorder" (on bipolar disorder); I. Falloon, "Family Management in the Prevention of Morbidity of Schizophrenia" (on schizophrenia); M. Linehan et al., "Cognitive-Behavioral

Treatment of Chronically Parasuicidal Borderline Patients" (on borderline personality disorder); Robert Waldinger and John Gunderson, *Effective Psychotherapy with Borderline Patients: Case Studies* (on borderline personality disorder); "Mental Health: Does Therapy Help?" (original research for an overview), and John Horgan, "Why Freud Isn't Dead" (an overview); M. Weissman and J. Markowitz, "Interpersonal Psychotherapy" (on interpersonal psychotherapy for depression); J. Persons et al., "The Role of Psychotherapy in the Treatment of Depression: Review of Two Practice Guidelines" (on depression); C. S. Gelernter et al., "Cognitive Behavioral and Pharmacological Treatments of Social Phobia" (on social phobia); and R. Ursano and E. K. Silberman, "Psychoanalysis, Psychoanalytic Psychotherapy and Supportive Psychotherapy" (an overview)。近期心理治療的弱化，以及對它的辯護，可以在以下這本厚厚的期刊中找到：*The Family Therapy Networker* (March–April 1995)。我的目的並非提供對這些研究全面性的敘述，而是要指出其結果的要旨。我的論點部分仰賴一份近期的 *Psychoanalytic Inquiry* (1997, suppl.)，以及兩份網路文件：Susan Lazar, Elizabeth Hersh, and Sandra Hershberg, "The Psychotherapy Needs of Patients with Mental Disorders," and Glen Gabbard and Susan Lazar, "Efficacy and Cost-effectiveness of Psychotherapy."

④ E. Frank et al., "Efficacy of Interpersonal Psychotherapy as a Maintenance Treatment of Recurrent Depression" ; see also D. Kupfer et al., "Five-Year Outcome for Maintenance Therapies in Recurrent Depression."（譯註：此五年的研究計畫分為前三年、後兩年，兩個階段，作者引用的為前三年研究結果。）

⑤ M. J. Lambert and A. E. Bergin, "The Effectiveness of Psychotherapy."

⑥ 由於早期的批判性著作，有些人仍對此保持懷疑態度。最著名的早期批判可能是一篇1952年漢斯・艾森克（Hans Eysenck）的論文，〈心理治療的效果：一項評估〉（The Effects of Psychotherapy: An Evaluation）。他認為把病人帶往精神分析的精神官能症主訴，無論如何都會在一段特定長度的時間之後消除，而且沒有證據指出精神分析治療跟症狀消除有任何關係。他透過許多本書持續他的征戰。一開始，執業的心理治療師們只做了相對而言較少的嘗試去駁斥他的懷疑論。直到管理式照護保險給付的壓力出現，才進行了更多的研究。

⑦ Irene Waskow and Morris Parloff, "Psychotherapy Change Measures: Introduction," p. 1.

⑧ "Mental Health: Does Therapy Help?," p. 734.

⑨ Ibid., p. 735.

⑩ Ibid., p. 739.

⑪ See, e.g., D. Spiegel et al., "Effect of Psychosocial Treatment on Survival of Patients with Metastatic Breast Cancer" ; M. Linehan et al., "Cognitive-Behavioral Treatment of Chronically Parasuicidal Borderline Patients" ; M. Linehan et al., "Naturalistic Follow-up of a Behavioral Treatment for Chronically Parasuicidal Borderline Patients" ; J. Stevenson and

R. Meares, "An Outcome Study of Psychotherapy for Patients with Borderline Personality Disorder" ; Lizbeth Hoke, "Longitudinal Patterns of Behavior in Borderline Personality Disorder" ; Richard Kluft, "The Post-unification Treatment of Multiple Personality Disorder: First Findings" ; Richard Kluft, "The Natural History of Multiple Personality Disorder" ; M. Strober, "Report Prepared for the Use of the Mental Health Work Group, White House Task Force for National Health Care Reform" ; A. Crisp et al., "Long-Term Psychotherapy Mortality in Anorexia Nervosa" ; S. Blatt et al., "Impact of Perfectionism and Need for Approval on the Brief Treatment of Depression: The NIMH Treatment of Depression Collaborative Research Program" ; M. Target and P. Fonagy, "Efficacy of Psychoanalysis for Children with Emotional Disorders."

⑫ R. Dossman et al., "The Long-Term Benefits of Intensive Psychotherapy: A View from Germany."

⑬ See, for example, Timothy Brock et al., "New Evidence of Flaws in the *Consumer Reports* Study of Psychotherapy" ; Daniel Kriegman, "The Effectiveness of Medication: The *Consumer Reports* Study" ; Jim Mintz, Robert Drake, Paul Crits-Christoph, "The Efficacy and Effectiveness of Psychotherapy: Two Paradigms, One Science" ; Timothy Brock et al., "The *Consumer Reports* Study of Psychotherapy: Invalid Is Invalid" ; Earl Hunt, "Errors in Seligman's 'The Effectiveness of Psychotherapy: The *Consumer Reports* Study' " ; Mark Kotkin, Charles Daviet, and Joel Gurin, "The *Consumer Reports* Mental Health Survey"。以上這些參考資料，感謝理查・赫曼（Richard Hermann）提供。

⑭ 這是萊斯特・魯伯斯基（Lester Luborsky）的論點。它是約翰・霍根（John Horgan）於〈為何佛洛伊德沒死〉（Why Freud Isn't Dead）一文所做的總結，但由魯伯斯基在〈心理治療的比較研究〉（Comparative Studies of Psychotherapies）一文中報告提出。

⑮ 例如，席爾（M. K. Shear）等人在〈恐慌症的認知行為治療與非處方治療之比較〉（Cognitive Behavioral Treatment Compared with Nonprescriptive Treatment of Panic Disorder）一文中宣稱，「反映式傾聽」（reflective listening）與認知行為治療在恐慌症的對照研究中能提供同等的協助。

⑯ 三分之一這個數字經常出現。我曾在美國精神醫學會的會議上聽過科學專家小組簡報過這個數字；資深精神科醫師，如馬爾迪・霍羅威茨（Mardi Horowitz），也證實了這一點（私人通訊）。針對藥物療效的研究簡報經常以這種方式把數字拆分開來。類似的心理治療研究數字拆分可以在以下資料中找到：the Menninger Foundation Psychotherapy Research Project reported in Robert Wallerstein, *Forty-two Lives in Treatment: A Study of Psychoanalysis and Psychotherapy*, and "The Psychotherapy Research Project of the Menninger Foundation: An Overview" ; see also H. Bachrach et al., "On the Efficacy of Psychoanalysis"。當然，特定治療、特定疾

病與不同個體之間會有所差異，有些對抗精神病藥物反應良好的病人，可能對支持性心理治療反應良好，也可能反應不佳。

⑰ Steven Stahl, *Essential Psychopharmacology,* p. 110; see also D. Antonuccio et al., "Psychotherapy vs. Medication for Depression: Challenging the Conventional Wisdom with Data" and "Raising Questions About Antidepressants" ; I. Elkin, "The NIMH Treatment of Depression Collaborative Research Program: Where We Began and Where We Are."

⑱ Harold Kaplan and Benjamin Sadock, *Pocket Handbook of Clinical Psychiatry,* p. 110.

⑲ Ibid., p. 84.

⑳ M. Weissman et al., "Sex Differences in Rates of Depression: Cross-National Differences."

㉑ G. E. Hogarty et al., "The Environmental-Personal Indicators in the Course of Schizophrenia (EPICS) Research Group: Family Psychoeducation, Social Skills Training and Maintenance Chemotherapy in the Aftercare Treatment of Schizophrenia. II: Two-Year Effects of a Controlled Study on Relapse and Adjustment."

㉒ G. Klerman et al., "Treatment of Depression by Drugs and Psychotherapy"。這是一項早期但重要的研究。單用藥物與合併藥物與心理治療的成效沒有差別，但因為藥物與心理治療顯然是針對不同的問題（心理治療處理社會功能），因此結論指出，合併使用兩者的成效最好。

㉓ J. M. Schwartz et al., "Systematic Changes in Cerebral Glucose Metabolic Rate After Successful Behavior Modification Treatment of Obsessions and Compulsive Disorder" ; L. Baxter et al., "Caudate Glucose Metabolic Rate Changes with Both Drug and Behavior Therapy for Obsessive-Compulsive Disorder."

㉔ E. Kandel, "Psychotherapy and the Single Synapse: The Impact of Psychiatric Thought on Neurobiologic Research."

㉕ H. Horgan, "Why Freud Isn't Dead," p. 106.

㉖ 這歸功於馬汀・塞利格曼（Martin Seligman），他是藥物療效研究的權威；參見 John Horgan, "Why Freud Isn't Dead," p. 110；另一組心理學家，在1995年12月號的《專業心理學》（*Professional Psychology*）提出他們近期對成效研究的統合分析結論，指出「心理介入，尤其認知行為取向者，在憂鬱症的治療上至少與藥物一樣有效，即使是重度憂鬱症亦然」。（D. Antonuccio et al., "Psychotherapy vs. Medication for Depression: Challenging the Conventional Wisdom with Data," p. 109）（大部分心理治療的研究事實上似乎認為，平均看來，某種類型的治療效果跟其他任何類型的治療一樣好，但治療時間越長越好。）

㉗ See E. Frank et al., "Efficacy of Interpersonal Psychotherapy as a Maintenance Treatment of Recurrent Depression."

㉘ 與早期著作相比，近期在此一領域的著作有更具體的目標，也更聚焦於比較心

理治療與其他介入方式的成效指標，總結詳見 "Psychotherapy, Cost-Effectiveness and Cost Offset: A Review of the Literature," by Glen Gabbard et al.（未出版），較簡略內容的可見於 Gabbard et al., "The Economic Impact of Psychotherapy: A Review"。他們列出一系列針對各種特定病況的研究。例如1983年英國有一項針對慢性阻塞性呼吸道疾病的研究，將病人隨機分派給三種療法的其中一種，或是分派到未獲治療的控制組。六個月後的追蹤顯示，治療組中只有31%的病人需要住院，然而在未治療組的病人則有77%再次入院。作者計算出，進行心理治療將省下可觀的花費；參見 R. Rosser et al., "Breathlessness and Psychiatric Morbidity in Chronic Bronchitis and Emphysema: A Study of Psychotherapeutic Management." See also S. Lazar and G. Gabbard, "The Cost-effectiveness of Psychotherapy."

㉙ G. Gabbard et al., "The Economic Impact of Psychotherapy: A Review."

㉚ A. Zients, "A Presentation to the Mental Health Work Group, White House Task Force for National Health Care Reform."

㉛ N. Schooler and S. Keith, "The Role of Medication in Psychosocial Treatment"; N. Schooler and S. Keith, "The Clinical Research Base for the Treatment of Schizophrenia."

㉜ M. Linehan et al., "A Cognitive-Behavioral Treatment of Chronically Parasuicidal Borderline Patients"; J. Stevenson and R. Meares, "An Outcome Study of Psychotherapy for Patients with Borderline Personality Disorder."

㉝ C. Hellman et al., "A Study of the Effectiveness of Two Group Behavioral Medicine Interventions for Patients with Psychosomatic Complaints."

㉞ J. Strain et al., "Cost Offset from Psychiatric Consultation–Liaison Intervention with Elderly Hip Fracture Patients."

㉟ D. Spiegel et al., "Effect of Psychosocial Treatment on Survival of Patients with Metastatic Breast Cancer."

㊱ F. I. Fawzy et al., "Malignant Melanomas: Effects of an Early Structured Psychiatric Intervention, Coping and Affective State on Recurrence and Survival Six Years Later."

㊲ See Lazar and Gabbard, "The Cost-effectiveness of Psychotherapy."

㊳ 我是從內森·克萊恩精神醫學研究所（Nathan Kline Psychiatric Institute）的基姆·霍伯學到這個名詞的。

㊴ *The Question of Lay Analysis* (1950); see the discussions in Peter Gay, *Freud,* pp. 489ff., and Nathan Hale, *The Rise and Crisis of Psychoanalysis in the United States,* pp. 214ff。非醫師的研究者可能因研究的目的而得到豁免或能接受訓練，許多社會科學家就是如此。

㊵ M. Sabshin, "Turning Points in Twentieth-Century Psychiatry," p. 1269.

㊶ 神經科醫師與精神科醫師彼此間爭取這些潛在的病患，詳述於 Andrew Abbott, *The System of Professions.*

㊷ Elizabeth Lunbeck, *The Psychiatric Profession;* see also Abbott, *System of Professions;* Nancy

Tomes, *The Art of Asylum-Keeping.*

㊸ Lunbeck, *Psychiatric Profession;* see also William Caudill, *The Psychiatric Hospital as a Small Society;* Alfred Stanton and Morris Schwartz, *The Mental Hospital.*

㊹ Laurence Friedman, *Menninger,* p. 197；亦參見探討精神醫學與第一次世界大戰精彩的三部曲小說：Pat Barker: *Regeneration, The Eye in the Door,* and *Ghost Road.*

㊺ Judd Marmor, quoted in Hale, *The Rise and Crisis of Psychoanalysis in the United States,* p. 205.

㊻ Ibid., p. 188; also see pp. 187–210ff. Paul Starr, in *The Social Transformation of American Medicine*，根據書中引述的數字，有超過100萬名男性因精神疾病而不符從軍資格，並且在戰時有85萬人因精神官能症而住院。

㊼ John Talbott, *The Death of the Asylum: A Critical Study of State Hospital Management,* pp. 24ff.; Sabshin, "Turning Points in Twentieth Century Psychiatry" ; J. Romano, "Reminiscences: 1938 and Since."

㊽ 例如雪莉・特克（Sherry Turkle）的《精神分析政治》（*Psychoanalytic Politics*）探討法國與美國精神分析的差異；亦參見 Hale, *The Rise and Crisis of Psychoanalysis in the United States;* Lunbeck, *The Psychiatric Profession.*

㊾ *The Atlantic,* Special Supplement: "Psychiatry," p. 62.

㊿ N. Zinberg, "Psychiatry: A Professional Dilemma," p. 10.

51 *The Atlantic,* Special Supplement: "Psychiatry," p. 72.

52 這個論題屬於阿道夫・格倫鮑姆（Adolf Grunbaum）對精神分析嚴格檢視之著作《精神分析的基礎：一個哲學的批判》（*The Foundations of Psychoanalysis: A Philosophical Critique*）的範圍。佛洛伊德認為，分析師的詮釋是由病患最終（若非立即）對它們支持而確立。這（直截了當地總結）即為「相符」（tally）理論。基於精神分析師對病人的影響，格倫鮑姆合理地拒斥相符理論，並認為這是精神分析具備科學般的性質的根據。（譯註：格倫鮑姆認為精神分析是科學，但是是一門「壞科學」。詳見丹尼爾・威德勒舍〔Daniel Widlöcher〕在《精神分析的新版圖》一書中第八章的討論。）然而，精神分析並不怎麼受到哲學期刊上狂飆的論述所影響。當代分析師傾向把詮釋與洞見視為治療性改變過程中的一部分，而且並不一定是最重要的部分。

53 Roy Schafer, *Aspects of Internalization,* p. xx.

54 Bertram Lewin, *The Psychoanalysis of Elation,* p. 54.

55 Susan Rako and Harvey Mazer, *Semrad: The Heart of a Therapist,* p. 179.

56 Ibid., p. 36.

57 Ibid., p. 105.

58 Gregory Bateson, *Steps to an Ecology of Mind,* p. 217.

59 Donald Light, *Becoming Psychiatrists,* p. 7.

⑥⓪ Quoted in E. Kandel, "A New Intellectual Framework for Psychiatry," p. 459. Kandel是一位著名的精神醫學研究者，是塞姆拉德帶過的住院醫師之一。

⑥① Arnold Rogow, *The Psychiatrists,* p. 10.

⑥② Leo Srole et al., *Mental Health in the Metropolis: The Midtown Manhattan Study,* p. 230。此研究中更值得注意的一點是，所有波多黎各人都被評估為「生病的」。精神醫學人類學家與人類學取向的精神科醫師把像這樣的資料解釋為美國的診斷系統具有文化偏見的有力跡象。

⑥③ American Psychiatric Association, *Careers in Psychiatry,* pp. 10, 85.

⑥④ R. Waggoner, "The Presidential Address: Cultural Dissonance and Psychiatry," p. 42.

⑥⑤ *Statistical Abstract of the United States,* Table 360.

⑥⑥ Charles Kadushin, *Why People Go to Psychiatrists,* p. 4。引文繼續寫道，「美國文化的意見領袖……至少占接受精神分析治療者的三分之一。」這是本很奇特的書。此書報導了一項研究，對象是十間紐約市精神科診所的1,452名病人，並強調文化背景深厚的網絡占了取樣對象的一半以上。作者把這種社會階層指涉為「心理治療的朋友與支持者」，並評論他們是「這本書的英雄」(p. 58)。

⑥⑦ 這場演說是受到精神疾病與健康聯合委員會（Joint Commission on Mental Illness and Health）所激發，該委員會於1961年在麻州精神病院（Massachusetts Mental Hospital）主任傑克．埃沃爾特（Jack Ewalt）的領導之下發表了它的報告。引述自 Horace Whittington, *Psychiatr in the American Communty,* p. 13.

⑥⑧ 社會學家安德魯．史考爾（Andrew Scull）認為，無論如何，利他主義與人文主義從未驅動聯邦與州在社區精神健康運動方面的決策；在地方層級，純粹是省錢的誘惑使這樣的計畫顯得很吸引人；參見 Scull, *Decarceration.*

⑥⑨ See Kim Hopper, "More Than Passing Strange: Homelessness and Mental Illness in New York City."

⑦⓪ 托馬斯．謝夫（Thomas Scheff）的《精神病患者》(*Being Mentally Ill*) 一書於1966年首度出版，並於1984年重新發行新版，附有一篇生硬的序言，透露出精神醫學已經有了多麼深刻的變化：「這對精神疾病的身體理論（somatic theories）而言是令人興奮的時代。我必須指出，雖然它們有可靠的假說，這仍是假說。至今在神經傳導和精神疾病之間仍然沒有可證明的連結……（它）只是理論……既然這之間的連結只是假說，要拋棄精神疾病的標籤理論還言之過早。」(p. x)

⑦① David Rosenhan, "On Being Sane in Insane Places," p. 253.

⑦② Ibid.

⑦③ R. Kendell, J. Cooper, and A. Gourley, "Diagnostic Criteria of American and British Psychiatrists" ; see also S. R. Goldsmith and A. J. Mandell, "The Dynamic Formulation—A Critique of a Psychiatric Ritual" ; and Donald Light, *Becoming Psychiatrists.*

⑦④ President' s Commission on Mental Health, vol. 2, p. 15。他們確實知道，1975年，有

3%的美國人，也就是670萬人，曾在專門的精神健康部門就診，有150萬人曾住院治療，而全國的一般醫療照護支出有12%是花在精神健康上面，這個數字一直未變；參見 vols. 8, 9.

⑮ The Vice President of Blue Cross, Robert Laur, in Mitchell Wilson, "*DSM III* and the Transformation of Psychiatry: A History," p. 403.

⑯ Abbott, *The System of Professions,* p. 312.

⑰ Smith Kline and French Laboratories, *Ten Years of Experience with Thorazine.*

⑱ 遲發性運動障礙（tardive dyskinesia）——一種不自主的肌肉運動——仍是大多數抗精神病藥物的重大風險，而且不一定與藥物劑量有關。儘管如此，這種風險仍會隨著較高的劑量與較長的用藥時程而增加。然而，「托拉靈碎步」就是投予高劑量藥物的結果。

⑲ 他辨別出躁鬱症與思覺失調症的不同，並且是從原先混亂的、包含所有形式瘋狂的分類中區別出來。

⑳ J. Feighner et al., "Diagnostic Criteria for Use in Psychiatric Research," p. 57。華盛頓大學的資訊可參見 R. W. Hudgens, "The Turning of American Psychiatry."

㉑ American Psychiatric Association, *DSM,* p. 24.

㉒ Ibid., p. 31.

㉓ Wilson, "*DSM III* and the Transformation of Psychiatry: A History," p. 405.

㉔ Ibid.

㉕ J. Endicott and R. Spitzer, "Use of the Research Diagnostic Criteria and the Schedule for Affective Disorders and Schizophrenia to Study Affective Disorders," p. 52.

㉖ Stuart Kirk and Herb Kutchins, *The Selling of DSM: The Rhetoric of Science in Psychiatry.*

㉗ American Psychiatric Association, "Schizophrenia, Simple Type," *DSM II,* p. 33; American Psychiatric Association, "Diagnostic Criteria for a Schizophrenia Disorder," *DSM III,* pp. 188–190.

㉘ G. Klerman et al., "Treatment of Depression by Drugs and Psychotherapy," p. 540.

㉙ Ibid., p. 544.

㉚ 這個案子的細節呈現於 G. Klerman et al., "The Psychiatric Patient' s Right to Effective Treatment: Implications of *Osheroff vs. Chestnut Lodge.*"。此案在大眾媒體與專業期刊皆有具名發表的討論。

㉛ 克勒曼此時成為該領域的關鍵人物，部分是因為他接受良好的訓練，而且受精神分析的菁英所敬重。他在生涯後期提出一種療法，名為「人際治療」（interpersonal therapy），或簡稱IPT，與大多數折衷的精神分析取向治療相比，它旨在成為一種更明確有效的治療形式。

㉜ Klerman, "The Psychiatric Patient' s Right," p. 417.

㉝ 當然，在此之前已經有許多對心理治療療效的研究，例如：Hans J. Eysenck, "The

Effects of Psychotherapy: An Evaluation," and H. Strupp and S. Hadley, "Specific vs. Nonspecific Factors in Psychotherapy: A Controlled Study of Outcome"，後者的研究人員發現，在協助憂鬱與焦慮的大學生上，經驗豐富的心理治療師與大學教授沒有差異。但許多更複雜的研究則是在更近期才完成，而許多人相信目前仍然沒有對密集心理治療或精神分析的全方位研究。當然，重點在於精神分析師並非是因為隨機分派試驗而相信精神分析的力量。他們相信是因為他們感受到這對他們本身、他們的病人，或他們認識的某個人有用。

⑭ A. Stone, "Law, Sciences and Psychiatric Malpractice: A Response to Klerman's Indictment of Psychoanalytic Psychiatry," p. 421.

⑮ Ibid., p. 424.

⑯ P. Kingsley, letter.

⑰ T. Pearlman, letter; R. Greenberg and S. Fisher, letter.

⑱ 這可見於 S. Fisher and R. Greenberg, "Prescriptions for Happiness? (Effectiveness of Antidepressants)"。該研究記載了1958年至1972年之間進行的藥物試驗。更當代的成果例如 Fisher and Greenberg, "How Sound Is the Double-blind Design for Evaluating Psychotropic Drugs?"。他們認為，一項針對近期新一代抗憂鬱劑研究的統合分析顯示，舊有抗憂鬱劑的療效比早先宣稱的，有顯著的下降：「與先前他們熱切地對證實藥物效力感興趣的脈絡相比，當研究人員在一個他們不再對證明其療效感興趣的脈絡下去評估抗憂鬱劑，那種明顯的療效就戲劇性地降低了。」(p. 37)

⑲ John Gedo, "A Psychoanalyst Reports at Mid-career."

⑳ John Horgan, "Why Freud Isn't Dead," p. 106.

㉑ Lewis Judd, "The Decade of the Brain in the United States."

6 管理式照護的危機

① Jennie. Kronenfeld, ed., *Changing Organizational Forms of Delivering Health Care,* p. xii.

② Robert Schreter, Steven Sharfstein, and Carol Schreter, eds., *Managing Care, Not Dollars: The Continuum of Mental Health Services,* p. 1.

③ 這個段落的某些措辭要感謝理查・赫曼。

④ D. Kaiser, "Not by Chemicals Alone: A Hard Look at 'Psychiatric Medicine.' "

⑤ E. Marcus and S. Bradley, "Concurrence of Axis I and Axis II Treatment in Treatment-Resistant Hospitalized Patients."

⑥ Glen Gabbard, *Psychodynamic Psychiatry in Clinical Practice, pp.15–16.*

⑦ Leon Eisenberg, "Mindlessness and Brainlessness in Psychiatry" ; Phillip Slavney and Paul McHugh, *Psychiatric Polarities;* Gabbard, *Psychodynamic Psychiatry.*

⑧ 管理式照護會給醫師壓力，要求他們判斷得又快又好，範例文章包括 C. L. Caton et al., "The Impact of Discharge Planning on Chronic Schizophrenic Patients" ; G. Gabbard et al., "A Psychodynamic Perspective on the Clinical Impact of Insurance Review" ; S. Melnick and L. Lyter, "The Negative Impact of Increased Concurrent Review of Psychiatric Inpatient Care" ; S. Scharfstein, "The Catastrophic Case" ; N. Miller, "Managing McLean."
⑨ 雖然他認識主要的參與者，但他本人並未參加那場會議。然而，他巧妙地傳達了他們的感想。
⑩ Wilfred Bion, *Experiences in Groups*, pp. 141–142.
⑪ Ibid., pp. 147–148.
⑫ Ibid., p. 146.
⑬ Alfred Stanton and Morris Schwartz, *The Mental Hospital.*

7 瘋狂與道德責任

① 在古時候，比起猶太教，這對基督教而言更是個問題，因為基督教特別把苦難提升為一種親近上帝的手段。在早期的基督教教堂中，基督的臉有時是模仿希波克拉底的臉（顯然，也模仿亞希彼斯〔Aesculapius〕的臉；參見 Immanuel Jakobovits, *Jewish Medical Ethics,* p. 296, n. 5）。儘管如此，猶太人和基督徒也曾有一些奇怪的小教派，拒絕透過使用人類醫學顛覆上帝的意志（ibid. p. 303, ns. 5, 7; also p. 2）。
② Ibid., pp. 1ff.
③ Martin Luther, *Martin Luther: Selections from His Writings,* vol. 7, p. 113.
④ Ibid., p. 308.
⑤ Ibid., p. 113，路德也說：「上帝並不想要身體被殺害；祂想要他們倖免於難；確實，祂想要他們受滋養與照顧，以便他們能勝任於自身的呼召與對鄰人的責任」（ibid., vol. 2, p. 339）。
⑥ Ibid., vol. 23, p. 203.
⑦ Nadine Gordimer, *Burger' s Daughter.*
⑧ Midrash Samuel iv. 1., cited in Jakobovits, *Jewish Medical Ethics*, p. 304, n. 7.
⑨ 一如克利弗德·紀爾茲（Clifford Geertz）所說的，宗教教導我們的，並非避免受苦，而是如何受苦，「如何使身體的疼痛、個人的損失、世俗的挫敗，或對他人痛苦的無助思慮變成某種可以忍受、可以支持的事物——變成某種，正如我們說的，可以受得了的苦。」（Clifford Geertz, *The Interpretation of Cultures,* p. 104）
⑩ Mary Gordon, "George Eliot, Dorothea, and Me: Rereading (and Rereading) *Middlemarch.*"
⑪ 實際上的來源在這個句子之前包含「非」這個字，並且定義了什麼花費不會納

入保險範圍；最高法院建議，將該法令解釋為要求各州須為接受醫療補助的病人納入所有醫療必要的服務（Arthur Lazarus, ed., *Controversies in Managed Mental Health Care,* p. 161）。

⑫ Joseph McManus, *The Fundamental Ideas of Medicine,* p. 11.

⑬ 例如，女人生孩子是正常的，在這種情況下，不孕症應該歸類為疾病、受傷或器官畸形——或者是一種特權，像美麗的鼻子？是在40歲時？或25歲時？

⑭ 將「爐子在燃燒」與「那男人在付他的瓦斯費帳單」做對比，伊莉莎白．安斯康姆（Elizabeth Anscombe）在她對意圖的經典描述中提出解釋，接著再考慮「在後者的情況下『做』(doing）的龐大而明顯的複雜性」(G.E.M. Anscombe, *Intention,* p. ix）。跟大腸癌一樣，爐子是，若非正在燃燒，否則就沒在燃燒。爐子既沒有想望，也沒有自利。然而，付帳單的男人有許多複雜的欲望，其中某些必然會跟寫下並交出支票有所衝突。要精確地說這以何種方式有更多的「龐大而明顯的複雜性」，當然是一個大問題，但它涵括了本質性的受苦的所有問題，所有伴隨未知後果的微小決定，這些後果形塑了我們感受、希望，和再次做出決定的方式。

⑮ 如勞倫斯．羅森（Lawrence Rosen）在《其他意圖》(*Other Intentions*）所指出的，意圖的推斷是由文化所形塑。這本書提醒我們，我們可以像西藏雪巴人那樣，從疾病、事故和不幸中推斷出邪惡的鬼怪存在，並進行儀式來驅除惡魔。或者，就像卡克奇克爾瑪雅人（Kaqchikel Maya），歷經軍隊掃蕩、失蹤和內戰威脅，我們可能會完全猶豫於推斷意圖，並抱持懷疑的警覺心等待最壞的情況發生。

⑯ Charles Taylor, *Sources of the Self,* p. 15.

⑰ James Wilson, *The Moral Sense,* p. 32; see also Kenneth Clark, "Empathy: A Neglected Topic in Psychological Research"; Nancy Eisenberg and Janet Strayer, *Empathy and Its Development;* Virginia Demos, "Empathy and Affect: Reflections on Infant Experience."

⑱ See discussion by Martin Hoffman in Eisenberg and Strayer, *Empathy and Its Development,* pp. 47–80.

⑲ 史威德（Shweder）或許是仍在世的人類學者中，研究道德最重要的一位。他介於人類學與心理學之間，使兩者得以進行豐富的交流。他對道德的研究之所以值得注意，部分是因為它成功挑戰了道德的主流心理學典範，即勞倫斯．科爾伯格（Lawrence Kohlberg）的道德發展模型。科爾伯格發展出一套量表，可使用它為個體的道德狀態評分，而這套量表是以皮亞傑的發展量表為模型。其中有三個主要階段，分別各有兩個子階段。在第一階段，個體解釋道德行為的方式是由自利所驅動（我不會偷竊，因為若我做了警察會處罰我）；在第二階段，則是由習俗所驅動（我不偷竊是因為我們不偷竊）；最後則是由抽象的道德原則所驅動（我不偷竊，因為偷竊是錯的）。卡蘿．吉利根（Carol Gilligan）認為，女性時常在科爾伯格的測驗中表現不佳，但那是因為她們推理的方式與男性不

同。她們聽的是關懷的聲音，而非正義的聲音。她們擔心她們的決定會傷害到誰，而不是擔心相關的抽象原則。簡言之，她們時常是效益主義的，而不是康德主義的。艾略特．杜瑞爾（Elliot Turiel）發現，所有年齡的孩子都將習俗——科爾伯格的第二階段——與道德區分開來，而他們對符合習俗之事和符合道德之事的看法是平行發展的。史威德指出，印度教徒非常清楚什麼是道德和什麼是傳統之間的差異，但願意說出對他們而言的道德之事，可能是其他人的習俗。例如，對婆羅門而言，吃肉是一種罪惡，但對美國人或低種姓的印度教徒則非如此。史威德也發現，對印度教徒而言，漢斯兩難（Heinz dilemma）的正確答案是偷竊，並非顯而易見的事。（漢斯兩難問說，若你的配偶快死了，拯救他或她的唯一方法就是偷一些藥物，你會怎麼做。）他的許多受訪者堅決拒絕認為偷竊是可行的，理由是今生的不道德行為會導致來世的懲罰——這可能是配偶一開始會倒霉的原因。這裡的某些討論，以及關於道德的必要及自行裁量之特徵的論據，可以在兩篇總結文章中找到：Richard Shweder, M. Mahapatra, and J. Miller, "Culture and Moral Development," and Richard Shweder and Jonathan Haidt, "The Future of Moral Psychology: Truth, Intuition and the Pluralist Way."

⑳ 「當然，」人類學家溫蒂．詹姆斯（Wendy James）在她對蘇丹游獵民族的高明研究《聆聽烏木》（*The Listening Ebony*）中評論道，「烏杜克人（the Uduk）建構了我們在傳統意義上認定為『道德』的事物，意即一套大眾認可的管理個人與一般社會行為的原則。」但是，她說道，這並未掌握到烏杜克人真正的生活方式。她說，在道德中重要的是「參考點的儲存，而一個民族，作為個人或集體，可以根據這些參考點判斷自己的困境、自己的處境，以及把自己視為一個人」（pp. 146–147）。

㉑ 這類模型的使用當然有矛盾存在，因為關於世界的文化模型面對的是世界的複雜性。哲學家莎拉．魯迪克（Sara Ruddick）致力於母職的人類學，撰寫了關於玩耍日（play date）和換尿布的第一部經過嚴密推理的倫理文本，她論稱人們解決這些矛盾的方式，就是我們應該稱之為「道德」的方式。她指出，擔任母親的目標是保護、培育和訓練。她問道：「如果一個孩子想自己走路去商店，你要擔心她的安全，還是為她正發展出照顧自己的能力而鼓掌？」（Ruddick, *Maternal Thinking,* p. 23）母親根據她認為對孩子而言是正確的方式和她相信好母親應該做的事情來做選擇。比起抽象而普遍的價值觀，她的道德決策過程更與當地對適當行為的感受能力有關。

㉒ Unni Wikan, *Managing Turbulent Hearts,* p. 107.

㉓ 克萊德．克魯孔（Clyde Kluckhohn）是該群體的主要影響者，他的確陳述了一個正式且無用的廣泛定義，其中價值是影響行動的令人想望的概念：「價值是一種令人想望的概念，無論是顯性或隱性，無論是獨特的個人或群體特徵，它影響對於可用之行動模式、手段和目的之選擇。」（Evon Z. Vogt and Ethel Albert,

eds., *The People of Rimrock*, p. 6）

㉔ 事實上，有些人類學家認為，情緒不僅充滿了道德態度，而且在某種意義上就是那些態度。「情緒經驗，」凱薩琳・盧茨（Catherine Lutz）寫道，「更適合被視為社會關係及其造就的世界觀之結果，而不是普世皆然的心理生物學實體。」（Lutz, *Unnatural Emotions*, p. 94）近年來，整個人類學家群體或多或少放棄了明確對道德提出理論。例外的有：理查・史威德、凱薩琳・盧茨、溫蒂・詹姆斯、史蒂夫・巴里許（Steve Parish）、尤尼・維肯（Unni Wikan）等人。他們站在梅耶・弗提斯（Meyer Fortes）與肯尼斯・里德（Kenneth Read）的肩膀上。

㉕ 與內森・克萊恩精神醫學研究所的精神醫學人類學家基姆・霍柏討論過後，我知道要注意這種特質。

㉖ John Hood, "Commentary," p. 1.

㉗ See Kim Hopper et al., eds., *Prospects for Recovery from Schizophrenia—International Investigation.*

㉘ Sharon Begley, "Beyond Prozac," p. 37.

㉙ Harper' s Index, July 1997, p. 13, from Sanofi Research, Great Valley, Pa.

㉚ 這些引文與事實是擷取自兩篇優秀的論文：Daniel Zalewski, "Fissures at an Exhibition," and Jonathan Lear, "The Shrink Is In"。薩雷斯基（Zalewski）在他針對這陣混亂的論文中做了這樣的結論，「考量到發生的事情，或許擔任博物館策展人才是真正不可能的職業。」（p. 77）（譯註：作者此處一語雙關，因有一本探討精神分析這一行的名著，書名直譯是為「精神分析：不可能的職業」，中文譯本為《難以探觸的心：精神分析的不可能任務》。）

㉛ Frederick Crews, "The Unknown Freud," p. 55.

㉜ Ibid.

㉝ Ibid., p. 65.

㉞ Ibid., p. 56.

㉟ Ibid.

㊱ Jeffrey Moussaieff Masson, *Final Analysis*, p. 85.

㊲ Ibid., p. 86.

㊳ Lear, "The Shrink Is In," p. 24.

㊴ Hans Loewald, *Psychoanalysis and the History of the Individual*, p. 11.

㊵ 這是涉及邁倫・利普欽（Myron Liptzin）與溫德爾・威廉姆森（Wendell Williamson）的案件。後者在脫離前者的醫療照護之後，殺了兩名男子。威廉姆森獲得50萬美元的賠償。《精神醫療新聞》（*Psychiatric News*）報導，引用自：http://www.psych.org.

㊶ "Howie the Harp," in Zinman, S. "Howie the Harp," and S. Budd, eds., *Reaching Across*, p. 24.

左岸 | 人類學322

兩種心靈

一個人類學家對精神醫學的觀察

Of Two Minds: An Anthropologist Looks at American Psychiatry

作　　者　譚亞・魯爾曼（Tanya Luhrmann）
譯　　者　張復舜、廖偉翔

總 編 輯　黃秀如
責任編輯　孫德齡
企劃行銷　蔡竣宇
校　　對　文雅
封面插畫及手寫字　馬尼尼為
封面設計　日央設計
電腦排版　宸遠彩藝

社　　長　郭重興
發行人暨出版總監　曾大福
出　　版　左岸文化／遠足遠足文化事業股份有限公司
發　　行　遠足文化事業股份有限公司
　　　　　23141新北市新店區民權路108-2號9樓
電　　話　02-2218-1417
傳　　真　02-2218-8057
客服專線　0800-221-029
E-Mail　rivegauche2002@gmail.com
左岸臉書　https://www.facebook.com/RiveGauchePublishingHouse/
團購專線　讀書共和國業務部　02-22181417分機1124、1135

法律顧問　華洋法律事務所　蘇文生律師
印　　刷　成陽印刷股份有限公司
初　　版　2021年8月
定　　價　650元
I S B N　9789860666632（平裝）
　　　　　9789860666656（EPUB）
　　　　　9789860666649（PDF）

國家圖書館出版品預行編目資料

兩種心靈：一個人類學家對精神醫學的觀察
譚亞・魯爾曼(Tanya Luhrmann)著；張復舜、廖偉翔譯.
-- 初版. – 新北市 : 左岸文化出版 : 遠足文化事業股份有限公司發行, 2021.08
面； 公分. -- (人類學；322)
譯自：Of two minds : an anthropologist looks at American psychiatry

ISBN 978-986-06666-3-2(平裝)

1. 精神醫學 2. 心理人類學

415.95 110009470